Anterior Hip Replacement
From Origin to Current Advanced Techniques

前路髋关节置换术
从起源到现代先进技术

原　著　[美] Joel M. Matta

　　　　[美] Alexander P. Sah

主　译　冯尔宥　柴　伟　谢　杰　张　瑗　朱　晨

副主译　王　铖　李　杰　张贤祚　杨宇特　杨俊骁　林文韬

中国科学技术出版社

·北　京·

图书在版编目（CIP）数据

前路髋关节置换术：从起源到现代先进技术 / (美) 乔尔·M. 马塔 (Joel M. Matta), (美) 亚历山大·P. 萨 (Alexander P. Sah) 原著；冯尔宥等主译. -- 北京：中国科学技术出版社, 2025. 1. --ISBN 978-7-5236-0862-3

Ⅰ. R687.4

中国国家版本馆 CIP 数据核字第 2024Z5B598 号

著作权合同登记号：01-2023-6066

策划编辑	丁亚红　孙　超
责任编辑	丁亚红
文字编辑	韩　放
装帧设计	佳木水轩
责任印制	徐　飞

出　　版	中国科学技术出版社
发　　行	中国科学技术出版社有限公司
地　　址	北京市海淀区中关村南大街 16 号
邮　　编	100081
发行电话	010-62173865
传　　真	010-62179148
网　　址	http://www.cspbooks.com.cn

开　　本	889mm×1194mm　1/16
字　　数	601 千字
印　　张	25
版　　次	2025 年 1 月第 1 版
印　　次	2025 年 1 月第 1 次印刷
印　　刷	北京盛通印刷股份有限公司
书　　号	ISBN 978-7-5236-0862-3/R·3307
定　　价	328.00 元

（凡购买本社图书，如有缺页、倒页、脱页者，本社销售中心负责调换）

译者名单

主　译　冯尔宥　柴　伟　谢　杰　张　瑷　朱　晨

副主译　王　铖　李　杰　张贤祚　杨宇特　杨俊骁　林文韬

译　者　（以姓氏笔画为序）

马天亮　浙江大学医学院附属第一医院

马锐祥　中国科学技术大学附属第一医院

王　铖　解放军总医院第四医学中心

王祎楠　中南大学湘雅医院

王浩一　中南大学湘雅医院

卢志明　福建医科大学附属协和医院

冯尔宥　福建医科大学附属协和医院

成禹睿　中南大学湘雅医院

朱　晨　中国科学技术大学附属第一医院

刘　泉　中国科学技术大学附属第一医院

刘启蒙　浙江大学医学院附属第一医院

刘冠志　浙江大学医学院附属第一医院

刘载阳　陆军军医大学新桥医院

许中华　陆军军医大学新桥医院

孙文佳　福州市第二总医院

杜银桥　解放军总医院第四医学中心

李　杰　陆军军医大学新桥医院

李　辉　浙江大学医学院附属第一医院

杨为华　福建医科大学附属协和医院

杨宇特　浙江大学医学院附属第一医院

杨俊骁　中南大学湘雅医院

肖　垚　福建医科大学附属协和医院

沈凯魏　福建医科大学附属协和医院

张　珺　陆军军医大学新桥医院

张　瑷　陆军军医大学新桥医院

张贤祚　中国科学技术大学附属第一医院

张思明　中国科学技术大学附属第一医院

张哲瑜　浙江大学医学院附属第一医院

张浩冲　解放军总医院第四医学中心

陈　杰　福州市第二总医院

陈小莉　福建医科大学附属协和医院

陈敬桥　福建医科大学附属协和医院

陈辉璜　福建医科大学附属协和医院

林　钡　福建医科大学附属协和医院

林飞太　福州市第二总医院

林文韬　福建医科大学附属协和医院

季　祥　福建医科大学附属协和医院

郑　瀚　福建医科大学附属协和医院

聂丕明　陆军军医大学新桥医院

柴　伟　解放军总医院第四医学中心

徐冬闽　福建医科大学附属协和医院

徐志标　福建医科大学附属协和医院

崔　翔　解放军总医院第四医学中心

梁　灯　福建医科大学附属协和医院

董家乐　中国科学技术大学附属第一医院

程治铭　陆军军医大学新桥医院

谢　杰　浙江大学医学院附属第一医院

谢　雍　解放军总医院第四医学中心

谢世伟　福建医科大学附属协和医院

蓝艺萍　福建医科大学附属协和医院

赖天宇　福建医科大学附属协和医院

廖润志　中南大学湘雅医院

内 容 提 要

本书引进自 Springer 出版社，由世界闻名的髋关节大师 Joel M. Matta 与关节修复专家 Alexander P. Sah 联合打造，是一部有关前路髋关节重建的经典实用专著。全书共七篇 41 章，不仅介绍了前路髋关节置换术的历史起源、发展历程及在各地推广普及的情况，还拓展了前路技术在髋部手术的应用，并细致阐述了前路技术在儿童骨科、运动创伤、髋关节表面置换、肿瘤髋关节置换等方向的应用，同时介绍了前路髋臼翻修术、股骨侧截骨翻修术、前路导航和机器人辅助髋关节置换术等髋部复杂疑难术式及未来发展方向。本书内容翔实，图文并茂，有助于提高国内临床医生前路技术水平、改善手术效果，是一部极具临床实践指导价值的参考书。

原著者寄语

2024 年 8 月，在伊斯坦布尔举行的世界关节置换专家会议上，我从冯尔宥医生那里得知，我与 Alexander Sah 医生合著的 *Anterior Hip Replacement: From Origin to Current Advanced Techniques* 已被翻译成中文版并即将出版，这对我来说是一个惊喜。

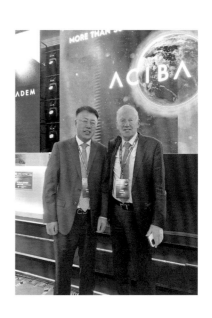

尽管各国之间的国际贸易关系有起有落，但我感受到在骨科手术领域的国际间交流与合作正在不断加强。我们都渴望为患者带来最好的治疗效果。对髋关节置换术来说，这需要最好的手术技术、假体植入物及不断发展的技术。而本书的主题正是实现这些目标。

前路髋关节置换术的发展历程是从其在美国的历史起源、发展和应用角度来讲述的，书中还详细介绍了由前路髋关节置换术发展而来的技术和支持技术。

我于 1996 年开始进行前路髋关节置换术。我的灵感来自法国巴黎的 Emile Letournel 教授。Letournel 教授是 Robert Judet 教授最著名的学生，而 Judet 教授是前路髋关节置换术的创始人。2003 年，我为美国的外科医生首次举办了有关前路髋关节置换术的课程。随后，前路髋关节置换术的发展从最初的缓慢，到后来以我未曾预料的速度快速发展。前路髋关节置换术带来的改进比预期的更大，也得到了广泛的赞赏。

前路髋关节置换术发展过程中最有趣的事情之一就是它带来了对全髋关节置换术的新思考方式。一些过去被认为是全髋关节置换术真理的原则，因前路髋关节置换术而受到质疑。我现在发现这些以前所谓的"真理"是错误的，比如为了稳定性而拉紧软组织、为了稳定性增加偏移量、总是在手术中让髋关节进行一系列的运动以评估稳定性、根据髋臼标志放置髋臼杯、更大的股骨头会带来更多的髋关节运动、触摸膝盖和脚踝以评估腿长。

我相信，冯尔宥医生将本书翻译推荐给中国同道，将有助于前路髋关节置换术在中国的普及与发展，同时进一步促进中国外科医生与国际其他外科医生之间的交流与合作。此外，中国的外科医生也可以考虑参加前路髋关节基金会的年会，相关信息可以登录官方网址（anteriorhipfoundation.com）进行查询。

中国髋关节外科医生的知识、奉献精神和资源将确保他们为这个不断发展的领域做出贡献。我希望能与他们保持联系，共同见证未来的发展。

Joel M. Matta, MD
The Steadman Clinic
Vail, Colorado

译者前言

Anterior Hip Replacement: From Origin to Current Advanced Techniques 是世界闻名的髋关节大师 Joel M. Matta 在骨科手术及髋关节重建方面的权威著作，参编人员包括了全世界在前路髋关节置换术方面颇有建树的医生及相关人员。Joel M. Matta 教授是认识到前路技术在髋关节重建方面大有优势的先驱者之一，他继承了著名骨盆髋臼骨折固定的先驱者 Emile Letournel 和 Judet 的理念，并与他们成为良师益友。Joel M. Matta 教授极具冒险精神，始终对前路技术保持乐观和激情，同时具有外科医生一丝不苟的精神。他将前路技术描述为"没有肌肉组织从骨骼上离断"，这一描述极大鼓舞了外科医生和广大患者，因为前路技术主要通过软组织肌肉间隙进入，能够减少对患者身体的创伤，在保护髋关节稳定性、预防脱位的情况下及早进行功能锻炼。正是由于 Joel M. Matta 教授热衷于建立培训学校来推广前路这一技术，在他近乎痴迷的热情推广下，许多欧美关节外科医生来到他的培训学校学习前路技术，并加以改良和推广。毫不夸张地说，本书既是 Joel M. Matta 对髋关节前路技术研究的总结，也是全世界髋关节专家在前路技术方面的集大成者，是一部公认的在前路髋关节重建方面里程碑式的著作。

本书详细介绍了前路髋关节置换术的历史起源、发展历程及在世界各地推广普及的情况。全世界著名的关节领域专家在此基础上，进一步完善了前路髋关节置换术的应用解剖和理论基础，拓展了前路技术在髋部手术的应用，包括前路技术扩大显露的应用解剖、髋臼侧和股骨侧松解显露的技术要点，以及假体植入的正确方式等。此外，著者还结合世界各著名关节医学中心的经验，对比了有无牵引床的差别、关节囊保留与切除的差别、选择不同假体的结果，并对前路技术在儿童骨科、运动创伤、髋关节表面置换、肿瘤髋关节置换等方面的应用进行了细致阐述，同时介绍了前路髋臼翻修术、股骨侧截骨翻修术、前路导航和机器人辅助髋关节置换术等髋部复杂疑难术式及未来发展方向。

书中记录了 Joel M. Matta 教授认识及推广前路髋关节置换的整个心路历程，毫无保留地与广大同行分享其毕生在前路髋关节置换方面的心得体会。本书内容翔实，图文并茂，呈现了大量真实病例及临床数据，让读者犹如跟随世界前路技术大师一起，共同完成了一台又一台手术，对提高各级医生前路技术水平、改善手术效果方面有良好的借鉴及参考价值。

冯尔宥　柴　伟

原书前言

前路全髋关节置换术（anterior approach total hip arthroplasty，AATHA）的发展已成为近年来的热点进化现象。毫无疑问，没人预见它的到来。它的出现一直是由富有创新和影响力的外科医生促成的，但其发展并非完全归功于个人，而且它的发展可能不可避免。

不管怎样，像许多创新手术一样，AATHA 作为一种有利方法并没有立刻得到认可，实际上它就像是"睡着了"一样，在 AATHA 急剧增长前 50 多年里只有少数外科医生使用它。

这些事件发生的背景是什么？对人工髋关节置换术的最初努力导向是合乎逻辑的，发展符合几个标准的可操作假体。它需要有生物惰性，代表与材料疲劳和磨损有关的寿命，保持与宿主骨的稳定结合，并允许没有脱位的生理运动。John Charnley 爵士被认为是第一个能做到这点的人，他设计的第一代假体符合上述标准并满足大部分患者的髋关节。Charnley 假体经过一次大飞跃后，接下来几年是渐进式的改进。然而，Charnley 假体之后的大多数新假体，可能还不如最初的 Charnley 假体。美国食品药品管理局有 1000 种获得批准的髋关节假体设计，但只有少数达到或超过 Charnley 假体的效果。也有通过一些步骤改进的外科手术。最初 Charnley 假体的大转子截骨术带来的问题需要采用后路及外侧经臀入路。总的来说，对于大多数外科医生，经后路和外侧入路术后均能为患者获得功能改善。然而，外科医生之间总是有这样的结论"因为患者脱位我不使用后路手术"或"因为患者跛行我不使用外侧入路"。

我相信随着假体改进，结果会趋于平稳，髋关节外科医生的注意力会更多地转向改进手术方式以获得良好的手术效果。1996 年，我从事髋关节手术已经 16 年了，为了预防髋关节脱位，我放弃后路手术而选择前路手术。到 21 世纪初，人们普遍拥护将"微创"髋关节置换术作为提高临床疗效的手段。在这一点上，围绕技术的讨论变得更加热烈。计算机导航等技术来解决假体准确性这样的共性问题也开始出现。

当我在 2003 年主持我的第一门 AATHA 课程时，提供了一系列技术课程供大家选择，包括微创双切口技术，以及微创 – 后路、微创 – 外侧及其他入路。然而，在过去的 17 年里，AATHA 是目前发展最快的技术，并正在成为主导技术。

几年前，我的结论是"前路已经赢了"。最初的外科医生已经努力证明了它的安全与有效，不仅显示出优于其他技术的好处，还取得了丰硕的成果。并不是说大多数的髋关节专家会同意上述说法。我会说他们没有！但我觉得，进一步努力说服成名已久的髋关节专家是在浪费时间。这些时间可以更好地分配给最佳 AATHA 方法和技术的发展，以及外科医生教育。Max Planck 说："一个新的科学真理取得胜利并不是通过让它的反对者信服并看到真理的光明，而是伴随这些反对者的最终消亡，熟悉科学真理的新一代成长起来。"当然，我们不指望前路的反对者过早消亡，但随着年轻的骨科医生完成住院医生和专科培训时广泛采用前路，其对新一代的影响是显而易见的。

在这样的背景下，本书的重点将不是让人信服前路手术效果更好，而是强调如何用最好的方法去做前路手术。

虽然 AATHA 仅指通过前路植入髋关节假体，但在方法上亦有显著差异。为了简化过程，一部分前路手术医生主张继续使用多年做后路和外侧入路的直觉和经验技术，同时将切口改为前路。另一部分主张将切口改为前切口，同时放弃许多以前的显露方法并确认精度及整合新技术。我的观点与后者一致。

历史上，基于外科医生的技术和经验全髋关节置换术的结果也各有差异。因此，重点是改进外科医生的手术技术。我完全赞成最大化地提高外科医生的技能，但是外科医生的技能总是在变化的，且存在局限度。我认为理想的方法是寻求限制"技艺精湛"的外科医生和"一般"或"普通"外科医生之间的结果变异性。由一名外科医生完成的髋关节手术结果的可变性也应受到限制。大样本与个案研究的外科医生手术的髋关节结果也应具备有限的可变性。为了达到与上述一致的结果，教育培训很重要，但除此之外，传授的技术必须是一致的，要经过许多外科医生证实是可重复的。最后一个因素是我们需要技术来支持和验证我们的外科技术。我想说的是，"虽然你可以像做后路和外侧入路那样去做前路，但你不一定会获得最好的结果。"

我认为有四种基本的髋关节手术入路，即前路（Hueter 或 Smith-Petersen）、前外侧（Watson-Jones）、外侧（Harding）、后外侧（Kocher-Langenbeck）。不过也有外科医生把 Watson-Jones 或 Harding 认为是"前路"，我认为是混淆了理解和定义。我也不主张使用"直接前路"或"DAA"这一术语。使用术语"DAA"意味着还有其他类型的前路，也会混淆术语。此外，历史上，法国学者 Judet 和美国学者 Keggi 提出来的是前面切口的方法。因此，将名称修改为"DAA"会造成把 DAA 认为是一种新方法的错误印象，但事实并非如此。

本书的初始篇章详细介绍了一个已演变并在外科课程中教授超过 15 年的方法论，并得到了旨在促进该技术的可重复性的创新技术支持。

接下来将介绍 AATHA 的其他变异、突出的不同点及面对面的讨论，并邀请读者得出自己的结论。

治疗特殊髋关节问题和翻修术的动态领域是以它目前的技术状态呈现的。

作为一名髋关节外科医生，我认为除了彻底了解髋部骨盆和股骨的解剖，最好也要熟悉所有髋关节的手术入路，并能在相应适应证时应用它们。

在一场关于 AATHA 的讲座结束时，有人问我是否认为 AATHA 是最终的最佳方法。谢天谢地，我镇定地回答说，"我当然希望不是。"

Joel M. Matta
Vail, CO, USA

Alexander P. Sah
Fremont, CA, USA

目　录

第四篇　前路技术及其衍化

第五篇　关于基础的争论（赞成还是反对）

第六篇　翻修手术

第七篇　技术及其未来发展方向

第一篇
髋关节前路手术的起源

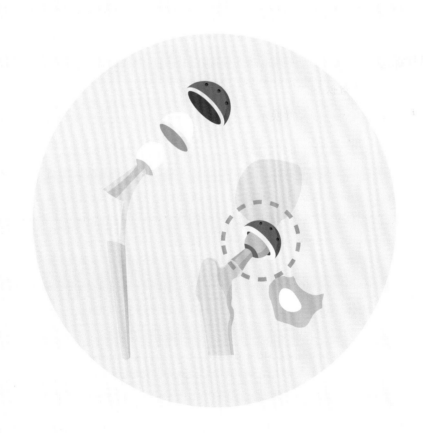

第1章 前路手术的法国开端和 Judet 学院

The French Beginning and Judet School of the Anterior Approach

Thierry Judet 著

谢 雍 柴 伟 译

髋关节置换术无疑是当今骨科手术中的前沿技术。

它为退变、创伤或其他原因导致的常见致残性髋关节疾病提供了解决方案。这是一个兼具双赢的手术，有高度的标准化和可重复性，对患者的一般情况影响很小，使其适应证可以满足极端年龄和相关病症。该手术效果具有可预测性，在大多数病例中有接近 100% 的功能恢复，容易康复且周期较短，同时，精确设计的植入物保证了手术效果的长期稳定性。这使得即使是年轻人和运动量大的患者也可以考虑髋关节置换术。

这些髋关节假体的优良特性得益于 70 多年来的不断改进，从第一次尝试关节置换术到一步一步地改进，要归功于骨科医生和制造商的共同贡献，尤其是欧洲和北美的同道。

在众多的贡献者中，一个特殊的位置必须给予 Judet，他是 Judet 丙烯假体髋关节置换术的世界发起人，从前路手术推广的第一天起，他就参与了大部分植入物的改进，并促进支持者和抵制者之间的讨论与进步。

Judet 和 Judet 学院对髋关节假体手术的贡献是值得铭记的，同时，前路手术也已演变成为金标准。

我们将简要回顾 20 世纪的髋关节手术发展历程，指出 Judet 学院在这一发展过程中的贡献，同时指出前路手术的演变历程——从"不为人知的"手术逐渐成为全世界广泛使用的手术。

一、髋关节手术的漫长之路

像大多数骨与关节手术一样，髋关节手术始于麻醉学和无菌术的出现，最初用于治疗创伤和一些脓毒症。

择期手术出现于 20 世纪上半叶，主要用于矫正儿童髋关节发育不良，并逐步改善有退行性病变的成人患者的功能。

如 Smith Petersen 所述，许多类型的手术已被尝试，如软组织松解术、股骨头颈部切除、股骨截骨术、髋臼造盖、伴或不伴有植入物的髋臼重建。

所有这些手术的指征都是根据局部解剖状况、退行性病变的程度、患者的年龄和功能影响的重要性进行判断的。这些手术效果不显著，而且完全难以预测。

1947 年，Robert 和 Jean Judet 设想、确定并应用了一个全新的概念，该概念基于机械装置辅助的股骨头切除术和置换术，由此开启一个新的时代[1]。最初的设计类似于一种丙烯蘑菇头形状的假体，由短柄轴向植入固定在股骨颈（图 1-1）。这为髋关节手术打开了大门，并在初代系列产品问世后立即对国际骨科界产生了巨大的影响。

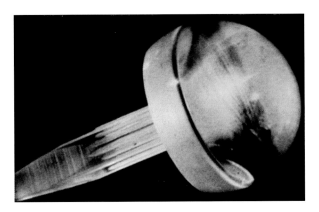

▲ 图 1-1　**Judet 丙烯假体 147**

第一代设计是不完善的，包括由于材料强度不足导致的丙烯磨损和股骨柄骨折，骨固定失败和植入物移位，以及髋臼耐受性的不可预测性。

因此出现了许多新的选择，如使用金属植入物，最初是不锈钢或铬钴合金及长柄设计，以更好地稳定股骨干。

骨固定是一个难解的问题，在系统的使用丙烯骨水泥中找到了最初的答案。

髋臼磨损和疼痛在 20 世纪 60 年代早期得到了解决，即全髋关节置换术最初的两种选择，Mac Kee 的金属对金属方案，或由 John Charnley 推广的金属对聚乙烯。

20 世纪 70 年代还出现了全新的概念，其中包括 Gilles Bousquet 的双活动髋臼组件（St Etienne France），Pierre Boutin（Pau France）提出的陶瓷用法，以及另一种获得持久内固定骨把持的方法——这是通过金属多孔内表面活跃的骨生长获得直接固定的概念。这种无骨水泥假体的想法是由 Robert Judet 提出，并应用于 1970 年所谓的 Judet 多孔金属假体上 [2]。骨内生长先决条件被描述为不规则的表面，由于骨内生长必须获得长期稳定性。双锥形方形截面股骨柄的强摩擦提供了完美的初始稳定性，该假体还引入了模块化的莫尔斯锥概念，世界上第一个被应用于假体手术，正是现代假体的标准（图 1-2）。

在这十年中，继 Robert Judet 植入物之后，许多学者研究了无骨水泥植入物的概念，最初主要在法国和欧洲推广。其中一些只依赖于机械稳定性作为髋臼螺钉环，这一概念已被抛弃。

他们大多尝试在专门的表面上获得活跃的骨生长，表面处理和等离子体附着以获得宏观孔隙或微观孔隙。

在接下来的几年里，虽然无骨水泥植入开始在美国出现，但人们研究了新的选择：使用如钛或新型聚乙烯等不同的材料，关于骨内生长区的讨论，全长骨干或仅在干骺端近端的假体，防止可能的应力遮蔽效应，采用新的半球压合髋臼组件。

羟基磷灰石涂料是在欧洲发展起来的，现在广泛用于增强被钛膜不规则覆盖的金属表面的骨内生长现象。

在这几十年迅猛发展中，一些选择被尝试过，又被部分或完全放弃，比如螺钉髋臼组件，以及最近的双杯金属关节置换。部分年轻股骨头缺血性坏死（avascular necrosis，AVN）患者的股

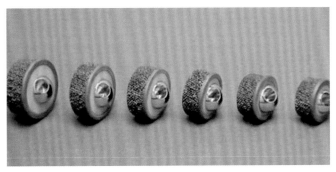
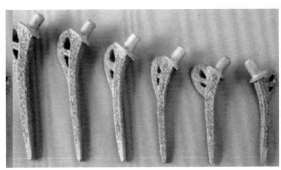

▲ 图 1-2　**Robert Judet Poro-Metal 无骨水泥假体**

骨头置换术也是一样 [3]。

最近出现的短柄假体选择的优点必须进行评估。

二、Judet 学院在髋关节置换术

Judet 家族和 Judet 学院之间的关系如此密切和相似，以至于两者之间几乎不可能分清界限。家庭成员和所有外科医生之间的关系都在大学的骨科和创伤科的框架内合作，由一些家庭成员领导。在家族中，第一位外科医生是 Henri（1880—1942 年），他是一个农民的儿子，同时又是医学和科学博士，作为第一批专攻骨关节的外科医生，他在三十多岁时出版了一本关于创伤学的参考书。他的两个儿子 Jean（1905—1989 年）和 Robert（1909—1980 年），人称 Judet 兄弟（图 1-3），是 20 世纪下半叶在世界骨科和创伤外科伟大的开拓者。除了髋关节手术，他们还是许多新概念和新技术的发明者，同时活跃在他们的私人诊所和公立医院中。Jean 在儿科骨科参与很多公共活动，而 Robert 作为 Garches 大学医院一个大型骨科和创伤科的负责人，和他的助手们一起，为 Judet 学院在国内和国际中获得认可做出贡献。

这些创新技术涉及创伤手术的所有领域，包括多发创伤患者，Letournel 的所有关节和髋臼骨折，Roy-Camille 的脊柱手术，创伤后遗症，如长骨畸形愈合和骨不连的骨肌肉剥脱术，放松股四头肌缓解膝关节僵硬，骨重塑的生物关节成形术，以及外部牵张治疗关节融合和严重僵硬。

在这所学院和手术团队中，Jean 和 Robert 的家族中都有继承人，Jean 的儿子 Henri（1939—）有一个私人诊所，Robert 的女婿 Marc Siguier（1939—）在无骨水泥髋关节假体的发展中占有重要地位，并与他的儿子 Thierry 一起，在髋关节前路手术的推广和发展中发挥了重要作用。我本人，Thierry（1948—），Robert Judet 的儿子，一直是他的助手，并在一所大学的骨科和创伤科担任主管，从事关于髋关节、膝关节、踝关节和肘关节的广泛工作。

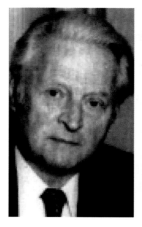
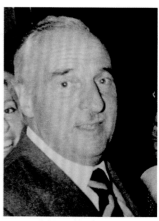

▲ 图 1-3　Judet 兄弟（Jean 和 Robert）

三、Judet 学院在髋关节置换术历时中的位置

我们已经看到了两个主要的创始时期：1946 年第一次尝试用丙烯假体进行股骨头机械置换术，1970 年第一次尝试在 Robert Judet 假体表面采用多孔金属激活显微活骨内生长，实现直接的骨植入固定。

两者都有很大的缺陷，但都为髋关节手术的新时代开辟了道路，而且都是完全创新的：此外，多孔金属带来了莫尔斯锥的模块化概念。

在这两个时期之间和之后，还进行了许多尝试、修改或应用。有些已被放弃，如原始技术部分头部置换术治疗股骨头缺血性坏死（图 1-4）和金属对金属双杯关节成形术。另外，对髋臼骨缺损的重建技术也进行了实验和评价。

70 年来，一切都发生了变化，除了两条共同的主线—前路手术和矫形手术台的使用。

在第一次髋关节置换术前一直采用前路，因为前路可以提供舒适性。根据记录，前路手术早在 1878 年由来自莱比锡的 Carl Hueter 描述过 [4]。Smith-Petersen 采用这种入路，通过释放髂嵴前部和外窝 [5] 进行近端延伸。相同的延伸方式被用在了髋臼造盖。解剖上的考虑使 Judet 兄弟采用了这种前路：髋关节的前位，股骨颈和髋臼的前倾，保留解剖结构，不靠近脆弱结构，血管或神经。

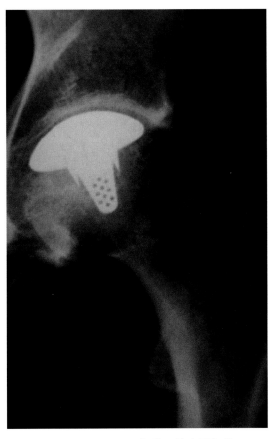

▲ 图 1-4 AVN 部分股骨头置换术

他们经常使用矫形手术台进行创伤或择期手术，因为它能提供稳定性和舒适性。他们已经和父亲 Henri Judet 一起发明了骨折台，提供了广泛的手术可能性，没有这个装置的帮助，他们就不考虑手术。

Judet 学院的继任者和所有外科医生成员仍在使用这张矫形手术台，只是经过轻微的改进。它被认为是"木匠"的工作台，可以在准备阶段稳定骨块，帮助术者完成操作，并且对于大多数外科医生来说，它可以让手术过程摆脱术中的 X 线片限制，获得充分的位置控制。

该入路本身是一个标准的 Hueter 切口，并对髂翼前部进行近端清创。髋关节假体手术的前路手术是 Judet 学院的一个特点，它的推广仅限于外科医生的训练。多年来，这种方法没有或只有很小的改进。在 20 世纪 70 年代，切口线横向移动，从缝匠肌和髂筋膜张肌之间的解剖间隙移

到髂腹筋膜本身，以最大限度地减少股浅神经受累的风险：这种新的切口线被称为 Hueter-sheet 切口。

不得不说，在髋关节置换术的第一个阶段，有太多的问题需要解决，这种方法并没有真正被视为一个关键点。外科医生和公司必须对骨植入物的设计、材料、摩擦耦和类型（骨水泥或无骨水泥）做出决定。除了 John Charnley 外，人们对外科手术几乎不感兴趣，他是经转子入路的强烈倡导者。

种植体的概念和设计在 20 世纪 80 年代末和 90 年代初已经相当成熟，有一些水泥或非水泥的骨固定，摩擦耦和材料可供选择，公司产品之间的相似之处也越来越多。

这可能是人们开始对这种方法越来越感兴趣的原因之一，在一开始，这种方法有些过分。例如，双入路被描述为侵入性最小的手术，除了它欠佳的假体设计，这种双入路很快被证明是危险而激进的 [6]。

在同一时期，Marc Siguier 领导的前路手术也发生了变化 [7]。在示意图上，他将入路限制在臀部神经和股神经之间的原始 Hueter 切口，没有对肌腱进行任何清创。以前，髂翼前部的近端清创是手术的一部分，包括股直肌反射肌腱的横切面，并经常切开梨状肌和外闭孔肌腱以方便股骨显露。Siguier 表示，所有这些肌腱都可以在全身麻醉或脊髓麻醉的良好肌肉放松的帮助下保存下来，并允许最小的皮肤切口。尽管使用了 22.2mm 的假体头，但在恢复和稳定性方面的效果引起了全世界对前路手术的兴趣。此外，在传统 Smith-Petersen 入路髂骨清创术中经常观察到的异位骨形成不再发生。

从这一时期开始，所有公司都发现了这种方法的商业利益，使之成为销售假体的支持证据。他们提供矫形手术台，或多或少有效率的专用辅助工具，这些被认为是必不可少的，并为新客户计划培训课程。

由于缺乏训练和实践，这种对新方法的突然

热情产生了不良后果。这种非常精确的解剖技术，具有新的解剖标志和完全不同的髋关节空间评估，需要对新接触的术者进行充分培训，特别是那些以前使用后路或外侧入路的术者。不遵守足够的学习曲线导致一些医生对前路手术非常抵触。有一种趋势是强调皮肤切口长度作为微创性的标准：任何人都必须记住，前路在解剖学上是无创的，可以通过相对较短的皮肤切口（6～10cm）进行，但在此之下，过度的皮肤牵引往往会导致难看的肥厚愈合。

在这些前提下，随着住院期缩短和门诊手术的出现，前路手术被证明是更有效且安全的手术。

在翻修手术中，前路是髋臼重建的捷径[8, 9]，代价是髂翼近端有局限性或较大的伸展。股骨轴远端入路不太舒服，但可以通过 Zarad-Nicek 这种延伸缓解。这个概念是轮廓远端阔筋膜张肌和

到达股骨干的经典后外侧入路。该手术可以充分保护神经区域，股骨内侧和臀外侧。

小结

在现代骨科手术中，相当多的技术具有较长的使用时间。前路手术是 70 多年前髋关节置换术的起源。几十年来，它一直有无条件的支持者，但他们只是少数幸运的人，都来自 Judet 学院。随着髋关节假体手术的越来越多，出现了对安全性更高、创伤更小、恢复更快的手术的需求。旧的前路手术被证明是最有效的，特别是经过小调整后，大多数是由 Judet 学院的外科医生提出的。在过去的几年里，它成为髋关节置换术中最流行和最广泛使用的手术，但任何人都必须记住，在成为公司和外科医生的推荐之前，它是一种高度精确的解剖技术，需要真正的训练。

参考文献

[1] Judet J, Judet R. The use of an artificial femoral head for arthroplasty of the hip joint. JBJS. 1950;32 B.

[2] Judet R, Siguier M, Brumpt B, Judet T. A noncemented total hip prosthesis. Clin Orthop Relat Res. 1978;137:76-84.

[3] Siguier T, Siguier M, Judet T, Charnley G, Brumpt B. Partial resurfacing arthroplasty of the femoral head in avascular necrosis. Methods, indications, and results. Clin Orthop Relat Res. 2001;386:85-92.

[4] Grundiss der Chirurgie Vogel ECN 1883.Hueter Carl.

[5] Smith-Petersen MN. Arthroplasty of the hip: a new method. J Bone Joint Surg Am. 1939;21:269-88.

[6] Bal BS, et al. Early complications of primary total hip replacement performed with a two-incision minimally invasive technique. J Bone Joint Surg Am. 2005;87(11):2432-8.

[7] Siguier T, Siguier M, Brumpt B. Mini-incision anterior approach does not increase dislocation rate: a study of 1037 total hip replacements. Clin Orthop Relat Res. 2004;426:164-73.

[8] Piriou P, Norton M, Marmorat JL, Judet T. Acetabular reconstruction in revision hip surgery using femoral head block allograft. Orthopedics. 2005;28(12):1437-44.

[9] Piriou P, Sagnet F, Norton MR, de Loubresse CG, Judet T. Acetabular component revision with frozen massive structural pelvic allograft: average 5-year follow-up. J Arthroplast. 2003;18(5):562-9.

第 2 章 前路起源和演化之旅：从法国和美国开始

My French and American Beginning and Evolution of the Anterior Approach

Joel M. Matta 著

张浩冲 柴 伟 译

我第一次接触前路（anterior approach，AA）髋关节置换是在 1981 年，跟 Robert Judet 的前住院医生 Emile Letournel 教授一起，在他位于巴黎舒瓦西门的医院。那个时候，Letournel 因其在髋臼和骨盆骨折手术治疗方面的开创性工作而享誉世界。从 1980 年开始，我成为一名初级教员——在南加利福尼亚大学骨外科任助理教授。我的主席/主任是 Augusto Sarmiento 博士，另一位国际知名的骨科和髋关节外科医生。

当时我的主要兴趣和临床重点是骨盆和髋臼骨折。1980 年 12 月，我在洛杉矶见到 Letournel 教授，当时他是我们系的客座讲师。Letournel 让我肃然起敬，在我关注的领域，他是公认的世界一流专家，他答应了我的请求，同意我在 1981 年 5 月到舒瓦西门去拜访他。我的拜访被限制在几个星期之内，然而，它内容丰富，鼓舞人心。Emile 慷慨地抽出时间，让我在手术室里观察他工作，还回顾了我病例的 X 线片，以及他的一些特别有指导意义的病例。他还利用这个机会向我展示了他在 Judet 骨科手术床上进行的前路髋关节手术。

Letournel 是我观察过的最令人印象深刻的外科医生之一。他对骨盆和髋臼骨折手术的掌握无人能及。他还通过一个有效的微创切口在 Judet 骨科手术床上进行了仰卧位前路人工全髋关节置换术（total hip arthroplasty，THA）。然而，在第一次拜访 Letournel 时，我的重点是髋臼骨折手术，我没有想要学习 Judet-Letournel 前路髋关节置换术。此外，我在南加利福尼亚大学的主任 Sarmiento 医生，是世界上倡导后路作为 THA 最常用入路的领军人物[1]。因此，那个时候，在两位导师的指导下，我跟 Letournel 学习治疗髋臼骨折，跟 Sarmiento 学习 THA。Sarmiento 曾经是 Charnley 的研究员，并学习了 Charnley 假体的经转子入路。然而，在此之前，他曾是 Austin Moore 的住院医生，并学会了通过后路（posterior approach，PA）植入 Austin Moore 股骨假体。或许，正是因为 Charnley 大转子截骨术的困难，世界范围内倾向于选择后路。

后路是一种软组织损伤更小、保留大转子的手术入路，然而，它并非没有问题。该入路破坏了髋关节的外旋肌。此外，患者必须是侧卧位的，使得骨盆和髋臼的位置难以判断。这些问题的结合使得术后脱位的风险更高。

虽然我最初并没有看到前路 THA 的优势并接受它，但我对髋臼骨折的关注为前路奠定了基础。对于髋臼骨折的手术，有许多外科医生试图采用侧卧位后路，并延长该入路以增加髋骨的显露（近端延长、粗隆截骨、三相延长）。最初我的髋臼骨折手术采用了这种后路延伸的方法，包括以"漂浮侧卧位"进行手术，这样外科医生就可以在手术中滚动骨盆，有希望增加显露。然而，按照 Letournel 的方案，外科医生分别在仰卧位、侧卧位或俯卧位通过髂腹股沟、髂股骨或后路对患者进行髋臼骨折手术。我发现这个方案明显更好 [2]。

Letournel 方案的一个重要部分还包括在 Judet 骨科手术床上为患者进行手术。当我最开始使用 Letournel 的方案时，并没有意识到 Judet 骨科手术床的价值，其能最大限度提升每种手术入路的效能。随后，进一步的经验显示了骨科手术床的优势，包括增加显露，限制股骨和骨盆位置，减轻软组织创伤，到达更广泛的皮肤区域。标准平顶手术床技术可用于髋臼骨折手术，但增加骨折复位困难度和额外切口的风险。

跟随 Letournel 学习髋臼骨折的背景让我学会了髋关节和骨盆解剖学和放射学。在概念上和实践上对不同手术入路的相对优势进行考虑时，这一背景也使其变得自然且合乎逻辑。骨科手术床的优势和易用性也变得明显，并成为前路 THA 的天然助推器（图 2-1）。

截止到 1996 年，我从事骨科工作 16 年，专注于髋关节和骨盆骨折、保髋、初次和翻修 THA。1990 年，我从南加利福尼亚大学的全职教师岗位离职，获得了一个半学术性的职位，在洛杉矶的 Good Samaritan 医院担任 John C Wilson 骨科主任。Charles Munger 是 Good Samaritan 医院的董事会主席，他有远见，在私立医院鼓励学术和创新，避免出现大学环境中常见的政治、官僚主义和知识产权所有权的丧失。一位来自华盛顿州的患者联系了我，他希望进行 THA，不同寻常之处在于他要求通过前路治疗。他告诉我，当

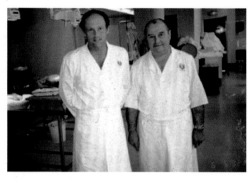

▲ 图 2-1　1992 年，Fer a'Moulin 巴黎解剖研究所，作者与 Emile Letournel 教授

他住在巴黎时，他做了右髋关节置换术，对结果非常满意。他一直在美国寻找接受过 Letournel 训练，可以通过 AA 进行左侧髋关节置换术的人，他找到了我。我解释说，尽管我过去和 Letournel 联系过并接受过他的指导，但我还是继续使用 Sarmiento 的后路技术。然而，我非常熟悉前路技术，并经常在髋臼周围截骨术中使用它，我确实在我的医院使用 Judet 骨科手术床进行髋臼骨折手术。我告诉患者，如果他愿意，我可以在 Judet 骨科手术床上通过前路为他进行 THA，他将成为我的第一个前路 THA 患者。我们进行了前路 THA，患者和我都对结果非常满意。

荒谬的是，至少从 10 年前，我就开始选择性地在 THA 翻修中使用前路。在一些髋臼骨丢失需要广泛重建的病例中，我选择前路而不是后路进行翻修，因为前路的近端延伸能力。后路可以向股骨远端延伸；然而，由于近端延伸受到臀下神经和臀上神经的限制，对髋骨来说是不可延伸的。Arnold Henry 经典且正确地描述了沿神经间平面进入四肢的可延伸入路，这使得前路成为髋关节的可延伸入路 [3]（图 2-2）。

在这一点上，我想我可能错过了一些东西，因为我遵循了 Letournel 关于髋臼和骨盆骨折手术的指导，而没有采用前路进行初次 THA。同样的，使用后路时我也不能避免脱位的问题，尽管比例很小，但意义重大。因此，从 1996 年到现在，我开始了一系列初次前路 THA，这是一个

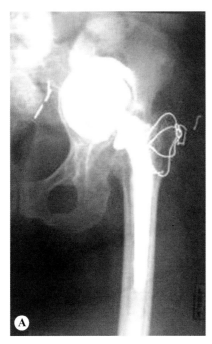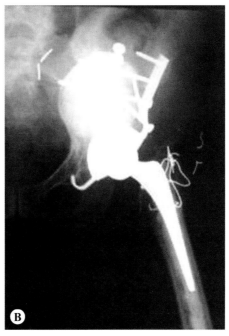

▲ 图 2-2　左侧灾难性 THA

A. 髋臼组件向内侧和前方移动，并伴有大的前柱缺损。B. 1986 年进行的翻修手术，采用前路进入髂内窝，然后进入髂骨和髋臼的外侧。臼杯和相关的骨折骨水泥被一层薄的骨壳围绕在髂内窝和骨盆边缘。在骨壳上开窗取出臼杯并用金属覆盖。腔内填充压紧的同种异体颗粒骨，并使用带有闭孔钩和髂骨板的定制杯笼装置桥接缺损并填充同种异体骨

连续的、非选择性的系列 THA。我让患者仰卧在 Judet 骨科手术床上进行手术。我使用骨水泥杆和非骨水泥杯，这在 1996 年是一种常见的组合。令我沮丧的是，我在手术中挣扎着。在 Sarmiento 的指导下，我很熟悉的一个手术（后路 THA）在 1h 内就能轻松完成，但现在却变成了 2～3h 的挣扎。由于 Letournel 在 1993 年去世，我无法得到他的指导。在最初艰难的手术中，我发誓要放弃前路，然而，术后患者的满意度和快速恢复给我留下了深刻的印象。然而，我确实记得，当 Letournel 进行前路时，我看到的轻松和高效，我想"一定有办法"。一开始，我对股骨颈截骨位置、臼杯位置、腿长、偏心距等因素的空间感知是不足的，所以我使用 C 臂进行确认。在患者仰卧位于放射性骨科手术床的情况下，这很容易。后来证明 C 臂的使用明显提高了臼杯位置、腿长和偏心距的准确性。我对前路的掌握度提高了，手术时间减少了，我的信心也提高了。通过观察康涅狄格州沃特伯里的 Kristaps Keggi，尤其是法国巴黎的

Thierry Judet，我的手术显露也得到了改善。

当我遇到一个非常具有挑战性的髋关节患者——"教练"时，有关前路的一个有趣技术产生了。教练曾经是一名职业重量级拳击手，现在是一名拳击教练。他面临的问题是髋关节不良，需要 THA，然而臀部和大腿粗大肌肉组织造成了障碍。Judet 骨科手术床具有可变高度的横向会阴柱，用于侧卧位患者的手术。在手术过程中，麻醉师通过旋转曲柄驱动一个垂直的"螺旋千斤顶"来改变这个高度。我的想法是解决股骨显露的问题，我将设计一种挂钩，通过连接到螺旋千斤顶的上端来提起股骨。千斤顶 - 钩装置因此将股骨前移到一个可以扩髓、放骨水泥、插入股骨柄的位置。为了制造所需的钢铁零件，我找到了"赛车店"的 Larry。Larry 和儿子 Rick 在南加州拥有并经营着一家具有广泛金属加工能力的 hot rod 赛车店，我用它们制作了我的 1963 年莲花 23B 复古赛车。Larry 根据我的设计制作了定制部件，我将它们连接在 Judet 骨科手术床上，以方便教

练进行手术，他的 THA 手术成功完成。

在教练 THA 之后，定制部件被放入手术室后方。然而，几个月后，我想："如果吊钩装置使非常困难的 ATHA 成为可能，它是否会使手术更标准。"我开始在所有的 ATHA 手术中使用股骨吊钩并看到了好处。后来，当使用开放系统互连参考模型（open system interconnect，OSI）设计新的手术床时，吊钩成为设计的一个组成部分。

度过最初的几年后，我开始相信 ATHA 是一种更好的方法。然而，我有意识地不急于提倡这项技术。原因之一是我在骨盆和髋臼骨折方面的专业知识已经在国际上享有积极声誉。回过头来看，我意识到我的职业生涯包括了我对好主意和坏主意的推崇，我想确保 ATHA 是其中的好主意，否则就有名誉扫地的风险。另一个原因是我觉得骨科手术床是手术的重要组成部分，其中最好的 Judet 骨科手术床不再生产了。我观察过 Keggi 在一个标准手术床上展示 ATHA 技术；然而，这进一步让我相信了骨科手术床的重要性。

有一次我去巴黎拜访 Letournel 时，被介绍给了 Tasserit 公司的主席 Axelrod 先生，他们生产了最新型的 Judet 骨科手术床。在开始 ATHA 之后，我和 Axelrod 先生通了电话，鼓励他重新开始生产手术床。他告诉我，这种手术床在商业上失败了，因为他只卖了几张，主要是在法国的一些特定地点，他对进一步生产没有兴趣。然后，我开始与加利福尼亚州联合城的 OSI 讨论设计和生产一种新的骨科手术床。设计和制造一种在美国几乎没有外科医生使用的 ATHA 专用手术床，将会很难推销。因此，最初的 ProFx 是一个多用途的手术床，适用于骨盆和髋臼骨折、一般创伤和 ATHA 手术。ATHA 是"不确定因素"。2003 年，当第一张手术床制作出来时，我在洛杉矶的 Good Samaritan 医院用这张手术床和一具尸体为大约 20 名外科医生开设了一个课程。Stephan Kreuzer 和 Anthony Hedley 也在与会者之列。在 Letournel 课程"髋臼和骨盆骨折"中也展示了 ProFx 手术床。

在第一次课程之后，很明显，ATHA 推动了 ProFx 的销售。然后，OSI 发现了需要一种主要用于 ATHA 的手术床，于是诞生了 Hana 手术床，并在临床和商业上取得了成功。

我目前使用和提倡的安全、可靠和可重复的前路技术过程并不是完全顺利的！我将提到一些需要解决的并发症和问题。当我开始这项技术时，我开始使用一种新的骨水泥与新的骨水泥柄。在最初的病例中，尽管术后 X 线片显示了非常好的骨水泥填充，但我在很大比例的病例中看到了骨 - 水泥交界面的早期透光性，这些病例需要翻修。这是非常令人失望的，多次的翻修手术让我考虑放弃前路。我最后认为前路可能不是原因。我改为使用三锥度抛光的 MS-30 骨水泥柄。与我之前的后路手术相比，早期另一个令人沮丧的因素是手术时间长和相关的失血增加，但随着我技术的成熟，这些问题消失了。

大约在 2001 年，我开始使用 Zweymuller 柄，因为它的长期记录很好，而且倾向于使用非骨水泥柄。不幸的是，由于其直的（非偏心的）插入工具和大转子近侧扩口，它不适合用于前路。相关的新问题是大转子或股骨近端骨折，这是我在骨水泥型股骨柄中未见过的。赛车店的 Larry 通过帮我定制带手柄的钻头缓解了这些问题，但我需要一个新的思路来解决这个问题。

在 2002 年拜访 Thierry Judet 后，我在股骨颈截骨前就进行髋脱位。显然，我没有像 Thierry 建议的那样进行脱位，而且由于用力旋转腿部，在 2 个月内造成了 3 例踝关节骨折。改变脱位技术后，再无骨折发生！

在 2003 年进行我的第一个前路手术课程时，我们有一个 ProFx 手术床和一个尸体，我演示了 Zweymuller 的植入。最初的 ProFx 手术床使用起来很费力，一些参与者放弃使用，像我之前一样破坏大转子插入 Zweymuller。尽管如此，这项技术还是向前发展了！

我从髋臼和骨盆骨折手术的角度出发，对并发症进行了预估、报告和讨论，重点是解决和限制它们。可能当我进入 THA 领域时，其结果已经很好，并发症也很低，以至于关于并发症的报告和讨论立即引起了对前路手术的强烈反对。可能是我太天真了，但我对前路批评者们对并发症的直接关注感到有点惊讶。批评者似乎乐于详细描述和夸大并发症，尤其是 3 例踝关节骨折，尽管这些并发症仅发生在前路的开始阶段。我有意识地决定从一开始就报告所有并发症，包括在技术开发阶段 [4, 5]。尽管这些并发症没有继续下去，但我觉得重要的是，其他人要意识到这一点，从而不要走我尝试和放弃的道路。就一个人在骨科的声誉而言，被认定为有并发症的人比被认定为说谎不报告并发症的人要好。被认定为骗子是"死亡之吻"。

当开始一项新技术时，会有问题和并发症，然而，这些并发症和问题并非不可逆转地与该技术有关。它们是需要解决的问题。然而，无并发症的病例显示了可以达到的结果，如果这些结果明显优越，则目标是解决和消除并发症，并使无并发症病例的优越结果成为可预测的标准。在骨科中有很多这样的积极变化的例子，包括 Charnley 使用 Teflon 轴承的不良结果和 Letournel 使用髂腹股沟入路的初始 30% 感染率。尽管并非所有情况都是如此，但大多数情况下，有远见和勇气去跨越最初的并发症和问题，就可以向前迈出重要的一步。

到 2004 年，随着前路的优势变得明显，我完全致力于推动前路的发展。另外，反对者，主要是髋关节外科的专家，仍然相信前路即使不是完全危险，也是无稽之谈。有趣的是，我喜欢所有的反对意见。我之前一直在倡导一个不受欢迎的观点：髋臼骨折的手术治疗，后来成了标准。如果没有对手，你不可能"赢得比赛"！

在 2004 年，我的结论也是我需要一个商业教育合作伙伴来推进前路。在与所有知名的植入物公司会面后，我选择了 DePuy。DePuy 采用的是非骨水泥型假体，Corail 型假体具有良好的长期记录。Corail 是一个用骨挫的假体，搭配令人满意的把手，与前路相匹配。此外，我认为在髋关节外科新方向方面，DePuy 是所有大的植入物公司中最开放的。

2004 年，我和 DePuy 开始了前路髋教育课程，一直持续到今天。这些课程提供了重要的教育。这些课程也促进了该技术及其相关技术的发展和改进。我带给 DePuy（现在的 DePuy Synthes，DPS）的最初技术通过教师的贡献、课程参与者的反馈、创新的促进技术和相关的临床研究得到了发展和改进。目前，在 DPS 赞助下我继续参与的课程与两个品牌有关：Anterior Advantage® 和 Matta Method®。自 2003 年我第一次开课以来，前路 THA 的流行程度急剧上升。有可能现在美国进行的大多数初次 THA 都是前路的（图 2–3）。

前路 THA 一直受到这样的批评：其增长主要是由行业营销推动的。这是错误的。然而，推动 AA 向前发展的一个重要力量是"市场"，市场推动了前路的营销（图 2–4 和图 2–5）。

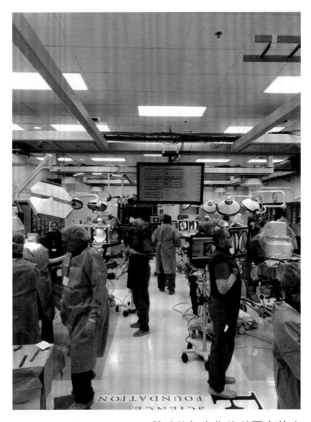

▲ 图 2–3　**DePuy Synthes** 赞助的与当代外科医生前路 **THA** 课程相关的尸体教学实验室

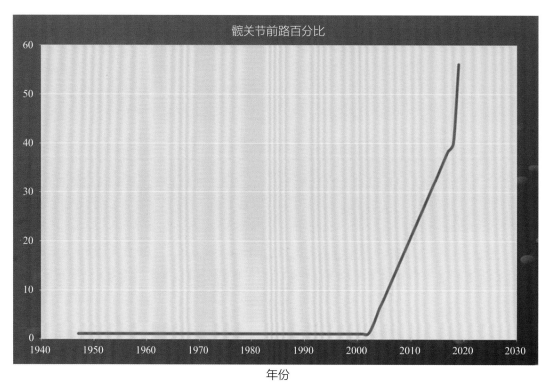

▲ 图 2-4　自 1947 年 Judet 第一例病例至今，前路 THA 的增长

数据基于 surgeon attendees at the Annual Meeting of the American Association of Hip and Knee Surgeons and Ref 的调查。[6]

与前路手术相关的"市场"是什么？市场是外科医生，而外科医生想要的，是可以为他们的患者提供改进之处，从而满足患者，拓展业务。此外，市场是需要髋关节手术的患者，他们希望获得最好的结果。外科医生和患者驱动的市场推动了前路的发展，尽管已知的髋关节手术权威人士经常强烈反对。

前路的行业营销遵循市场驱动的趋势。2004年，当我开始与 DePuy 合作进行前路教育时，DePuy 还开设了微创后路和微创侧方入路 THA课程。然而，随着时间的推移，术者对后路和侧方入路教育的兴趣下降，而前路课程始终受欢迎。植入物公司的底线是销售植入物，显而易见的是，只有外科医生持续参与教育活动，该公司才能有效地向外科医生展示他们的植入物。市场（外科医生和患者）因此引领了 DePuy 和其他植入公司的营销方向。同样，随着外科医生感知到患者（市场）对前路髋关节手术的需求，接受过前路手术培训的外科医生接受了这样的营销。外

科医生通过市场营销告知患者，他们可以提供患者想要的手术。

现在，不论采取何种 THA 入路，大部分外科医生都有推销自己和手术的网页。

在我的前路之旅中，我学到了一些关于骨科变革和创新的东西。一个领域的权威往往不够开放和客观。他们的动力通常是寻找最好的方式来提倡和支持他们已经知道和提倡的东西。科学期刊和出版物受到审稿人的影响，审稿人的判断可能会有偏见。结论不符合审稿人先入为主观念的论文比符合的论文被要求更高。最后，市场在影响骨科手术方向方面是一股强大的、大多数时候积极的力量。

我听到过这样的逻辑论点，即新技术和科技应该首先在学术环境中进行测试。一旦学术界通过科学的方法确定了其有效性，学术权威就应当教授下级骨科医生这些新技术，进而提供给患者。这一切听起来都很好，除了它听起来应该如何工作（实际上并没有）：一个精英专家小组

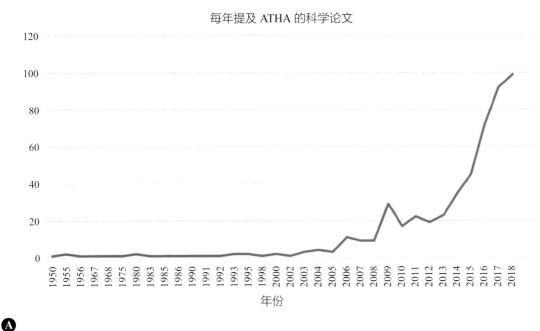

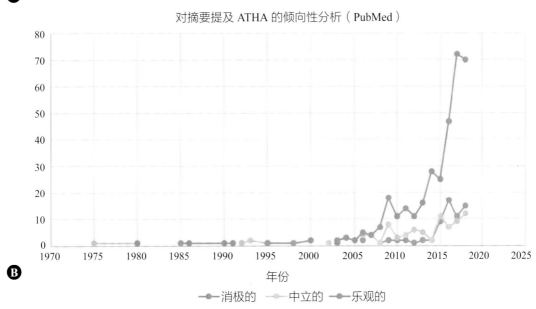

▲ 图 2-5 **A.** 基于关键词"前路髋关节置换"在 **PubMed** 搜索出的科学论文数量；**B.** 在 **PubMed** 上对摘要提及 **ATHA** 的倾向性分析得出的数据

决定将哪些产品提供给大众，以便给大众带来最大的利益。此外，学术机构往往不是有用的骨科创新发源地。我完全赞成学术机构、基础和临床科学方法论。然而，我坚定地相信，在一个信息自由的社会中，存在着许多因素，这些因素的组合会带来最好的产品、服务和医疗。这就是促使 AA 获得当前应有地位的原因，它结合了医学科学和专家的意见，专业人士和非专业人士都可以获得的信息，以及市场的积极力量。

参考文献

[1] Sarmiento A. Hip surgery: an odyssey. 1st ed. New Delhi: Jaypee Brothers Medical Pub; 2011.

[2] Letournel E, Judet R. Fractures of the acetabulum. Posterior wall fractures. 2nd ed. New York: Springer-Verlag; 1993.

[3] Henry A. Extensile exposure. 2nd ed. Edinburgh: Churchill Livingstone; 1973.

[4] Matta JM, Shahrdar C, Ferguson T. Single-incision anterior approach for total hip arthroplasty on an orthopaedic table. Clin Orthop Relat Res. 2005;441:115-24. https://doi.org/10.1097/01.blo.0000194309.70518.cb.

[5] Matta JM, Ferguson TA. The anterior approach for hip replacement. Orthopedics. 2005;28(9):927-8.

[6] Patel NN, Shah JA, Erens GA. Current trends in clinical practice for the direct anterior approach total hip arthroplasty. J Arthroplast. 2019;34(9):1987-1993.e3. https://doi.org/10.1016/j.arth.2019.04.025.

第二篇
前路髋关节置换术的先进技术

前路全髋关节置换术（AATHA）的变化有多大？ AATHA 指的是手术入路方法，并使用它来植入髋关节假体。在世界各地，进行 AATHA 手术的细节各不相同。在美国，自 2003 年前路手术量开始增长以来，大多数 AATHA 都使用骨科专用手术床或控制下肢的手术床进行，同时也使用图像增强器（C 臂、透视机）以帮助确认准确性。可能在欧洲，使用标准的 OR 手术床进行手术更为常见，这些手术需要更传统的髋关节生物力学检查（髋关节运动、软组织张力、骨性标志、触诊来判断腿部长度）。

在骨科专用手术床上，使用 C 臂的外科医生组中，我相信在方法上有足够的相似性来允许这种分组。本篇借鉴了这组外科医生的经验和专业知识。因此，它适用于读者 / 初学者从第二篇各章中把各部分技术结合起来。

我相信美国广泛采用骨科专用手术床和 C 臂的一个好处是自 2003 年以来不断发展和改进的一致可重复的 AATHA 技术。

第3章 前路全髋关节置换术手术技术：2020年"Matta分析"

The Anterior Approach Surgical Technique for Total Hip Arthroplasty: The "Matta Method" of 2020

Tania A. Ferguson　Joel M. Matta　著

王　铖　柴　伟　译

一、骨科手术床

当前的技术使用 Hana 手术床（Mizuho OSI，Union City，CA）。该手术床允许对下肢进行无限制的空间体位摆放，同时具有可透射线的腿柱，实现无障碍成像。可以通过屈伸、外展、内收、内旋或外旋来精确摆放肢体，以便于进行手术，增加了髋臼、股骨手术入路方式。可以增加特定的牵引力，以方便术中髋关节脱位或复位，并在手术的不同步骤中进一步改善显露。Hana 手术床允许对髋关节和骨盆进行无阻碍的透视，从而在手术期间提供透视指导，并在植入假体时进行导航（图 3-1）。

理想的手术是完全没有手术床，而将身体由一个尚未开发的身体控制"磁场"悬挂和定位。在这种理论环境下，无菌悬垂可以使术者进入全身皮肤区域。此外，手术床表面通过其平面对下肢运动造成的阻碍也将消失，允许四肢在任何方向移动。磁场会保持新位置或增加牵引、旋转的动力。骨科手术床的目的是接近"理想的无手术床理论"的功能。手术床只接触和覆盖有限的皮肤区域。骨科手术床保持体位摆放或施加所需方向和大小的力。结果是易于操作，改善了无菌

性，更好地控制手术肢体，更好地显露，不需要助手，并为 C 臂图像提供了一致和稳定的体位。

二、手术室的设备和布置

手术室的布置应确保器械位于患者的术侧（图 3-2）。通常，使用两个靠背桌子（A）、一个 Mayo 支架（B）和一个骨盆支架（C）就足够了，形成了一个 L 型区域。C 臂（D）位于对侧，垂直于患者。C 臂显示器（E）和 Velys™ 髋关节导航显示器（F）位于非手术侧 Hana 手术床的末端，这样外科医生可以很容易地看到屏幕。经典的手术团队由外科医生、助理、麻醉师、台上护士、巡回护士/操作员，X 线片技术员组成。

三、器械和拉钩

器械和拉钩已经根据作者在前路全髋关节置换术中的经验进行了改进。对角度和向量的修改使手术变得更容易，并将软组织损伤降至最低。图 3-3 为当前使用的拉钩。

四、患者体位

患者准备好躺在病床上。实施麻醉，在过

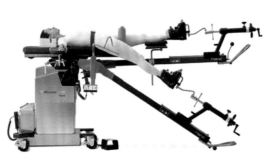
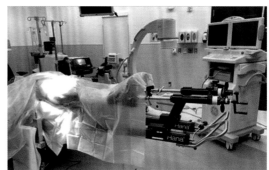

▲ 图 3-1　患者躺在 **Hana** 手术床上。下肢在透视下可见，无阻挡

手术室设置

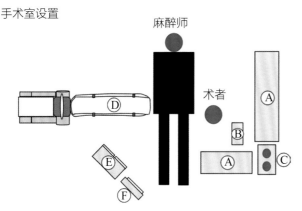

▲ 图 3-2　手术室设置：器械位于患者的术侧，**C** 臂与外科医生相对。**A.** 桌子；**B. Mayo** 支架；**C.** 骨盆支架在外科医生一侧形成 **L** 型区域；**D. C** 臂位于非手术侧与患者垂直；**E** 和 **F. C** 臂显示器（**E**）和 **Velys™** 髋关节导航显示器（**F**）位于 **Hana** 手术床的末端，转向外科医生

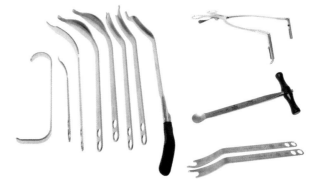

▲ 图 3-3　现有的前路拉钩：**A. Hibbs**；**B. Narrow Hohmann**；**C. Large Hohmann/GT** 拉钩；**D. Narrow Cobra** 钩；**E.** 右股后拉钩；**F.** 左股后拉钩；**G. GT** 拉钩牵开器；**H.** 关节囊拉钩；**I. Hip Skid**；**J.** 左右股骨后部拉钩

床前使用 Hana 靴和顺序加压装置（Sequential compression devices，SCDS），持续使用预防深静脉血栓。然后将患者放在 Hana 手术床上，手臂伸直放在臂板上。放置会阴柱。靴子固定在腿梁上。梁抬高 / 弯曲 3°～5° 以减少腰椎前凸，便于在透视导航期间进行准确的 X 线片判断。手术侧腿以轻微的内旋定位，以突出阔筋膜张肌自然隆起的标志。对侧髋关节处于轻微内旋和中立外展 – 内收的位置，在手术的验证阶段，作为术中比较腿长和偏距合适的放射学体位。在对侧肢体上施加少量的牵引，以稳定会阴柱周围的骨盆。

五、切口与显露

首先标记切口［髂前上棘（anterior superior

iliac spine，ASIS）和大转子轮廓］。切口是在阔筋膜张肌的肌腹上形成的为了进入阔筋膜张肌和股直肌之间的肌肉间隙。要避免进入股直肌内侧间隙的错误。因此，切口开始于 ASIS 远端 0～1cm，外侧 3～4cm，避免向内显露的错误发生。切口从外侧开始，以避免损伤股外侧皮神经，因为它从 ASIS 骨盆内侧发出并随后分支。切口向远端延伸，其轨迹略向后（从股骨长轴向腓骨小头方向 15°～25°），总长 8～10cm（图 3-4A）。

• 部分外科医生使用"比基尼"水平切口，而不是传统垂直切口（Heuter 入路）。肌肉间隙和显露保持不变。这种变化将在后文作详细介绍。

一旦切开皮肤和皮下脂肪，就会找到阔筋膜张肌的筋膜。筋膜是半透明的蓝色层，阔筋膜张肌纤维可见，通常有可识别的穿支血管。筋膜与切口平行切开，与切口处的肌纤维平行，并在皮肤切口的远端和近端皮下延伸几厘米。筋膜切口的外侧位置在阔筋膜张肌的前 2/3 和后 1/3 之间。髂胫束位于阔筋膜张肌的后缘，不应损伤。

用 Allis 钳夹住阔筋膜张肌筋膜，并在肌鞘内进行剥离（图 3-4B）。围绕阔筋膜张肌内侧钝性剥离，将其从内侧筋膜向外侧拉起，使阔筋膜张肌和缝匠肌之间的间隙在表面扩大，阔筋膜张肌和股直肌之间的间隙更深。持续钝性剥离切口近端内侧张力区的后方，可触及前上外侧关节囊。为了定位，可以触诊髂前下棘和棘间切迹。在上 / 外侧关节囊和臀小肌之间放置一把 Narrow Cobra 钩，向外侧牵拉阔筋膜张肌和臀小肌，显露股直肌反折头附近的髋关节囊（图 3-4C）。

• 最后有可能到达直肌的前侧和内侧，错误地显露股直肌内侧间隙。

• 上外侧拉钩可能穿透臀小肌，它看起来像是介于拉钩尖端和髋关节囊之间的一块肌肉。解决这一问题的方法是将拉钩的尖端向内侧移动到关节囊上，并向下滑动，使肌肉位于拉钩的外侧表面。

髋关节前肌群（缝匠肌、股直肌和髂腰肌或髂腰肌起源的包膜）需要向内侧活动，以显露髋关节囊，随后切开关节囊。作者倾向尽量减少这些干扰，不破坏他们与关节囊前方的关系。Hibbs 拉钩可在内侧轻轻将股直肌和缝匠肌从髋关节囊内侧略微牵拉，然后在这些肌肉下方插入 Narrow Hohmann 钩或短弯曲 Hohmann 钩，显露出关节囊进行切开。

• 另外，可以向远端和内侧放置一个牵开器，移动前方关节囊的肌肉组织，为在下内侧关节囊上放置第二把 Narrow Cobra 钩提供路径。

用 Hibbs 拉钩牵拉远端阔筋膜张肌，在远端切口中横向牵拉，显露关节囊周围脂肪和筋膜，将阔筋膜张肌束缚到远端切口中骨直肌的筋膜。当旋股外侧血管在囊外脂肪中穿过切口远端部分，可以观察到它们进行烧灼、缝扎剪断（图

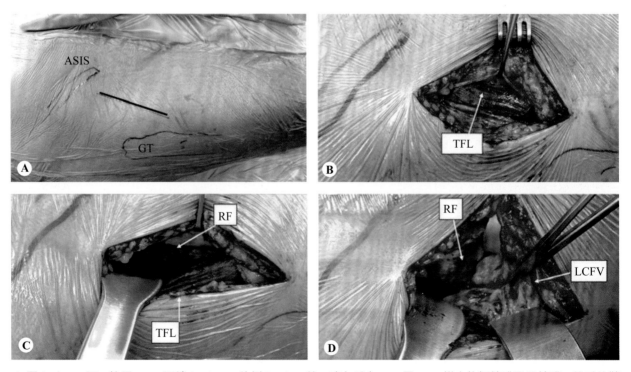

▲ 图 3-4　A. 切口始于 ASIS 远端 0～1cm，外侧 3～4cm 处，略向后方。B. 用 Allis 钳夹住阔筋膜张肌筋膜，然后从鞘向外侧移动肌腹。C. 用一把 Narrow Cobra 钩放置在髋关节上 / 外侧关节囊和臀小肌之间。D. 旋股外侧血管可见于切口远端囊周脂肪的。ASIS. 髂前上棘；TFL. 阔筋膜张肌；RF. 右股直肌；LCFV. 旋股外侧血管；GT. 臀大肌

3-4D）。应注意确保在切割之前，对该血管的所有分支（包括上升分支）进行烧灼。一旦血管被切断，它们就会回缩到组织中。

阔筋膜张肌和股直肌之间的筋膜可以通过从远端到近端的钝性或锐性剥离，从而进一步松解股直肌和缝匠肌。该筋膜/腱膜位于烧灼血管的远侧。对覆盖在前关节囊上的腱膜进行额外的松解，有时切除一些囊外脂肪，将显露股骨外侧肌的起始部，位于股骨粗隆间线上髋关节囊的远端。关节囊被显露后，进行关节囊切开。

六、关节囊切开与关节囊处置

采用 L 形切开关节囊（图 3-5）。从髂前下棘（anterior inferior iliac spine，AIIS）外侧近端的关节囊开始，关节囊切口继续向远端平行于颈部，并位于前和外/上的交界处。远端切口位于转子上的结节处，转子间线最外侧。从转子间线由外侧到内侧分离出关节囊，在股外侧肌起始点的近端。在外侧边缘缝合标记后，牵拉关节囊前皮瓣，现在可以在股骨颈前内侧周围放置 Narrow Cobra 钩。在股骨外旋的辅助下，前关节囊可进一步向股骨颈底部转子间线内侧牵拉。注意避免损伤血管，在股骨粗隆间线的内侧，沿关节囊内侧和股外侧肌间隙内有几个血管通道。

外/上关节标记在大转子附近，并可在外侧转子间线抬高，露出与大转子相接的股骨颈底

部。先前放置在肌肉间的 Narrow Cobra 钩在关节囊内移动到股骨上外侧头颈交界处。此时，经关节囊切口/显露足以看到髋臼盂唇和（或）骨赘，以及连接大转子的颈部"鞍部"。接下来所有的操作都在囊内完成，尽量减少对关节外肌肉组织的损伤。

现在需要观察关节，为脱位和股骨头切除做准备。将 Narrow Hohmann 钩置于髋臼前缘，切除前外侧盂唇以显露关节。如果部分骨赘遮住关节，则用骨刀将其去除。通过 2~3 圈的牵引，在股骨头和髋臼顶部之间形成一个小的间隙。将 Hip Skid 或 3/4 英寸（1.905cm）的弧形骨刀放入间隙上方，使组织松动。然后向内侧切开圆韧带。松开 1~2 圈的牵引力。

七、髋关节脱位

我们发现，在行股骨颈截骨前进行初步髋关节脱位可以显露股骨颈后侧和内侧，并改善股骨的活动度，有助于后续操作。很少情况下，髋关节脱位会因为向前突而变得困难。只要施加少量的牵引力，将 Hip Skid 重新插入上内侧，髋关节向外旋转约 20°。将 Cork Screw 沿前方插入股骨头，并使用 T 形手柄。松开腿梁上的旋钮对下肢进行外旋。平衡 Hip Skid 和 T 形手柄向上和横向拉动。用 Hip Skid 将头部侧向撬动，同时向 T 形手柄施加向上和向外旋转的力，使股骨头向前外

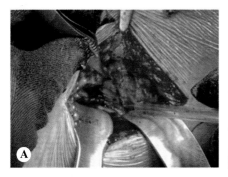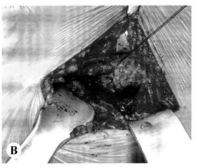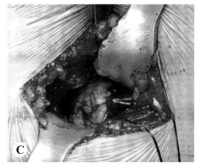

▲ 图 3-5 **A. L** 形切开关节囊。从 **AIIS** 外侧近端关节囊开始，切口平行于颈部继续向远端，并在前和外/上关节囊的交界处。**B.** 远端切口位于前大转子上的结节处，前转子间线最外侧。从转子间线由外侧到内侧分离出关节囊，就在股外侧肌起始点的近端。在外侧边缘缝合标记后，提起关节囊的前皮瓣，现在可以在股骨颈前内侧周围放置 **Narrow Cobra** 钩。**C.** 前关节囊的进一步活动可以通过股骨外旋来完成，前关节囊被进一步提升到股骨颈底部转子间线内侧

侧脱位（图 3-6）。

脱位后，髋关节尽可能向外旋转，并将 Narrow Hohmann 钩置于小转子远端和股外侧肌起点下方。内侧股骨颈上的关节囊进一步向内侧反折，露出内侧和后内侧股骨颈。这也使外科医生很直观地了解股骨颈解剖结构和小转子的位置，以便于对股骨颈截骨位置进行规划。一旦关节囊已根据需要从内侧和后部松解，髋关节内旋而复位，Cobra 钩在股骨颈内侧下方和头颈交界处上外侧进行替换，为股骨颈截骨做准备。

• 髋关节脱位这一步已被发现可在手术早期增加股骨活动度。髋关节脱位后，股骨向外旋转 90°，同时移位到外侧位置，股骨头位于髋臼上缘外侧。从股骨颈内侧和后内侧松解关节囊是理想的方式。"拉"连接股骨的组织还有另一个好处，在这一步之后，可以观察到髋臼和股骨，在手术后期的显露都得到了增加。手术后期股骨的显露是最重要的。

八、股骨颈截骨和取出股骨头

股骨颈截骨线基于术前 X 线片模板。切口中最明显的标志是股骨颈底部与大转子交界处前外侧部分，通常称为股骨颈鞍区。在截骨前，可透视确定股骨颈截骨位置。在远端放置 Hibbs 钩以横向牵拉阔筋膜张肌并保护其不受摆锯影响，截

骨首先瞄准后内侧以防止摆锯损伤大转子。锯片锯透股骨颈前、内、后内侧皮质，而保留股骨颈鞍区和后外侧皮层。摆锯锯完后使用骨刀将股骨颈外侧皮质截断，骨刀指向后方稍内侧，以避免损伤大转子。

九、髋臼的显露

股骨外旋约 45° 有利于显露髋臼。轻度牵引限制了股骨的干扰。过多的牵引会使髂腰肌绷紧，并将股骨拉到前方阻挡髋臼显露。如果股骨颈还是挡住髋臼，可能是股骨颈截骨时保留得太多，需要对股骨颈继续进行截骨。

将 Narrow Hohmann 钩小心地放置在髋臼前缘，需要注意 Narrow Hohmann 钩尖端在髋臼前缘骨质上，以避免引起关节囊穿孔或损伤髂腰肌和关节外软组织。拉钩尖端位于耻骨隆起处或其远端。一把 Narrow Cobra 钩放置在后方，尖端位于盂唇外的中后缘，但在髋关节囊内（图 3-7A 和 B）。或者，更好的方式是，可以使用 Capsular 牵开器（图 3-7C 和 D）。该牵开器具有保护软组织的优点，避免对髋关节前肌肉组织的破坏或损伤，并在磨锉髋臼和髋臼假体植入期间持续撑开。

小心地切断下内侧关节囊，松解该区域以便后续放置衬垫。也可以显露在茎突下沟和髋臼后

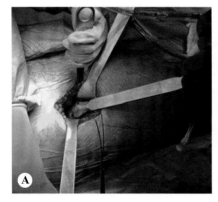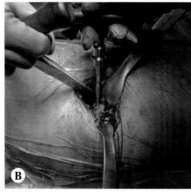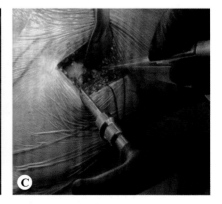

▲ 图 3-6　**A.** 髋关节脱位是在牵引后先将 **Hip Skid** 插入关节内侧。**B. Cork Screw** 从前到后直接插入股骨头内。**C.** 当外科医生向上拉动 **Cork Screw** 并向外旋转使股骨头脱位时，**Hip Skid** 可使股骨头部侧向离开。显露小转子近端内侧和后内侧股骨颈，以便下一步显露关节囊

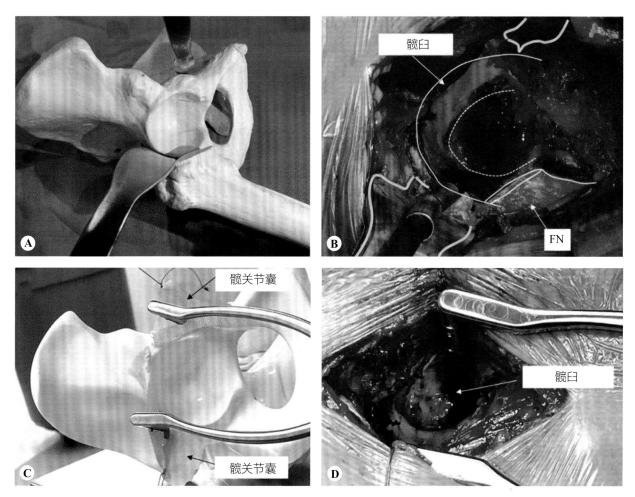

▲ 图 3-7　**A 和 B.** 之前髋臼显露包括置于髋臼远端前缘的 **Narrow Hohmann** 钩和置于髋臼后缘的 **Narrow Cobra** 钩。**C 和 D. Self-retaining Capsular** 牵开器现在是取代 **Narrow Hohmann** 钩和 **Narrow Cobra** 钩的首选。该牵开器放置在关节囊前后之间，可以很好地显露髋臼，而不会侵犯髋臼前后肌肉组织

内侧的骨赘。随后切除髋臼盂唇组织。

十、磨锉髋臼

透视导航：髋臼扩孔时应在透视导航的帮助下进行，以确保髋臼杯的精确定位。一些外科医生在整个扩臼过程中均使用透视，而另一些外科医生仅在最终一次扩臼和植入假体时使用透视。当然，在学习该技术时，经常用透视检查磨锉的位置是有所帮助的。最终目标是将髋臼假体的中心置于患者的解剖旋转中心。透视引导有助于实现这一目标，也有助于最终假体的安放。

在利用透视导航辅助髋臼磨锉和假体安放前，标准化术中透视非常重要。"调平"骨盆确保骨盆透视图像在 C 臂显示器上观察到的方向和位置与术前 X 线片一致。我们获得以中线为中心的骨盆透视图（不是髋关节视图），并调整以下参数。

• 旋转：顺时针或逆时针旋转屏幕上的图像，直到横向解剖线水平，耻骨联合垂直。如果在手术过程中施加了牵引，图像向手术侧旋转是很常见的（图 3-8）。

• 倾斜：与术前仰卧位骨盆相比，在骨科手术床上，腰椎可能更前凸，纠正骨盆倾斜。为了评估骨盆倾斜，评估与术前 X 线片相比闭孔的大小及尾骨到耻骨联合的距离。为了调整骨盆倾斜参数，改变 C 臂的"斜度"朝向头侧或尾侧（图 3-9）。

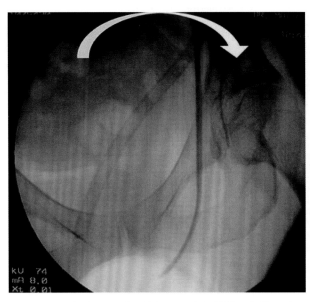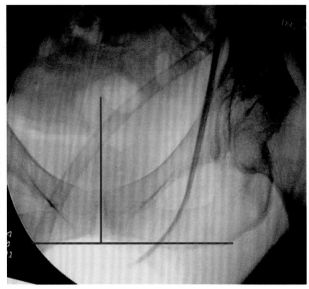

▲ 图 3-8 将术中 C 臂图像标准化为术前模板的第一步是将屏幕上的图像顺时针或逆时针旋转，横向解剖线水平，耻骨联合垂直

• 侧翻：如果患者在手术床上侧翻（牵引时可能发生），一侧骨盆可能更向闭孔斜肌，而对侧骨盆更向髂肌（图 3-10）。调平手术床可以解决这个问题，也可以重新调整患者在手术床上的位置，使其保持水平（如果手术床已经调平）。如有必要，可将 C 臂"翻转"或向后"翻转"，直到闭孔在内侧和外侧尺寸上显示相等，但该技术将改变两个臀部的放大倍率，不应用于评估腿长和偏距的成像技术（下文将进行讨论）。

当尾骨指向或与耻骨联合重叠时，骨盆是"水平的"，闭孔左右对称，泪滴与髂坐骨线的关系与参考图相似。

• 作者倾向于参考术前仰卧位骨盆 X 线片，术中仰卧位和术后仰卧位骨盆 X 线片，以保持一致的参考。关于髋臼假体植入位置在后文将详细介绍这些概念。

调整图像和骨盆后，将图像置于手术髋臼中心。这最大限度地减少了定位时视差对髋臼假体感知方向的影响。

磨锉髋臼时，髋臼铰孔相对于水平方向后方约 25°，近端约 25°。将髋臼锉对准臼内侧中间稍后上方进行磨锉（图 3-11）。透视下，髋臼锉垂直和前倾程度高于假体定位的要求。磨锉髋臼以 1～2mm 的增量开始，随着扩臼的进行，将臼杯置于更水平的位置。

通过透视检查进度，并适当调整髋臼锉的深度和方向。在每次锉臼之间进行手指触诊和（或）透视检查，以确保成功去除硬化的软骨下骨，并且锉完后的髋臼不会太大。

作者通常从一个 42～44mm 的髋臼锉开始，穿过髋臼骨赘到达髋臼窝。随后，使用比试模尺寸小 4mm 的锉，并以 2mm 为增量，用透视法检查扩臼的深度。最终的髋臼磨锉尺寸将与髋臼杯尺寸相匹配，通常不是连续铰削达到髋臼锉最终尺寸，而是通过施加较短的脉冲，同时对髋臼锉施加强大的轴向压力。在最后扩臼时，应能感觉到髋臼锉的握力和扭矩。髋臼锉连续旋转，髋臼锉角度的变化最终会导致髋臼过大和（或）非球形，从而导致没有合适的髋臼杯。

一些外科医生也成功地使用最终尺寸的髋臼锉进行磨锉髋臼。然而，这种情况，最好使用 1mm 以下。

• 作者倾向于髋臼假体不要突出髋臼边缘，尤其是向前突出，因为这可能会刺激髂腰肌肌腱。

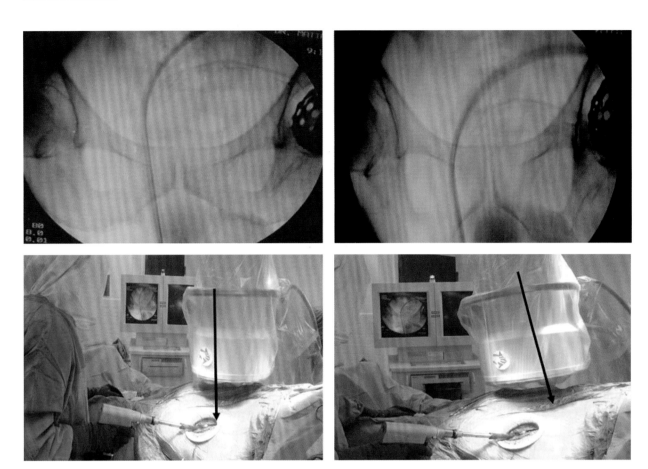

▲ 图 3-9　骨盆倾斜可以随着 Hana 手术床上 X 线片的变化而改变，然后通过改变 C 臂朝向头部或尾侧调整骨盆倾斜。我们用闭孔的大小、高度作为骨盆倾斜的参考

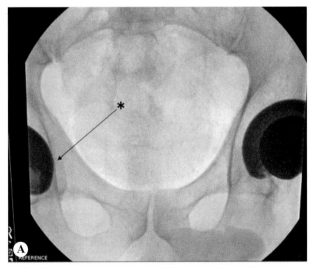

髂坐骨线与泪滴的关系：左外侧，右内侧。骨盆相对于 X 射线束向左转动

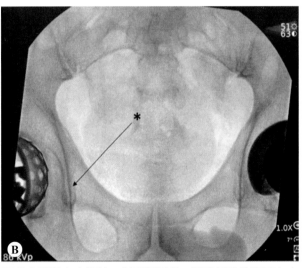

手术床稍微向右翻转，以平衡骨盆。髂坐骨线将泪滴左右平分

▲ 图 3-10　A. 患者可能相对于 X 线片轻微侧向倾斜骨盆向左倾斜，右侧髋部为相对闭孔斜位，与对侧左侧髋部相比，髂坐骨线与泪滴的关系为侧位，其中髂坐骨线位于闭孔内侧。B. 为了纠正这种情况，将手术床稍微向右翻转，直到髂坐骨线与两侧的泪滴处于相似的关系

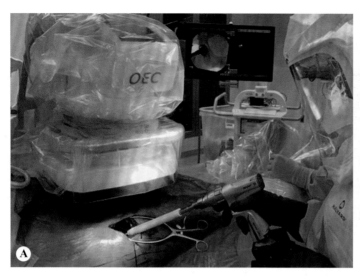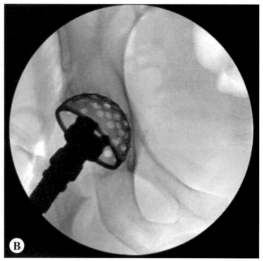

▲ 图 3-11   锉臼开始的位置比期望的臼杯位置更靠后、更垂直，并通过透视和直接触诊检查进展

扩臼完成后，通常会出现髋臼边缘的磨锉不完全。所有边缘软骨的磨锉通常会导致放置过大的髋臼假体。在磨锉髋臼完成时，大部分的软骨下骨应该保持不受干扰，这可以在透视下看到。锉削掉这种致密的顶端骨可能会损害近端的环状支撑力，通常会导致旋转中心过近。

十一、放置髋臼假体

在扩臼到合适的尺寸后，放置髋臼假体，目标是将臼杯放置在患者的解剖位旋转中心。对于不习惯仰卧位的外科医生来说，髋臼假体的外展和前倾过大是很常见的。正确的置入髋臼假体的方向通常是比预期更平行于地面和身体长轴。

术中透视的使用大大提高了髋臼假体放置的准确性。作者的目标是在几乎所有病例中髋臼假体的外展角为 43°，前倾角为 23°。髋臼假体边缘椭圆形透视图像的角度和比例表示外展角和前倾角（图 3-12）。

• 这些角度是作者首选的方法。髋臼假体安放的角度根据外科医生的偏好而有所不同。

• 对于脊柱融合且腰骶交界处无活动度的患者，应选择外展角 45° 和前倾角 25°，以防止坐位和髋深屈曲时的后侧不稳。

有许多方法可以帮助外科医生确定透视图像

中髋臼假体方位和倾斜度。历史上，在透视机的显示屏上放置一个绘制有所需椭圆的透明片，以便在植入过程中可以瞄准绘制的椭圆。作者现在使用 VELYS™ 髋关节计算机导航软件系统，以更准确地将髋臼假体定位到所需的方位（图 3-12）。

髋臼假体打入到其最终位置，通过透视评估验证准确的位置。作者现在使用 Kincise 自动化冲击器，可以进行微调，以更精确地将髋臼杯放置到目标位置。在完全固定髋臼杯之前，通过透视观察髋臼位置非常有用。然后，当 Kincise 自动化冲击器完全就位时，通过小角度力对臼杯的位置进行微调。作者倾向于不使用髋臼假体试模，这也是作者更喜欢使用没有钉孔的臼杯。臼杯的稳定性因患者而异，臼杯只需足够稳定以抵抗通过植入器施加的相对温和的角向力。根据作者的经验，如果没有螺钉的髋臼杯最初是稳定的，并且在整个手术过程中保持稳定，那么骨整合的可能性非常高。如果不能获得臼杯的稳定性，第一反应不应该是使用更大的杯或带螺钉的杯。在这种情况下，如果臼杯尺寸为 54mm，用 53mm 髋臼锉稍微锉深一点（一次或几次压力脉冲），总能获得稳定性。

一旦臼杯安放好，重新放置拉钩撑开器，以

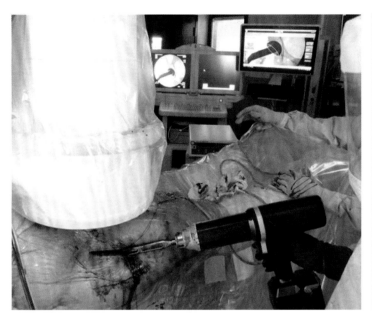
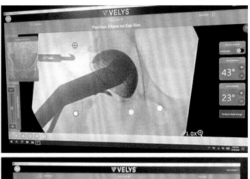
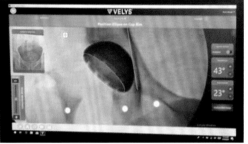

▲ 图 3-12 髋臼假体放置由 Kincise 自动化冲击器协助。VELYS™ 髋关节计算机导航软件系统用于评估髋臼假体的前倾角和外展角

放置髋臼衬垫。重要的是要看清衬里 – 假体界面的远端下内侧区域，特别是如果使用硬衬（陶瓷或金属）。磨臼前切开关节囊下方有助于这个过程，因为它放松了远端内侧组织。当衬垫在髋臼假体内同心，将其压紧锁定。

十二、股骨显露

学会股骨显露是前路全髋关节置换术的关键。显露从最初的关节囊切开开始，通过髋关节脱位步骤进行，最后通过 Hana 手术床完成。髋关节囊从股骨近端切开，使股骨活动并显露，而关节囊仍然附着在髋臼边缘上。如果显露有问题的话，少数股骨可能需要对闭孔内肌腱和梨状肌腱进行切开。在股骨显露过程中，外科医生需要耐心和系统地规划。用力将髓刀插入股骨近端可能会导致股骨近端穿孔或骨折。

Hana 手术床的钩状设计用于通过前侧单切口显露股骨。一旦连接到手术床上的支架上，外科医生可以使用钩子连接来抬高股骨近端并稳定股骨进行扩髓。

腿梁上的总牵引力被释放，股骨内旋转到中立位。股钩置于股骨结节远端，置于股直肌和阔筋膜张肌之间，旋转至股骨后端（图 3-13）。腿梁上的旋转和总牵引力调整解锁，外科医生通过抓住脚靴和覆盖在上面的无菌透明帘，对患者的足 / 靴子施加旋转扭矩，从而在外部旋转肢体。因此，外科医生可以控制施加到四肢上扭矩的大小，因此应该小心，特别是在骨质疏松的情况下。我们只能在外部旋转，只要我们目前的软组织张力允许，手术床操作员通过腿梁控制将旋转锁定在适当的位置。在某些情况下，最初的股骨外旋<90°，但随后的软组织松解将允许股骨外旋 90°。在钩上抬起验证正确的位置，并开始松解仍然连接到股骨近端的组织（后关节囊、梨状肌和闭孔肌）。Müeller、Hohmann 或专门的牵开器放置在距后区域。

当手术床操作员将梁降低到地面时，髋部伸展。进一步的外部旋转通常可以通过解开梁的旋转锁，再次小心地操纵悬垂下的腿，并在重新锁定梁上的旋转锁之前施加更多的旋转扭矩来获得。永远不要使用过多的力量来获得更多的髋关节外旋。施加和锁定与软组织张力相适应的力

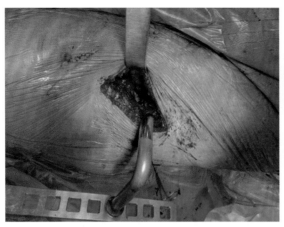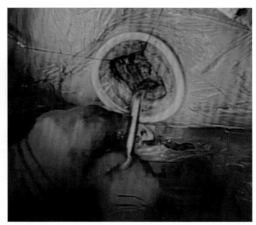

▲ 图 3-13　股骨钩位于股骨结节远端

量。任何进一步的旋转目标都可以通过松解额外的关节囊和软组织来实现。最终目标是使股骨/髋关节近端外旋约 90°，这通常表现为足部外旋110°～120°。然后腿部稍微内收，以进一步增强股骨近端显露。

钩子附件被放置到支架中（在悬垂期间已连接到 Hana 手术床上的电动升降器上）。千斤顶的升高使钩向前输送股骨近端，有助于股骨准备。手术医生应该监测腿部的张力，因为张力过大可能导致转子断裂。

大的 Hohmann/GT 拉钩或 GT 拉钩放置于髋关节囊外的大转子尖端处。外侧关节囊（之前用缝线标记）现在从其股骨附着处分离出来，位于关节囊 – 臀小肌间隙之后。这将使股骨颈外侧残留组织和内侧大转子的包膜从前向后反折，从而增强股骨的活动性。用咬骨钳去除颈部外侧的残留组织。沿着关节囊被移动的区域及颈后上方的支持带血管区域进行"预防性"烧灼是有用的。

如果需要进一步活动股骨，可以通过进一步松解后关节囊来完成，偶尔也可以通过连续松解闭孔内肌和梨状肌腱来完成。在显露困难的情况下，可以进一步活动股骨。同样，在极端情况下，也可以松解梨状肌（通常插入前上转子处）。松解这些比松解闭孔外肌更可取，闭孔外肌向内侧方向拉动股骨，被认为发挥了重要的抗脱位功能，有助于髋关节的稳定。

平衡软组织的松解和操纵下肢最终导致股骨近端充分显露以允许扩髓。一些患者几乎不需要额外的松解，而另一些患者则需要更多松解。图3-14 描绘了股骨近端的理想视野，股骨颈后部向外旋转 90°，完全可见，因此拉刀与股骨颈后部的关系很容易理解（图 3-14）。

十三、股骨扩髓

尽管前路可以使用任何柄。直的髓腔锉用于股骨髓腔扩髓是比较困难的，因为它们需要股骨前部较大的活动才能顺着髓腔进入。我们更喜欢使用单一偏置（前）髓腔锉手柄系统，这有利于股骨髓腔锉的插入，同时最大限度地减少软组织松解。

• 许多前路人工全髋关节置换术都使用双偏置髓腔锉进行，特别是当手术床不能用作辅助显露时。作者认为，使用双偏置手柄比使用单偏置手柄有明显的缺点，并表明缺乏足够的股骨显露。双偏置手柄与插入股骨近端的角度髓腔锉相关联，该髓腔锉可以"掏空"其股骨近端的松质骨，从而为柄提供紧密贴合的外壳。此外，髓腔锉的非线性受力会导致不必要的角力和旋转力，这可能进一步损害髓腔锉 / 柄包裹。

在扩髓前，应清除颈侧残余组织。"曲奇刀"骨刀或 Ronguer 骨刀可以用来切除一小部分干骺端区域，进入后内侧皮质，其方向是使切除的平

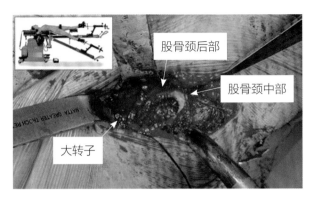

▲ 图 3-14　股骨向外旋转、伸展和轻微内收。**Posterior Femoral** 拉钩位于股骨颈后内侧，**GT Broaching** 拉钩位于大转子上方，与身体在头颅方向一致，股骨钩在身体外侧的。股骨颈后部外旋 **90°**，完全可见，因此可以很容易地了解拉刀与股骨后颈部的关系

面与颈部后皮质平行。髓腔锉的顶端应靠近股骨距和后皮质，髓腔锉平面应平行于后皮质平面，然后按顺序完成扩髓，始终确保髓腔锉与后部皮质平行，而不是过度前倾。如果这个方向不能完成，则需要进一步活动股骨。参考术前模板的大小，扩髓一直持续到完全稳定（图 3-15）。

• 作者使用 ACTIS 柄（DePuy Synthes）——一种干骺端固定的柄。使用 Actis 髓腔锉系统，考虑到获得稳定性，最好将初始的小于最终的髓

腔锉置于内翻中。因此，髓腔锉进入距旁的股骨，锉尖端向远端和外侧推进，直到其尖端接触到股骨近端的内侧皮质。可以使用髓腔探测仪，但我们更喜欢从"最小号髓腔锉"开始。医生可以继续使用比最终模板尺寸小 2 个尺寸的髓腔锉（而不是按单个尺寸增量依次扩髓），然后按照指示进行更大的髓腔锉。

• 最后髓腔锉和柄的透视图将显示髓腔锉 / 柄靠近股骨距近端，远端髓腔锉 / 柄紧靠外侧皮质，在远端髓腔锉 / 柄和内侧皮质之间有一个放射状透射区。

• 对于 Actis 柄来说，使用 Kincise 自动化冲击器是首选的扩髓方法。更可靠地实现了旋转稳定性，髓腔锉与柄型号是一致的，减少了骨折的风险，外科医生减少了工作量，增强了耐心和专注力。当达到最终髓腔锉尺寸时，髓腔锉的每个脉冲不到 1mm，并将表现出旋转稳定性。为了稳定，在旋转检查过程中只需施加适中的力。

• 之前在手术过程中进行的股骨颈部截骨是一个近似值，通常略长，并将随着腿部长度和偏距的检测而进行必要的调整。髓腔锉插入深度是通过髓腔锉顶部与大转子尖端的关系来判断的，如

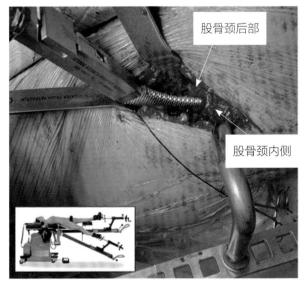

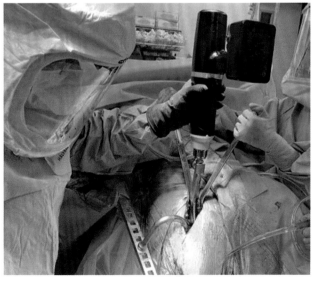

▲ 图 3-15　股骨髓腔锉的侧面与 **GT Broaching** 拉钩非常接近。使用 **Kincise** 自动化冲击器加强旋转控制，目标是定位髓腔锉，使后表面与后皮层平行

术前模板。最典型的情况是，髓腔锉的顶端在大转子尖端远处几毫米处。然而，根据股骨的解剖结构，对于短/内翻股骨颈，髓腔锉将更靠近远端，而对于长/外翻股骨颈，则可能靠近大转子。在大多数情况下，髓腔锉的顶部不会与颈口平齐，但会稍微远离颈口。此时颈部不应进行计算规划，但最终颈部规划应遵循验证阶段的长度和偏距信息。

一旦髓腔锉稳定、接近或达到模板测量尺寸，我们就对髋关节进行验证，并评估其长度和偏距。

十四、验证和透视评价

扩髓完成后进行测试。根据术前模板应用适当的颈和头。髋关节屈曲至中间位置，旋转控制解锁，并应用内旋来降低髋关节。髋部复位可以通过外科医生抓住足部，向远端推动并内旋来完成，也可以由助手（手术室护士）拉动牵引并内旋来完成。然后，松开牵引，髋关节复位。不需要很大的牵引力或力。如果试复位需要过大的牵引力或力将头推入，则可能太长，可能需要调整头长度或髓腔锉插入深度。

• 在复位动作中，外科医生通常需要用一根手指按住球头试模，以防止颈和头试模脱离髓腔锉。

复位后，腿长和偏距的确定是使用透视摄片

完成的。获得对侧髋关节的图像（注意，在成像之前应松开对侧髋的牵引力以进行比较）。该图像被打印并转移到右侧图像屏幕。然后拍摄手术侧髋关节的可比图像，确保放大、旋转、外展和屈曲都与成像的对侧等效。该手术床非常有助于进行和保持外展和旋转的微调，以最大限度地提高比较X线片的准确性。

一旦位置相等，这张图像也被打印出来，两张图像通过覆盖在读片灯上进行比较。对齐股骨的骨标志，并比较骨盆标志（图3-16）。

• 作者现在利用Velys髋关节导航系统来评估腿的长度和偏距，而不是叠加技术。使用Velys系统，可以将试验图像与对侧图像进行比较，或者将试验图像与切颈前拍摄的手术髋关节图像进行比较（图3-17）。

• 其他参数，包括假体尺寸和位置，假体的内翻/外翻位置，假体深度，假体尺寸都要进行评估，并在适当的情况下进行更改，以实现精准确定假体位置和大小。通常，目标是匹配对侧的长度和偏距。如果对侧没有疾病/畸形，外科医生可以利用他（她）自己的"艺术空间"，精确地改变这些参数，以优化髋关节和假体的机械结构。

十五、最终假体植入

然后，股骨被重新显露。更换Hook Attachment，

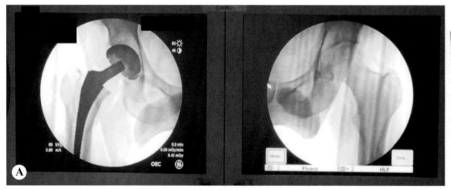
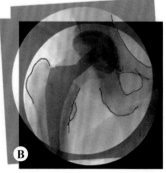

▲ 图3-16　A. C臂用于获得对侧髋关节和复位手术髋关节的对比图像。放大、旋转、外展和屈曲必须是相等的，以便对齐标志进行比较。B. 然后将图像打印在胶片上（而不是纸上），并转移到读片灯上，在那里将它们重叠，以评估相对于非手术侧的长度和偏距

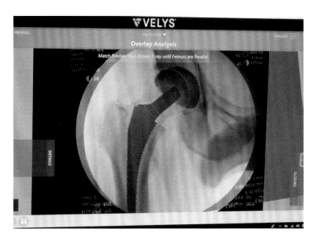

▲ 图 3-17 使用 VELYS™ Hip Navigation 计算机导航软件系统评估偏距和腿长，在这种情况下与对侧髋关节进行比较。另外，VELYS™ 可以利用股骨颈切割前拍摄的同侧 / 手术髋关节图像与试验图像进行对比

牵引和外旋髋关节使髋关节脱位。放松牵引，臀部伸展并微微内收。通过支架和千斤顶使用拉钩和 Hook 抬高重新显露股骨。如果试验复位令人满意，有良好的髓腔锉尺寸和位置，以及准确的长度和偏距，那么就可以刨平股骨颈并植入相同尺寸的假体（图 3-18）。

- 作者使用了有领柄，打击柄直到领口与颈部切口齐平，确保假体处于相同的高度，从而使结构与试验情况的长度相同。

- 如果要使用无领柄，测量被试颈部的高度，并将无领柄打击到相同的高度，以确保腿的长度与被试情况相同。

如果在试验复位过程中确定需要调整，进行必要的调整以校正髓腔锉的尺寸，髓腔锉插入深度，颈部长度或偏距。在某些情况下，很容易进行必要的校正，下一步将是插入柄和球头。Velys One 试验系统在指导这些纠正方面通常是有用的。对于重要的校正，如果有任何疑问，在插入最终的假体之前，进行另一次测试和 X 线片比较。打击柄时控制旋转，最好使用 Kincise 自动化冲击器。

最后的球头利用 Kincise 自动化冲击器施加适当的撞击力安装到柄上。髋关节复位使用相同的动作来减少测试。使用与测试相同操作进行复位。最终进行摄片检查。作者不提倡"稳定性检查"，因为我们的实践表明，精确的部件定位和恢复髋关节的长度和偏距可重现稳定性，而对麻醉患者的"稳定性"检查可能导致不适当和不必要的改变。对于坚持在测试或最终安放假体的情况下进行被动髋关节活动的外科医生来说，可以很容易地将足靴从手术床附件上拆下，并且四肢和髋关节可以向任何方向移动。

十六、关闭手术切口

关节周围"鸡尾酒"的使用、聚维酮碘浸泡、关节内抗生素粉末的应用，以及缝合技术存在多样性。当然，外科医生的偏好可以不受限制地适用。作者通过将标识缝线捆绑在一起来关闭

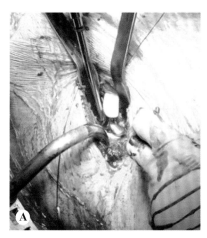
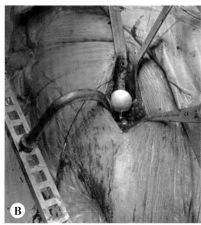
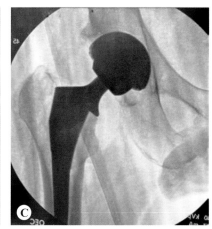

▲ 图 3-18 A. 取出试模并植入 Actis 柄。B. 放置并固定球头。C. 获得最终图像

关节囊。阔筋膜张肌闭合时要非常小心，以避免损伤内侧筋膜中的股外侧皮神经分支。Scarpa 闭合筋膜层，皮下用 Vicryl 缝线缝合。应注意确保线结在深处，不会引起任何皮肤刺激。使用真皮下单层或缝皮线进行皮肤缝合，并涂抹皮肤胶。

小结

虽然该技术已经发展到减少组织解剖，并通过新技术得以提升，但自 2005 年我们首次发表该技术以来，基本程序并没有显著变化。保留肌肉和尽量减少肌肉损伤确保了术后髋关节的动态稳定，并加速了患者的功能恢复。Hana 手术床的使用有助于实现这些目标，并在确保不受限制地使用透视检查的同时，允许进行无创伤手术。透视引导可以精确地放置髋臼假体，以及精确地恢复腿长和偏距，优化髋关节的机械环境，进一步确保稳定的结构和患者最佳的预后。

参考文献

[1] Matta JM, Shahrdar C, Ferguson T. Single-incision anterior approach for total hip arthroplasty on an orthopaedic table. Clin Orthop Relat Res. 2005;441:115-24.

第 4 章　理解现代外科医生向前路髋关节置换术的转变

Understanding the Modern Surgeon's Transition to Anterior Hip Replacement

Alexander P. Sah　著

张浩冲　柴　伟　译

传统上，髋关节置换术的成功基于广泛的临床研究和长期的患者结果。因此，髋关节置换术的传统教学和思维过程在本质上是抗拒改变的，而更侧重于完善这些先前的成功。这种思维方式在传统的培训和教育中根深蒂固，并融入了过往导师和学员的思维模式。直到最近 20 年，关节置换界才开始采用新的技术和思维过程，以实现更快地恢复、更好的疼痛管理和更好的患者预后。以前认为不可能的事情最近在现代关节置换术中几乎普遍存在。这些变化来之不易，但过渡到这些新变化的好处将在未来激发热情，来挑战现有标准并采用新技术。

在他 20 世纪 80 年代的开创性著作《过渡》中 [1]，Bridges 将变革周期划分为三个独立阶段（图 4-1）。该模型的主要优势在于它专注于过渡，而不是改变。

它们之间的区别是微妙的，但很重要。改变是发生在人们身上的事情，即使他们不同意。另外，过渡是内在的，是人们在经历变化时的想法。变化可能发生得很快，而过渡通常发生得更慢。

根据 Bridges 的说法，每一次过渡都以结束开始，以开始结束。在结束和开始之间是一个令人不安的中间地带，大多数人宁愿逃避，但这对个人成长是必不可少的。在整个过渡过程中，会有一些障碍和激励因素，可能会鼓励一些人或压倒其他人。Bridges 说，人们将按照自己的节奏经历每个阶段。例如，那些对改变感到满意的人可能会很快进入第三阶段，而其他人则会在第一阶段或第二阶段徘徊，甚至停滞不前。在前路髋关节置换术的过渡过程中，外科医生也将依次经历这些阶段。一个人如何通过随之而来的障碍，往往可以决定过渡是否成功完成。了解预期的过渡阶段可以将看似压倒性的障碍转化为发现每一步中重要教训的机会。在向前路髋关节手术过渡的过程中，对这些阶段进行解释，可以使过程更短、更安全、更愉快，并最终取得成功。

一、结束

在"结束"这一主题中，Bridges 确定了成功进入下一阶段必须完成的五项基本任务（图 4-2）。它们是脱离（与熟悉的事物分离）、拆解（放下不再需要的东西）、醒悟（发现某些事物不再有意义）、不认同（重新评估自己的身份）和迷茫

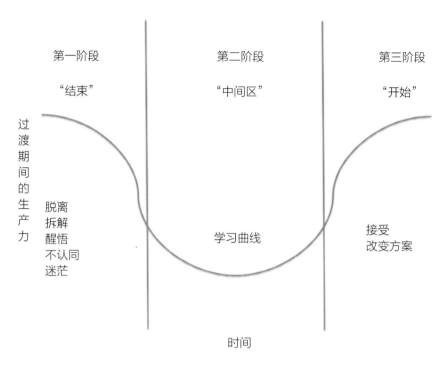

▲ 图 4-1　根据 Bridges 的说法，过渡的三个阶段 [1]

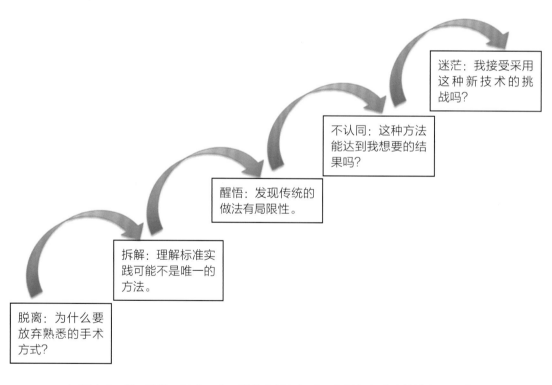

▲ 图 4-2　第一阶段，结束，由 5 项基本任务组成，必须都完成才能进入下一阶段

（一种与现实失去联系的模糊感觉）。当人们第一次获得变革的机会时，就进入了这一过渡的初始阶段。这一阶段往往伴随着抵制和情绪动荡，因为人们被迫放弃一些他们已经习惯的东西。第一个过渡阶段最具挑战性，往往也是外科医生采用新技术的最大障碍。事实上，大多数未能完成过

渡过程的情况发生在第一阶段。因此，本章大部分注意力将集中在深入探索髋关节前路过渡的初始阶段。

1. 脱离——为什么要考虑脱离熟悉的手术方法

多年来，对于哪种手术方法对全髋关节置换术最有效，一直存在着长期的争论。已经使用了各种各样的技术，每种技术都有自己的优点和缺点。在过去的几十年中，国内外最常用的是基于国家注册报告的后路和外侧入路。后路手术具有不干扰外展肌的优点，外科医生很熟悉，作为一种相对简单的技术，它是传统上教学机构中最常见的入路。在通常以惯例为基础的医学领域，这种入路得到了最长、最广泛的应用。

然而，在进行组织分离或放置牵开器时，存在坐骨神经受伤的风险。在臀下动脉离开梨状肌下方骨盆进入臀大肌的位置，其可能会受损。最重要的是，根据 >13 000 THA 的 Meta 分析，这种方法的主要缺点是脱位率约为 3%[2]。无论是关节囊修复还是外旋肌修复或保留，后路手术的改良版本都有髋关节不稳的风险，不论早期或晚期[3]。

Hardinge 在 1982 年描述的直接外侧入路避免了粗隆截骨。这项技术通过避免侵犯外旋肌和后方关节囊来保证更好的髋关节稳定性。然而，与外侧入路相关的风险，包括臀上神经损伤、术后跛行和异位骨化。近年来，微创后路、后上入路、改良前外侧入路、双切口等其他微创术式也被少数医生采用和推广。然而，这些入路中没有一种获得了广泛的普及和持续增长，从而低于后路或外侧入路的使用。

第一阶段的第一步是脱离接触，这可能是外科医生试图从传统手术方法过渡的最大障碍。由于标准技术的传统和临床使用历史，承认一个可行的替代方案可能是一个艰巨的挑战。从本质上来说，关节外科医生通常是习惯性生物，并通过传统的训练方法得到加强。从牵开器到植入物，从敷料到药物，外科医生通常会模仿导师的做法，练习他们的训练方式，复制他们所接触的内容，并模仿他们所学的过程。有了这段成功的历史，很难找到做出改变的动机。此外，由于存在过渡阶段概述中的许多原因，人们通常对变革感到非常不舒服。这种担心会导致一些人产生强烈的本能反应，抵制和反对这种变化。

最终，必须有一种好奇心或动机，想要比现状更好，甚至产生过渡的想法。自我反省可能决定了是否有机会进行改进，无论是更快的恢复还是将传统方法的并发症和局限性降至最低。也许有人意识到，虽然标准技术是可靠和可预测的，但将舒适区留给另一种方法可能是值得的，有机会获得更大的成功。大多数情况下，这些动机是内在驱动的，因为外科医生寻求自我完善。在某些情况下，这种变化可能是由竞争对手或患者需求等外部力量驱动的。要成功度过第一阶段，至少要对离开熟悉事物的想法持开放态度。

文献支持前路手术，与脱位风险更低、恢复更快、疼痛更少和手术并发症更少相关[4]。该方法的缺点主要是陡峭的学习曲线，这将在本章后面简要描述，也需要在本书后面的专门章节中进行深入研究。尽管如此，在面对最初的抵制和对手术技术的反对时，前路已经坚持了下来。事实证明，与传统方法相比，它具有潜在的优势，因此被迅速采用并持续增长。在 2018 年的 AAHKS 年会民意调查中，40% 的与会者首选前路，而 2009 年的这一比例仅为 12%[5]。在随后对近 1000 名 AAHKS 会员进行的调查中，前路超过了其他入路，56.2% 外科医生选择此种入路[6]（图 4-3）。最近，早期报告的临床获益及通过前路解决传统入路局限性的机会，为我们克服改变的最大障碍（脱离熟悉的环境）提供了动力

2. 拆解——了解传统和标准做法可能不是进行髋关节置换术的唯一方法。对自己的实践持批评态度，放下不需要的东西

由于不愿放弃已显示出良好长期效果和患者满意度的标准成功手术方法，已经出现了相当大的争议[7]。虽然这些传统方法在临床上确实是成

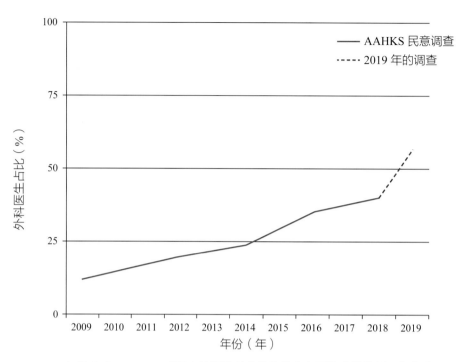

▲ 图 4-3　AAHKS 成员中使用髋关节前路作为主要技术的比例逐年上升

引自 AHHKS Annual meeting symposium and Patel, Current Trend in Clinical Practice for the Direct Anterior Approach[5, 6]

功的，但它们也有一致的、并非微不足道的并发症，如脱位、跛行、腿长差异、肌肉损伤或恢复受限。传统观点认为，这些风险罕见，而且基于大多数患者阳性结局的一致性和可重复性，这些风险是可以接受的。然而，随着外科医生对他们自己的结果而不是对其他人报告的平均结果提出批评，髋关节不稳定、假体位置不当或下肢长度不等的发生情况可能变得明显，实际上比他们在实践中的预期更频繁。认识到这一点可以成为解除和摆脱对传统手术方式依赖的种子。

此外，近年来双切口、Watson-Jones 等多种髋关节替代手术入路的推广，引发了人们对髋关节置换术替代入路的热情。21 世纪初，新型双切口入路因功能恢复较早、出院较快、保留肌肉而流行[8]。然而，该入路在其他外科医生使用过程中存在明显的并发症和困难。在尸体研究中，双切口入路对臀中肌和臀小肌的损伤明显大于后路[9]。同样，这些其他入路在专家手中可能有好处，但它们也有相关的并发症或技术挑战，使它们无法被大众采用。

然而，这些替代方法的益处已经引起了足够的兴趣，促使人们寻找更好的技术。尽管这些手术方法中的大多数并没有单独得到广泛应用，但它们共同为改变只依赖传统方法的心态打下了基础，转而热衷于开发和采用新方法。

3. 醒悟——发现传统思维不再有意义

与传统手术方式相比，其他微创手术方式反而显示出更大的肌肉损伤，但人们仍然热衷于以尽可能小的创伤进行髋关节置换术。一些研究表明，像直接前路这样的替代入路可能具有保留肌肉的优势。术后 1 年的回顾性磁共振成像研究显示，前路显著减少了外展肌止点撕脱、臀中肌和臀小肌部分撕裂和肌腱炎的发生，减少了转子周围积液的出现，以及臀中肌和臀小肌的脂肪萎缩[10]。此外，前路组的炎症和肌肉损伤标志物低于后路组，表明前路的肌肉损伤显著减小[11]。与后外侧入路相比，前路发生转子和腹股沟疼痛的比例降低[12]。

与传统技术的另一个不同是在髋关节假体置入过程中使用透视或实时引导的趋势。与脊柱或创伤骨科手术不同，髋关节置换术传统上被教导在不使用图像引导的情况下进行。然而，在髋关节手术中使用影像学检查可能会解决假体放置不当的问题，这是髋关节置换术失败的一个主要原因，这是有意义的。事实上，研究表明，术中透视检查有助于确认植入物的大小和位置、腿长和偏心距[4]。与传统技术相比，即使在前路的学习曲线期间，髋臼假体位置的准确性也明显提高[13]。此外，仰卧位进行髋关节置换术具有手动或透视精确测量腿长的优势。

通过前三个阶段，外科医生过渡到前路的理论障碍已经被克服，开始采用新技术。在这一点上，外科医生很开放地接受传统手术的替代方案，认识到现状的局限性，并意识到可能存在改进的机会。虽然过渡第一阶段的这些初始步骤通常是许多人改变的障碍，但这三个步骤是概括和概念性的。"结束"的最后两个步骤可能具有挑战性，因为它们涉及个人评估，并对外科医生的个人能力提出了挑战。

4. 不认同——这种方法在我手中是否能达到预期效果

在这个阶段，外科医生认为前路比传统入路具有优势，但现在必须确定这些优势是否可以在自己的实践中实现。首先，外科医生必须投入时间和精力学习外科技术。这可能包括学习解剖入路，以及相关的要点和陷阱。该技术可能需要改变所使用植入物的设计，或改变牵开器和器械。更复杂的是，从外科医生学会一种新的手术方法到现在，可能已经有好几年，甚至几十年了。

接下来，外科医生必须有动力指导手术团队采用前路手术。外科医生不仅负责手术本身，还负责手术室工作人员的协调，以确保手术成功。这一手术的独特之处在于它依赖于辅助工作人员，如负责腿部摆放体位的护士和负责透视的放射技师。在对团队进行评估期间，一些外科医生可能会更换工作人员或修改手术步骤，以适应其辅助工作人员的局限性。其他人可能认为该技术在他们的流程中可能无法有效地执行或再现。与

传统入路相比，前路手术初期需要更多的工作人员，整个手术过程需要更多的外科医生指导。

离开舒适区可能很困难，尝试新事物的动机必须足够强大，以克服任何依赖。然而，仅凭愿望并不能克服采用髋关节前路手术时的团队或项目缺点。如果外科医生认为辅助人员有能力，那么问题是外科医生是否有信心和能力实施手术并获得预期的结果。他人经验的积极结果和结论并不总能转化到个人身上。然而，在尝试第一个病例之前，教育课程、尸体训练、虚拟现实和多媒体应用为提高和改进能力提供了丰富的机会。即使外科医生通过了这一自我反省步骤，结束的最后一个阶段仍然存在。

5. 迷茫——我是否理解并接受开始这一转变的最坏情况

可以预见，采用一种新技术将会面临挑战和可能的并发症。了解和准备最坏的情况可以使学习曲线更短、更平缓。因此，在过渡结束阶段的最后，外科医生必须认识到自己的局限性，并理解和接受可能的结果，为避免这些结果做好充分的准备。

在前路手术的学习曲线中，潜在的并发症已经在文献中得到了很好的描述。股骨扩髓过程中的并发症是这种入路相对特有的，值得关注[14]。这种不良事件通常是技术错误，外科医生必须承认自己的技能和局限性，以避免这种并发症。事实上，这种不寻常的并发症通常会导致那些认识不到技术细微差别的人学习更慢或失败。不同于传统手术中的不稳和假体位置不良，股骨骨折和神经损伤是该入路的最常见并发症。尽管如此，无论是在前50个学习曲线中还是在更成熟的人群中，前路手术在术后早期的疼痛评分和功能恢复方面都比后路手术有显著获益，并持续至术后6周[15]。其他髋关节评分显示前路手术的益处持续至3个月[4]。关于并发症，最近一项仅对随机对照研究进行比较的Meta分析发现，直接前路和后路在并发症方面无差异[16]。

人们常常害怕他们不理解的东西，因此，关

于如何成功地完成过渡的教育越多，他们就越有可能进入下一个阶段。强力的教育和培训工具为前路髋关节置换的快速发展和应用提供了有力支持。培训课程的质量和指导外科医生避免潜在陷阱的师资，是这项技术的迅速扩展的保证，这一点再怎么强调也不为过。

在进入手术室之前，可以通过面对面和多媒体的方式进行教育，以介绍和模拟手术。与经验丰富的导师进行复盘是过渡期外科医生最有效的工具之一（图 4-4）。尸体培训、一对一指导和对患者的选择将学习曲线中的风险降至最低[17]。通过适当的训练和技术，前路的学习曲线可以加快到 50 例以下[18]。一旦配备了所有这些工具，外科医生就有信心能够运用所学的技能、经验和知识成功实施新技术。

二、中间区

一旦结束阶段完成，人们就会进入一个令人不舒服但充满增长的中间区，Bridges 将其描述为"一个空虚的中间地带，在这段时间里……一切都感觉好像要被抓住了，你不太清楚自己是谁，也不知道自己应该如何表现。"因此，大多数人宁愿跳过这个尴尬的阶段。然而，这样做可能会错过重要的发现和机会，使他们在未来决策时面临失误的风险。Bridges 概括了有效处理这个阶段

的建议，包括接受在中间区的这段时间，继续前进，并花时间发现自己真正想要从这个过渡中得到什么。

前路髋关节置换术的过渡阶段代表了采用这个技术的学习曲线。可以将这一阶段视为新旧之间的桥梁；在某些方面，人们仍然会依附于旧事物，同时也在努力适应新事物。在这个阶段，受变化影响的人往往感到困惑、不确定和不耐烦。他处于两难境地，一方面是看到前路手术的潜在优势，另一方面是可能被早期的低效率或不理想的结果所劝阻。在开始学习该技术时，外科医生通过新的手术方法寻求的优势可能并不明显。在这里，外科医生或工作人员甚至可能会对变革计划感到不满。但重要的是，一旦过渡开始，就要做出真正的努力，以便能够充分评估该技术是否成功。

对中间区的不熟悉可能会让一些人不知所措。所有外科医生对任何新手术都有一个学习曲线，但它与既定方法偏离越多，发生意外并发症的风险就越大[19]。前路学习曲线将在后文中进行更详细的讨论。前路与传统入路在患者体位、手术床、不熟悉的解剖结构和定位等方面存在差异。一些早期研究报道了较高的并发症发生率和陡峭的学习曲线[20]。相比之下，当比较有经验的外科医生的最后 30 例标准入路病例和

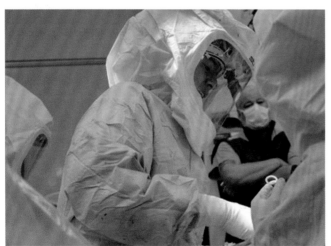
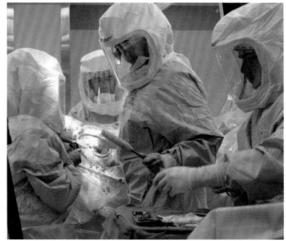

▲ 图 4-4　由经验丰富的外科医生进行复盘和监督可以缩短初期病例的学习曲线

前 30 例前路病例时，可以发现经验丰富的高手术量外科医生接受学习曲线的时间可能只有 30 例[21]。其他大手术量、经验丰富的外科医生报告，对比前 200 例标准入路和前路患者，两者并发症和再入院没有显著变化[22]。不管怎样，随着经验的增加，主要并发症似乎会减少，并在前 100 例病例后出现了最显著的改善[23]。其他研究表明，学习曲线只有 50 例。翻修率与经验有关，手术次数<15 次或>100 次的外科医生分别报告了 6% 和 2% 的翻修率[24]。澳大利亚注册中心的数据也提示经过 50 例患者后，翻修率与经验丰富的外科医生相当[24]。学习曲线可以根据外科医生的经验和开始学习曲线之前的年手术量而变化[25]。

根据团队管理变更的情况，他们可能会在适应新系统和新工作方式时经历更高的工作量。事实上，可能需要更长的手术时间来学习和协调手术的进展。学习曲线中的手术时间较长，但通常差异会随着时间的推移而消失[26]。40 例后熟练度提高，即使进行了 60 例，也无严重并发症发生[21]。100 例后手术和透视时间减少[27]。根据经验，骨折风险也已消除。其他人报告，经过 37 名患者后，手术时间和失血减少[17]。这可能是一个令人不舒服的时期，因为它可能看起来毫无成效，而且似乎进展甚微。然而，钟摆逐渐摆动，收益开始变得更加明显和一致。

与外侧入路组相比，即使由低手术量的髋关节置换术医生主刀，仍可获得保留肌肉的优势，其术后肌红蛋白水平较低，且并发症发生率不高[28]。此外，当将处于学习曲线中的前路外科医生与大手术量后路外科医生比较时，前路仍然显示出更短的住院时间、更低的输血率、更高的出院率、更低的轻微系统并发症发生率和更低的翻修率[29]。单一外科医生研究报告，在学习曲线期间，与后路相比，前路没有增加并发症或翻修[22]。前路可能与脱位风险降低、恢复更快、疼痛减轻和并发症减少有关。早期 Meta 分析显示术后 6 周功能评分有所改善[16]。

器械、手术床和牵开器装置的改进可能使更多外科医生更容易使用该入路[30]。2013 年，据估计，前路手术约占全球所有手术的 10%[31]。最近的调查显示，超过 50% 的美国外科医生正在使用这项技术。在此学习曲线中，术者可逐渐增加适应证，一般在前 100 例后，总体以前路为主[23]。随着经验的积累，越来越多的文献报道了前路手术相对于传统手术的优势。逐渐增长的中期结果表明，髋关节前路的翻修率明显低于髋关节后路[29]。对《挪威关节置换术登记》的分析发现，与前路和其他入路相比，后路的脱位翻修风险要高出 2 倍以上[32]。

最成功的团队将通过新的成功和坚定的目标跨越中间区。这个阶段可能会引起一些人的焦虑，因为他们感到不舒服，但提醒团队它的目标。给予他们鼓励并对他们的表现提供反馈，使他们在这个过渡阶段保持动力。确保工作人员看到并体验到前路手术的早期好处，比如更快的恢复或更早的活动。这些早期胜利的病例将使团队相信，完成过渡的努力是值得的，这会产生积极的结果。尽管是一个相对尴尬的中间阶段，中间期也可以是拥有一个伟大创造力，创新和更新的阶段。这是鼓励和加强人们尝试新思维和行为方式的理想时机。

三、开始

在过渡的最后阶段，通常是一个接受和充满活力的时期。外科医生和工作人员已经开始接受这种主动改变。他们正在建立他们需要的技能，以有效、成功地使用新技术，他们开始看到他们努力的早期胜利。一些人感受到的是感到精力充沛的开端，对其他人可能需要更长的时间来适应这个新身份或情况。无论如何，正如罗马诗人 Horace 所写的那样："谁开始了，他就完成了一半的事情。"换句话说，进入这个初始阶段是成功完成过渡过程的关键一步。

经过中间区后，外科医生和工作人员通常会重新获得热情和活力，因为他们已经克服了之前的挑战和障碍。之前的困难现在已经成为新技术标准实践的一部分。例如，整合荧光透视或其他技术指导几乎成为第二天性，并且是流程的常规部分。工作人员已经熟悉腿的摆放和每一步操作流程，使得他们将精力更加集中于技术进步上。

此外，对安全性的未知或担忧在早期经验中已经得到解决，现在可以将注意力转向学习个性化入路或提高效率上。外科医生和辅助人员都可以开发和优化技能。因此，该团队重新承诺发挥各自的作用。在这一阶段，前路手术的优势已经开始显现。患者可能比以前的方法恢复得更快，或者对疼痛或麻醉的需求更少。使用透视或基于技术的工具可能有助于选择最佳的假体尺寸和安放位置。研究表明，与标准后路手术相比，采用前路手术的患者住院时间更短，手术时间更短，1年时的翻修率更低[33]。在一项随访至少1年的 Meta 分析中，前路手术与较低的二次手术、脱位和感染风险相关[34]。通过至少2年的随访，与后路手术相比，前路手术组获得了更好的生活质量[35]。

重要的是，当人们开始接受变化时，帮助他们维持变化是必要的。提醒员工他们为了团队的利益所克服的挑战是有价值的。突出成功的故事并意识到采用前路的好处会强化进行更改的重要性。花时间庆祝外科医生和整个团队所经历的变化，并奖励员工的辛勤工作。然而，不要过于自满。记住，不是每个人都会同时达到这一阶段，同时也要记住，如果人们认为改变不起作用，他们可能会回到前一阶段。

小结

随着前路手术的持续成功，外科医生可以探索该技术在复杂初次和翻修手术中的应用，如本书后文所述。此外，通过成功完成前面所有三个阶段的过渡，由此产生的思维过程的变化和争取更好结果的意愿为新的和令人兴奋的机会打开了大门。在这种情况下，过渡过程不是障碍，而是通往丰富思维方式和加强髋关节置换术方法的跳板。

参考文献

[1] Bridges W. Transitions: making sense of life's changes. Da Capo Press Inc. Massachusetts; 1980.

[2] Masonis JL, Bourne RB. Surgical approach, abductor function, and total hip arthroplasty dislocation. CORR. 2002;405:46-53.

[3] von Knoch M, Berry DJ, Harmsen WS, Morrey BF. Late dislocation after total hip arthroplasty. J Bone Joint Surg Am. 2002;84-A:1949-53.

[4] Barrett WP, Turner SE, Leopold JP. Prospective randomized study of direct anterior versus posterolateral approach for total hip arthroplasty. J Arthroplast. 2013;28:1634-8.

[5] Abdel M, Berry DJ. Current practice trends in primary hip and knee arthroplasties among members of the American Association of Hip and Knee Surgeons: a long-term update, 2018 AAHKS Annual Meeting Symposium, Volume 34, Issue 7, Supplement, S24- S27, July 01, 2010.

[6] Patel NN, Shah JA, Erens GA. Current trends in clinical practice for the direct anterior approach total hip arthroplasty. J Arthroplast. 2019;34(9):1987-1993.e3.

[7] Menghini RM, Pagnano MW, Trousdale RT, Hozack WJ. Muscle damage during MIS total hip arthroplasty-Smith-

Petersen versus posterior approach. Clin Orthop Relat Res. 2006;453:293-8.

[8] Berger RA, Duwelius PJ. The two0-incision minimally invasive total hip arthroplasty: technique and results. Orthop Clin North Am. 2004;35:163-72.

[9] Mardones R, Pagnano MW, Nemanich JP, Trousdale RT. The frank Stinchfield award: muscle damage after total hip arthroplasty done with the twoincision and mini-posterior techniques. CORR. 2005;441:63-7.

[10] Bremer AK, Kalberer F, Pfirrmann CW, Dora C. Soft-tissue changes in hip abductor muscles and tendons after total hip replacement: comparison between the direct anterior and the transgluteal approaches. JBJS Br. 2011;93:886-9.

[11] Bergin PF, Doppelt JD, Kephart CJ, Benke MT, Graeter JH, Holmes AS, Haleem-Smith H, Tuan RS, Unger AS. Comparison of minimally invasive direct anterior versus posterior total hip arthroplasty based on inflammation and muscle damage markers. JBJS. 2011;93:1392-8.

[12] Nam D, Nunley RM, Clohisy JC, Lombardi AV, Berend KR, Barrack RL. Does patient-reported perception of pain differ based on surgical approach in total hip arthroplasty? JBJS

Br. 2019;101:31-6.

[13] Kobayashi H, Homma Y, Baba T, Ochi H, Matsumuto M, Yuasa T, Kaneko K. Surgeons changing the approach for total hip arthroplasty from posterior to direct anterior with fluoroscopy should consider potential excessive cup anteversion and flexion implantation of the stem in their early experience. Int Orthop. 2016;40:1813-9.

[14] Wayne N, Stoewe R. Primary THA: a comparison of the lateral Hardinge approach to an anterior mini-invasive approach. Orthop Rev. 2009;1:27.

[15] Zawadsky MW, Paulus MC, Murray PJ, Johansen MA. Early outcome comparison between the direct anterior approach and the mini-incision posterior approach for primary total hip arthroplasty: 150 consecutive cases. J Arthroplast. 2014;29:1256-60.

[16] Wang Z, Hou J, Hu C, Zhou Y, Gu X, Wang H, Feng W, Cheng Y, Sheng Z, Bao H. A systematic review and meta-analysis of direct anterior approach versus posterior approach in total hip arthroplasty. J Orthop Surg Res. 2018;13:229-40.

[17] Seng BE, Berend KR, Ajluni AF. Anterior-supine minimally invasive total hip arthroplasty: defining the learning curve. Orthop Clin North Am. 2009;40:343-50.

[18] Navarro SM, Frey C, Blackwell T, Voges S, Del Schutte H. Clinical results of direct anterior approach with minimal fluoroscopic exposure optimization techniques. Surg Tech Inter. 2018;33:1-4.

[19] Goosen JM, Kollen BJ, Castalein RM, Kuipers MB, Verheyen CC. Minimally invasive versus classic procedures in total hip arthroplasty. A double-blind randomized controlled trial. CORR. 2011;469:200-8.

[20] Meermans G. The direct anterior approach in total hip arthroplasty- a systematic review of the literature. JBJS Br. 2017;99B:732-40.

[21] Goytia RN, Jones LC, Hungerford MW. Learning curve for the anterior approach total hip arthroplasty. J Surg Orthop Adv. 2012;21:78-83.

[22] Schwartz BE, Sisko ZW, Mayekar EM, Wang OJ, Godron AC. Transitioning to the direct anterior approach in total hip arthroplasty: is it safe in the current health care climate? J Arthroplast. 2016;31:2819-24.

[23] Harford JM, Bellino MJ. The learning curve for the direct anterior approach for total hip arthroplasty: a single surgeon's first 500 cases. Hip Int. 2017;27:483-8.

[24] De Steiger R, Lorimer M, Solomon M. What is the learning curve for the anterior approach for total hip arthroplasty? CORR. 2015;473:3860-6.

[25] Pogliacomi F, Paraskevopoulos A, Costantino C, Marenghi P, Ceccarelli F. Influence of surgical experience in the learning curve of a new approach in hip replacement: anterior mini-invasive vs standard lateral. Hip Int. 2012;22:555-61.

[26] Berend KR, Lombardi AV, Seng BE, Adams JB. Enhanced early outcomes with the anterior supine intermuscular approach in primary total hip arthroplasty. JBJS. 2009; 91: 107-20.

[27] Masonis J, Thompson C, Odum S. Safe and accurate: learning the direct anterior total hip arthroplasty. Orthopedics. 2008;31:128-34.

[28] Nistor DV, Caterev S, Bolboaca SD, Cosma D, Lucaciu D, Todor A. Transitioning to the direct anterior approach in total hip arthroplasty. I it a true muscle spearing approach when performed by a low volume hip replacement surgeon? Int Orthop. 2017;41:2245-52.

[29] Ponzio DY, Poulsides LA, Salvatore A, Lee Y, Memtsoudis SG, Alexiades MM. In-hospital morbidity and postoperative revisions after direct anterior versus posterior total hip arthroplasty. J Arthroplast. 2018;33:1421-5.

[30] Post ZD, Orozco F, Diaz-Ledezma C, Hozack WJ, Ong A. Direct anterior approach for total hip arthroplasty: indications, technique, and results. JAAOS. 2014;22:595-603.

[31] Chechik O, Khashan M, Lador R, Salai M, Ama E. Surgical approach and prosthesis fixation in hip arthroplasty worldwide. Arch Orthop Trauma Surg. 2013;133:1595-60.

[32] Mjaaland KE, Svenningsen S, Fensta AM, Havelin LI, Furnes O, Norsletten L. Implant survival after minimally invasive anterior or anterolateral vs conventional posterior or direct lateral approach: an analysis of 21,860 total hip arthroplasties from the Norwegian Arthroplasty Register (2008 to 2013). JBJS. 2017;99:840-7.

[33] Balasubramaniam U, Dowsey M, Ma F, Dunin A, Choong P. Functional and clinical outcomes following anterior hip replacement: a 5-year comparative study versus posterior approach. ANZ J Surg. 2016;86:589-93.

[34] Miller LE, Gondusky JS, Kamath AF, Boettner F, Wright J, Bhattacharyya S. Influence of surgical approach on complication risk in primary total hip arthroplasty. Acta Orthop. 2018;89:289-94.

[35] Maldonado DR, Kyin C, Walker-Santiago R, Rosinsky PJ, Shapira J, Lall AC, Domb BG. Direct anterior approach versus posterior approach in primary total hip replacement: comparison of minimum 2-year outcomes. Hip Intern. 2021;31(2):166-73.

第 5 章　髋关节前路的学习曲线：早期、中期及后续

The Learning Curve for the Anterior Approach: Early, Middle, and How It Continues

Juan C. Suarez　Saul Hernandez Rodriguez　著

朱　晨　张贤祚　董家乐　译

为了改善患者的治疗方式与结果，骨科手术领域经历了快速的创新过程。这些创新体现在科技、手术方法、植入物和仪器设备等各个方面。尽管髋关节置换术被称为"世纪手术"，但这并没有抑制对改进的渴望[1]。虽然全髋关节置换术的前路方法并不新颖，但最近因其卓越的早期功能结果、更精确的假体部件定位和更低的脱位率而受到欢迎[2-5]。Nakata 等比较了前路与后路的手术效果，前路手术显示出更快的恢复速度、更好的步态力学和假体位置[5]。Matta 等使用专门的手术床和术中透视进行前路手术，并对连续的一系列患者进行了随访，结果显示假体组件位置准确，脱位率低[4]。这些早期的报告，以及不断增长的研究，激发了对前路的热情。

在美国，后路和外侧入路是髋关节置换术最流行的入路，并且在住院医生培训项目中更为常见[6]。在过去的 20 年中，对于前路的采用不断增加。据 Sheth 等报道，2001—2011 年，凯撒医疗集团数据显示髋关节前路采用率为 4%[7]。随后，Maratt 报道 2012—2014 年，美国密歇根州蓝十字蓝盾公司数据显示这一比率增至 14%[8]。最近，美国髋膝关节外科医生协会的一项调查显

示，参与并回复者中的使用率为 56.2%[9]。这些研究显示在美国髋关节前路越来越被接受。

前路因为近年才逐渐为人接受，以及教学机构的教育差距导致外科医生需要在其常规的外科培训经历之外学习该入路。与任何学习过程一样，新手术技术或方法的引入伴随着学习曲线。同一项 AAHKS 调查显示，23.6% 的外科医生之所以不采用该技术的主要原因是担心学习曲线[9]。学习曲线提出了一个道德困境，那就是一方面外科医生存在改善治疗效果的学习创新技术的需求，另一方面该需求可能会让患者承受一定风险。

一、手术学习曲线

手术学习曲线是外科医生对某手术的熟练程度与他 / 她进行该手术例数之间的关联。它决定外科医生在什么时候能够胜任该手术。标准曲线的 y 轴为手术的熟练程度，x 轴为病例数（图 5-1）。陡峭的学习曲线被认为是消极的，因为它的意图是通过量化克服手术中的困难所需的努力来定义曲线。事实上，陡峭的学习曲线是有利的，因为这意味着外科医生可以以较少的病例数达到熟练

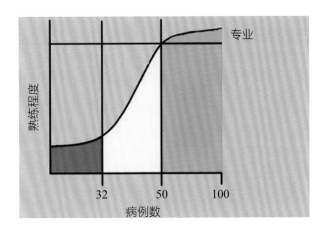

▲ 图 5-1　外科学习曲线示例。从 0~32 例，曲线下面积是患者的最高风险区域，代表早期学习曲线。此平坦曲线表示随着手术例数增多熟练程度的缓慢提高，并且是开发初始技能的地方。请记住一些技能已经存在；这就是为什么曲线固有地从一些内置的熟练程度开始，作为外科医生训练的一种衡量标准。曲线的最陡部分，在 32~50 例，表示每个病例的熟练程度呈指数增长的优化区域。预期的测量变量（如失血或手术时间）迅速发展。50~100 例的曲线下面积说明了确定的外科手术能力的实现。一旦达到能力水平，进一步的重复会导致专业知识的实现速度变慢，表现为曲线变平

水平。正如 Gofton 等所解释的，陡峭的曲线是理想的，因为只有少数患者面临早期学习阶段增加的并发症风险。用于衡量熟练程度的变量很多，包括手术时间、失血量、并发症发生率和患者的主诉。虽然不甚精确，但手术时间已被证明是学习曲线内衡量手术熟练程度的准确指标[10]。更全面的统计数据（如累积总和分析）可以根据特定的手术表现确定何时达到胜任该手术的能力[11]。衡量和监测个体手术学习曲线的最有效方法仍然是利用个体的不一致性。

腹腔镜胆囊切除术的经验强调了手术学习曲线的问题，在早期采用腹腔镜胆囊切除术后，会观察到并发症的激增[12]。这一经验强调了在实施新的手术技术时进行适当培训教育的重要性。其他外科领域如脊柱和腹部机器人手术也报道了这一现象。令人好奇的是，在这些报道中，40 例手术似乎是达到最低手术熟练程度所需的一致数目[13]。

描述髋关节前路手术学习曲线的文献往往说法不同，这使得相关解释变得困难。研究方法、患者选择、特殊技术、使用的植入物、外科医生培训和经验往往差异显著。此外，还有个体医生经验、多数医生经验和相关数据的展示。正确解释上述需要了解每个方面的优缺点。个体医生经验通常是具有丰富经验和敬业团队的高技能外科医生的经验。此外，这些外科医生有时会推广一种技术、一种入路或一种植入物材料。这些系列通常被描述为"可操作的"。注册数据可以收集尽可能多的数据，包括手术量和经验，可以提供更多对外科医生信息，从而为个体外科医生提供可比较的基准。

让我们回顾一下在前路全髋关节置换术中衡量手术熟练程度的各种可用数据。

二、手术时间

手术时间是文献中报告学习曲线时最常用的参数[14-28]。一般来说，手术时间随着病例数量沿学习曲线增加而减少，但实现有意义减少所需的病例数量各不相同。Zawadasky 等报道初始手术时间为 102.7min，50 例后降至 82.4min[14]。Kong 等报道了类似的时间改善：最初的 50 例需要 113.4min，然后下降到 86.6min[11]。Masonis 和 Van den Eeden 等发现，在完成 100 例后方能观察到手术时间的显著改善[22, 23]。一般来说，当使用手术时间作为前路手术熟练程度的指标时，所需病例数的范围较大，为 20~100 例[14-24, 26]。然而有些病例报告提示，因为未能克服学习曲线需要的技能，故其手术时间一直未能下降。Melman 及 Woolson 等报道称，在整个病例学习中，手术时间没有显著改善[29, 30]。然而，当独立研究证明在学习曲线开始之前进行了充分的训练时，与先前的方法相比未观察到手术时间的显著差异，或者需要较低的病例数量（32~50 例）来克服与手术时间有关的学习曲线[17, 21, 25]。表 5-1总结了使用手术时间测量前路手术熟练程度的研究。

表 5–1 手术时间及达到稳定状态所需的病例数			
研究者	LC 期间手术时间（min）	度过 LC 后手术时间（min）	达到稳定状态时的病例数
Pogliacomi	111	85	30
Berend	99	69	37
Goytia	124	98.1	40
Spaans	84	77	46
Alexandrov	229.5	139	43
Zawadsky	102.7	82.4	50
Kong	113.44	86.66	50
Stone	108.98	88.98	50
Pirrucio	60.45	47.45	100
Masonis	132.8	109.9	100
Van Den Eeden	115	70	100

LC. 学习曲线

三、失血量

许多研究在学习曲线中使用失血量作为外科熟练程度的衡量标准[14-28]。一些研究将其报道为每例手术失血量指标的改善，而另一些研究则将失血量与之前其他方法进行比较。通过这种方法，我们可以评估失血量的改善，要么是绝对的减少，要么是相对于某位外科医生采用传统方法时的预期失血量的改善。Goytia 将他的 81 例病例分为 3 组（2 组各 20 例和 1 组 21 例），在第二阶段后，手术患者的失血量从 596ml 减少到 347ml[18]。同样，据 Alexandrov 报道，在其小量样本中，最初 10 例患者的平均失血量为 2180ml（600~2600ml），随后 10 例患者的平均失血量降至 500ml（250~900ml）[19]。Seng 等在前路学习曲线的最初 37 例（或曲线开始后的 6 个月）内，观察到失血量和输血需求的增加[17]。其他研究显示，随着学习曲线的进展，失血量也有类似的下降趋势。相反，其他作者在采用前路手术的过程中，未能显示出失血量的改善[17-19, 23]。

Melman 在 120 例患者中未发现失血减少，Spaans 等在 46 例患者中也未发现失血减少[25, 29]。不足为奇的是，部分在学习前已经过细致训练的研究显示，即使在学习曲线上，血液损失与之前的方法相当[21, 31]。众多研究的结果并不一致[15, 21, 29]。

四、并发症

并发症发生率也被用作手术熟练程度的指标。早期经验中报道的总体并发症发生率为 2%~44%[11, 32]。Melman 报道称他们的学习曲线序列中手术时间或失血量指标没有变化，直到完成 120 例病例后，并发症从 11.5% 减少到 2%[29]。Van den Eeden 等报道了前 100 例 DA 患者的并发症发生率为 12%，而后 100 例为 6%[23]。Kong 等报道了最初 50 例患者中并发症发生率为 44%，在第 2 个 50 例中下降到 16%。将他们的数据使用 CUSUM 算法进行分析，分析显示完成 85 例后并发症发生率和手术时间处于稳定状态[11]。他们的研究中同样讨论了不同研究中报道并发症的异质性。他们的研究对并发症的定义较为宽泛，当使用 Woolson 等使用的标准时，他们的总体并发症发生率仅为 6%[30]。同样，Seng 等报道总体并发症发生率为 5.4%，但临床相关并发症仅为 2.2%[17]。读者在解释这些研究结果时要注意，因为其中包含临床上不重要的并发症，例如，短暂的大腿外侧麻木、轻度异位骨化或大转子轻微撕脱骨折，这使得真正的并发症发生率被高估。尽管如此，文献一致表明早期学习曲线的并发症发生率更高。表 5-2 总结了其中一些关于前路学习曲线并发症发生率的文章。

髋关节前路的大多数术中并发症涉及股骨近端骨折。Alexandrov 报道了 30% 的并发症发生率，其中超过一半是股骨骨折[19]。正如 Horne 等所说，使用直接前路的股骨近端骨折率与经验成反比，可能需要 200 例患者病例才能降低骨折率[33]。这已在多个病倒研究中得到证明，例如，Yi 等报道了前 32 例患者中 8.2% 的术中股骨骨折发生率，而在最后 29 例中没有发生此类事件[28]。Masonis 报道了股骨骨折出现在最初 62 例患者中[22]。Jewett 等报道称 16 例股骨近端骨折中有 12 例发生在前 200 例患者中[34]。部分学者报道称高股骨近端骨折率在整个研究序列中持续存在[25, 30]。一般来说，在 20～200 例病例后，随着经验的增加，股骨并发症似乎有所减少[11, 17, 20, 22-24, 25-37, 29-35, 33, 36]。同样，将经历严格培训并已经拥有丰富手术经验的外科医生单独研究后发现，这些人的手术早期并发症并未增加，或只需要完成 32～100 例病例，他们的并发症发病率就可以减少并达到稳定状态[17, 21, 22, 28, 35]。

五、翻修率

翻修率也被用作学习曲线的指标。独立外科医生系列数据和注册数据都提供了很好的说明。De Steiger 报道了来自澳大利亚骨科协会国家关节置换登记中心的数据。他们使用特定的植入物组合来识别接受前路手术的患者。<15 例的外科医生在 4 年的累积翻修百分比为 6%，>100 例的外科医生为 2%。他们估计至少需要完成 50 例手术才能达到与容量在 100 例以上的外科医生同样低的翻修风险[32]。有趣的是，上述分析的假体组合前 2 年数据在登记中心被标记为翻修异常值，这很可能是由于前路方法的学习曲线因素使

表 5-2　并发症概率和达到稳定状态需要的病例数			
研究者	LC 并发症发生率（%）	稳定状态并发症发生率（%）	达到稳定状态时的病例数（例）
Müller	10	2	20
D'Arrigo	13.30	6.70	20
Yi	31.25	0	32
Alexandrov	40	30	43
Kong	44	16	50
Van Den Eeden	12	6	100
Rathod	6.25	1.40	100
Hartford	5	2	100
Melman	11.50	2	120
Jewett	10	0.83	200

LC. 学习曲线

然。独立外科医生系列数据也证实了这些发现。Müller 等报道了最初的 20 例病例的 5 年生存率为 78.9%，而随后的病例为 96.8%[36]。Hartford 等完成 500 例手术后，平均翻修率为 1.6%。他证明了从前 100 个病例组到最后 100 个病例组的翻修率从 2% 的翻修风险显著降低到 1%。大多数翻修是由于股骨近端骨折，占 55.5%[37]。

六、假体定位精度

用于描述前路方法学习曲线的另一个指标是假体组件定位的精度，尤其是髋臼组件。Hamilton 和 Rathod 等展示了改进的髋臼组件定位法，即使在学习曲线中，其定位差异也比以前的方法更小，定位在安全区域内的平均臼杯比例超过 90%[24, 2]。De Geest 和 Van den Eeden 等报道他们放置的臼杯异常值大部分发生在前 100 例患者中，然而即使在学习曲线中它们的总体准确率也 > 85%[23, 38]。这些研究表明，在早期实践中，医生开始倾向于增加臼杯的外展和前倾角。Yausa 等发现手术入路刚从后路变为前路时，前倾角增加了 5.9°，外展增加了 2.8°[35]。一系列数据表明，与其他方法相比，即使在早期学习曲线内，透视也有助于组件定位的准确性和一致性。

同样，研究者也评估了下肢长度的恢复和避免过长的问题。在早期采用前路时，依靠透视技术在专门的手术床上评估腿长可能更具挑战性。坐骨下支线的使用已被证明是不一致的，会受到失真和视差的影响[39]。在早期采用时，通过在标准手术床上比较对侧测量腿长可能较为实用。Van den Eeden 报道称，在其最初的 100 例病例中，13% 的患者下肢长度差异＞1cm[23]。Hartford 报道了在最初的 100 例病例中，7% 患者可感知到腿长差异，随后降为 2%[37]。而即使在学习曲线中，使用透视似乎也有助于缓解这个问题。Masonis 报道了最初 100 例双下肢长度差异为 3.5mm，200 例后为 1.1mm[22]。Kong 发现如果长度差异在 10mm 内，超过 94% 的患者会随着时间推移情况有所改善。Goytia 等报道了即使在

学习曲线中，也能保证 87% 的手术患者双下肢长度差异在 5mm 内[11, 18]。标准计算机导航、透视导航和机器人技术等新技术可能会提高我们精确定位的能力。

我们可以感受到透视对改善下肢长度恢复和减少髋臼假体位置异常值的好处。但是，需要对透视进行正确解释，并且可能会呈现出独特的学习曲线。Masonis 报道了最初 100 例的透视时间平均为 32.1s，然后在 101～300 例中降至 14.5s[22]。Slotkin 等评估了由两名专科医生进行的 780 例连续髋臼杯定位，包括他们的学习曲线。主要初步标准是在 Lewinnek 等定义的针对前倾和外展角度的目标安全区域内臼杯的数量[40]。在前 3 年持续改进后，手术医生展示出定位的高准确度和低方差，并在去年达到峰值 97.4%[3]。读者必须认识到由于骨盆位置的动态特性会影响杯体前倾角和倾斜角，因此应对术中透视合理解释。多位作者一致推荐在预期规划的骨盆位置放置髋臼假体[3, 41-43]。

七、经验教训

尽管文献存在异质性，但会有相同的发现和学习要点。文献一致认为早期术中并发症发生在股骨侧[22, 25, 34, 30]。术中并发症，包括股骨穿孔、股骨距骨折和大转子骨折。患者相关因素，如骨质量（DORR C 型）、诊断（髋关节发育不良）、性别（女性）和 BMI 均与并发症相关。这些发现表明，学习前路最具挑战性的要点是足够的股骨显露。小切口、不充分的松解和不充分的股骨显露都可能是导致这些并发症的因素。Matta 描述他们的技术，首先是髋关节脱位，然后是复位和股骨颈截骨。这种操作旨在通过创伤性松解来显露股骨结构（如通常松解不足的耻股韧带）[4]。在初始学习曲线之后，术中股骨骨折的发生率似乎与其他方法相当[22]。在对采用前路的外科医生进行培训时，应优先培训有效松解和股骨显露等技术关键。图 5-2 说明了股骨显露量不足和充分显露之间的差异，充分的股骨显露利于安全和可

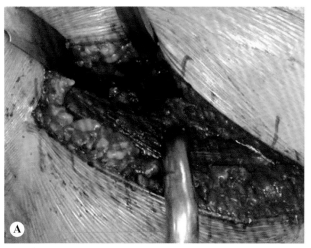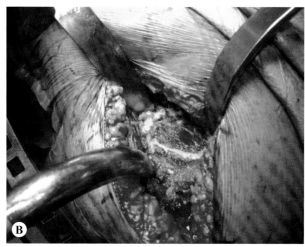

▲ 图 5-2　术中照片显示股骨显露较差（A），而股骨显露充分则容易处理髓腔

重复的股骨柄制备。

　　正如文献回顾中强调的那样，在学习曲线中可以预料失血量和输血需求的增加 [17]。作者认为，这是由于前路时对周围血管解剖学的了解不足和手术时间增加所致。一旦外科医生的技术逐渐熟练，失血量可能与其他方法相当或更少 [17]。尽管如此，在学习曲线中进行充分的术前计划可以帮助在一开始就缓解这个问题。应将双极电凝、自体血回输和细胞保存药等技术与术前贫血处理规范一起考虑。围术期使用氨甲环酸进行手术止血，使用阿司匹林预防静脉血栓栓塞，以及输血阈值的调整，这些措施的应用使得包括前路THA 在内的关节置换术的输血量显著减少，这有助于缓解输血这一问题 [44, 45]。

　　患者选择已被证明会影响学习曲线的成功。体态及 X 线征象可以帮助确定难度水平。仔细评估这些特征可以预测股骨显露的难度，这是学习曲线中的一个关键组成部分。股骨颈短缩，内翻和突出的患者手术更加困难，因为关节周围结构（如关节囊和短外旋肌）会收缩，需要更多的松解来外旋外展股骨（图 5-3）。阔筋膜张肌过于发达也可能使股骨显露具有挑战性。相反，股骨颈长且外翻及狭窄骨盆利于股骨侧的活动，显露股骨仅需少量松解。通常，女性患者在学习曲线上往往更容易完成手术。

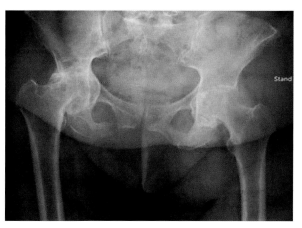

▲ 图 5-3　显示骨盆前后位 X 线片伴右髋臼内陷，因关节囊和短外旋肌群挛缩而使股骨显露困难

　　BMI 和骨骼类型等其他因素会影响学习曲线的难度。较低的 BMI 一般认为手术难度更低也更容易精确假体定位 [46]。骨骼质量和骨骼类型也很重要。DORR B 型骨质量和形态的理想平衡，不易发生股骨并发症 [18, 27]。在任何方法中，骨质疏松症都会导致骨折风险增加，因此在学习曲线期间应重视并避免。DORR C 型不仅在骨手术处理过程中存在挑战，而且在牵开器放置和取出过程中也存在困难。在这些情况下，骨水泥股骨柄可能更合适。DORR A 合并干骺端 / 骨干不匹配存在独特的挑战。这种类型的股骨需要可以方便扩髓的直柄。这需要更大的股骨显露，以实现安

全的股骨准备，这在早期学习过程中可能更具挑战性[15, 29]。图 5-4 显示了 DORR 等描述的三种骨类型[27]。

尽管有少数研究评估前路在股骨颈骨折关节置换术治疗中的益处，但没有一项研究分析其对学习曲线的影响[47]。作者告诫注意在学习曲线中谨慎选择进行股骨颈骨折手术，因为这些患者的骨骼质量不佳并且发生骨折风险很高。需要清楚地了解如何充分松解显露股骨，以避免股骨并发症。使用前路进行股骨头置换术也存在独特的挑战。在股骨头置换术中使用大头进行髋关节复位可能很困难，因为股直肌和（或）关节囊的张力可能会阻碍操作。强行复位可能会导致股骨骨折。缓解这些问题的技术，包括积极的股骨松解术、前关节囊切除术和股直肌反折的松解术。图 5-5 显示了股直肌反折头的解剖位置；充分松解可以增大视野并提高大头复位的便利性。

前路存在固有的并发症，外科医生和患者都需要注意这一点。股外侧皮神经（lateral femoral cutanous nerve，LFCN）损伤通常在前路的学习曲线中被报道[18]。股外侧皮神经离开骨盆后经过缝匠肌，这使其很容易受伤，切口过于偏内或过度的皮下剥离会使神经处于危险之中。此外，神经的解剖位置和分支模式是多变的，使神经损伤难以完全避免[47, 48]。虽然 LFCN 的损伤并伴有感觉异常痛的发生率较低，但轻度的切口周围或大腿外侧麻木并不罕见，这通常会随着时间的推移而消失[18, 48]。应告知患者 LFCN 损伤的可能性。在不同的临床病例系列中，LFCN 损伤报告的发生率为 0.1%～81%，但正如 Goytia 等报道的那样，大多数病例在他们的随访过程中得到缓解，其中 12 例中有 10 例完全缓解[18, 48]。Hartford 等在他们的 500 例临床病例系列中报道了 5.4% 的总体 LFCN 损伤，但有趣的是，前 100 例的发病率较高，发病率为 7%，而后 100 例临床病例的发病率为 2%[37]。

假体位置对于全髋关节置换术的稳定和持久性很重要。虽然前路提供了足够的髋臼视野，但

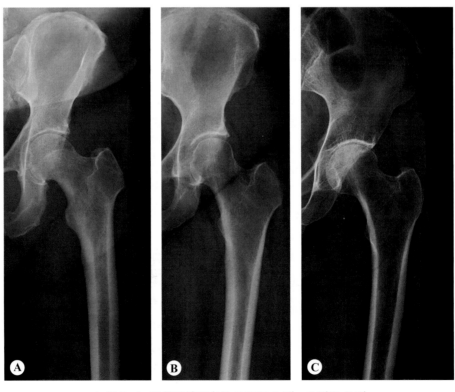

▲ 图 5-4　股骨近端形态的 **DORR A 型、B 型和 C 型**

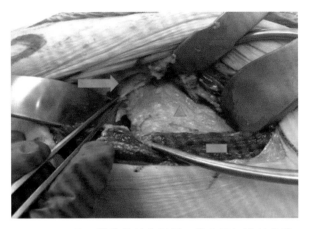

▲ 图 5-5　显示髋关节前方显露，箭头标记髋关节囊，矩形标记的阔筋膜张肌，箭标记股直肌反折头部

在学习曲线中臼杯的前倾角和外展角倾向于放置过大[23, 24]。术中透视的使用有助于减轻组件对线不良。事实上，即使在学习曲线中，透视的使用也使得前路相比其他显露方法显示出优越的组件定位[2]。正确的透视解读可能表现出新的学习曲线，而这应该是标准培训过程的一部分[3]。

正如预期的那样，手术量和经验会影响学习曲线过程。手术量大同时经验丰富的外科医生了解前路手术的手术技巧，这些医生学习曲线短，并发症低[21]。相比之下，来自手术经验不足的外科医生的数据显示该入路相对其他入路更具挑战性[30]。登记数据普遍显示技能，经验较少的外科医生的患者具有较高的早期翻修率[32]。对于外科医生来

说，在外科学习曲线中预先预测同行所经历的挑战是很重要的。

采用前路时的一个常见错误是改变的不仅仅是全髋关节置换术的方法。前路的普及引导了专门的手术床、仪器、植入物和技术的发展，以促进手术的进行。不幸的是，其他变量的存在可能会改变学习曲线。双偏心距（曲线）手柄设计突出了这一概念。传统上，外科医生习惯于使用单偏心距（曲线）手柄，该手柄提供直接的力矢量，力耗散最小。弯柄的设计旨使前路方法在有限显露的情况下改善股骨显露（图 5-6）。单偏心距（曲线）和双偏心距（曲线）手柄目前均已经普及[16]。垂直力传递随着单偏心距（曲线）手柄偏移量的增加而减少，在双偏心距（曲线）手柄中，垂直载荷有 20%～60% 偏转到水平面，从而增加了股骨近端应力；更重要的是，如果撞击效率低下，它可以增加高达 86.9% 的偏转[16]。这种力传递会导致股骨不匹配，可能导致骨折或股骨柄尺寸过小、下沉和机械故障。Fleischma 报道了与后路或前外侧入路相比，前路股骨侧机械故障的发生率更高[42]。建议在实施新方法之前积累使用这些手柄的经验，以避免不一致的股骨穿孔或不匹配。类似的，植入物和透视等技术可能会带来额外的学习曲线，通过整合可以改善这种曲线。

采用前路时，有效的训练至关重要。适当的

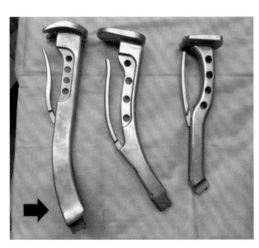

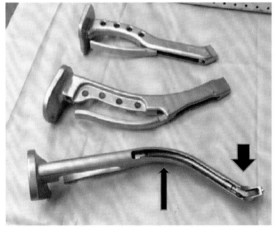

▲ 图 5-6　双曲线（偏心距）手柄用黑色箭标识。其他两个手柄是单曲线（偏心距）手柄

培训可能包括教学课程、尸体课程、现场手术演示和专家请教。目前主要是通过医生培训，尸体操作课程和高年资医生带教的方式普及该入路。在采用前路之前，有限的教育经验效果差强人意[30]。然而，在学习曲线开始后持续参与教育体验是有利的[21]。最成功的报道描述了在开始学习曲线之前的多次尸体培训、外科医生访问和视频评估，然后在完成多台手术后进一步的尸体培训和高级别医生教授。只有通过重复培训，才能使学习者认识到手术熟练程度的差距，并据此改变行为。以这种方式，可以通过使学习者意识到自身前路手术中的不足之处来使曲线的初始部分变陡，这将影响曲线的变化和进展。资深专家往往在做住院医生时从未学习过前路。然而，在开始前路之

前，他参加了多个尸体课程、一对一的尸体会议研讨和专家课程。最初的 20 个病例是与一位也在学习前路的同道一并完成的。随后参加了进一步的课程和尸体会议，以解决早期学习曲线中发现的差距和技术难题。我们通过不断的学习，并通过增加复杂前路手术和翻修手术来挑战自己。

我们期望前路方法将继续发展并融入教学机构中。正规培训可以为正确掌握手术技能打下基石。这将为住院医生和研究员提供急需的结构化培训，并最大限度地减少他们经历培训课程中的学习曲线。此外，虚拟现实等新兴技术可能在未来的外科培训中发挥更大的作用。最后，美国关节置换登记中心将报告有关前路、使用的植入物及其存活率的广泛信息，为外科医生提供有用的信息。

参考文献

[1] Learmonth ID, Young C, Rorabeck C. The operation of the century: total hip replacement. Lancet. 2007;370(9597):1508-19.

[2] Hamilton WG, Parks NL, Huynh C. Comparison of cup alignment, jump distance, and complications in consecutive series of anterior approach and posterior approach total hip arthroplasty. J Arthroplast. 2015;30(11):1959-62.

[3] Slotkin EM, Patel PD, Suarez JC. Accuracy of fluoroscopic guided acetabular component positioning during direct anterior total hip arthroplasty. J Arthroplast. 2015;30(9 Suppl):102-6.

[4] Matta JM, Shahrdar C, Ferguson T. Single-incision anterior approach for total hip arthroplasty on an orthopaedic table. Clin Orthop Relat Res. 2005;441:115-24.

[5] Nakata K, Nishikawa M, Yamamoto K, Hirota S, Yoshikawa H. A clinical comparative study of the direct anterior with mini-posterior approach: two consecutive series. J Arthroplast. 2009;24(5):698-704.

[6] Chechik O, Khashan M, Lador R, Salai M, Amar E. Surgical approach and prosthesis fixation in hip arthroplasty world wide. Arch Orthop Trauma Surg. 2013;133(11):1595-600.

[7] Sheth D, Cafri G, Inacio MC, Paxton EW, Namba RS. Anterior and anterolateral approaches for THA are associated with lower dislocation risk without higher revision risk. Clin Orthop Relat Res. 2015;473(11):3401-8.

[8] Maratt JD, Gagnier JJ, Butler PD, Hallstrom BR, Urquhart AG, Roberts KC. No difference in dislocation seen in anterior vs posterior approach Total hip arthroplasty. J Arthroplast. 2016;31(9 Suppl):127-30.

[9] Patel NN, Shah JA, Erens GA. Current trends in clinical practice for the direct anterior approach total hip arthroplasty.

J Arthroplast. 2019;34(9):1987-1993.e3.

[10] Sammon J, Perry A, Beaule L, Kinkead T, Clark D, Hansen M. Robot-assisted radical prostatectomy: learning rate analysis as an objective measure of the acquisition of surgical skill. BJU Int. 2010;106(6):855-60.

[11] Kong X, Grau L, Ong A, Yang C, Chai W. Adopting the direct anterior approach: experience and learning curve in a Chinese patient population. J Orthop Surg Res. 2019; 14(1):218.

[12] Shea JA, Healey MJ, Berlin JA, et al. Mortality and complications associated with laparoscopic cholecystectomy. A meta-analysis. Ann Surg. 1996;224(5):609-20.

[13] Gofton WT, Solomon M, Gofton T, Page A, Kim P, Netting C, et al. What do reported learning curves mean for orthopedic surgeons? Instr Course Lect. 2016;65:633-43.

[14] Zawadasky M, Paulus M, Murray P, Johansen M. Early outcome comparison between the DAA and the mini-incision posterior approach for primary total hip arthroplasty: 150 consecutive cases. J Arthroplast. 2014;29(6):1256-60.

[15] D'arrigo C, Speranza A, Monaco E, Carcangiu A, Ferreti A. Learning curve in tissue sparing total hip replacement: comparison between different approaches. J Orthopaed Traumatol. 2009;10(1):47-54.

[16] Greenhill DA, Abbasi P, Darvish K, Star AM. Broach handle design changes force distribution in the femur during total hip arthroplasty. J Arthroplast. 2017;32(6):2017-22.

[17] Seng BE, Berend KR, Ajluni AF, Lombardi AV. Anterior-supine minimally invasive total hip arthroplasty: defining the learning curve. Orthop Clin North Am. 2009;40(3): 343-50.

[18] Goytia RN, Jones LC, Hungerford MW. Learning curve for the anterior approach total hip arthroplasty. J Surj Orthop Adv. 2012;21(2):78-83.

[19] Alexandrov T, Ahlmann ER, Menendez LR. Early clinical and radiographic results of minimally invasive anterior approach hip arthroplasty. Adv Orthop 2014;2014. Accessed 1 May 2020. Available from: https://www.ncbi.nlm.nih.gov/pmc/articles/ PMC3955657/pdf/AORTH2014-954208. pdf; https:// doi.org/10.1155/2014/954208.

[20] Stone AH, Sibia US, Atkinson R, Turner TR, King PJ. Evaluation of the learning curve when transitioning from Posterolater to direct anterior hip arthroplasty: a consecutive series of 1000 cases. J Arthroplast. 2018;33(8):2530-4.

[21] Pirruccio K, Evangelista PJ, Haw J, Goldberg T, Sheth NP. Safely implementing the direct anterior Total hip arthroplasty: a methodological approach to minimizing the learning curve. J Am Acad Orthop Surg. 2020;28:930-6.

[22] Masonis J, Thompson C, Odum S. Safe and accurate: learning the direct anterior Total hip arthroplasty. Orthopedics. 2008;31(12 Suppl 2):129-34.

[23] Van Den Eeden Y, Van Den Eeden F. Learning curve of direct anterior total hip arthroplasty: a single surgeon experience. Acta Orthop Belg. 2018;84(3):321-30.

[24] Rathod PA, Bhalla S, Deshmukh AJ, Rodriguez JA. Does fluoroscopy with anterior hip arthroplasty decrease acetabular cup variability compared with a nonguided posterior approach? Clin Orthop Relat Res. 2014; 472(6): 1877-85.

[25] Spaans AJ, van den Hout JA, Bolder SB. High complication rate in the early experience of minimally invasive total hip arthroplasty by the direct anterior approach. Acta Orthop. 2012;83(4):342-6.

[26] Wayne N, Stoewe R. Primary total hip arthroplasty: a comparison of the lateral Hardinge approach to an anterior mini-invasive approach. Orthop Rev (Pavia). 2009;1(2):e27. https://doi.org/10.4081/or.2009.e27.

[27] Nash W, Harris A. The Dorr type and cortical thickness index of the proximal femur for predicting peri-operative complications during hemiarthroplasty. J Orthop Surg. 2014;22(1):92-5.

[28] Yi C, Agudelo JF, Dayton MR, Morgan SJ. Early complications of anterior supine intermuscular total hip arthroplasty. Orthopedics. 2013;36(3):e276-81. https://doi.org/10.3928/01477447-20130222-14.

[29] Melman WP, Mollen BP, Kollen BJ, Verheyen CC. First experiences with the direct anterior approach in lateral decubitus position: learning curve and 1 year complication rate. Hip Int. 2015;25(3):251-7.

[30] Woolson ST, Pouliot MA, Huddleston JI. Primary total hip arthroplasty using an anterior approach and a fracture table: short-term results from a community hospital. J Arthroplast. 2009;24(7):999-1005.

[31] Restrepo C, Parvizi J, Pour AE, Hozack WJ. Prospective randomized study of two surgical approaches for total hip arthroplasty. J Arthroplast. 2010;25(5):671-9.e1. https://doi.org/10.1016/j. arth.2010.02.002.

[32] de Steiger RN, Lorimer M, Solomon M. What is the learning curve for the anterior approach for total hip arthroplasty? Clin Orthop Relat Res. 2015;473(12):3860-6.

[33] Horne PH, Olson SA. Direct anterior approach for total hip arthroplasty using the fracture table. Curr Rev Musculoskelet Med. 2011;4(3):139-45.

[34] Jewett BA, Collis DK. High complication rate with anterior total hip arthroplasties on a fracture table. Clin Orthop Relat Res. 2011;469(2):503-7.

[35] Yuasa T, Maezawa K, Sato H, Maruyama Y, Kaneko K. Safely transitioning to the direct anterior from posterior approach for total hip arthroplasty. J Orthop. 2018; 15(2):420-3.

[36] Müller DA, Zingg PO, Dora C. Anterior minimally invasive approach for total hip replacement: five-year survivorship and learning curve. Hip Int. 2014;24(3):277-83.

[37] Hartford JM, Bellino MJ. The learning curve for the direct anterior approach for total hip arthroplasty: a single surgeon's first 500 cases. Hip Int. 2017;27(5):483-8.

[38] De Geest T, Vansintjan P, De Loore G. Direct anterior total hip arthroplasty: complications and early outcome in a series of 300 cases. Acta Orthop Belg. 2013;79(2):166-73.

[39] Rueckl K, Alcaide DJ, Springer B, Rueckl S, Kasparek MF, Boettner F. Intraoperative measurement of cup inclination using fluoroscopy requires a correction factor. Arch Orthop Trauma Surg. 2019;139(11):1511-7.

[40] Lewinnek GE, Lewis JL, Tarr R, et al. Dislocation after total hip arthroplasties. J Bone Joint Surg Am. 1978;60:217.

[41] Lembeck B, Mueller O, Reize P, Wuelker N. Pelvic tilt makes acetabular cup navigation inaccurate. Acta Orthop. 2005;76(4):517-23.

[42] Fleischman AN, Tarabichi M, Magner Z, Parvizi J, Rothman RH. Mechanical complications following total hip arthroplasty based on surgical approach: a large, single-institution cohort study. J Arthroplast. 2019;34(6):1255-60.

[43] DiGioia AM, Jaramaz B, Blackwell M, et al. The Otto Aufranc Award. Image guided navigation system to measure intraoperatively acetabular implant alignment. Clin Orthop Relat Res. 1998;355:8-22.

[44] Mitchell MD, Betesh JS, Ahn J, Hume EL, Mehta S, Umscheid CA. Transfusion thresholds for major orthopedic surgery: a systematic review and meta-analysis. J Arthroplast. 2017;32(12):3815-21.

[45] Fillingham YA, Ramkumar DB, Jevsevar DS, et al. The efficacy of tranexamic acid in total hip arthroplasty: a network meta-analysis. J Arthroplast. 2018;33(10):3083-3089.e4.

[46] Wagner ER, Kamath AF, Fruth KM, Harmsen WS, Berry DJ. Effect of body mass index on complications and reoperations after total hip arthroplasty. J Bone Joint Surg Am. 2016;98(3):169-79.

[47] Thürig G, Schmitt JW, Slankamenac K, Werner CM. Safety of total hip arthroplasty for femoral neck fractures using the direct anterior approach: a retrospective observational study in 86 elderly patients. Patient Saf Surg. 2016;10:12. Published 2016 May 6. https://doi.org/10.1186/s13037-016-0100-2.

[48] Rudin D, Manestar M, Ullrich O, Erhardt J, Grob K. The anatomical course of the lateral femoral cutaneous nerve with special attention to the anterior approach to the hip joint. J Bone Joint Surg Am. 2016;98(7):561-7.

第 6 章 在瑞士大学医院引入直接前路

Introducing the Direct Anterior Approach (DAA) at a Swiss University Hospital

Corinne A. Zurmühle   Vera M. Stetzelberger   Joseph M. Schwab   Matthieu Hanauer
Jonathan Laurençon   Moritz Tannast   著
朱 晨   张贤祚   董家乐   译

在瑞士大学附属医院将直接前路（direct anterior approach，DAA）引入髋关节对整个科室来说是一个多层次的挑战，尤其是当以前使用的技术提供了非常可靠和可重复的结果时。选择 DAA 进行全髋关节置换术（total hip arthroplasty，THA）应植根于出色的临床结果，例如，更少的肌肉损伤、更优越的植入物定位和双下肢长度，以及使患者更快恢复并改善长期功能[1, 2]。该技术的其他管理上的优势自然伴随而来，但这不应成为改变手术入路的主要动机。这些额外的好处包括通过缩短住院时间或节省手术助理来减少费用。

这种技术的引入不仅涉及经治骨科医生，还涉及所有负责的医院相关方。本章总结了我们在瑞士两家大学附属医院骨科 A1 级别教学医院使用 DAA 及骨科特殊手术床的经验：伯尔尼岛医院和弗里堡州立医院。这种新手术方法的引入分为 3 个步骤：准备、执行和评估。

一、准备

1. 外科医生培训

骨科医生为引入 DAA 所做的准备工作旨在提供尽可能高水平的治疗，同时从一开始就尽量

减少并发症。相关报告的 DAA 学习曲线约为 50 例[3]。我们相信，通过外科医生及其团队的精心准备，学习曲线可以大幅缩短。

准备工作从解剖尸体开始，目的是识别有危险的结构，并识别重要的神经血管结构（如股神经血管束）的解剖关系。对于 DAA，应特别考虑股外侧皮神经的解剖变异[4]，为术中保护它们提供基础（图 6-1 和图 6-2）。无论行业是否提供，都强烈推荐具体的实践教学课程。

当选择在特制骨科手术床上进行 DAA 时，外科医生应事先掌握其使用方法。在我们的步骤中，DAA 需要将患者在手术床上的位置从既定的侧卧位（用于经臀入路）更改为仰卧位。患者体位改变可能会影响外科医生的既有理解，如臼杯方位，需要深思熟虑。

在大手术量病例的 DAA 中心进行交流是必不可少的，并且应该在完成第一组病例之后重复进行。根据经验的不同，对于有经验的外科医生来说，这样的学习只需要几天，对于初学者来说可以持续一年。一旦外科医生在他们自己的机构熟悉了 DAA，就可以建立一个指导系统来传播手术技术并提供指导。此外，在第一组病例中邀请熟练的外科医生指导可能会有所帮助。

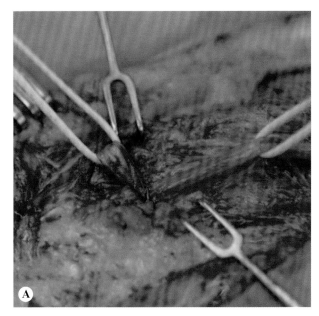
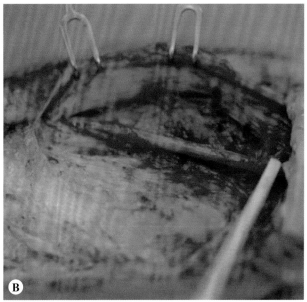

▲ 图 6-1 DAA 翻修伴有术后股外侧皮神经刺激症状。**A.** 术中在阔筋膜张肌闭合期间发现神经被缝合；**B.** 幸运的是可以松解

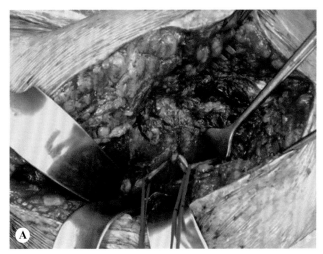
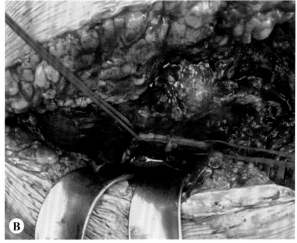

▲ 图 6-2 经 DAA 行全髋关节置换术后坐骨神经麻痹的患者，术中假体周围骨折采用股骨环扎钢丝治疗。术后 CT 无阳性结果。术中经后路探查显示坐骨神经被环扎。**A.** 一种术中并发症，DAA 入路不可见；**B.** 松解后神经连续，但可见损伤

2. 手术室

手术入路过渡到 DAA 意味着整个手术室工作人员的多项任务变化，需要在第一次手术之前进行专门培训。

将患者置于仰卧位在许多方面优于侧卧位。它有利于麻醉并减少准备时间。使用骨科手术床时，必须注意不要将骨盆固定装置固定得过紧。我们没有对麻醉方案做任何具体更改。然而，疼痛阻滞可以常规应用。

虽然 DAA 基本上可以使用标准器械进行 THA，但我们强烈建议使用特制的器械以获得更好的显露，尤其是股骨。这包括至少一个连接到股骨干的钩子和一个位于大转子后面的特殊弯曲钩子（图 6-3）。随着时间的推移，我们推出了市售的自锁系统（Gripper™，MedEnvision，Aarschot，Belgium）和特定的悬垂（Esysuit™，

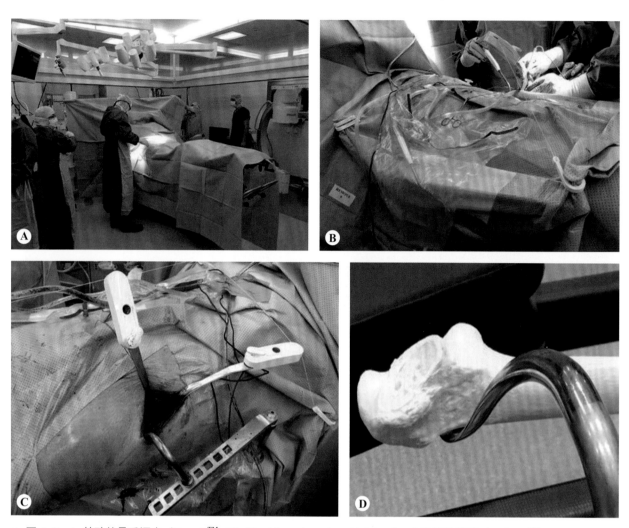

▲ 图 6-3　**A.** 特殊的悬垂洞巾（Esysuit™，MedEnvision，Aarschot，Belgium）。自动牵拉装置（Gripper™，MedEnvision，Aarschot，Belgium）用于内侧和头侧。外侧大转子后面的特殊弯钩。**B.** 对面的视野。**C.** 外科医生正面的视野。**D.** 股骨模型中的 Hana 钩位置略低于大转子

MedEnvision，Aarschot，Belgium）（图 6-4）。

　　手术室设置根据 DAA 要求发生很大变化。透视是手术的标准部分，而骨科手术床需要经过培训的护士进行操作。据报道，针对个人的术前训练可减少手术时间和辐射暴露[5]。减少打开的器械托盘数量很重要（图 6-4）。大尺寸、很少使用的锉刀和其他工具可以存放在单独的托盘中并按需打开。

　　3. 物理疗法

　　使用 DAA 这种微创、肌肉和神经间隙入路手术有助于更快地康复，并在可耐受的情况下立即活动和负重。DAA 的引入为后续物理治疗提供了一种规范式转变，从过去使用的限制性方案转变为更积极的方案，甚至没有限制。根据我们的经验，DAA 的引入自然会导致住院时间缩短，甚至可以通过规范的"快速康复"进一步缩短。

　　4. 住院管理

　　应告知医护人员，患者能够回家，并且不需要使用昂贵的康复和护理设备。

　　5. 患者信息

　　患者需要在住院之前意识到 DAA 可以缩短住院时间、立即活动、可预测的疼痛管理模式并帮助实现更快的康复。涵盖术前准备、住院、手术程序和康复的具体说明被证明对患者是有帮

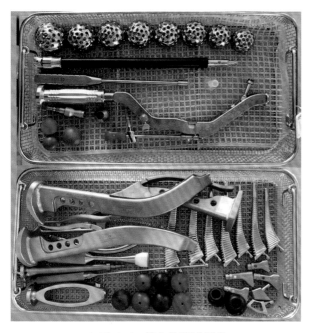

▲ 图 6-4 简化的器械托盘

助的。

6. 假体选择

为了平稳过渡到 DAA，我们建议不要同时更换假体。这将最大限度地减少过渡期间的潜在错误来源。

在股骨侧，可以使用任何股骨植入物；然而，具有低肩部轮廓和短柄的植入物更容易植入。我们使用骨水泥及非骨水泥柄。由于股骨柄的显露不同于其他方法，因此建议使用弯柄股骨试模器械。在我们的初始阶段，我们使用了无领假体，但随后，我们改用了有领的假体。带领的柄可防止下沉，提供更好的旋转稳定性，并与改善的长期结果有关 [6-8]。在髋臼侧，采用无骨水泥压配杯作为标准，但该入路具有延展性，提供了使用翻修内固定物如笼或环的机会。

二、执行

1. 选择第一个病例

对于第一个 DAA 病例，应仔细选择患者。简单的病例有助于所有团队成员熟悉新方法，并允许以可控的方式扩展适应证和难度级别，从而最大限度地减少并发症。理想的第一批患者是非

肥胖的，既往没有手术，除了骨关节炎外，髋臼和股骨近端几乎没有形态学变化（图 6-5）。表 6-1 列出了一些可能给缺乏经验的外科医生带来麻烦的情况（图 6-6）。虽然肥胖和非肥胖患者在 DAA 中的髋关节路径可能相近，但我们不建议从体重指数高的患者开始（图 6-7）。切口正好位于腹部下方的腹股沟皱襞中，如果伤口没有得到适当的保护，容易出现伤口愈合问题甚至感染。此外，肥胖个体的髋关节显露更困难，通常需要更多时间。

2. 术前计划

术前常规数字计划是必不可少的。它有助于预测术中植入物的大小和可行性，熟悉个体患者的解剖，并确定解剖标志为术中参考。

髋臼上有意义参考标志是髋臼的外上范围和髋臼后下缘。大转子区域的闭孔外肌腱沟可作为柄深度的参考（图 6-8 和图 6-9）[12]。柄到股骨距的距离可以提示柄的内翻 / 外翻（图 6-9）。

3. 指导

建议由熟悉手术经验丰富的外科医生担任最初始病例的指导。

4. 术中透视

虽然我们在开始 DAA 之前从未使用透视进行 THA，但透视从第一个病例开始已成为 DAA 标准程序的一部分。髋臼扩髓和臼杯定位可以在透视下进行，并获得即时的影像反馈（图 6-10）。使用透视可以额外控制下肢长度和偏心距。透视还提供股骨部件的即时视觉反馈，包括在股骨干中的定位（避免内翻或外翻错位）、假体的型号大小，以及股骨的任何穿孔、骨折或裂隙。在植入过程中获得的直接反馈有助于优化新技术的学习过程 [13-17]，尤其是在训练环境中。

5. 股骨入路的关节囊的处理和松解

在我们早期的经验中，我们注意到前关节囊的部分切除术并不一定能更好地进入髋臼。相反，使用 L 型囊瓣切开术，回缩前部囊瓣，形成一个软组织袖套。这便于扩髓的操作并进一步保护关节周围肌肉组织。

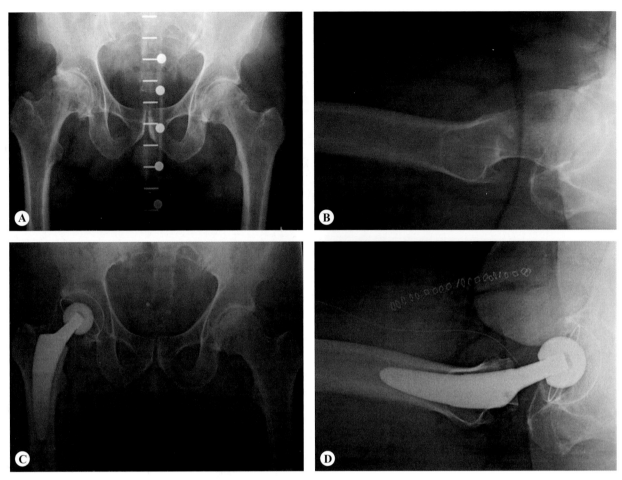

▲ 图 6-5　71 岁男性，以右侧症状性髋关节性骨关节炎为表现。他以前没有做过髋部手术。X 线片未见相关内翻或外翻畸形或相关短缩征象（2C/D）。术后 X 线片显示柄插入良好，解剖学上恢复了下肢长度和偏心距。由于小转子下方的髓内间隙相当狭窄（DorrA 型股骨形态学 [9, 10]），所以选择了短柄。根据 Lewinnek[11] 的目标值（外展角 30°～50°，前倾角 5°～25°），假体的位置良好

　　大转子内侧的关节囊松解是手术中最困难的步骤。从股骨颈截骨处上方至大转子尖端的直切口通常足够。用提钩提拉股骨有助于观察大转子后部的关节囊残留。很少需要松解股骨近端后部的关节囊，但必要时可以进行（图 6-11）。

三、评估

1. 患者选择

　　在某些患有慢性外展肌撕裂的病例中，我们观察到 THA 后持续的侧方疼痛。在这些情况下，我们推荐术前磁共振成像来评估与臀小肌和臀中肌损伤相关的转子滑囊炎（图 6-12）。在这些情况下，我们倾向于后外侧入路，这样可以同时修复外展肌。

2. 并发症

　　除了股外侧皮神经的即刻短期功能障碍（图 6-1），早期最常见的并发症是大转子后内侧撕脱骨折，这是由大转子窝周围的关节囊松解不足所致（图 6-13）。这种骨折也发生在股骨颈骨折的骨质疏松病例中，骨折延伸到大转子。股骨距周围的骨折通常发生在股骨异常或先前手术的情况下（图 6-14）。

　　我们的病例中有 3 例出现神经麻痹，2 例股神经麻痹，1 例坐骨神经麻痹。1 例股神经麻痹

表6-1 具有挑战性的条件及其伴随问题和潜在并发症的列表

图	条 件	问 题	潜在并发症
1	既往手术史	解剖学标志的难以识别	显露困难问题
2	肌肉挛缩	股骨显露	皮质穿孔，假体周围骨折
3	严重的骨质疏松症	骨质量	皮质穿孔，假体周围骨折
4	短股骨颈	髋臼和股骨显露	杯和柄位置不良
5	大髋臼（术前规划>60mm）	髋臼显露	杯植入
6	Perthes病	大转子撞击，短缩	股骨显露，股骨转子骨折，髋臼显露
7	内固定残留	内固定取出，应力增加	假体周围骨折，骨量减少，大转子，水泥渗漏
8	严重关节破坏伴关节挛缩	显露，标志点	股骨颈截骨时损及髋臼
9	全髋关节置换治疗股骨颈骨折	骨折意外延伸至大转子难以识别的标志	大转子骨折
10	严重内翻畸形	股骨上的工作空间更少	柄植入
11	严重外翻畸形	由于突出的骨距，髋臼工作的空间较小	臼杯植入
12	严重股骨旋转畸形	柄置入，容易错位，需用短柄	脱位，关节外撞击
13	肥胖	切口经过腹股沟处	伤口/深度感染
14	重度髋臼发育不良	臼杯植入，植骨	臼杯植入
15	严重髋臼后倾	V形骨盆	股骨柄置入

发生在一名既往患有 Legg-Calvé-Perthes 病的患者中，其患肢被延长了约2cm。唯一的坐骨神经麻痹是由用于术中捆扎股骨裂缝的钢丝引起的（图6-2和图6-15）。

一种罕见且可能被低估的并发症是股外侧肌萎缩。一名经过双侧分期经前路 THA 的患者抱怨他第一次手术侧大腿肌肉的萎缩。MRI 显示股外侧肌萎缩和脂肪浸润。我们将这种病理归因于股神经分支的医源性病变（图6-14）。

3. 臼杯定位

我们评估了使用我们之前的技术（侧卧位经臀入路）进行的最后67例与使用 DAA 进行的前127例手术之间臼杯定位的精度与准确性，如术后 X 线片。我们使用之前描述的软件来计算相对于骨盆前平面的杯的角度（图6-16）。我们的评估表明，即使在学习曲线中，DAA 入路的臼杯定位精度也优于常规入路（图6-17）。

4. 住院时间

3年期间，我们将住院时间缩短了29%。

5. 瑞士的 DAA

迄今为止，DAA 已成为瑞士最常用的方法。自2015年瑞士植入物注册中心启动以来，DAA 的使用逐渐增加，而经典的外侧入路和后路比例已经下降（图6-18）。

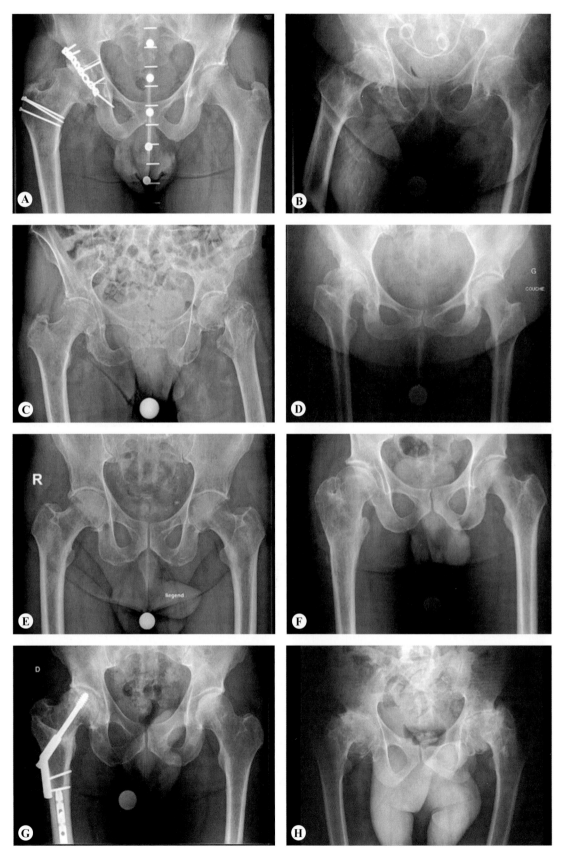

▲ 图 6-6 与条件列表相对应的示例（表 6-1），给没有经验的外科医生带来的问题

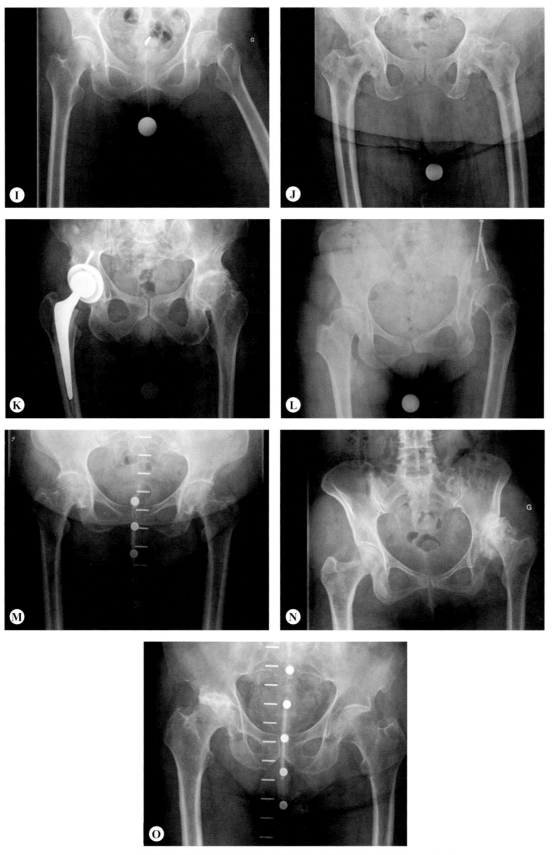

▲ 图 6-6（续）　与条件列表相对应的示例（表 6-1），给没有经验的外科医生带来的问题

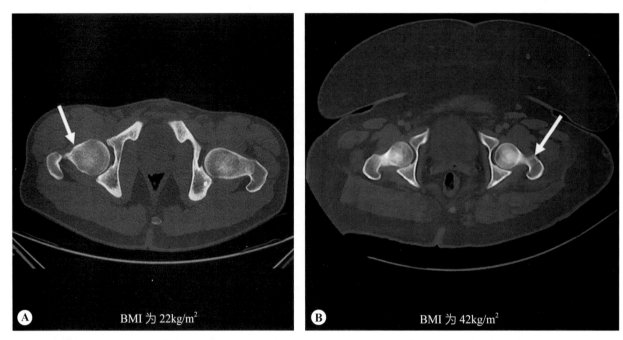

▲ 图 6-7　A. BMI 为 22kg/m² 的患者是 DAA 的理想人选；B. BMI 为 42kg/m² 的患者的髋关节距离大致相同，但是腹部脂肪会干扰外科医生的视野和判断潜在的并发症

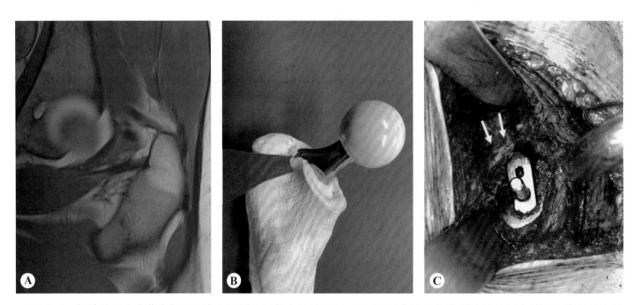

▲ 图 6-8　闭孔外肌止点作为标记，在假体插入过程中始终可见。A. MRI 中显示的典型位置位于大转子的底部后内侧边界；B 和 C. 在股骨柄准备过程中，标记的区域在髋关节的最大外旋时显露

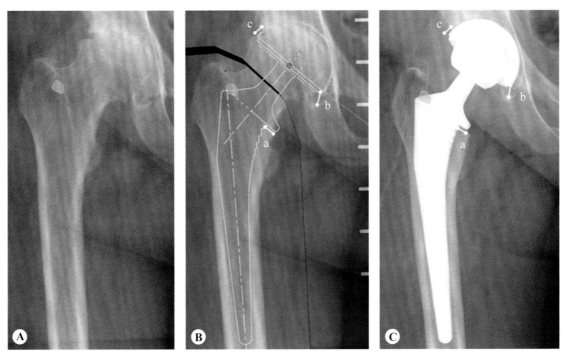

▲ 图 6-9　**A.** 根据标准 **X** 线片进行规划；**B.** 闭孔外肌的止点位置是一个有用的标志（黄色）；**C.** 最终的术后 **X** 线片显示相同的参考值，其中与髓腔杆到股骨矩（**a**）、髋臼杯到髋臼后下角（**b**）和髋臼上外侧范围（**c**）的距离相同

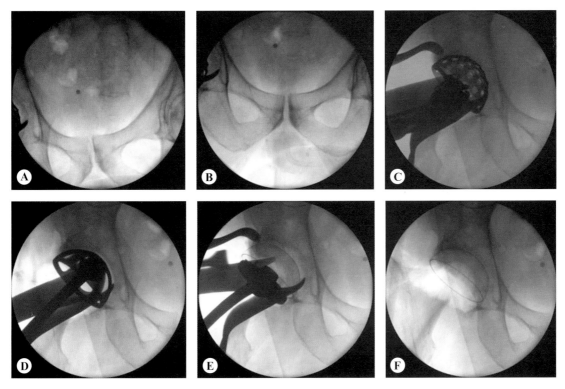

▲ 图 6-10　**A** 和 **B.** 透视与骨盆解剖；**C.** 术中根据外展角和前倾角扩髓；**D.** 试模放置；**E** 和 **F.** 控制外展角，前倾角和深度条件下插入髋臼杯

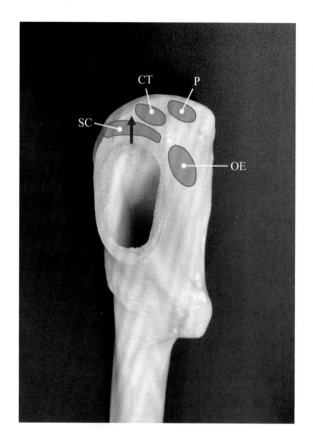

◀ 图 6-11　关节囊松解从股骨颈截骨残留部位的上半部分开始，朝着大转子的尖端方向

SC. 上关节囊；CT. 联合腱止点；P. 梨状肌腱止点；OE. 闭孔外肌腱止点（引自 Chughtai 等 [18]）

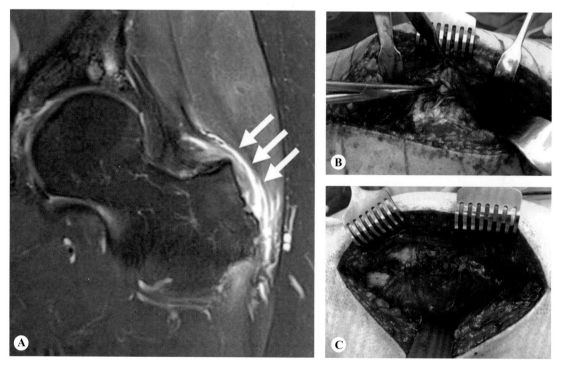

▲ 图 6-12　术前 MRI 伴有高密度浸润。A. 臀小肌和中间肌腱止点有中断的迹象；B. 术中照片显示肌腱的退行性变化；C. 肌腱修复后通过外侧入路

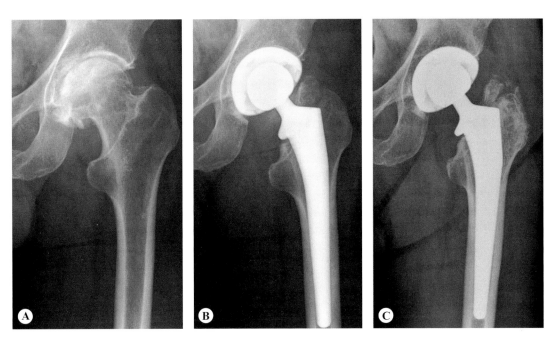

▲ 图 6–13　转子撕脱骨折的例子。**A.** 术前 X 线片；**B.** 撕脱骨折术后 X 线片；**C.** 骨质缝合治疗后的 X 线片（**C**）

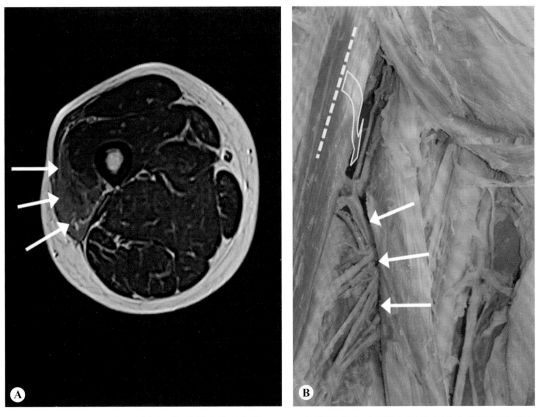

▲ 图 6–14　**A.** MRI 中股外侧肌的萎缩和脂肪浸润；**B.** 可能基于前路（黄箭）股神经分支的医源性病变（白箭）

引自 Grob 等 [19]

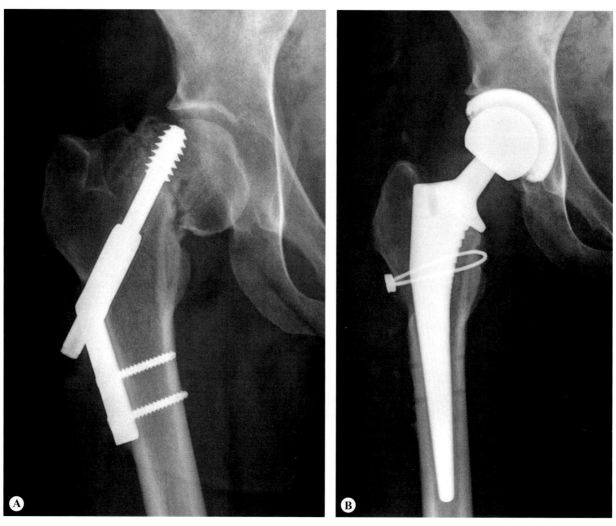

▲ 图 6-15 全髋关节置换术置入过程中。**A.** 有动力髋螺钉切口的患者；**B.** 术中股骨矩骨折

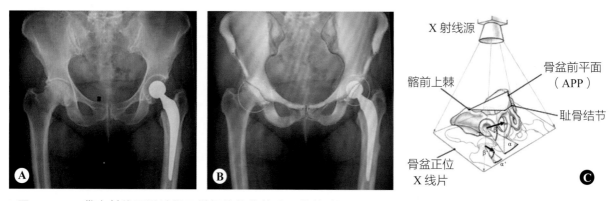

▲ 图 6-16 **A.** 带有射线可透过聚乙烯杯的骨盆前后 X 线片（**RM Pressfit or RM Pressfitvitamys cup, Mathys AG, Bettlach，Switzerland**）；**B.** 使用术后前后骨盆 X 线片和具有骨盆统计形状模型的 **2D/3D** 匹配软件计算三维杯方向；**C.** 根据骨盆的解剖结构，参考前骨盆平面（由髂前上棘和耻骨结节定义）测量臼杯外展角和前倾角

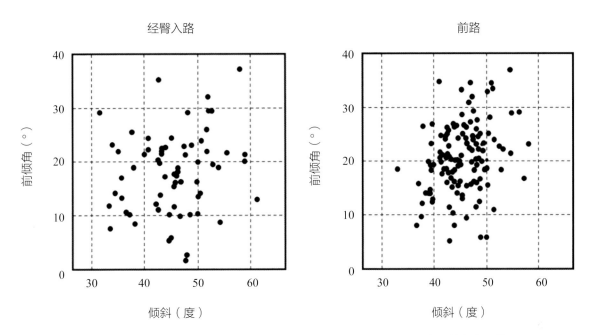

▲ 图 6-17　将经臀入路（**A**）与 **DAA**（**B**）进行比较，后者显示出更高的外展角和前倾角。基于 **Lewinnek** 的安全区，使用了外展角（**40°**）和前倾角（**15°**）的目标值

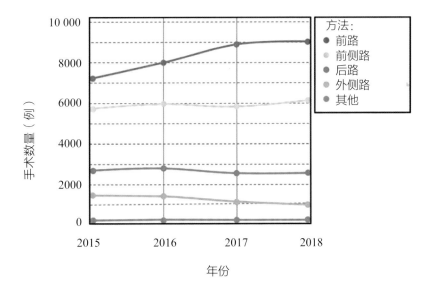

▲ 图 6-18　**2015—2018** 年，瑞士不同全髋关节置换术方法的演变

参考文献

[1] Barrett WP, Turner SE, Leopold JP. Prospective randomized study of direct anterior vs postero-lateral approach for total hip arthroplasty. J Arthroplast. 2013;28(9):1634-8.

[2] Wang Z, Hou JZ, Wu CZ, Zhou JY, Gu XM, Wang H-H, et al. A systematic review and meta-analysis of direct anterior approach versus posterior approach in total hip arthroplasty. J Orthop Surg. 2018;13(1):229.

[3] de Steiger RN, Lorimer M, Solomon M. What is the learning curve for the anterior approach for total hip arthroplasty? Clin Orthop. 2015;473(12):3860-6.

[4] Rudin D, Manestar M, Ullrich O, Erhardt J, Grob K. The anatomical course of the lateral femoral cutaneous nerve with special attention to the anterior approach to the hip joint. J Bone Jt Surg. 2016;98(7):561-7.

[5] Kong X, Grau L, Ong A, Yang C, Chai W. Adopting the direct anterior approach: experience and learning curve in a Chinese patient population. J Orthop Surg. 2019;14(1):218.

[6] Lamb JN, Baetz J, Messer-Hannemann P, Adekanmbi I, van Duren BH, Redmond A, et al. A calcar collar is protective against early periprosthetic femoral fracture around cementless femoral components in primary total hip arthroplasty: a registry study with biomechanical validation. Bone Jt J. 2019;101-B(7):779-86.

[7] Demey G, Fary C, Lustig S, Neyret P, si Selmi T. Does a collar improve the immediate stability of uncemented femoral hip stems in total hip arthroplasty? A bilateral comparative cadaver study. J Arthroplast. 2011;26(8):1549-55.

[8] Ström H, Nilsson O, Milbrink J, Mallmin H, Larsson S. The effect of early weight bearing on migration pattern of the uncemented CLS stem in total hip arthroplasty. J Arthroplast. 2007;22(8):1122-9.

[9] Dorr LD, Faugere MC, Mackel AM, Gruen TA, Bognar B, Malluche H. Structural and cellular assessment of bone quality of proximal femur. Bone. 1993;14(3):231-42.

[10] Wilkerson J, Fernando ND. Classifications in brief: the Dorr classification of femoral bone. Clin Orthop. 2020;478(8):1939-44.

[11] Lewinnek GE, Lewis JL, Tarr R, Compere CL, Zimmerman JR. Dislocations after total hipreplacement arthroplasties. J Bone Joint Surg Am. 1978;60(2):217-20.

[12] Rüdiger HA, Fritz B, Impellizzeri FM, Leunig M, Pfirrmann C, Sutter R. The external obturator footprint as a landmark in total hip arthroplasty through a direct anterior approach: a CT-based analysis. Hip Int. 2019;29(1):96-101.

[13] Beamer BS, Morgan JH, Barr C, Weaver MJ, Vrahas MS. Does fluoroscopy improve acetabular component placement in total hip arthroplasty? Clin Orthop. 2014;472(12):3953-62.

[14] Navarro SM, Frey C, Blackwell T, Voges SB, Del Schutte H. Clinical results of direct anterior approach THA with minimal fluoroscopic exposure optimization techniques. Surg Technol Int. 2018;33:277-80.

[15] Homma Y, Baba T, Kobayashi H, Desroches A, Ozaki Y, Ochi H, et al. Safety in early experience with a direct anterior approach using fluoroscopic guidance with manual leg control for primary total hip arthroplasty: a consecutive one hundred and twenty case series. Int Orthop. 2016;40(12):2487-94.

[16] James JR, Peterson BE, Crim JR, Cook JL, Crist BDBD. The use of fluoroscopy during direct anterior hip arthroplasty: powerful or misleading? J Arthroplast. 2018;33(6):1775-9.

[17] Pomeroy C, Mason JB, Fehring T, Masonis JL, Curtin BM. Radiation exposure during Fluoro-assisted direct anterior total hip arthroplasty. J Arthroplast. 2016;31(8):1742-5.

[18] Chughtai M, Samuel LT, Acuña AJ, Kamath AF. Algorithmic soft tissue femoral release in anterior approach total hip arthroplasty. Arthroplasty Today. 2019;5(4):471-6.

[19] Grob K, Monahan R, Gilbey H, Yap F, Filgueira L, Kuster M. Distal extension of the direct anterior approach to the hip poses risk to neurovascular structures: an anatomical study. J Bone Joint Surg Am. 2015;97(2):126-32.

第 7 章 髋关节直接前路手术教育的挑战
Challenges in Anterior Approach Education

William G. Hamilton　Jonathan R. Dattilo　著
朱　晨　张贤祚　张思明　译

直接前路（direct anterior approach，DAA）全髋关节置换术（total hip arthroplasty，THA）正成为一种越来越受欢迎的技术，具有许多优点，包括更快的早期恢复，更低的脱位风险，以及更少的术后疼痛 [1-4]。DAA 可能是一项要求更高的技术，包括手术操作和理论教学两个方面。虽然在本文的其他地方已经广泛地介绍了 DAA 的历史，但简要回顾一下有助于解释关于 DAA 演变的教育框架。

前路的最初描述最常归功于德国外科医生 Carl Hueter 在其 1881 年出版的《外科纲要》（Der Grundriss der Chirurgie）中，在许多描述中，这种入路被称为 "Hueter 间隙" [5, 6]。出生于挪威的美国外科医生 Marius Smith-Petersen 因在英语世界推广使用前路而受到赞誉，因此 Heuter 间隙在美国更常被称为 "Smith-Petersen 入路" [6]。虽然 DAA 最初的应用于小儿髋关节发育不良，但 20 世纪中期见证了它逐渐应用于关节置换。这始于 1950 年在法国进行骨折治疗的半关节置换术 [7]，1955 年在美国进行了同样的手术 [5]，美国在 1980 年实施了 THA[8]。然而，直到世纪之交，由于医生对微创髋关节置换术的兴趣日益浓厚 [9]，DAA 入路在择期 THA 中的应用在美国渐渐被接受 [10, 11]。

过去 20 年见证了 DAA 早期逐渐被接纳，然后在最近几年应用呈指数级增长。美国髋膝关节外科医生协会（American Association of Hip and Knee Surgeous，AAHKS）的实践模式表明，2009 年只有 12% 的成员使用 DAA，但到 2019 年，56.2% 的成员将其纳入他们的实践中 [12, 13]。

在美国，这种进化和应用导致了学习的双峰分布。在第一代，早期的实施者由成熟的执业外科医生组成，他们挑战自己的技术并得以掌握这项技术。然而，正如 Malcom Gladwell 经常引用的 "10 000 小时法则" 所描述的那样，掌握一项新任务需要大量的时间和投入 [14]。因此，在将这一知识有效地纳入住院医生和研究生培训之前，有一种固有和必要的滞后。然而，早期研究者现在已有能力教授当代的初学者。对于住院医生来说，学习 DAA 正变得越来越常见。事实上，2019 年对 AAHKS 成员的一项调查表明，外科医生在 DAA 实践中的时间比使用其他方法的外科医生要短，这表明这些有机会接受正式培训的学员正在将 DAA 逐步实践 [13]。

外科医生开始在 THA 中使用 DAA 入路，并发表了病例报告，证明了与增加并发症相关的早期学习曲线，其中许多报告试图量化学习阶段需要的病例数 [15-18]。一项系统评价表明，构成学习曲线最低的报告病例数量存在巨大差异，为 10～200[19]。由于学习曲线不存在标准定义，因此这种变化的大部分可能是由于每项研究计算其终点的方式存在不同。特别是，由于 DAA 的一些早期采用者是更有经验的外科医生，因此在解读这些出版资料时必须注意，因为它们可能不适用于普通外科医生。例如，一项独立外科医生研究使用手术时间这个指标作为终点。作者指出，一名后路手术专家需要 400 例病例才能达到与 DAA 相同的手术时间，这可能不是对真正学习曲线的公平评估，但更接近于达到同等程度掌握该技术所需的时间[20]。此外，DAA 外科医生在实践之前接受的正式培训数量也存在很大差异，这与并发症发生率直接相关。一项针对几乎没有或没有接受过正规培训的社区外科医生的研究表明，并发症发生率为 9%[21]，而另一项研究发现，接受过正规培训的社区外科医生没有证据表明并发症增加[22]。一般认为，对于任何执行不熟悉手术的外科医生而言，学习曲线一定是存在的，并且确实已在其他 THA 入路中得到证明[23]。因此，并发症所反映的是术前教育和准备程度，而这不是 DAA 独有的现象。

我们将利用本章的剩余部分来探讨 DAA 教育面临的各种挑战，首先是从教育者的角度，然后是从两个受培训者的角度。最后，我们将提出培训导师和培训学员的建议，以安全有效地将 DAA THA 学习纳入临床实践中。

一、教育工作者面临的挑战

美国的外科教育历史上一直依赖于 William Stewart Halsted 普及的学徒制模式[24]。然而，与 Halsted 的时代相比，当代的教育工作者和学生现在可以更多地接触到尸体实验室、高质量的多媒体，以及最近专门为关节成形术程序设计的手术模拟[25, 26]。尽管有更广泛的教育工具，但任何学徒模式和从教师到学徒的信息传播仍然存在固有的挑战。

一位外科医生可能不是一位大师级的教育家，因为它们代表了两个完全不同的技能组合。事实上，大多数外科医生没有接受过正式的教学培训[27]。此外，对于大师级别的外科医生来说，

记住基础知识并吸引新手学习者是一项固有的挑战。这种被描述为"知道得越多，解释得越少"的现象，被称为知识悖论[27]。外科医生在交流他们认为是基本概念的东西时面临的困难是一种认知偏倚，专家经常高估新手的能力[28]。换句话说，我们假设新手已经掌握了我们认为理所当然的基本知识，但事实往往并非如此。这进一步体现在所谓的门槛概念中，这意味着一旦越过了理解的边界，就很难理解有概念没有被理解[27]。因此，教导学员的第一步是自我反思，切实努力回想并与他们的角度联系。

Halsted 外科教育模式的第二个关键原则是教育自由[24]。教育者的任务不仅是传授程序知识，而且还指导受训者从受监督到独立实践的过渡。外科手术学习是一个完整的任务课程，学员自始至终学习完成任务的步骤总结。这个模型有两个基本过程[29]。首先，任务从简单到复杂，从相对简单的原则（如解剖学）开始，逐渐过渡到复杂的概念和动作。其次，随着受训人员的进步，支持和指导同时减少。这种逐渐减少支持的过程被称为脚手架模式，并一直持续到受训者能够独立完成整个任务[29]。

这种逐步自主的过程对于向学习者灌输信心和减少过渡到独立执业的突然性至关重要，但对外科医生教育来说可能是具有挑战性的。最重要的是，这需要以优先照顾患者的方式进行。教育工作者首先必须评估学习者的基本技能。同样重要的是，教育工作者要了解受训者对自己技能的自我评估，了解自己的长处，更重要的是，了解自己的弱点的学员是非常理想的学员。一个武断的外科医生，如果对自己的技能评估很差，或者冒险的门槛很低，就会构成一定危险。教育工作者必须决定如何实现这一点，就是证明可以允许学员在没有监督的情况下具有自主能力。让实习生独立于外科医生操作，但同时有熟悉手术过程的助手协助手术是有帮助的。事实上，对于学习 DAA 的外科医生来说，在一名执行过 100 多例手术的助手的帮助下进行手术可能有助于减少并发症[30]。

正确的 DAA THA 教育带来了多重挑战。该方法以最小创伤外科为重点，同时受到行业和患者营销的影响[31]。2019 年，在施行 DAA 的 AAHKS 成员中，76% 的成员汇报市场份额增加，而 66% 的未施行 DAA 成员失去了市场份额[13]。这种对微创手术的强调导致了较小的切口，这可能不利于可视化和受训者教育。此外，技术上的变化，如"比基尼切口"[32]，虽然可能对患者更有吸引力，但可能会使外科新手更难学习基础知识。

受训学员教育的先决条件是指导外科医生能精通预防和管理可能出现的并发症。当 DAA 切口被延长时[33]，许多外科医生常常不知道如何去处理。一项研究报告说，在常规选择 DAA 的外科医生中，79.3% 遇到翻修手术时仍会选择后路[13]。虽然许多现在的规培老师已经掌握了 DAA THA 的主要技术，但他们可能仍处于翻修手术的学习阶段。对 DAA 入路再延长的有限经验对 DAA 的教育构成了障碍，因为如果外科医生没有信心能够解决并发症，他们可能不愿让学员亲自参与。

总之，掌握 DAA 技术只是成为精通教育者的第一步。那些对 DAA 技术的新手进行教育的外科医生必须掌握多种挑战，包括了解他们学徒的知识基础和技术技能，以及微创手术的固有挑战和确定他们能够处理并发症。

二、学员面临的挑战

在这一部分中，我们将从两个独特的不同角度来审视 DAA 教育面临的挑战。首先，我们将从尚未完成培训的住院医生或研究员的传统角度来探讨挑战。然后，我们将探讨执业外科医生如何从另一种手术入路过渡到 DAA 时必须面对的不同挑战。

1. 住院医生挑战

在培训中学习 DAA 的住院医生或研究员可以被视为一张白纸。他们并没有那种掌握了其他方法的执业外科医生对 DAA 的偏见。另外，他们也缺乏髋关节置换术的基础知识，缺乏基本的

手术技能。无论如何，住院医生和研究员在培训中会不断接触 DAA，这可能是由于 DAA 已经是社区医疗需求和就业选择培训的一部分[31, 34]。

对住院医生关于 DAA THA 的全过程培训需要从核心内容开始[29]。第一步是了解髋关节置换的理论或基础知识。现代数字时代已为学员提供了无数的教科书、网站和多媒体。第二步是获得手术技能，这些技术既往是在尸体实验中习得，而现代技术现在提供了手术模拟，以便在可控环境中进行专门的学习。事实上，手术模拟已被证明可以让学员通过后路放置髋臼杯[26]，也可以完成 DAA 的学习[25]。第三步是在手术室完成手术不仅是学员所期望的，而且在手术室也可以提供即时反馈。目前看来这种个人反馈已被证明比单独自学更有效[35]。此外，与那些只能参加单日教学课程的学员相比，住院医生受益于分布在长时间段内的多个短教学时间，这一学习特征在外科教育中被证明更有效[36]。

很少有数据专门研究学习了该方法的学员的并发症发生率是否会降低。然而，其他 THA 方法已经证实了学习曲线的存在[23]，以及初级外科医生学习过程的一般学习曲线[37]。随着当前这一代受训者的成熟，观察他们的早期并发症发生率与那些执业外科医生过渡到 DAA 的发生率是否不同是很有趣的，尽管可能很难确定具体归因于 DAA 的因素，还是过渡期间发生的问题。

DAA 的几个组成部分实际上可能有助于新手培训。首先，患者仰卧位，这可能会减轻学习者在认知空间定向上的负担。其次，仰卧位允许使用 DAA 外科医生选择使用的透视。在 DAA 中使用透视已被证明可以避免髋臼假体的位置不良情况[38]，并且透视可以为假体放置提供实时反馈而使受训者受益。

DAA THA 存在一些固有特点，可能会给学员带来挑战。首先，确定正确的肌肉间隙具有挑战性。其他用于全髋关节置换术的手术入路使用关键的肌肉附着物来确定正确的间隙，例如，在直接外侧入路中，股外侧肌和臀中肌的交界处，

或者在后路中，容易识别的臀大肌分离。然而，前路通常依靠钝性解剖来寻找外侧阔筋膜张肌和缝匠肌之间的间隙[39]，很容易无意中解剖过远的内侧，最终进入包含股动脉和神经的不适当且危险的间隙。强调与微创手术相关的小切口可能是另一个具有挑战性的因素，我们在表 7-1 中提供了确定正确间隙的安全检查表。其次，虽然透视引导可以提供即时反馈，但必须掌握正确的解读方法才能安全使用。如果不彻底了解骨盆透视的位置结果，透视图像可能会误导医生[40]。DAA THA 普遍选择仰卧体位，并且还可以选择手术床。一些外科医生使用标准手术床，而另一些则使用专门的骨科手术床，学员也必须学习使用这种专门的手术床。股骨显露和提拉在 DAA 中也可能是独一无二的挑战。后关节囊、联合肌腱和梨状肌的逐步显露是股骨显露的捷径[41]。股骨显露不足可能会导致假体穿出，这通常是由于股骨显露不足或患者体位因素所致，最常见的结果是后部或侧部假体穿出[41]。

当 DAA 培训者努力培养学员的手术直觉时，学员需要为独立实践做准备。这包括自我评估和解决所察觉到的不足之处。应该花时间学习如何为病例做准备，因为已经证明在全髋关节置换术之前使用模板可以提高组件大小的准确性，并帮助外科医生预测并发症[42]。此外，术前准备和适当的患者选择有助于避免过渡期的术中困难。在从事 DAA 手术的医生中，65% 的人认为复杂的解剖结构和 53% 的人认为体位习惯是放弃 DAA 而选择后路手术的原因[13]。

在为实践做准备时，学员应认识到，他们可能会在手术室扮演各种角色。他们不仅要学习自己作为外科医生在手术中的角色，还要学习扮演手术室里每个人的角色。这包括手术助手、手术技术人员、放射科技师和操作骨科手术床的巡回护士。在理想的情况下，外科医生教外科医生，放射技师教放射技师，以此类推。因此，对于学员来说，学习外科医生怎么完成其他团队成员的角色会帮助学员教他自己的新团队如何安全有效

表 7-1　确定直接前路全髋关节置换术正确间隔的列表

- 通过切口触摸髂前上棘。注意阔筋膜张肌（tensor fascia lata，TFL）的肌纤维方向，它起源于髂前上棘并向外侧延伸
- 髂胫束的筋膜会在阔筋膜张肌上方变厚，有几条穿孔动脉会进入筋膜的增厚部分。筋膜切口应在这些穿孔动脉前面进行
- 术者的手指应能滑过阔筋膜张肌的肌腹，并且手指近端和后侧的方向应该允许手指能在股骨颈上轻松地滑动
- 如果间隔中的内侧肌肉有白色条纹，则这是股直肌，用于验证外科医生是否已达到正确的间隔
- 旋外侧动脉和 2 个伴随静脉应在间隔的中点以从内侧到外侧的方向走行。如果看到超过 3 个血管结构，特别是如果它们沿头尾方向行进，外科医生应警惕它们可能位于直肌内侧并遇到股动脉及其分支

地执行这些角色。

2. 过渡做 DAA 外科医生面临的挑战

对学习曲线的担忧被认为是执业外科医生过渡到 DAA 的最大障碍之一[13]。尽管市场压力要求他们选择 DAA[31, 34]，但他们可能已经学会了另一种入路并完成得很好，并可能就因此没有机会继续进行正式培训 DAA。此外，如果没有明确的数据支持 DAA 优于其他方法，他们可能会觉得在他们的学习 DAA 过程中给患者带来的风险是不合理的。如前所述，报告的学习曲线可能在 10[19]~400 例[20]，具体取决于测量的结果，但最常引用的数字似乎是 50 例或 100 例[16-18]。

投入足够的时间来学习新技术对于执业外科医生来说可能是一个挑战，无论是在后勤上还是在经济上。接受培训时间通常意味着远离实践的时间。虽然外科医生可能会放弃一些个人收入来获得新的技能和筹码，但管理费用、员工工资和其他培训成本可能会带来挑战。虽然人们认为准备不足会导致不良结果，但尚未明确定义需要多少教育时间可以减轻早期并发症。Woolson 等报道了 5 名社区外科医生，他们唯一的培训是观

察外科医生操作，在开始 DAA 之前没有人参加过尸体实验。作者指出，他们的主要并发症发生率增加了 6 倍，手术时间和失血量增加了近 2 倍[21]。相比之下，其他多项研究表明，从事正规教育和尸体训练的外科医生在使用 DAA 的初始病例中并未出现并发症增加[22, 34, 43]。

DAA 的几个技术方面可能会给过渡 DAA 的外科医生带来独特的挑战。首先，DAA 采用仰卧位，而大多数方法是在侧卧位进行。这需要空间方向的认知转换。其次，外科医生必须学习不熟悉的解剖结构和新手术的步骤，以及新的器械和工作流程。许多 DAA 外科医生使用专为该方法设计的特定工具，例如，偏置扩髓手柄或专为微创手术设计的照明牵开器，这对于执业外科医生来说可能并不熟悉。最后，还为 DAA 提供了许多手术床，包括标准手术床、Hana 手术床（Mizuho OSI，Union City，CA）、Arch 手术床（Innovative Orthopedic Technologies LLC，Houston，TX）和 Medacta 手术床（Medacta International，Frauenfeld，Switzerland）。外科医生必须在这些手术床中选择一个最有利于他们的实践，并学会操作该手术床。因为在使用专门的手术床时，术中运动范围测试更具挑战性，因此许多外科医生开始限制他们的术中范围测试。这可能是一个需要克服的具有挑战性的心理障碍，需要准确使用模板和（或）术中透视测量来确保长度和偏移的恢复。术前模板被认为有利于术前评估假体的大小和识别潜在的困难[42]。许多通过其他途径掌握了全髋关节置换术的外科医生可能会减少对术前模板的依赖，转而支持基于髋关节稳定性的术中决策，因此必须调整他们的术前准备和工作流程。

3. 应对 DAA 教育面临的挑战

Dunning-Kruger 效应是一个认知偏倚术语，被描述为"你知道得越少，你就越不能意识到你知道的有多少，以及你的局限性有多有限"[44]。在他们最初的文章中，Dunning 和 Kruger 进一步认为，在特定领域产生能力的技能通常与评估该领域能力所需的技能是相同的[45]。这种现象可能

会困扰学员，无论他们是住院医生、研究员还是执业外科医生。这是一个例证，当受训者处于学习曲线的早期，缺乏外科医生的全面知识，通过刻意练习一项只占整个手术过程一小部分的特定任务，获得了信心的提升。然后，信心被人为地夸大，导致感知能力和目标能力之间的差异。这正是可能发生复杂情况的时期，学员可能只有在遇到失败时才会意识到这种差异。这一悖论凸显了自我反思与教育相结合的重要性。受训者必须努力找出自己的局限性，但也要认识到，在他们学习曲线的那个阶段，他们可能没有必要的能力来找出自己的弱点，并需要能供操作 DAA 的人员的反馈。

在由 3 名外科医生实施的 120 例 DAA 全髋关节置换术的病例系列中，Homma 及其同事提出了 4 种对策来限制缺乏经验的 DAA 外科医生的并发症[30]。第一，他们建立了明确的患者排除标准，特别是任何髋关节截骨术的病史，伴有 Crowe Ⅲ 型或 Ⅳ 型发育不良的畸形，继发于 Perthes 病的短颈，以及严重的髋关节屈曲挛缩。第二，作者主张使用标准的手术床，而不是专门的骨科手术床，因为他们担心专用手术床可能会出现并发症。第三，他们提倡使用无限制的透视检查。第四，也许也是最重要的，他们主张有一位经验丰富的手术助手，定义为执行过 100 次以上 DAA 病例的人。作者证明，满足上述条件之后，没有出现任何原因的术中并发症或再次手术。不幸的是，在这项研究中，他们没有详细说明 3 位外科医生的术前教育过程，这极大程度地限制了这些对策的解释和推广。

在可能是关于向 DAA 过渡的最有见地的出版物中，Pirruccio 及其同事详细介绍了资深作者，一位经验丰富的擅长后外侧入路髋关节外科医生所采用的算法[34]。在这篇文章中，作者概述了一种分阶段学习 DAA 的方法，该方法模仿了整个任务课程，同时例证了 Dunning-Kruger 效应的规避。他们的算法始于一段时间的自学，以学习 DAA 解剖学的基础知识和文献综述。资深作者随

后观察了一位经验丰富的 DAA 外科医生并进行了大量记录。最后阶段包括一个尸体课程，在该课程中，他首先协助并随后执行了一个具有个性化、即时反馈的病例。过渡到手术室时，资深作者执行的初始手术由房间内经验丰富的 DAA 外科医生监督。他们还让整个手术团队，包括医生助理、住院医生、研究员和外科技术人员参与术前准备和术后汇报以确定薄弱环节。最后，该研究强调了在 30 例病例后访问 DAA 导师进行额外培训。作者分析了他们的前 100 次 DAA 手术与资深作者的最后 100 次后路 THA 相比，发现手术时间增加了 7min，但 DAA 的住院时间明显缩短，这是可以理解的。失血量没有差异，最重要的是，手术并发症发生率没有差异。这项研究表明，虽然学习新技术可能需要大量投入，但专用

的算法方法可以让外科医生安全地过渡到 DAA 并减轻早期并发症。

小结

使用 DAA 的决定首先是个人决定。它不应该受到实践或行业营销的影响，而应该是因为外科医生认为它对患者护理有益。一旦决定学习 DAA，就必须将时间和资源投入到这种教育中。确定导师并建立关系至关重要。认为单一的观察或周末课程将提供足够的基础知识和程序技能以取得成功是不合理的。相反，学习是在持续的自我评估和纵向指导下进行的。总而言之，THA 是一项非常成功的操作，DAA 提供了许多益处来增加手术的成功，并且通过对教育的适当投入，它可以被安全地采用。

参考文献

[1] Barrett WP, Turner SE, Leopold JP. Prospective randomized study of direct anterior vs postero-lateral approach for total hip arthroplasty. J Arthroplast. 2013;28:1634-8.

[2] Cheng TE, Wallis JA, Taylor NF, Holden CT, Marks P, Smith CL, Armstrong MS, Singh PJ. A prospective randomized clinical trial in total hip arthroplasty-comparing early results between the direct anterior approach and the posterior approach. J Arthroplast. 2017;32:883-90.

[3] Miller LE, Kamath AF, Boettner F, Bhattacharyya SK. In-hospital outcomes with anterior versus posterior approaches in total hip arthroplasty: meta-analysis of randomized controlled trials. J Pain Res. 2018;11:1327-34.

[4] Mirza AJ, Lombardi AV Jr, Morris MJ, Berend KR. A mini-anterior approach to the hip for total joint replacement: optimising results: improving hip joint replacement outcomes. Bone Joint J. 2014;96-b:32-5.

[5] O'Brien RM. The technic for insertion of femoral head prosthesis by the straight anterior or Hueter approach. Clin Orthop. 1955;6:22-6.

[6] Rachbauer F, Kain MS, Leunig M. The history of the anterior approach to the hip. Orthop Clin North Am. 2009;40:311-20.

[7] Judet J, Judet R. The use of an artificial femoral head for arthroplasty of the hip joint. J Bone Joint Surg Br. 1950;32-b:166-73.

[8] Light TR, Keggi KJ. Anterior approach to hip arthroplasty. Clin Orthop Relat Res. 1980;152:255-60.

[9] Berger RA. Total hip arthroplasty using the minimally invasive two-incision approach. Clin Orthop Relat Res. 2003;417:232-41.

[10] Matta JM, Shahrdar C, Ferguson T. Single-incision anterior approach for total hip arthroplasty on an orthopaedic table. Clin Orthop Relat Res. 2005;441:115-24.

[11] Siguier T, Siguier M, Brumpt B. Mini-incision anterior approach does not increase dislocation rate: a study of 1037 total hip replacements. Clin Orthop Relat Res. 2004;426:164-73.

[12] Abdel MP, Berry DJ. Current practice trends in primary hip and knee arthroplasties among members of the American Association of Hip and Knee Surgeons: a long-term update. J Arthroplast. 2019;34:S24-s7.

[13] Patel NN, Shah JA, Erens GA. Current trends in clinical practice for the direct anterior approach total hip arthroplasty. J Arthroplast. 2019;34:1987-93.e3.

[14] Gladwell M. Outliers: the story of success. New York: Back Bay Books; 2011.

[15] Barnett SL, Peters DJ, Hamilton WG, Ziran NM, Gorab RS, Matta JM. Is the anterior approach safe? Early complication rate associated with 5090 consecutive primary Total hip arthroplasty procedures performed using the anterior approach. J Arthroplast. 2016;31:2291-4.

[16] de Steiger RN, Lorimer M, Solomon M. What is the learning curve for the anterior approach for total hip arthroplasty? Clin Orthop Relat Res. 2015;473:3860-6.

[17] Hartford JM, Bellino MJ. The learning curve for the

direct anterior approach for total hip arthroplasty: a single surgeon's first 500 cases. Hip Int. 2017;27:483-8.

[18] Kong X, Grau L, Ong A, Yang C, Chai W. Adopting the direct anterior approach: experience and learning curve in a Chinese patient population. J Orthop Surg Res. 2019;14:218.

[19] den Hartog YM, Mathijssen NM, Vehmeijer SB. The less invasive anterior approach for total hip arthroplasty: a comparison to other approaches and an evaluation of the learning curve - a systematic review. Hip Int. 2016;26:105-20.

[20] Stone AH, Sibia US, Atkinson R, Turner TR, King PJ. Evaluation of the learning curve when transitioning from posterolateral to direct anterior hip arthroplasty: a consecutive series of 1000 cases. J Arthroplast. 2018;33:2530-4.

[21] Woolson ST, Pouliot MA, Huddleston JI. Primary total hip arthroplasty using an anterior approach and a fracture table: short-term results from a community hospital. J Arthroplast. 2009;24:999-1005.

[22] Spaans AJ, van den Hout JA, Bolder SB. High complication rate in the early experience of minimally invasive total hip arthroplasty by the direct anterior approach. Acta Orthop. 2012;83:342-6.

[23] Salai M, Mintz Y, Giveon U, Chechik A, Horoszowski H. The "learning curve" of total hip arthroplasty. Arch Orthop Trauma Surg. 1997;116:420-2.

[24] Cameron JL. William Stewart Halsted. Our surgical heritage. Ann Surg. 1997;225:445-58.

[25] Logishetty K, Rudran B, Cobb JP. Virtual reality training improves trainee performance in total hip arthroplasty: a randomized controlled trial. Bone Joint J. 2019;101-b:1585-92.

[26] Logishetty K, Western L, Morgan R, Iranpour F, Cobb JP, Auvinet E. Can an augmented reality headset improve accuracy of acetabular cup orientation in simulated THA? A randomized trial. Clin Orthop Relat Res. 2019;477:1190-9.

[27] Goldberg H, Hanlon C. When I say... the knowledge paradox: the more I know, the less I can clearly explain. Med Educ. 2019;53:13-4.

[28] Burson KA, Larrick RP, Klayman J. Skilled or unskilled, but still unaware of it: how perceptions of difficulty drive miscalibration in relative comparisons. J Pers Soc Psychol. 2006;90:60-77.

[29] Dolmans DH, Wolfhagen IH, Van Merrienboer JJ. Twelve tips for implementing whole-task curricula: how to make it work. Med Teach. 2013;35:801-5.

[30] Homma Y, Baba T, Kobayashi H, Desroches A, Ozaki Y, Ochi H, Matsumoto M, Yuasa T, Kaneko K. Safety in early experience with a direct anterior approach using fluoroscopic guidance with manual leg control for primary total hip arthroplasty: a consecutive one hundred and twenty case series. Int Orthop. 2016;40:2487-94.

[31] Churchill L, Pollock M, Lebedeva Y, Pasic N, Bryant D, Howard J, Lanting B, Laliberte Rudman D. Optimizing outpatient total hip arthroplasty: perspectives of key stakeholders. Can J Surg. 2018;61:370-6.

[32] Leunig M, Faas M, von Knoch F, Naal FD. Skin crease 'bikini' incision for anterior approach total hip arthroplasty: surgical technique and preliminary results. Clin Orthop Relat Res. 2013;471:2245-52.

[33] Ghijselings SGM, Driesen R, Simon JP, Corten K. Distal extension of the anterior approach to the hip using the femoral Interbundle technique: surgical technique and case series. J Arthroplast. 2017;32:2186-90.

[34] Pirruccio K, Evangelista PJ, Haw J, Goldberg T, Sheth NP. Safely implementing the direct anterior total hip arthroplasty: a methodological approach to minimizing the learning curve. J Am Acad Orthop Surg. 2020;28(22):930-6.

[35] Vogel D, Harendza S. Basic practical skills teaching and learning in undergraduate medical education - a review on methodological evidence. GMS J Med Educ. 2016;33:Doc64.

[36] Moulton CA, Dubrowski A, Macrae H, Graham B, Grober E, Reznick R. Teaching surgical skills: what kind of practice makes perfect?: a randomized, controlled trial. Ann Surg. 2006;244:400-9.

[37] Unwin AJ, Thomas M. Dislocation after hemiarthroplasty of the hip: a comparison of the dislocation rate after posterior and lateral approaches to the hip. Ann R Coll Surg Engl. 1994;76:327-9.

[38] Hamilton WG, Parks NL, Huynh C. Comparison of cup alignment, jump distance, and complications in consecutive series of anterior approach and posterior approach total hip arthroplasty. J Arthroplast. 2015;30:1959-62.

[39] Cadossi M, Sambri A, Tedesco G, Mazzotti A, Terrando S, Faldini C. Anterior approach in total hip replacement. Orthopedics. 2017;40:e553-e6.

[40] James CR, Peterson BE, Crim JR, Cook JL, Crist BD. The use of fluoroscopy during direct anterior hip arthroplasty: powerful or misleading? J Arthroplast. 2018;33:1775-9.

[41] Gonzales FB, Ongwijitwat S, Hamilton WG. In: Cashman J, Goyal N, editors. The hip: preservation, replacement, and revision. Brooklandville: Data Trace Publishing Company; 2015. pp 61:1-19.

[42] Della Valle AG, Padgett DE, Salvati EA. Preoperative planning for primary total hip arthroplasty. J Am Acad Orthop Surg. 2005;13:455-62.

[43] Free MD, Owen DH, Agius PA, Pascoe EM, Harvie P. Direct anterior approach Total hip arthroplasty: an adjunct to an enhanced recovery pathway: outcomes and learning curve effects in surgeons transitioning from other surgical approaches. J Arthroplast. 2018;33:3490-5.

[44] Pafitanis G, Nikkhah D, Myers S. The Dunning-Kruger effect: revisiting "the valley of despair" in the evolution of competency and proficiency in reconstructive microsurgery. J Plast Reconstr Aesthet Surg. 2020;73:783-808.

[45] Kruger J, Dunning D. Unskilled and unaware of it: how difficulties in recognizing one's own incompetence lead to inflated self-assessments. J Pers Soc Psychol. 1999;77:1121-34.

第8章 作者偏爱DAA标准切口的原因和DAA显露关键

Why I Favor a Standard Incision and Keys to Exposure for the Anterior Approach

Robert P. Runner　Steven L. Barnett　著

朱　晨　张贤祚　张思明　译

自从 Charles Hueter 首次提出这一入路以来[1]，随着近年来 DAA 在全髋关节置换术的复苏，其在许多髋关节病变的治疗中逐渐流行起来[2]。它具有仰卧位的优点，可以在腰麻或硬膜下麻醉下完成，是一种真正的神经间隙入路。这一进展可能是多方面的，包括改善的早期结果[3-6]，减少的疼痛和住院时间，以及相对容易的术中透视[7]。最近对前路和后路的回顾显示，尽管一种入路与另一种入路相比没有明显的优势，但其住院时间和脱位率都有所改善[5, 8]。多项结论建议根据外科医生的经验、患者的因素和患者的解剖/畸形来选择入路[3, 4, 7, 8]。

在选择前路时，有两种常见的皮肤切口：标准（垂直，近端至远端）和比基尼（近端/外侧，远端/内侧斜面）切口。本章将重点介绍标准入路的好处。

一、近端和远端延长

标准切口的主要好处之一是能够延长切口。这种延长可能需要在术中按照标准操作进行以解决手术复杂性（术中股骨骨折、股骨显露困难、髋臼植骨或放置垫块等）或在翻修过程中（髋臼重建、股骨和髋臼骨折的钢板和垫块置入，股骨延长截骨术等）我们继续为大多数患者使用标准切口，并强烈推荐给刚开始使用前路手术的外科医生。

在延长前路切口时，有几篇文章描述了一种在不危及股四头肌神经供应的情况下进入股骨的安全技术[9]。切口远端延长一般向下向后，逐步变为后路。深层解剖将分离髂胫束，以允许进入股外侧肌的后缘，维持其从股神经分支向前的神经支配[9]。在对 20 具髋关节的尸体研究中，发现两条可区分的神经血管束供应股外侧肌。第一束平均距髂前上棘 12.3cm，距臀小肌止点 3.2cm，距小转子 1.6cm[10]。两束的平均距离为 3.3cm（1.8～6.1cm）[10]。如果术中发生股骨近端骨折或用于假体周围骨折的股骨翻修[12]，这些延长可以显露远端股骨干骺端以放置钢丝或电缆[11]。有关前路延长的更多详细信息，请参阅翻修手术部分的内容。

二、软组织管理

髋关节置换术后的一个问题是表面伤口裂开/感染，而前路也不能幸免于这些并发症。一项对 651 例 DAA 髋关节进行的早期回顾性病例对照研究发现，11.5% 的髋关节存在需要干预的伤口并发症，1.9% 的髋关节需要再次手术[13]。肥胖和糖尿病与 DAA 患者的这些并发症显著相关，BMI 的 "最佳" 界值约为 28kg/m²[13]。比较 DAA 和微创前外侧入路，结果相似，DAA 后创面愈合并发症的发生率较高，分别为 8% 和 4%（$P=0.036$）[14]。一项比较 DAA 和微创后路手术的回顾性研究甚至发现微创后路手术组有更多的伤口并发症[15]。然而，同一组对前路人工全髋关节置换术和微创后路人工全髋关节置换术的前瞻性随机研究发现，在早期功能恢复方面只有微小的差异倾向于选择 DAA，而两者并发症方面没有差异[16]。

早期的研究发现，无论采用何种入路，肥胖是所有接受全髋关节置换术的患者并发症的独立危险因素。2016 年对 1621 例 DAA 患者的回顾性研究表明，肥胖（体重指数 > 35kg/m²）与较高的深度感染率（2.5% vs. 0.35%，$P=0.0044$）、全因再手术率（3.43% vs. 0.92%，$P=0.008$）和所有在研并发症率（4.41% vs. 1.27%，$P=0.0040$，相对危险度 3.50）相关[17]。对前路的批评之一是，与大腿外侧 / 后侧相比，大腿近侧 / 前侧上方的皮肤和皮下组织的质量不同，这在肥胖患者中可能会加剧。肥胖患者的免疫功能障碍和营养不良，加上皮肤切口处靠近腹股沟、生殖器和腹股沟，可能会使接受 DAA 全髋关节置换术的患者面临风险[17]。

这种软组织和退缩的差异可能会导致伤口并发症问题。对肥胖（BMI > 35kg/m²）和非肥胖患者（BMI < 35kg/m²）通过前路或后路进行全髋关节置换术的大型回顾性研究发现，两种入路之间的深层感染率没有统计学差异；然而，在所有 BMI 中，接受前路的患者浅表伤口并发症的发生率较高[18]。一个小样本的研究没有发现导致不同入路再次手术的伤口并发症的差异，然而，它可能没有足够的能力来检测这种差异[19]。

2017 年对 18 例髋关节尸体的研究显示，标准切口组与比基尼切口组的阔筋膜张肌和股外侧皮神经的肌肉损伤程度相似[20]。

为了减少伤口并发症，人们研究了其他方法，如比基尼斜 / 水平切口。2019 年按照 3 ∶ 1 匹配的标准切口和比基尼 DAA 患者进行的病例对照回顾研究发现，比基尼切开患者的伤口延迟愈合率较低，分别为 2.3% 和 6.1%（$P=0.087$）[21]。BMI > 30kg/m² 的肥胖患者的亚组分析显示，伤口并发症的发生率显著低于对照组，分别为 0% 和 16.6%（$P<0.05$）[21]。此外，患者瘢痕评估量表和温哥华瘢痕评估量表在 6 个月时的手术美容评分没有差异[21]。

我们认为，标准的垂直和水平 / 斜向比基尼皮肤切口均适用于 DAA THA，而比基尼切口可降低伤口延迟愈合率，特别是在肥胖患者。然而，我们建议首先通过掌握标准切口 DAA，因为它可以在常规使用比基尼切口之前扩展以解决可能的并发症。

三、骨科手术床

对于 DAA THA 来说，使用特殊手术床作为手术附件并不是必需的，但可以有所帮助。自从 Matta 医生最初描述了他的一系列病例后[22]，许多外科医生在实施 DAA 全髋关节置换术时都采用了骨科手术床。虽然本书将在其他地方更详细地描述该床的使用，但我们提供了一些建议，以帮助确保后续的成功。

当患者躺在手术床上时，确保骨盆在覆盖前处于水平位置，因为臀部软组织可能会使骨盆相对于手术床旋转，从而导致成像错误。如果您使用手术床的延长部分来放置自动牵引器，请确保它们没有床单 / 毯子或其他会阻碍牵引器臂和柱子连接的障碍物。确保你有适当的填充和保护会阴软组织，以避免损害[23, 24]。轻微的 Trendelenburg 定位可以帮助减少会阴压力，并有助于适当的骨盆定位，以匹配术前站立位片并利于置入臼杯[24]。

四、铺巾

如前所述，肥胖是 DAA THA 术后伤口并发症的独立危险因素。当患者腹部组织冗余时，临床上的第一步是检查患者仰卧位，以确定在手术过程中腹部冗余组织足够活动，可以离开切口处，并确保腹股沟折痕没有应该在手术前进行治疗的真菌感染。患者放在手术床上后，可以将腹部冗余向上缩回，并用丝带或其他软组织覆盖在对侧肩至侧腹上。腹部皮肤过度牵引可能导致皮肤浅表撕裂。

在无菌悬垂过程中注意解剖标志和拟切口位置。无菌手术区的必要标志，包括髂前上棘（anterior superior iliac spine，ASIS）、髂峰、大转子和大腿近端。将这四个标志保留在可触及的状态允许适当的切口定位，以及根据需要向近端或远端扩展切口（图 8-1）。无菌手术区域的内侧边缘应刚好位于髂前上棘的内侧。将手术范围扩大到更内侧会增加某些患者腹股沟污染的风险。

我们在覆盖手术区域之前使用第二次酒精皮肤消毒，在手术切口上方使用富含碘的粘贴式隔离膜作为最后的预防措施。使用"淋浴帘"类型的隔离膜也可以用于股骨颈骨折的类似 ORIF 技术。尽管这会根据外科医生的喜好而有所不同，但目前还没有明显的更好的覆盖技术。

五、站立位置

外科医生和第一助手都将自己定位在患者的手术侧。我们使用连接到桌子另一侧的自动牵引器，尽管也可以让第二助手完成这一步（图 8-2）。在手术过程中，第一助手朝向头部（高）还是朝向脚（低）是个人偏好。尽量将护士操作台放在手术床的对侧，以便外科医生和技术人员在递给器械时面对面，从而最大限度地减少污染的可能性。

透视成像可以放置在桌子的任一侧，通常位于护士操作台和器械台的对面。如果从手术床的另一侧引入 C 臂，则有助于透视辅助髋臼扩髓和假体放置。

六、浅层解剖

在前路的整个发展过程中，已经描述了许多切口[1]。尽管手术切口的长度、距离 ASIS 的距离和倾斜度各不相同，但这种切口的垂直性质使其被归类为"标准"入路。

ASIS 是软组织剥离过程中的关键标志，在整个浅层和深层解剖中的定位是为了防止误入到错误的肌间隙及股骨神经血管束。该切口开始于 ASIS 远端和外侧 1～2 指宽的位置。努力防止切口与腹股沟褶皱成直角交叉。在极少数

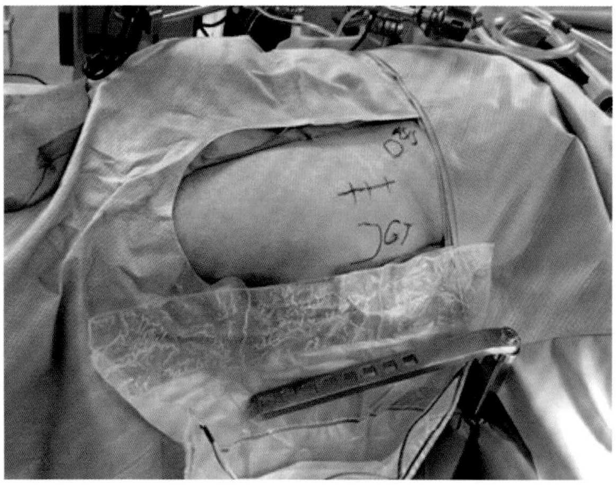

▲ 图 8-1 左髋部覆盖显示髂前上棘、切口、大转子和股骨提升杆的位置

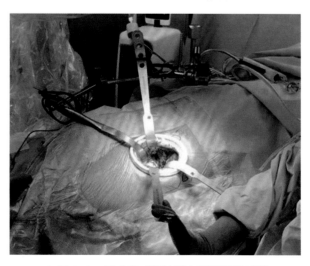

▲ 图 8-2 手术床对侧放置自锁牵开机械臂

情况下，由于体质而需要近端延伸，切口沿折痕向后弯曲。切口长约 10cm，朝向股骨外上髁方向。这应该与起始于 ASIS 后外侧深处的阔筋膜张肌的肌纤维一致。一般来说，皮肤切开越靠外侧，股外侧皮神经（lateral femoral cutaneous nerve，LFCN）分支受到刺激和神经麻痹的风险就越低。

在一项比较前路与后路 THA 早期结果的前瞻性随机临床试验中，在前路的第 12 周时，LFCN 失用的发生率为 83%，而后路组没有该神经失用[4]。在对 LFCN 失用症的长期影响的另一项评价中，1871 例 DAA THA 患者发现最常见的症状是 37% 的患者出现"麻木"，而只有 11% 的患者在术后 6～8 年出现其他某种症状[25]。在那项针对 DAA 患者的大型研究中，神经性症状随着时间的推移而持续改善，并且与髋关节功能结果评分无关[25]，这证实了之前具有类似发现的研究[26, 27]。

全厚皮瓣深至皮下脂肪层，放置有弹性的周围软组织保护器，显露阔筋膜张肌上的筋膜（图8-3）。闭合时，用可吸收缝线将皮下组织固定在下面的筋膜上，防止术后血肿形成。

七、深层解剖

一旦阔筋膜张肌上的筋膜显露开，用锋利的剥离刀片在 ASIS 的外侧做一个筋膜切口，延伸到皮肤切口的远端并保持平行。保持位于髂前上棘外侧可以避免显露股直肌内侧的股神经和动脉。这些结构不应在初次 DAA 中遇到。

Allis 夹放置在筋膜内侧缘，用手指向外钝性剥离阔筋膜张肌，显露股直肌外侧的肌间间隙。利用开放的切口就可以显露这一间隙。

利用手指即可探及股骨颈近端阔筋膜张肌处间隙。然后，将眼镜蛇拉钩或弯曲的 Hohmann 拉钩放置在阔筋膜张肌和臀小肌的间隙。努力使该拉钩立即保持在关节外，以避免损坏周缘肌肉纤维。然后将剩余的后侧筋膜在股直肌外侧分开，以显露旋股血管。

八、旋股外侧动脉

在股直肌和阔筋膜张肌之间的肌肉间隙使用 Weitlaner 自动拉钩或两个 Hibbs 拉钩来显露旋股外侧动脉的升支。这些血管位于切口处的中下 1/3 处，自近外侧走行至远内侧[29]（图 8-4）。如果不能立即看到，它们可以在切口的更远端被发现，并且极少会不存在。更重要的是，不要将任何横行的阔筋膜张肌穿支动脉与从股深动脉分出的旋股外侧动脉升支混淆[28]。

等血管显露出来，使用 DeBakey 钳进行电凝。其他选择包括使用丝线结扎及双极电灼法。在这一步骤中，要注意确保横断血管末端的凝结，以防止以后更难控制的出血。

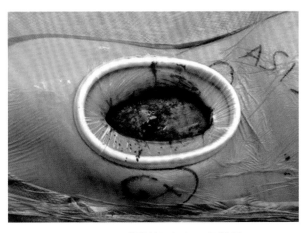

▲ 图 8-3　弹性软组织切口保护器

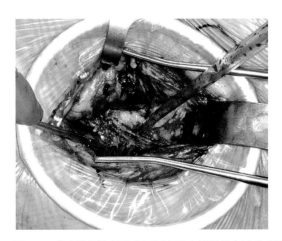

▲ 图 8-4　旋股外侧血管从外下侧向近内侧延伸穿过手术野

九、前关节囊显露

Cobb 剥离器用于从远端到近端剥离股直肌和髂肌下自关节囊下缘至髋臼前外侧缘范围[30]。髂肌有一些纤维起源于髂前下棘（anterior inferior iliac spine，AIIS）的下缘，与髋关节前内侧关节囊相连，并止于小转子的远端[30]。股直肌的反折头将覆盖在前关节囊前方，走行偏上偏外。第二个 Cobra 拉钩被放置在股骨颈下方，然后再用 Hohmann 拉钩放置在髋臼前外侧缘上，恰好在反股直肌反折头附着点的内侧。重要的是将该拉钩垂直于腹股沟折痕朝向对侧肩关节，以防止在股神经穿过骨盆边缘时将其置于股神经附近的下内侧。可以松解股直肌反折头以利于显露，但通常不是必要的。同样重要的是要确保前方拉钩深入到所有的股直肌纤维。该拉钩如果放置在肌肉内部或者股直肌内侧的话可导致股神经撞击骨盆，引起术后瘫痪（图 8-5）。

DAA 术后股神经损伤症状是一种罕见的（0.1%～2.4%）但严重的并发症[31, 32]。在一个包括 1756 名患者的大型队列研究中，DAA THA 后股神经病变的发生率为 0.34%，所有患者术后 6 周至 1 年运动功能均恢复[33]。先前的解剖学研究表明，随着拉钩沿前壁向下 / 向远的进展，到股神经血管束的距离减少[34]，并建议在 12 点位置放置以避免损伤[35]。一项日本尸体研究明确指出，在 DAA 全髋关节置换术中，仰卧位的股神经相对于髋臼边缘的位置接近[36]。他们发现，在从髂前上棘绘制的线段的 0°～150° 的各个点上，股神经与髋臼缘之间的距离为 16.6～33.2mm，其中在 90° 的内侧点上距离最近（16.6mm）[36]。此外，股动脉就在附近，也会有损伤和血栓的风险[37]。

十、关节囊处理

髋关节前关节囊的显露现已完成。在阔筋膜张肌比较发达的患者中，可以放置 Hibbs 或 Hohmann 拉钩，以向外牵开阔筋膜张肌，便于进一步显露。可倒 T 形切开关节囊。从髋臼前缘远端至转子间线做纵向切开，然后以"T"形的方式延长内外侧，内侧和外侧都试图保留尽可能多的关节囊长度，以便后面闭合。然后将股骨颈上、下拉钩重新放置，为股骨颈截骨做准备（图 8-6）。在股骨头摘除后，还可以沿着髋臼上缘进行额外的囊状切开，以帮助显露。放置在关节囊下缘的标记缝线可用于髋臼准备期间的牵开关节

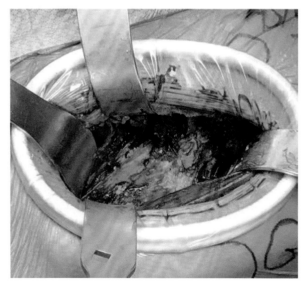

▲ 图 8-5　用 Hohmann 拉钩深入到股直肌的反折头部，放在前外侧髋臼缘上，以显露左髋关节前关节囊

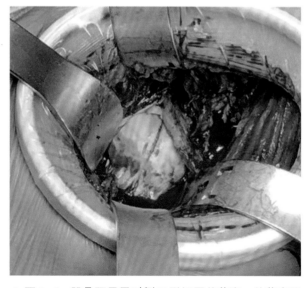

▲ 图 8-6　股骨颈显露时倒 T 形切开关节囊，关节内颈上下放置拉钩

囊及手术结束时的重新拉近。

已经介绍过了关节囊切除术和关节囊切开术。一项评估关节囊切除术和关节囊切开术之间差异的随机对照双盲试验正在进行中[38]，以评估两项技术之间的真正差异。2位作者都认可，关节囊的本体感觉纤维可能有助于改善结果，并且保留的关节囊可以帮助软组织在手术中牵开，以在脱位/复位期间保护股直肌纤维，并帮助判断下肢长度和偏心距的恢复。

十一、股骨颈截骨术

行股骨颈截骨，下肢外旋20°，牵引状态下使股骨头部分半脱位。截骨线定位于股骨颈向大转子过渡的马鞍部。目前的做法是确定转子的肩部或鞍部，并从该点向下约45°进行截骨术。与后路不同，小转子不易显露，因此不能作为常规手术的标志物。截骨时，注意完全锯断内侧股骨距区域，以防止小转子周围的不慎骨折。在AP平面上应该选择垂直于股骨颈的角度，否则，后续的股骨侧可能会在扩髓时出现问题。进一步的牵引手术侧小腿，进一步在截骨部位创造更多间隙，从而允许将取头器从颈部向上插入股骨头并取出（图8-7）。在使用取头器钻上的T形手柄取出股骨头时，要注意不要损伤阔筋膜张肌纤维。外科医生倾向于原位切开，而不是脱位然后截骨，尽管这两种技术都是可以接受的。如果标志性的显露有困难，可以在截骨之前透视。此外，如果需要，可以先环形截取骨块以帮助提取头部。

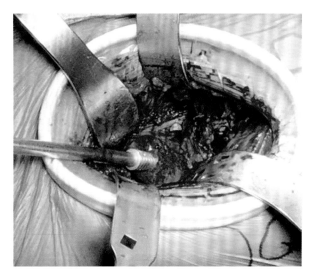

▲ 图 8-7　使用取头器从股骨颈截面插入股骨头并取出

现行做法的核心要点

• 开始操作时，使用标准切口并了解如何在术中并发症的情况下根据需要进行延长切口。

• 作为初始病例较易显露的患者包括：髋外翻、女性、肌肉不强壮、无血管问题、常规骨关节炎。

• 依次进行显露，确定视野清晰之后再行下步治疗。

• 某些患者需要股骨侧松解，只有在需要时才行松解。

• 出血的来源通常是旋股外侧血管、闭孔血管和后关节囊。

• 在显露前方及后伸髋关节时注意仔细辨认股神经。

• 下肢过度牵引时注意腓骨侧。

参考文献

[1] Rachbauer F, Kain MS, Leunig M. The history of the anterior approach to the hip. Orthop Clin North Am. 2009;40(3): 311-20.

[2] Light TR, Keggi KJ. Anterior approach to hip arthroplasty. Clin Orthop Relat Res. 1980;152:255-60.

[3] Miller LE, Gondusky JS, Bhattacharyya S, Kamath AF, Boettner F, Wright J. Does surgical approach affect outcomes in total hip arthroplasty through 90 days of follow-up?

A systematic review with meta-analysis. J Arthroplast. 2018;33(4):1296-302.

[4] Cheng TE, Wallis JA, Taylor NF, Holden CT, Marks P, Smith CL, et al. A prospective randomized clinical trial in total hip arthroplasty-comparing early results between the direct anterior approach and the posterior approach. J Arthroplast. 2017;32(3):883-90.

[5] Barrett WP, Turner SE, Leopold JP. Prospective randomized

study of direct anterior vs. postero-lateral approach for total hip arthroplasty. J Arthroplast. 2013;28(9):1634-8.

[6] Hozack WJ, Heller S. Direct anterior hip exposure for total hip arthroplasty. JBJS Essent Surg Tech. 2015;5(4):e22.

[7] Kyriakopoulos G, Poultsides L, Christofilopoulos P. Total hip arthroplasty through an anterior approach: the pros and cons. EFORT Open Rev. 2018;3(11):574-83.

[8] Higgins BT, Barlow DR, Heagerty NE, Lin TJ. Anterior vs. posterior approach for total hip arthroplasty, a systematic review and meta-analysis. J Arthroplast. 2015;30(3):419-34.

[9] Nogler MM, Thaler MR. The direct anterior approach for hip revision: accessing the entire femoral diaphysis without endangering the nerve supply. J Arthroplast. 2017;32(2):510-4.

[10] Ghijselings SG, Driesen R, Simon JP, Corten K. Distal extension of the direct anterior approach to the hip: a cadaveric feasibility study. J Arthroplast. 2017;32(1):300-3.

[11] Ghijselings SGM, Driesen R, Simon JP, Corten K. Distal extension of the anterior approach to the hip using the femoral Interbundle technique: surgical technique and case series. J Arthroplast. 2017;32(7):2186-90.

[12] Thaler M, Dammerer D, Krismer M, Ban M, Lechner R, Nogler M. Extension of the direct anterior approach for the treatment of Periprosthetic femoral fractures. J Arthroplast. 2019;34(10):2449-53.

[13] Jahng KH, Bas MA, Rodriguez JA, Cooper HJ. Risk factors for wound complications after direct anterior approach hip arthroplasty. J Arthroplast. 2016;31(11):2583-7.

[14] Herndon CL, Drummond N, Sarpong NO, Cooper HJ, Shah RP, Geller JA. Direct anterior versus mini-anterolateral approach for primary total hip arthroplasty: early postoperative outcomes and complications. Arthroplast Today. 2020;6(2):257-61.

[15] Poehling-Monaghan KL, Kamath AF, Taunton MJ, Pagnano MW. Direct anterior versus miniposterior THA with the same advanced perioperative protocols: surprising early clinical results. Clin Orthop Relat Res. 2015;473(2):623-31.

[16] Taunton MJ, Trousdale RT, Sierra RJ, Kaufman K, Pagnano MW. John Charnley award: randomized clinical trial of direct anterior and Miniposterior approach THA: which provides better functional recovery? Clin Orthop Relat Res. 2018;476(2):216-29.

[17] Purcell RL, Parks NL, Gargiulo JM, Hamilton WG. Severely obese patients have a higher risk of infection after direct anterior approach total hip arthroplasty. J Arthroplast. 2016;31(9 Suppl):162-5.

[18] Purcell RL, Parks NL, Cody JP, Hamilton WG. Comparison of wound complications and deep infections with direct anterior and posterior approaches in obese hip arthroplasty patients. J Arthroplast. 2018;33(1):220-3.

[19] Tissot C, Vautrin M, Luyet A, Borens O. Are there more wound complications or infections with direct anterior approach total hip arthroplasty? Hip Int. 2018;28(6):591-8.

[20] Lanting BA, Hartley KC, Raffoul AJ, Burkhart TA, Sommerville L, Martin GR, et al. Bikini versus traditional incision direct anterior approach: is there any difference in soft tissue damage? Hip Int. 2017;27(4):397-400.

[21] Manrique J, Paskey T, Tarabichi M, Restrepo C, Foltz C, Hozack WJ. Total hip arthroplasty through the direct anterior approach using a bikini incision can be safely performed in obese patients. J Arthroplast. 2019;34(8):1723-30.

[22] Matta JM, Shahrdar C, Ferguson T. Single-incision anterior approach for total hip arthroplasty on an orthopaedic table. Clin Orthop Relat Res. 2005;441:115-24.

[23] Flierl MA, Stahel PF, Hak DJ, Morgan SJ, Smith WR. Traction table-related complications in orthopaedic surgery. J Am Acad Orthop Surg. 2010;18(11):668-75.

[24] Lall AC, Saadat AA, Battaglia MR, Maldonado DR, Perets I, Domb BG. Perineal pressure during hip arthroscopy is reduced by use of Trendelenburg: a prospective study with randomized order of positioning. Clin Orthop Relat Res. 2019;477(8):1851-7.

[25] Patton RS, Runner RP, Lyons RJ, Bradbury TL. Clinical outcomes of patients with lateral femoral cutaneous nerve injury after direct anterior total hip arthroplasty. J Arthroplast. 2018;33(9):2919-26 e1.

[26] Goulding K, Beaule PE, Kim PR, Fazekas A. Incidence of lateral femoral cutaneous nerve neuropraxia after anterior approach hip arthroplasty. Clin Orthop Relat Res. 2010;468(9):2397-404.

[27] Bhargava T, Goytia RN, Jones LC, Hungerford MW. Lateral femoral cutaneous nerve impairment after direct anterior approach for total hip arthroplasty. Orthopedics. 2010;33(7):472.

[28] Zlotorowicz M, Czubak-Wrzosek M, Wrzosek P, Czubak J. The origin of the medial femoral circumflex artery, lateral femoral circumflex artery and obturator artery. Surg Radiol Anat. 2018;40(5):515-20.

[29] Lakhiani C, Lee MR, Saint-Cyr M. Vascular anatomy of the anterolateral thigh flap: a systematic review. Plast Reconstr Surg. 2012;130(6):1254-68.

[30] Ward WT, Fleisch ID, Ganz R. Anatomy of the iliocapsularis muscle. Relevance to surgery of the hip. Clin Orthop Relat Res. 2000;374:278-85.

[31] Fox AJ, Bedi A, Wanivenhaus@ F, Sculco TP, Fox JS. Femoral neuropathy following total hip arthroplasty: review and management guidelines. Acta Orthop Belg. 2012;78(2):145-51.

[32] Farrell CM, Springer BD, Haidukewych GJ, Morrey BF. Motor nerve palsy following primary total hip arthroplasty. J Bone Joint Surg Am. 2005;87(12):2619-25.

[33] Patton RS, Runner RP, Lazarus D, Bradbury TL. Femoral neuropathy following direct anterior total hip arthroplasty: an anatomic review and case series(dagger). J Surg Case Rep. 2018;2018(9):rjy171.

[34] Shubert D, Madoff S, Milillo R, Nandi S. Neurovascular structure proximity to acetabular retractors in total hip arthroplasty. J Arthroplast. 2015;30(1):145-8.

[35] Sullivan CW, Banerjee S, Desai K, Smith M, Roberts JT.

Safe zones for anterior acetabular retractor placement in direct anterior total hip arthroplasty: a cadaveric study. J Am Acad Orthop Surg. 2019;27(21):e969-e76.

[36] Yoshino K, Nakamura J, Hagiwara S, Suzuki T, Kawasaki Y, Ohtori S. Anatomical implications regarding femoral nerve palsy during a direct anterior approach to total hip arthroplasty: a cadaveric study. J Bone Joint Surg Am. 2020;102(2):137-42.

[37] Mortazavi SMJ, Kazemi M, Noaparast M. Femoral artery intimal injury following total hip arthroplasty through the direct anterior approach: a rare but potential complication. Arthroplast Today. 2019;5(3):288-91.

[38] Ometti M, Brambilla L, Gatti R, Tettamanti A, La Cava T, Pironti P, et al. Capsulectomy vs capsulotomy in total hip arthroplasty. Clinical outcomes and proprioception evaluation: study protocol for a randomized, controlled, double blinded trial. J Orthop. 2019;16(6):526-33.

第9章 髋关节前路"比基尼"切口

Anterior Approach to the Hip Through the Oblique "Bikini" Incision

Brandon H. Naylor　Jeremy Statton　Charles A. De Cook　著

朱　晨　马锐祥　刘　泉　译

全髋关节置换术（total hip arthroplasty, THA）已经快速成为最成功的骨科手术之一，被许多外科医生认为是21世纪最成功的手术[1]。目前已经出现了多种促进该术式发展的手术技术，包括Hunter在1881年最先提出的前路THA（anterior total hip arthroplasty，ATHA），其作为一种在肌肉和神经间隙内的微创手术方式得到了广泛推广[2]。多篇报道称前路THA与传统手术相比，展现出了它自身的一系列优势包括脱位风险低，患者满意度高及功能恢复快等。也因此前路THA在骨科学术界又掀起了一次浪潮[3-6]。正如前文所说的那样，目前有多种促进手术发展的方式，绝大部分都是依靠于术者的个人偏好或者手术床、植入物、手术器械的选择，以及透视技术的使用。不过也有学者提出与其他手术方式相比，前路THA更容易引发伤口相关的一系列并发症，尤其是对于肥胖或有糖尿病病史的患者[7, 8]。特别是沿着切口的近端方向，由于显露困难、错误的扩髓器械及拉钩放置有误等问题，常常会随着皮肤厚度和血管的减少，出现浸渍和拉伸的情况。这些研究结果引起了大家关于在何处切开皮肤的争论，这也就是前路THA"比基尼"切口提出的背景。

支持"比基尼"入路的学者认为，"比基尼"切口与身体的自然Langer线相平行，能够在不影响手术显露的情况下减少瘢痕的形成，而且更重要的是避免了垂直穿过皮肤的折痕。Langer线，又称之为皮肤分裂线或张力线，由Karl Langer在1861年提出[9]（图9-1）Langer研究了皮肤的机械特性，以及皮下胶原纤维的局部方向是如何造成张力线之间差异的。具体来说，他注意到在臀部折痕的方向上，无论臀部如何活动，大腿的前表面线都是向同一个方向倾斜。从那时开始，大量的文献指南都推荐了理想的减张切口位置，包括垂直皮下肌肉运动方向的线和松弛的皮肤张力线[10, 11]。比如Borges[12]认为根据松弛皮肤张力线选择切口位置是一个减少瘢痕形成很好的方式。这些线条是由于皮肤表面在长时间不断的挤压和松弛下形成了皮肤皱纹。

关节外科的临床医生仍在探索前路THA最适宜的切口位置。一般来说，传统的前路髋关节置换术切口始于髂前上棘（anterior superior iliac spine，ASIS）远端及外侧2cm处。通常切口沿着阔筋膜张肌（tensor fascial lata，TFL）的肌腹向股骨外侧髁方向延伸大约8cm（图9-2）。但是一般的这种纵向切口不符合皮肤的自然张力线，不利于切口的愈合和美观。为了使切口看上去更加的美观，一种短的斜向切口的使用越来越多。这种切口之前用于保髋手术，以及血管手术中[13, 14]，非常符合人体皮肤胶原走向。

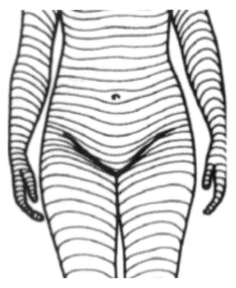

▲ 图 9-1 自然的皮肤张力线

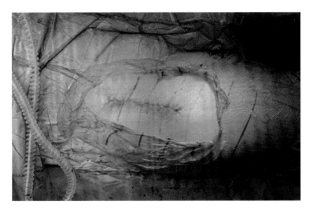

▲ 图 9-2 传统髋关节前纵形切口

成后，沿着手术区域的上方及下方铺巾，随后使用黏性胶带沿着手术区域的上方、下方、内侧和外侧包裹手术区域。使用无菌记号笔在臀部固定折痕上做多种不同标记，将一种类似"浴帘"浸满碘的黏性胶带贴敷在手术区域，确保阴部区域的彻底密封。最后将构架固定在合适的位置，使用铺巾和夹子去覆盖这些连接处。

2. 切口和入路

ASIS 是髋关节置换术重要的手术标记点，首先需要识别和标记 ASIS，然后根据之前所做的固定折痕标记，与其齐平做切口，切口长 6～8cm，2/3 位于 ASIS 外侧，1/3 位于 ASIS 内侧（图 9-3）。切开皮肤至皮下脂肪水平，在这一点上，传统的纵向切口能够实现切开方向与阔筋膜张肌肌纤维起点走向一致。通常术者会选择在 TFL 前 2/3 和后 1/3 之间切开阔筋膜，实现阔筋膜张肌肌腹的显露。这种筋膜切口的倾斜度和位置会大大减少手术中对股外侧皮神经（lateral femoral cutaneous nerve，LFCN）的损伤。沿着内侧肢体放置 Allis 钳，实现 TFL 肌肉和内侧封套筋膜末端的钝性分离，然后使用成角度的拉钩拉开 TFL 的外侧和腹直肌的内侧。再使用眼镜蛇拉钩沿着颈上方放置在关节囊上以牵开臀肌结构，在臀肌上我们可以看到旋股外侧血管，可以选择结扎或者烧灼这些血管。然而对于使用"比基尼"方法的情况下，往往可以完全避开这些外侧回旋的血管。可以选择沿着股骨颈的内侧在髂

这种方式所使用的短斜向切口与腹股沟处的皮肤折痕平行。随着手术进行，切口会不断加深，表面窗可以根据假体准备的具体需要向上或者向下移动，这样一来对于手术深层次的解剖来说，无论传统手术还是这种新方法，都不会有太大的差异。这种切口的灵活性主要是因为深层次胶原纤维的移动，外界的拉力决定了该处的组织张力。根据我们的经验来说，这样的做法能更好地显露股骨和置入手术器械，使股骨侧的手术变得便捷。在这里，我们介绍了我们对于前路 THA 的新技术，这种技术与"比基尼"切口有关，随后讨论了其预后和可适用性，关于前路 THA 其他的一些新技术在本书其他部分有所介绍，本章不再赘述。

一、方法

1. 定位和铺巾

在充分麻醉后，先将患者的脚固定在适宜大小的靴子内，再把患者转移到 Hana 手术床上（Mizuho，Union City，CA）。首先，固定同侧髋部便于术者确定皮肤的自然固定折痕，然后，使用标记笔进行标记。使用普通 U 型单来确定手术区域，大致是上至脐水平，下至大腿根部，前至腹股沟中间部位后至显露侧的臀部。皮肤准备完

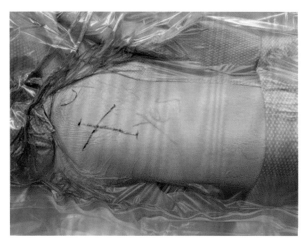

▲ 图 9-3 "比基尼"切口与传统切口

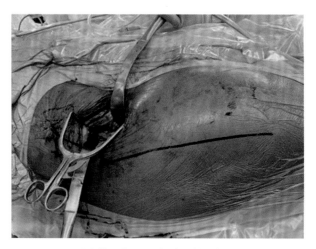

▲ 图 9-4 "比基尼"切口全髋关节置换术显露关节囊

腰肌肌腱和关节囊之间放置一个额外的眼镜蛇拉钩（图 9-4）。通过将臀中肌、臀小肌和臀大肌向外侧拉开，髂胫束和股直肌向内侧拉开来充分显露髋关节囊。使用 cobb 剥离器将髂胫束从关节囊上轻轻提起，我们便可以进一步显露关节囊和确定关节间隙，然后从髋臼缘的前上方开始沿颈部斜至股骨转子间线的下方进行 T 型关节囊切开术，切开的关节囊上半部分位于股骨颈的肩部或者鞍部，仍然在大转子的内侧，而下半部分绕股骨距位于小转子水平。关节囊切开后有效松解了耻股韧带。切开的两部分关节囊使用大型号的 vicryl 缝线进行缝合连接，为假体植入和关节囊切开后闭合等后续过程操作做准备。相应的眼镜蛇拉钩就被置于关节囊内，用于显露股骨颈，显露的范围大致从鞍部到股骨距。根据我们的术前规划，在既定位置使用摆动锯切割股骨颈。使用锯子的过程中尽量向内侧倾斜，以避免造成大转子的误伤。以上步骤完成后，我们可以向股骨头的基底部插入取头器，用它来旋转和抬起股骨头或者将股骨头从切口中取出来。

3. 准备和评估假体

首先在髋臼唇和关节囊之间放置一个钝角拉钩，避免对邻近的神经血管结构造成损伤。在髋臼后边缘处放置一个尖眼镜蛇拉钩，当这两个拉钩成功放置以后，"比基尼"切口窗会自然地向下移动。这样一来手术视野的显露会非常充分而且也方便后续髋臼杯的置入。将髋臼唇和髋臼窝内的脂肪纤维组织彻底清除，使用适宜大小尺寸的铰刀研磨髋臼窝内的软骨下骨，直至达到髋臼杯放置的目标位置，随后放置髋臼杯和衬垫并且需要使用透视来帮助评估放置的效果。

术中将腿置于中立位，在股骨峰远端周围放置一个钝骨钩。再将股骨外旋 90°，确保在小转子水平上耻股韧带能够实现完全的松解，为了进一步促使股骨的外旋，我们仍需要对其他部位韧带进行松解。具体做法我们是遵循了一套安全有效的策略，在安装完股骨距拉钩或 Müller 后，直接在大转子的外侧和伸展肌群的内侧之间轻柔地放置转子拉钩。在这时，我们能看到上外侧的剩余的关节囊，他们从股骨颈上方向下延续，对于右髋来说，通常朝向 1 点钟方向，落在梨状肌肌腹或短肌腱侧。如果想要充分显露股骨侧，通常需要关节囊松解的角度超过 270°，但位于股骨颈后方的一些肌肉（如闭孔外肌等）需要进行保留，因为这些结构能有效地防止股骨脱位。我们可以利用已经被勾住的骨头向前外侧拉动股骨，以此来获得更大的手术空间，同时确保大转子不会撬开髋臼的后缘，避免了骨折的出现。然后我们进一步外旋大腿 115°～125°，外旋过程中会经常"拍打"大转子后面的梨状肌，腿着地后，伸展和内收臀部。同样，在拉钩放置完成后，"比基尼"切口会自然地向上移动，为手术入路提供良好的视野（图9-5和图9-6）。

我们使用箱式骨凿（开口器）去除股骨颈后外侧区域的近端骨，然后根据人体解剖，朝着股骨颈后皮质平行的方向对髓腔进行依次扩髓，一旦达到了术前规划的扩髓程度，术者就要在术中尝试复位。假体放置的稳定性是我们需要考虑的重点，我们需要借助透视手段严格评估复位的位置是否适宜，下肢长度和偏心距。评估完成后才能进行最后假体的植入。

4. 切口闭合和护理

术后我们需要对关节周围进行彻底冲洗，小心避开周围的神经血管结构包括LFCN。冲洗完成后，使用连续带刺缝线依次缝合TFL筋膜、皮下组织，连续单丝带刺缝线缝合皮肤表皮，为了更好地促进伤口愈合，最后在伤口上局部使用皮肤黏合剂或者无菌浸银敷贴。敷贴使用大概5天后移除，伤口干燥后令其显露在空气中。

二、结果

伤口美观、伤口愈合程度、伤口显露大小，以及功能恢复情况是评价"比基尼"切口方式有效性的基本指标。因此，学界有大量研究比较了传统纵向前路THA切口和新型切口的差异[14-19]。Leunig团队尝试着对术后6个月的瘢痕形成、功能和疼痛评分，以及并发症、失血、植入位置和LFCN症状进行回顾性比较[14]。作者发现新型切口术后瘢痕形成明显更短、更窄，同时患者对于伤口的美容满意度更高。重要的是，在功能和疼痛评分、并发症和LFCN损伤方面没有发现差异。近期，Wang等[17]在100例接受传统或"比基尼"切口前路THA患者中进行了一项前瞻性随机对照试验。评价结果包括6个月时的瘢痕美观程度，视觉模拟疼痛评分、牛津髋关节评分、UCLA活动水平评分、肌肉损伤血清标志物、LFCN损伤、植入物位置和伤口愈合情况。作者比较了接受"比基尼"切口和传统纵向切口患者术后6个月

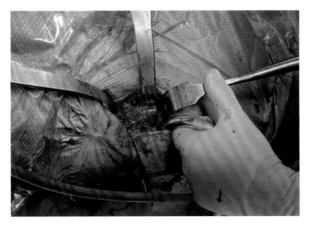

▲ 图9-5 用"比基尼"切口显露股骨

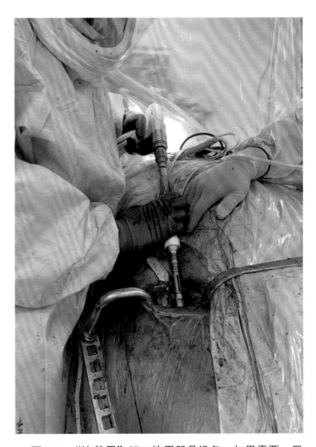

▲ 图9-6 "比基尼"切口使用股骨设备，如果需要，显露足够范围以进行扩髓

的情况，发现瘢痕美观程度评分有了显著改善，但是功能评分和并发症情况在各个检查时间点都没有明显差异，作者还注意到"比基尼"组伤口愈合不良情况的发生率较低（1例 vs. 6例）。但需要注意的是BMI>30kg/m²的患者并没有纳入

研究。Menzies-Wilson[16] 团队回顾性比较了由同一个术者所做的两种不同切口患者术后至少 6 个月的功能预后和出现并发症的情况。作者发现，接受"比基尼"切口的患者，EQ-5D 评分有了明显改善。然而，"比基尼"切口患者术后牛津髋关节评分改善略少，没有临床显著性差异。重要的是，纳入研究的 214 例患者中（90 例"比基尼"切口，124 例传统切口），各组中只有一名患者出现表面伤口感染。Leunig 团队 [18] 最近进行了一项大型队列研究，比较了"比基尼"与传统方法前路 THA，至少 2 年后的功能结果和美观程度及出现并发症的情况。研究发现接受"比基尼"切口入路的患者表现出更高的美观满意度，瘢痕麻木情况减少，但在牛津髋关节评分、假体部件位置、LFCN 感觉障碍或异位骨化形成之间未发现差异。

那些接受传统切口的患者可能会担心这些更小的垂直比基尼切口会在已有的显露伤口上形成病灶造成软组织的损伤。针对这一问题，Lanting 团队 [15] 对伤口显露利用大体标本进行了双侧比较分析，一侧髋采用比基尼入路，另一侧采用传统入路。解剖专家在不知情的情况下比较两者肌肉和 LCFN 损伤的情况，发现两种方法并没有差异。

大量文献报道声称"比基尼"切口更有利于女性患者，因为临床数据上看女性患者术后结果相比男性要更好。不过对于肥胖患者使用这种方式的在安全性上还需进一步考虑，因为腹部存在的较多褶皱可能会部分乃至全部覆盖在切口上 [7, 8, 20]。

Manrique 团队 [19] 进行了一项关于比较"比基尼"切口（$n=86$）和传统切口（$n=230$）的回顾性病例对照研究。这项研究比较了 BMI＞30kg/ m^2 的患者（16 例"比基尼"切口和 48 例传统切口）术后伤口并发症情况、急性假体周围感染情况、手术时长及是否出现感觉障碍。当肥胖患者接受了"比基尼"切口，伤口延迟愈合的发生率有了明显降低（0% vs. 16%，$P＜0.05$）。与此同时，LFCN 感觉障碍的发生率降低（0% vs. 6.3%），手

术时间和住院时间缩短。肥胖人群得到的结果与整个队列研究结果不同，在术后伤口愈合不良发生率、感觉障碍情况、手术时间、术中并发症等方面的整个队列没有统计学上的差异。值得注意的是所有的伤口均在 3 个月内得到良好恢复，绝大部分的患者感觉障碍的情况得到了改善，仅一小部分患者存在轻微的伤口周围麻木。

在进行了传统纵向切口的前路 THA 后，患者常会因为 LFCN 损伤感觉麻木而出现功能受限，发生率为 15%～88%[21-24]。患者对于接受"比基尼"切口风险增加的顾虑主要集中在皮肤切口的内侧范围，以及为了解决显露不全而需要增加的对切口的牵拉力。LFCN 感觉障碍的发病过程已经有了详细的记录和描述，大部分病例都会随着时间的推移而显著改善并且不造成功能受限 [21]。Patton 团队 [22] 注意到在平均 3.9 年的时间里发现持续神经病性症状的发生率为 16%，其中"麻木"是最常出现的症状。对于临床医生来说，在进行前路手术或者"比基尼"切口的前路手术时，全面理解 LFCN 的解剖结构是至关重要的。临床上已经有多项研究探讨了与前路手术有关的 LFCN 解剖结构，每项研究都报道了 LFCN 高度变化的分支结构 [25-27]。Sugano 等 [25] 将其分型为前向型（37%），主要沿阔筋膜张肌（TFL）的内侧走行，后向型（63%），分支略等于或厚于前向型分支。重要的是，他们注意到大体标本中有大约 42% 的 LFCN 穿过了沿着 TFL 肌腹中线的皮肤切口。Rudin 团队 [27] 又进一步将 LFCN 分支分为三种类型。36% 的标本为缝匠肌型，大部分的 LFCN 前神经沿着缝匠肌外侧边界分布，32% 为后向型，32% 为扇形型，扇形 LFCN 的特点是神经均匀等距分布。有趣的是，作者还描述了大约 11% 的 LFCN 进入了 ASIS 外侧，并且这些神经和一般类型的神经一样，始终会穿过皮下脂肪组织深层。最终 Thaler 等 [26] 针对 LFCN 评估了包括比基尼切口在内的几种前路切口。在他们的大体标本中，70.5% 为缝匠肌型，13.6% 为后向型，15.9% 为扇形型。值得注意的是，所有

病例中“比基尼”切口都会穿过 LFCN 的主要分支。这项结果说明一旦术中遇到皮下脂肪，将“比基尼”方法过渡到纵向切口的重要性，目的是避免横切深层的一个或多个 LFCN 分支。有意思的是，Leunig 等[18]发现纵向切口相较于“比基尼”切口瘢痕内麻木的发生率较高（14.5% vs. 7.5%）。但是，Wang 等[17]在他们的前瞻性随机对照研究中发现“比基尼”切口感觉障碍的发生率有略微升高的趋势，然而，这项研究结果并不具有统计学意义。总结来看，大多数比较两种切口方式的报道未发现 LFCN 感觉异常发生率的差异[14-16]。

三、考虑因素

基于现有的文献，我们认为这种方法无论是对于年轻女性还是肥胖或者腹部皱褶突出的患者都是既安全又有效的，而且与改良纵向切口相比有很多优点。但是，我们需要强调的是在术者尝试“比基尼”切口前路手术前，必须要具备熟练并且良好的传统前路 THA 手术技术。

另外，纵向切口的可伸展性优势已经被学界所熟知，但是关于那些需要扩大显露切口或者翻修需要扩大切口[28, 29]的“比基尼”切口患者如何选择的文献证据尚不充分（图 9-7）。我们对于延伸“比基尼”切口的选择是基于已有的关于皮瓣成形术时大腿的血液供应，通常我们会选择与初始切口外侧边缘成 60°～90° 向切口远端和近端同时延伸（图 9-8），因为“比基尼”切口的外侧血供充分，软组织充实。不过，如果是需要进行翻修手术，那么就需要单独的外侧切口标准。未来我们仍需要大量的临床探索去找到“比基尼”切口最佳的延伸方式。

小结

“比基尼”切口是一种安全有效的可以完成

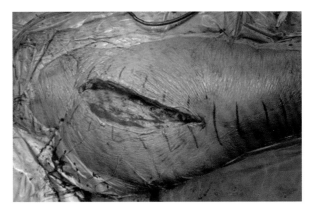

▲ 图 9-7 传统切口的远端纵向延长，与“比基尼”切口相比稍微内侧延长

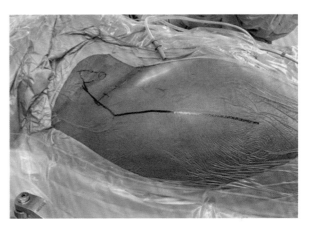

▲ 图 9-8 建议“比基尼”切口延长入路

前路 THA 的改进方式。患者对于术后伤口的美观满意度大幅提高，外科医生通过使用“比基尼”切口不仅能改善术中的视野显露，而且还能减少术后伤口并发症的出现。更重要的是，两种方法在功能恢复或 LFCN 感觉障碍方面没有差异。不过“比基尼”切口前路 THA 相较于传统纵向切口，对于术者手术技术的要求会更高。一般建议术者在进行“比基尼”切口前路 THA 之前，应熟练掌握传统纵向前路 THA 的手术操作。未来我们还需要做更多的工作来探索“比基尼”切口的延伸性问题。

参考文献

[1] Learmonth ID, Young C, Rorabeck C. The operation of the century: total hip replacement. Lancet. 2007;370(9597): 1508-19.

[2] Rachbauer F, Kain MSH, Leunig M. The history of the anterior approach to the hip. Orthop Clin North Am. 2009;40(3):311-20.

[3] Berend KR, Lombardi AV, Seng BE, Adams JB. Enhanced early outcomes with the anterior supine intermuscular approach in primary total hip arthroplasty. J Bone Jt Surg. 2009;91 Suppl 6:107-20.

[4] Ponzio DY, Poultsides LA, Salvatore A, Yu LY, Memtsoudis SG, Alexiades MM. In-hospital morbidity and postoperative revisions after direct anterior vs posterior total hip arthroplasty. J Arthroplast. 2018;33(5):1421-5.

[5] Zhao HY, De KP, Xia YY, Shi XJ, Nie Y, Pei FX. Comparison of early functional recovery after total hip arthroplasty using a direct anterior or posterolateral approach: a randomized controlled trial. J Arthroplast. 2017;32(11):3421-8.

[6] Kaufman K, Taunton M. Direct anterior approach for total hip arthroplasty results in quicker functional recovery compared to the mini-posterior approach. J Orthop Res. 2017;35.

[7] Christensen CP, Karthikeyan T, Jacobs CA. Greater prevalence of wound complications requiring reop-eration with direct anterior approach total hip arthroplasty. J Arthroplast. 2014;29(9):1839-41.

[8] Jahng KH, Bas MA, Rodriguez JA, Cooper HJ. Risk factors for wound complications after direct anterior approach hip arthroplasty. J Arthroplast. 2016;31(11):2583-7.

[9] Abyaneh MAY, Griffith R, Falto-Aizpurua L, Nouri K. Famous lines in history: Langer lines. JAMA Dermatol. 2014;150(10):1087.

[10] Wilhelmi BJ, Blackwell SJ, Phillips LG. Langer's lines: to use or not to use. Plast Reconstr Surg. 1999;104(1):208-14.

[11] Maranda EL, Heifetz R, Cortizo J, Hafeez F, Nouri K. Kraissl lines - a map. JAMA Dermatol. 2016;152(9):1014.

[12] Borges AF. Relaxed skin tension lines. Dermatol Clin. 1989;7(1):169-77.

[13] Swinnen J, Chao A, Tiwari A, Crozier J, Vicaretti M, Fletcher J. Vertical or transverse incisions for access to the femoral artery: a randomized control study. Ann Vasc Surg. 2010;24(3):336-41.

[14] Leunig M, Faas M, Von Knoch F, Naal FD. Skin crease "bikini" incision for anterior approach total hip arthroplasty: surgical technique and preliminary results hip. Clin Orthop Relat Res. 2013;471(7):2245-52.

[15] Lanting BA, Hartley KC, Raffoul AJ, Burkhart TA, Sommerville L, Martin GR, Howard JL, Johnson M. Bikini versus traditional incision direct anterior approach: is there any difference in soft tissue damage? Hip Int. 2017;27(4):397-400.

[16] Menzies-Wilson R, Marino IT, Mahalingham K, Field R. Functional outcomes of direct anterior approach hip arthroplasty: oblique 'bikini' versus longitudinal skin incision. J Orthop Trauma Rehabil. 2020;27(1):52-6.

[17] Wang Q, Yue Y, Yang Z, Chen L, Li Q, Kang P. Comparison of postoperative outcomes between traditional longitudinal incision and bikini incision in total hip arthroplasty via direct anterior approach: a randomized controlled trial. J Arthroplast. 2020;36(1):222-30.

[18] Leunig M, Hutmacher JE, Rüdiger HA, Naal FD, Ricciardi BF, Impellizzeri FM. Skin crease "bikini" incision for the direct anterior approach in total hip arthroplasty. Bone Jt J. 2018;100-B(7):853-61.

[19] Manrique J, Paskey T, Tarabichi M, Restrepo C, Foltz C, Hozack WJ. Total hip arthroplasty through the direct anterior approach using a bikini incision can be safely performed in obese patients. J Arthroplast. 2019;34(8):1723-30.

[20] Faldini C, Mazzotti A, Perna F, Stefanini N, Panciera A, Pilla F, Ruffilli A, Neonakis EM, Traina F. Modified minimally invasive direct anterior approach through a bikini incision for total hip arthroplasty: technique and results in young female patients. J Biol Regul Homeost Agents. 2017;31(4 suppl 1):83-9.

[21] Gala L, Kim PR, Beaulé PE. Natural history of lateral femoral cutaneous nerve neuropraxia after anterior approach total hip arthroplasty. Hip Int. 2019;29(2):161-5.

[22] Patton RS, Runner RP, Lyons RJ, Bradbury TL. Clinical outcomes of patients with lateral femoral cutaneous nerve injury after direct anterior total hip arthroplasty. J Arthroplast. 2018;33(9):2919-26.

[23] Goulding K, Beaulé PE, Kim PR, Fazekas A. Incidence of lateral femoral cutaneous nerve neuropraxia after anterior approach hip arthroplasty. Clin Orthop Relat Res. 2010;468(9):2397-404.

[24] Ropars M, Morandi X, Huten D, Thomazeau H, Berton E, Darnault P. Anatomical study of the lateral femoral cutaneous nerve with special reference to minimally invasive anterior approach for total hip replacement. Surg Radiol Anat. 2009;31(3):199-204.

[25] Sugano M, Nakamura J, Hagiwara S, Suzuki T, Nakajima T, Orita S, Akazawa T, Eguchi Y, Kawasaki Y, Ohtori S. Anatomical course of the lateral femoral cutaneous nerve with special reference to the direct anterior approach to total hip arthroplasty. Mod Rheumatol. 2020;30(4):752-7.

[26] Thaler M, Dammerer D, Hechenberger F, Hörmann R, Van Beeck A, Stofferin H. The anatomical course of the lateral femoral cutaneous nerve in relation to various skin incisions used for primary and revision total hip arthroplasty with the direct anterior approach. J Arthroplast. 2020;36(1):368-73.

[27] Rudin D, Manestar M, Ullrich O, Erhardt J, Grob K. The

anatomical course of the lateral femoral cutaneous nerve with special attention to the anterior approach to the hip joint. J Bone Jt Surg Am. 2016;98(7):561-7.

[28] Manrique J, Chen AF, Heller S, Hozack WJ. Direct anterior approach for revision total hip arthroplasty. Ann Transl Med. 2014;2(10):100.

[29] Molenaers B, Driesen R, Molenaers G, Corten K. The direct anterior approach for complex primary total hip arthroplasty: the extensile acetabular approach on a regular operating room table. J Arthroplast. 2017;32(5):1553-9.

[30] Cormack GC, Lamberty BGH. The blood supply of thigh skin. Plast Reconstr Surg. 1985;75(3):342-54.

[31] Kimata Y, Uchiyama K, Ebihara S, Nakatsuka T, Harii K. Anatomic variations and technical problems of the anterolateral thigh flap: a report of 74 cases. Plast Reconstr Surg. 1998;102(5):1517-23.

第 10 章 前路手术处理髋臼的经验分享：显露，假体测量及准备，定位，稳定性

My Keys to Getting the Acetabulum Right with the Anterior Approach: Exposure, Preparation, Sizing, Position, Stability

Nicholas H. Mast 著

朱 晨 马锐祥 刘 泉 译

　　临床上，各种不规则骨与拱桥，桥墩连接形态等特点让骨科工作变得有趣。皮质骨表面的各种连接，它们与血管神经的毗邻关系，以及由于病理原因出现的外科标志的变化必须引起我们的重视。对于研究髋关节的学生来说，没有比解决髋臼问题更令人兴奋与满意了。

　　上述简单介绍不足以让我们体会 Judet 和 Letournel 教授对于现代学界认知髋关节骨性结构所做出的突出贡献。髋臼通常被想象成包绕起来的一个张开双臂的倒 Y 型结构（图 10-1）。正是通过对髋臼先天骨性结构的理解，我们逐渐掌握了如何放置髋臼杯假体，才能获得稳定性。前路手术实现髋臼假体稳定的方法与其他手术入路没有什么区别。并且前路患者的显露、定位，以及透视使用等巨大优势使得前路与其他入路相比可以更好地解决髋关节置换手术中的髋臼问题。

一、显露

　　髋臼的良好显露是前路的优点之一。Smith-Petersen 或 Heuter 入路是一个真正的经神经和肌肉间隙，并允许延伸至骨盆内和骨盆外的髋关节骨面。使用标准（Heuter）方法，我们可以完成一个非常直接且无与伦比的髋臼显露。虽然大多数擅长前路髋关节置换术的外科医生对这种显露非常熟悉，但如何将 Heuter 入路与其他入路如 Smith-Petersen 入路、Levine 入路和延长的髂股入路相关联起来是一个不小的挑战，如果能做到上述情况，那么外科医生就会对如何优化该入路以解决髋臼假体手术中遇到的一些外科问题有了更深刻的理解[1]。

　　标准的手术方法在其他文献和本书的其他地方都有很好的描述[2, 3]。这里我们仅仅讨论如何对髋臼进行显露。

　　为了最大限度地显露髋臼，作者通常使用骨科手术床或床的延伸处[3-5]。骨科手术床的优点包括可以接近髋臼和骨盆区域，以及在不需要额外助手的情况下通过牵引或其他操作保持肢体位置极限体位。然而，大多数外科医生更喜欢在标准手术床上进行手术，这通常不会影响手术通路[6-10]。

　　大多数患者都是选用标准的 8～10cm 切口，皮肤切口可能仅在方向上有所不同。如果为了伤口更加的美观或伤口愈合更好，外科医生可以选择比基尼切口[9, 11, 12]。由于这种方式可伸展性的优点，术者可以直接选择与肌腹成一直线的线性

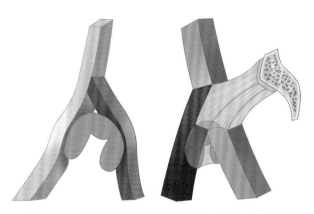

▲ 图 10-1 支撑髋臼的两根骨柱示意。前柱（蓝色）和后柱（红色）通过"坐骨支撑"与骶骨相连。假体髋臼的结构支撑是通过将杯放在骨弓下面来引导的。当前柱或后柱缺损时，杯将不能到达该柱。对缺损结构可以通过支撑、跨越或其他技术来处理

切口，但切开深度始终保持一致。

建议分离阔筋膜张肌的筋膜，牵拉阔筋膜张肌以保护股外侧皮神经 [13, 14]。在以前使用前路手术的情况下，阔筋膜张肌的内侧边界是一个很好的标志，术者可以沿着肌腹找到间隔。一旦阔筋膜张肌被确认，外科医生继续通过阔筋膜张肌鞘的底部进行手术。通常，将股直肌和下面的髋关节前关节囊的髂肌抬离是为了改善前关节囊的显露。如果能确定臀小肌前缘，那么我们就可以显露更上层的包膜。远端结扎旋股外侧血管可以改善显露转子间线和关节囊部位的通道。

使用经典的"L"型关节囊切开术显露关节。关节囊从髂前下棘的外侧切开，一直到股骨前外侧。通常，代表股外侧肌最近端和外侧起点的小结节是关节囊切开术的良好标志。"L"的远端是从股骨颈前表面沿转子间线向小转子内侧走行的髂股韧带。使髋关节轻微外旋和屈曲可以松弛关节囊并利于髋臼的显露。很多时候，如果前关节囊没有完全从股骨上剥离出来，就很难接触到髋臼。经验上说其实花时间来确保髂股韧带和耻股韧带完全从股骨上释放到小转子是非常值得的。这可以在使用"脱位优先"方法进行股骨颈截骨之前进行，也可以在颈部截骨之后进行。

在初次全髋关节置换术中，髋臼显露不良的

最常见原因如下：①前关节囊（髂股韧带和耻股韧带）松解不足；②股骨颈保留过长阻碍髋臼的显露；③前方骨赘对髋臼的活动空间的侵占，导致器械进出困难；④股骨位置不良，或者牵引力过大、软组织紧张，或过多的内旋或外旋将大转子或股骨颈带入视野，影响操作。

在髋臼变形、创伤后畸形或复杂髋关节置换术的情况下，在处理髋臼之前有必要将所有的关节囊松解。在这些情况下，先处理股骨可能会为后面的髋臼准备提供一些帮助，因为完成这些松解可以让股骨离开髋臼从而可以在股骨近端进行操作。

如果预计显露髋臼会有所困难，可以选择Heuter 显露。通过从阔筋膜张肌和缝匠肌之间一直到髂前上棘的水平，在近端形成浅表间隔，在远端，阔筋膜张肌可以被移动到髂胫束上方水平。后一种方法改善了阔筋膜张肌肌腹的活动，并可以更直接地显露髋臼。

我们可以通过对股直肌的间接头切开来进行深层次解剖，从而使肌腹部向内侧移动。这通常对肌肉发达的男性有帮助。在横向上，可以从关节囊和髂骨上抬高臀小肌，以使髋臼边缘上方和后方显露。然而，人们应该认识到，这些操作伴随着异位骨化的风险。应小心处理此类深层组织。

将典型的"L"型囊切开术转换为"Z"或"H"型囊切开术可以提供更广泛的髋臼显露范围。虽然在常规病例中通常不需要，但术者必须清楚沿髋臼边缘后部"Z"字形切开近端关节囊有利于在后上方进入边缘，同时在股直肌下方向内侧，甚至进行股直肌腱切开术让关节囊内侧以"H"型切开，将有利于改善前上缘的显露（图 10-2）。在髋臼横韧带上方额外松解下关节囊将有助于前后牵拉以改善视野。在严重挛缩或翻修手术的情况下，可以进行关节囊切除术而不会明显损害功能。然而，在初次髋关节手术的情况下，前关节囊的存在可能对腰大肌激惹具有保护作用。

在一些股骨头和股骨颈结构保留的髋关节翻

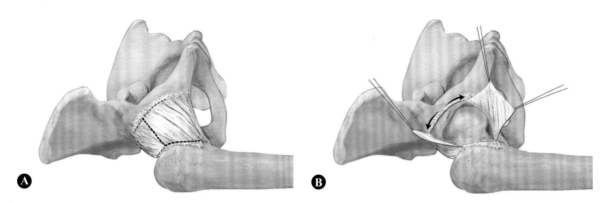

▲ 图 10-2　关节囊处理示意。**A.** 标准的 "**L**" 形囊膜切开术（黑色）可通过从后壁（红色）松解关节囊而扩展为 "**Z**" 形，这可以提供更多的髋臼缘显露。如果需要额外的关节活动（如再次关节成形术，翻修术）。**B.** 也可以考虑通过松解前壁和外侧肩部的关节囊而达到 "**H**"（蓝色）

修手术或关节表面成形术等情况下，在行髋臼准备的时候，可以通过使股骨颈向后上方半脱位屈曲和外旋股骨从而保留股骨头和股骨颈（图 10-3）。

在使用前路的初次全髋关节置换术中，通常有三个位置用于放置拉钩，这些位置可用于髋臼显露。后上方拉钩可沿髋臼缘或后柱放置；通常，一个宽而光滑的拉钩很有帮助（图 10-4）。该拉钩通常在后面固定张力，因此放置时必须注意拉钩上肌肉的张力，因为肌肉很容易断裂。也可将拉钩置于髋臼横韧带远端的闭孔中（图 10-5）。闭孔拉钩可用于显露视野，尤其是在翻修手术

中，但它可能会阻挡磨臼和放置髋臼杯。这里前方拉钩需要特别提及，它位于耻骨隆起的远端（图 10-6）。由于它紧邻股神经和血管结构[15, 16]，因此必须小心地将其直接放置在囊内并直接放置在骨骼上。

前路的延长显露灵感源于髋臼骨折手术[17]。Levine 方法或骨盆内 Smith-Petersen 仍然通常用作髋臼骨折、髋臼周围截骨术或髋关节融合术的显露髋臼前内侧的常用方法[18-20]。改良的标准Heuter 显露可以完美显露骨盆前柱、坐骨结节和四边体。

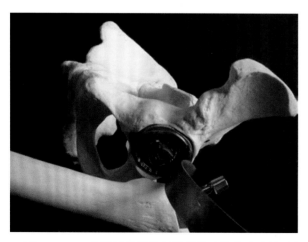

▲ 图 10-3　一种通过使肢体轻微屈曲和外旋来 "越过" 股骨颈的技术，可以将股骨颈保留在适当位置并显露髋臼。但是，请注意手术区域远端的肌腱

引自 Mast 和 Laude[10]，图 10-1

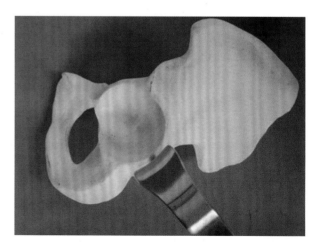

▲ 图 10-4　髋臼后拉钩及其沿后壁的放置。通常使用光滑的眼镜蛇拉钩来达到这个目的

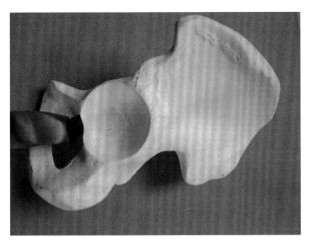

▲ 图 10-5 闭孔拉钩及其放置在髋臼横韧带的远端。这种拉钩可以很好地显露下方髋臼；然而，这种拉钩会在置杯时阻挡磨锉和置杯器

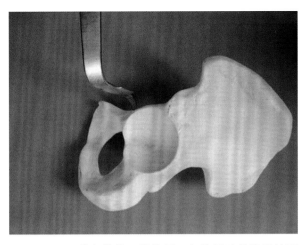

▲ 图 10-6 前方拉钩及其位置正好位于耻骨隆起的远端。由于该位置紧邻股骨神经血管束，因此必须小心将拉钩置于囊内并直接放在骨骼上

手术显露首先将阔筋膜张肌的筋膜在髂前上棘处显露，筋膜被分开至髂前上棘。注意保护股外侧皮神经。皮肤切口沿着可触及的髂嵴标志而弯曲，因为斜外方向的，皮下显露止于髂嵴的斜形腱膜。使用尖刀片或电刀将肌腹自髂嵴剥离，并自骨膜下将髂肌抬离髂翼的内表面。将剖腹手术所用的海绵填塞在骨盆的内表面。最后，松解缝匠肌和股直肌直头相连的腹股沟韧带以连接两个显露间隙。注意阔筋膜张肌鞘留在远端并维持该结构，从而保护股外侧皮神经。随后沿着前柱的内表面，自骨膜下抬高腰大肌，以显露内侧。此时，可以看到整个骨盆内表面，以及大部分髋臼前柱和前壁（图 10-7）。随着髋关节的屈曲，可以触及四边体表面。通过标记和松解髂前下棘的股直肌腱，可以提供额外的显露。

切口的近端延长也可以通过骨盆外的方式进行。这使得术者可以看到中柱前方的前柱外表面，而且仍能触及坐骨切迹（图 10-8）。在这种情况下，显露视野遵循经典的 Smith-Petersen 方法。同样利用该方法沿髂嵴向近端定向。皮肤切口在髂前上棘沿髂嵴近端行进。阔筋膜张肌切口延伸至髂前上棘。然后阔筋膜张肌可以向近端移动，但此时不能将其从起点分离。一旦阔筋膜张肌被牵开，就可以触及前柱。然后在臀小肌与髂

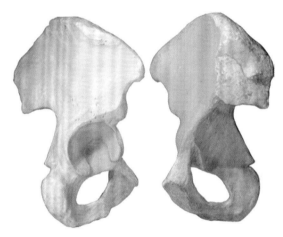

▲ 图 10-7 通过 Smith-Petersen 方法的骨盆内延伸可见（绿色）和可触及（红色）骨性标志的示意

骨之间间隙从前到后进行骨膜下剥离。这会在臀小肌和阔筋膜张肌下方形成一个口袋间隙，可以从此间隙放置假体或器械。但是应注意坐骨大切迹的近端，以免损伤臀上动脉的神经血管蒂。如果遇到出血，建议及时结扎，因为盲目烧灼或钳夹可能会损伤臀上神经并影响髋外展肌功能。如果后方需要额外的显露，则必须从髂骨处牵拉阔筋膜张肌。为了从起点处移动阔筋膜张肌，可以进行髂前上棘的截骨术，包括截取髂嵴的前 1/3 图 10-9）。或者，在阔筋膜张肌肌纤维从髂嵴上分离之前先用缝合线加固可以最大限度地减少肌

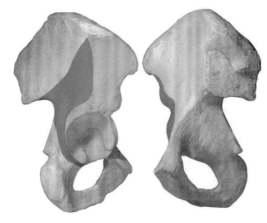

▲ 图 10-8　通过 Smith-Petersen 方法的骨盆外延伸，可见（绿色）和可触及（红色）骨性标志的示意

肉的磨损并促进其闭合。如果视野的显露只需要阔筋膜张肌偏移几厘米，则后一种技术会很有帮助。

二、假体尺寸与准备

髋臼准备工作与任何其他手术入路相同。髋臼重建的原则是相同的：①重建髋关节中心以恢复髋关节正常的生物力学；②实现假体的骨覆盖以提供稳定的早期固定并允许植入物的长期固定；③平衡覆盖与撞击的位置关系，并优化生物材料的磨损。

在这章中，大多数制造商都可以提供带有高摩擦多孔涂层的钛层外壳。它们在早期固定非骨水泥髋臼部件方面具有优势，并且一直是作者的首选植入物；然而，使用标准的非骨水泥设计甚至骨水泥固定也可以获得出色的效果。手术前将根据手术的技术要求选择固定技术和植入物。术前模板可以使用模拟覆盖或数字模板软件进行，并为植入物的选择、尺寸和位置提供指导。

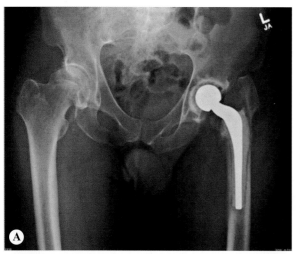

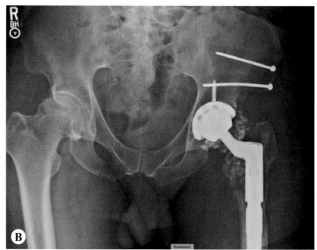

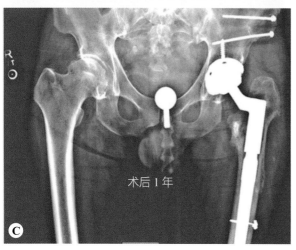

◀ 图 10-9　证明髂前上棘截骨术效用的病例。**A.** PMMA 占位器在股骨髓腔沉降，使股骨假体难以进入。**B.** 需要进行髂前上棘截骨术，这使直柄的准备工作更加简单。**C.** 术后 X 线片显示截骨后螺钉固定髂前上棘

前路时患者仰卧位的主要优点之一是能够使用透视来指导扩髓和植入物放置。完成髋臼显露后，使用磨锉并在透视下进行磨臼。几乎所有病例都将在透视辅助下进行。

显露满意后进行髋臼准备。同样，使用 Heuter 方法的髋臼显露效果很好。如果无法实现髋臼周围的显露，通常是因为髂股韧带和耻股韧带释放不足或颈部保留过长导致股骨颈影像髋臼视野。术者应该有意识地确保自己已经进行了髂股韧带的松解，并可以看到股骨小转子。这可以通过股骨的外旋来辅助。股骨颈截骨可以用透视检查。如果存在过多的股骨颈，则可能需要重新处理股骨颈。在极少数情况下，可能存在阻碍磨钻进入的前方骨赘，这些也是需要切除的。

通常，截除的股骨头为最终的髋臼杯尺寸提供了很好的参考。取出的股骨头通常比预期的髋臼杯尺寸小 4～6mm。因此，第一锉的选择需考虑截取股骨头的尺寸与最终外杯直径这两个因素的匹配。该手术原则的例外情况包括发育不良和撞击。处理发育不良时，第一锉应比取出的股骨头尺寸小 2～4mm。这能够保证充分的内移和覆盖，而不会冒着使卵形或碟形髋臼中的前柱和后柱过度变薄的风险。同样，在髋臼边缘阻碍髋臼准备的突出部位，从比取出股骨头尺寸大 2～4mm 的锉开始，将优先从髋臼边缘去除骨赘，而不会进一步加深畸形。处理发育不良的一般规则是"小而内"，髋臼内陷则需要"大而外"。

磨臼方向通常与髋臼的前倾方向相同。请注意股骨形态避免磨臼偏前，从而导致前壁 / 柱的骨量丢失。磨臼的方向应与最终预期的髋臼杯位置一致。由于典型髋关节骨关节炎患者的内侧骨赘形成和继发髋关节外侧骨赘，前期磨臼应朝向内侧。磨臼的方向应该反映最终髋关节中心的位置，而不是最终的髋臼杯位置。例如，在高位髋关节发育不良的髋关节中，不应该偏下重建髋关节旋转中心。常见的错误是试图将最终的髋臼杯位置与磨臼位置匹配，这通常会因为去除髋臼上方骨质并导致旋转中心偏高。使用"脉冲"磨臼

技术与间歇性透视相结合，外科医生可以"微调"旋转中心位置并根据需要进行调整。磨臼的目的是准备一个半球形的渗血骨床，再很好地覆盖该骨床以再现髋关节的正常旋转中心。

外科医生的偏好将决定髋臼磨臼是否在固定髋臼组件方面有优势。通常比最终外杯尺寸少磨 1 或 2mm 是安全的，并且可以提供额外的"压配"。然而，这必须平衡髋臼或骨盆骨折的风险。

三、位置与稳定

在最终放置髋臼外杯假体时，作者通常不使用髋臼试模。弯杆或直杆臼杯压配器可用于此步骤。直杆压配器的配件可用于确保适当的髋臼杯定位（图 10-10）。一个参考是通过判断透视时半球开口形成的椭圆，来确定合适的髋臼杯位置。

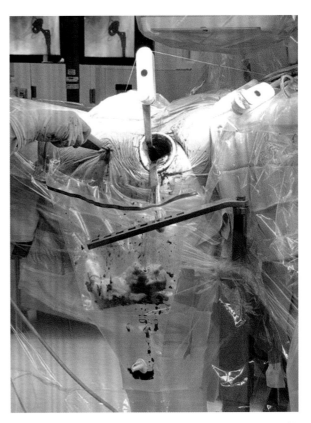

▲ 图 10-10　有时需要配套组件来放置髋臼假体，放置锁定器械或卸下阻碍配件。透视有助于引导管理这些切口

外展角是通过与髂坐线和经泪滴与坐骨连线的关系来判断的。另一个好的参考是压配器通常应指向同侧骶髂关节。对髋臼杯位置的临床检查包括外杯与髋臼前壁边缘的关系。理想的前倾角通常刚好在前壁下方。可以通过髋臼上外侧未覆盖的髋臼来判断外展角是否足够。髋臼横韧带也可以用作参考。对于那些不熟悉前路的人，请记住，放置髋臼杯时容易前倾和外展过大。

髋臼螺钉固定在髋臼后上象限进行辅助固定。使用髋关节斜位透视（Judet）可以立即反馈引导螺钉的位置、长度和方向（图 10-11）。在坐骨神经切迹近端的坐骨上可以使用强力的长螺钉固定。这些长螺钉通常置于骨盆扁平骨，并且可以通过大量骨质距离获得皮质咬合力。在将这些长螺钉置入期间，请注意螺钉在拧紧时会有移动臼杯位置的趋势。在翻修病例，放置一个或多个"定位"螺钉相对于放置长"动力"螺钉可能有助于维持臼杯位置。

处理髋臼外上方缺损或发育不良相关的常用策略是使用患者股骨头作为自体植骨材料。当髋臼发育不良或磨损导致外上方缺损时，我们采用的策略是使用最新的，更高摩擦系数的髋臼杯，并放置在解剖髋关节解剖中心，临时固定在前柱和后柱之间，再放置螺钉以获得最终固定，然后通过将自体股骨头的骨块置于外上方缺损中来支撑结构。这避免了与髋关节中心上移，更准确地重建了髋关节的生物力学机制，也提供了一种更简单的入路来塑造外上方结构（图 10-12）。

小结

熟练使用前路后，许多人会发现通过此入路可以非常理想地处理髋臼。除了需要进入后柱的情况 [例如，需要移植和（或）支撑的后壁缺陷，或需要使用植入物前后跨越的后柱缺陷]，前路是解决髋臼的首选方法。该方法对肌肉和神经系统友好，也提高髋关节功能。这在初次手术中很重要，在软组织条件不佳的髋关节翻修可能更有价值。花时间了解如何更好地显露，将有助于完成复杂病例，并扩展该方法到更复杂的病例中。

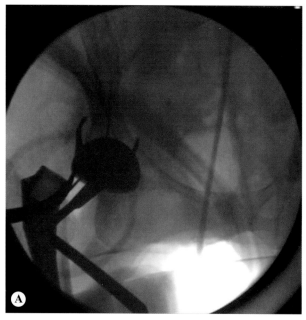
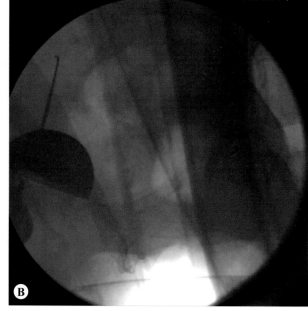

▲ 图 10-11　骨盆的术中斜位（Judet）证实了骨皮质内的螺钉放置

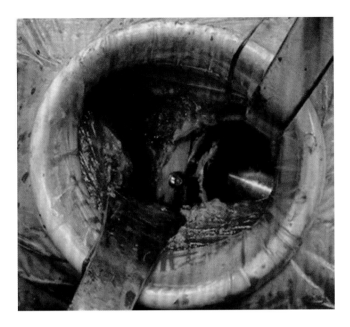

◀ 图 10-12 由于磨损造成外上侧缺损的病例。通过前路轻松完成在解剖的髋关节中心放置杯和使用自体股骨头移植物作为结构支持的增强。使用高摩擦系数髋臼杯，固定在前后柱之间，再进行植骨是作者使用的顺序

参考文献

[1] Mast NH, Laude F. Revision total hip arthroplasty performed through the Hueter interval. J Bone Joint Surg. 2011;93 Suppl 2:143-8.

[2] Matta JM, Shahrdar C, Ferguson T. Single-incision anterior approach for total hip arthroplasty on an orthopaedic table. Clin Orthop Relat Res. 2005;30(441):115-24.

[3] Matta JM, Ferguson TA. The anterior approach for hip replacement. Orthopedics. 2005;28(9):927-8.

[4] Laude F. Total hip arthroplasty through an anterior Hueter minimally invasive approach. Interactive. Surgery. 2006.

[5] Anterior Total Hip Arthroplasty Collaborative Investigators, Bhandari M, Matta JM, Dodgin D, Clark C, Kregor P, et al. Outcomes following the single-incision anterior approach to total hip arthroplasty: a multicenter observational study. Orthop Clin North Am. 2009;40(3):329-42.

[6] Molenaers B, Driesen R, Molenaers G, Corten K. The direct anterior approach for complex primary total hip arthroplasty: the extensile acetabular approach on a regular operating room table. J Arthroplast. 2017;32(5):1553-9.

[7] Hozack WJ, Heller S. Direct anterior hip exposure for Total hip arthroplasty. JBJS Essent Surg Tech. 2015;5(4):e22.

[8] Seng BE, Berend KR, Ajluni AF, Lombardi AV. Anterior-supine minimally invasive total hip arthroplasty: defining the learning curve. Orthop Clin North Am. 2009;40(3):343-50.

[9] Connolly KP, Kamath AF. Direct anterior total hip arthroplasty: Literature review of variations in surgical technique. World J Orthop. Baishideng Publishing Group Inc;. 2016;7(1):38-43.

[10] Kennon R, Keggi J, Zatorski LE, Keggi KJ. Anterior approach for total hip arthroplasty: beyond the minimally invasive technique. J Bone Joint Surg Am. 2004;86-A Suppl 2:91-7.

[11] Leunig M, Faas M, Knoch von F, Naal FD. Skin crease "bikini" incision for anterior approach total hip arthroplasty: surgical technique and preliminary results. Clin Orthop Relat Res. Springer-Verlag;. 2013;471(7):2245-52.

[12] Lanting BA, Hartley KC, Raffoul AJ, Burkhart TA, Sommerville L, Martin GR, et al. Bikini versus traditional incision direct anterior approach: is there any difference in soft tissue damage? Hip Int. 2017;27(4):397-400.

[13] Goulding K, Beaulé PE, Kim PR, Fazekas A. Incidence of lateral femoral cutaneous nerve neuropraxia after anterior approach hip arthroplasty. Clin Orthop Relat Res. 2010;468(9):2397-404.

[14] Sugano M, Nakamura J, Hagiwara S, Suzuki T, Nakajima T, Orita S, et al. Anatomical course of the lateral femoral cutaneous nerve with special reference to the direct anterior approach to total hip arthroplasty. Mod Rheumatol. 2019;33(7):1-6.

[15] Short AJ, Barnett JJG, Gofeld M, Baig E, Lam K, Agur AMR, et al. Anatomic study of innervation of the anterior hip capsule: implication for image-guided intervention. Reg Anesth Pain Med. 2018;43(2):186-92.

[16] Stubbs T, Moon AS, Dahlgren N, Patel HA, Jha AJ, Shah A, et al. Anterior acetabular retractors and the femoral neurovascular bundle in anterior total hip arthroplasty: a

cadaveric study. Eur J Orthop Surg Traumatol. Springer Paris;. 2020;30(4):617-20.

[17] Levine M. A treatment of central fractures of the acetabulum: a case report. J Bone Joint Surg; 1943.

[18] Beaulé PE, Griffin DB, Matta JM. The Levine anterior approach for total hip replacement as the treatment for an acute acetabular fracture. J Orthop Trauma. 2004;18(9): 623-9.

[19] Matta JM. Hip joint arthrodesis utilizing anterior compression plate fixation. J Arthroplast. 1994;9(6):665.

[20] Leunig M, Ganz R. (iii) Bernese periacetabular osteotomy. Curr Orthop. 2007;21(2):100-8.

第 11 章　作者如何做股骨侧手术：显露，准备，型号，进柄深度，球头和稳定性*

My Keys to Getting the Femur Right: Exposure, Preparation, Sizing, Depth of Insertion of Stem, Ball Head, Stability

Anthony T. Carter　著

朱　晨　马锐祥　张贤祚　译

直接前路显露股骨的关键在于以下几点。

- 对股骨近端的解剖结构包括神经血管解剖结构充分掌握，从而减少术中血液丢失和尽量避免神经损伤。

- 为了能够充分的显露股骨，需要不断地有先后次序的松解组织，直到达到股骨术前准备的安全标准。术者需要有耐心，每一次松解后需要再评估股骨的活动性。永远不要有差不多就可以了这样的想法。

- 根据患者术前影像学评估和股骨局部形态决定组织松解程度。

- 合理的拉钩位置。

- 正确的下肢摆放位置。

- 针对股骨选择合适的器械。

既往的研究和经验证实，对股骨的显露和处理有一定的难度，扩髓过程可能导致大转子骨折，股骨矩骨折和股骨髓腔假体穿出。根据目前文献的报道，这些并发症发生率约 5.3%[1-10]。大部分骨折在术中就可以纠正柄不需要进一步处理。大部分比较前路，后路和侧路 THA 术中骨折发生率的文献没有发现统计学上差异[11-16]。然而，Malek 团队发现与后路组相比[17]，前路组明显有着较高的骨折发生率。术中股骨骨折的发生率与是否为特定骨折或者是否用常规手术操作台无关[18]。绝大部分研究显示手术并发症和医生的经验密切相关，也就是学习曲线效应。上述病例中医生处理相关病例数量 25～100 例[19-21]。而大型医疗中心和丰富经验的医生会有较低的术中骨折发生率[22-23]。

除此之外，由于股骨显露不充分造成股骨髓腔准备不佳，一直被认为是柄松动需要早期翻修的原因之一[22, 24-26]。在一项 1277 例直接前路病例的多中心研究中，前路全髋组发现有 2.7% 的早期翻修率，其中 1.3% 是由于股骨松动造成的[5]。在这项研究中，手术医生和早期翻修率存在明显的相关性。有趣的是，Ponzi 团队发现与后路相比[27]，前路早期翻修率和学习曲线均较低。高达 7.5% 的病例中存在股骨假体内翻和偏

*. 本章配有视频，可登录网址 https://doi.org/10.1007/978-3-030-91896-5_11 观看。

小的股骨假体，手术医生还没有通过学习曲线时这种情况发生率更高[28]。然而，与后路或侧入路相比，并没有显著差异[14, 29]。实际上，一些研究表明使用前路方式可以获得更好的股骨假体位置，这可能是因为术中使用 X 线片的原因[30]。

这些并发症和特定的手术入路关系不大，主要是和髋关节的手术操作相关。通过对髋关节解剖结构的充分掌握和持续有序的处理软组织，我们就能将这些并发症发生的可能性最小化。准确放置拉钩位置同样也是手术成功的关键。不论是在特殊手术床上或是在标准手术床上，髋关节的解剖不会发生变化。固定的解剖学标志可以利用。软组织处理关键在于经过肌肉和神经间隙，直达髋关节囊处，这些已经在前文中详细叙述过，这里不再过多赘述。确保所有和阔筋膜张肌一起止于髂前上棘上的筋膜带已经被松解。了解关节囊和止于股骨近端的肌腱止点的解剖结构与功能，这对于股骨近端的松解很重要。在大量病例中，为了能够充分显露近端股骨，需要适当地对关节囊进行松解。关节囊由几种韧带构成，包括耻股韧带、髂股韧带和坐股韧带，一般情况下不易区别（图 11-1）。

髋关节的关节囊起到静态稳定装置的作用，但是在慢性炎症作用下变得厚且紧缩。慢性炎症同样刺激血管增生。股骨松解起始步骤从关节囊

切开开始。我倾向于采用 Matta 博士提出的经典的倒 T 方式，从髋臼外侧缘开始，平行于股骨颈，一直到可触及的股骨结节（图 11-2）。然后沿着转子间线的内外侧完成切割，并用不同颜色的缝合线做标记，再将眼镜蛇拉钩放入囊内（图 11-3 和视频 11-1）。

一些学者偏向于帆形切开术，其他学者更倾向关节囊切除术，有研究证明一年后两种手术有着相同的预后表现。关节囊本身有相当供血同时旋股内侧血管沿着转子间脊走行，所以在整个手术操作过程中必须小心细致止血。在不损伤臀小肌腱和肌肉的情况下，延长关节囊切出时切口尽量向上，向外并显露至股骨鞍部非常重要的（图 11-4）。

手术操作中，股骨颈截骨后行髋关节脱位，这会导致关节囊从股骨上脱离，再进一步松解内侧和后侧关节囊。在髋关节挛缩、扁平髋、Perthes 病、髋关节外伤史、髋臼内陷等情况下，脱位变得很困难。如果跳过这一步，直接截骨（图 11-5），可以通过外旋股骨（至少 80°～90°）最大限度地松解耻股韧带，将眼镜蛇拉钩向头部倾斜，达到耻骨韧带处于紧张状态的目的，同时在缝线的标记线上抬起，这对完成耻股骨韧带松解提供极大的帮助。沿着股骨内侧缘到小转子完成松解。（图 11-6 和视频 11-2）。

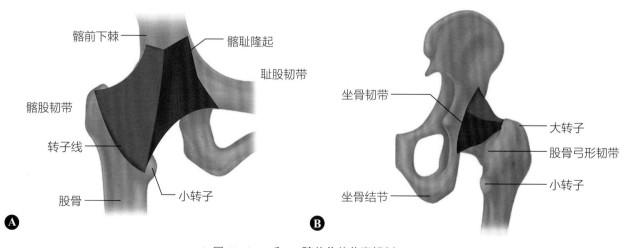

▲ 图 11-1　A 和 B. 髋关节关节囊解剖
A. 前视图；B. 后视图

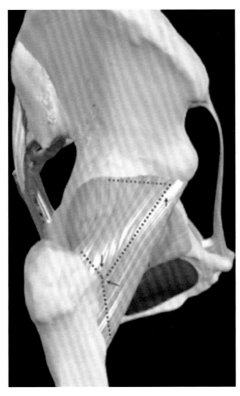

▲ 图 11-2　经典的倒"**T**"囊切开术。优点在于可以转换为"**H**"型以帮助显露

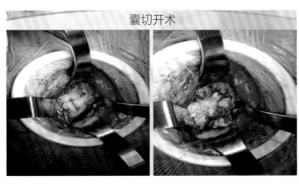

▲ 图 11-3　确保将关节囊切开后的远端完全延伸至转子间嵴。股外侧肌可以用 Homan 拉钩牵开，以便更好地观察。此时眼镜蛇拉钩被置于囊内

这一重要步骤，如果在手术的早期进行，既可以松解股骨近端的后方与外侧，更好的显露髋臼，同时也有助于后面股骨的显露。这样的松解操作同时也有助于在术后将拉钩放置在后内侧股骨矩周围。再一次提醒，在松解过程中要小心，因为可能会有旋股内侧血管的出血。除此之

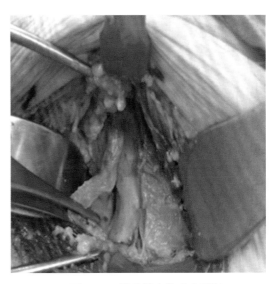

▲ 图 11-4　股骨鞍座的术中情况

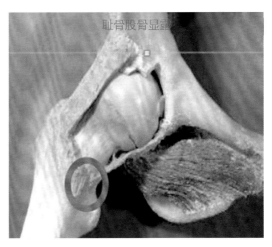

▲ 图 11-5　耻股韧带（粗壮的下内侧囊）到小转子的下方范围

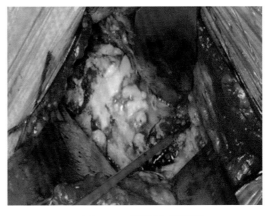

▲ 图 11-6　耻股韧带松解

外，要小心避免神经血管束嵌入到股外侧肌内侧缘。截骨一般是在股骨中立旋转和轻微牵引下完成的，这样能够轻易地评估截骨的完成情况。可以采用一次截骨或者环形切割（图 11-7）。由于后囊可能因为紧贴着颈后而被拉紧，必须小心截骨锯片不要进入后方，否则会不可避免的损伤后侧韧带血管。在股骨外旋大约 60° 的情况下，将螺旋取头器以逆时针方向钻入股骨颈。将螺旋钻头柄朝着患者对侧肩关节方向上抬，脱位并取出股骨头和颈部的碎片。在操作过程中，旋转螺旋钻头有利于将关节囊从股骨颈部剥离（图 11-8）。髋臼前部的骨赘可能会阻碍股骨头的去除。截骨水平由术前的模板测量和选择的假体柄大小决定。这个非常重要的操作步骤经常被忽视和低估。股骨颈保留过多会造成骨性撞击和广泛关节囊残留，阻碍了髋臼的显露。股骨颈保留过少的话，虽然有助于髋臼显露，但是可能会有大转子骨折的风险，同时可能会影响近端柄固定（图 11-9）。

如果没有足够的骨质，截骨水平过低会影响拉钩在股骨矩位置的放置。在股骨处理过程中，Müeller 可能会从股骨上滑落，因而在截骨后颈部的位置上放置又长又宽的拉钩可以提供更好更稳定的牵引效果。截骨后，再次评估松解的关节囊。如果松解关节囊不充分的话，特别是髋臼周围拉钩对前关节囊产生张力的情况下，股骨可能会阻碍髋臼的预处理。当小转子能够轻易用手触碰到的时候，松解可以认为已经完成。任何残留

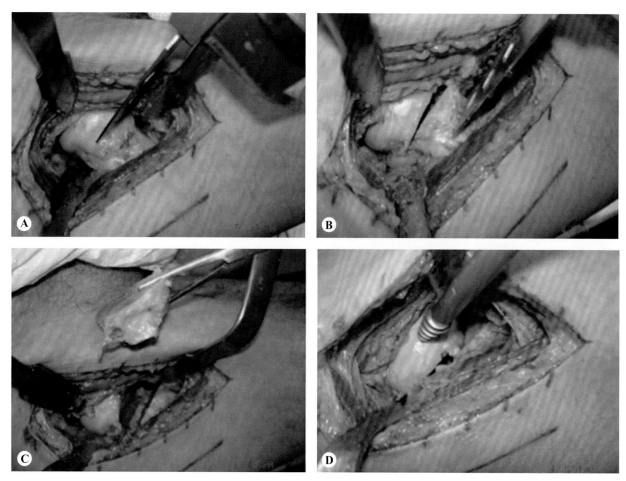

▲ 图 11-7　类餐巾环颈切割。**A.** 最初的头下截骨。**B.** 二次截骨去除大约 1cm 的颈部。**C.** 用 **Kocher** 或 **Tenaculum** 去除餐巾环骨块。**D.** 用取头器取出股骨头

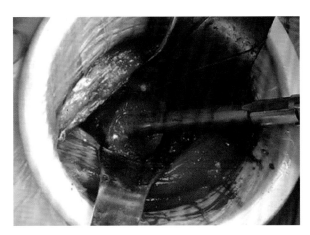

▲ 图 11-8 用取头器旋转头部可以松解颈部的关节囊附着物

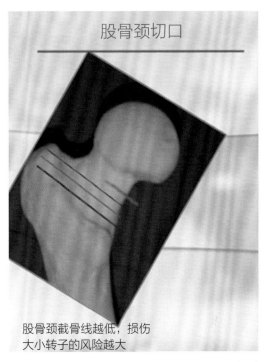

股骨颈截骨线越低，损伤大小转子的风险越大

▲ 图 11-9 股骨颈低位截骨有大转子骨折的风险。如果锯片向后进得太远，大转子就有危险。这个水平的干骺端非常空心，可能难以维持正常的髓腔压配和旋转稳定性

的耻股韧带都可以松解，主要是用手指将韧带按压到小转子上方，这样能够让关节较为容易的外展和后伸（图 11-10）。一旦髋臼处理结束，之前放置的 45° 外旋和轻微牵引会恢复到中立的位置。用于翘起股骨的股骨钩（如果使用的话）通常放置在大转子的底部，在臀大肌腱和股外侧肌之间（图 11-11）。

值得注意的是股骨 Hook 拉钩不是对抗骨质，而是放置在股外侧肌的外面或深处。如果在放置过程中遇到阻力，调整 Hook 拉钩到适当的平面上。找到正确间隔的另一个诀窍是用手指从剩余股骨矩内侧沿着股骨截骨边缘向外侧逐渐移

动到股外侧肌周围，这时你的手指会摸到正确的间隙。在下肢外旋和过伸并完成股骨近端关节囊松解之前，不要将 Hook 拉钩放入间隙进行敲拨，此时意外施加张力可能会导致大转子骨折（图 11-12）。

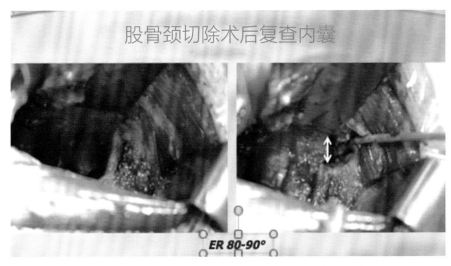

▲ 图 11-10 注意耻股韧带松解完成后股骨的相对后移

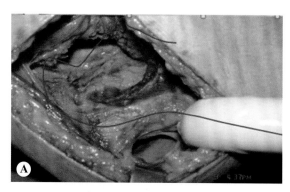 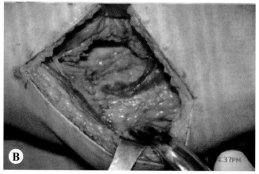

▲ 图 11-11　Hana hook 的正确放置间隔（A）是展示适当的间隔和 Hook 拉钩的位置（B）

避免股骨近端骨折

▲ 图 11-12　在关节囊松解之前，当腿向外旋转和伸直时，可能会无意中对股骨施加过大的前向力。后方大转子可撕脱或骨折

另外，如果在常规的手术床上操作，股骨 Hook 拉钩可以放在股骨周围或者小心的放在股骨颈切口处，当下肢外旋或后伸的时候，可以手动上拉或者向外抬起股骨。我喜欢在伸直之前尝试能否达到下肢外旋 90°～120°。另一个有用的技巧是在外旋股骨的过程中，通过抓住远端股骨绕膝外旋，同时手动外旋大腿的方法对大腿施加轻微的牵引（视频 11-3）。这通常能使大转子从髋臼后缘解锁，能够进行更大程度的外旋（图 11-13）。

将一个 Müeller 拉钩放置在股骨距后内侧，另一个放在小转子周围，正如前所述，如果耻股韧带松解充分，这应该很容易完成（图 11-14）。

或者，可以沿着股骨颈后方放置眼镜蛇拉钩。如果进行了股骨颈截骨水平较低，Müeller 拉钩可能会容易从颈后滑落，这一点尤其重要。然后小心地将长柄 Homan 拉钩放在囊外（视频 11-3），进行上外侧关节囊（髂股骨韧带和坐骨髂骨韧带）松解，从而显露隐藏的外旋肌群（图 11-15）。将标记好的关节囊从大转子前缘开始松

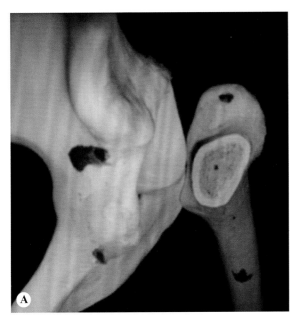
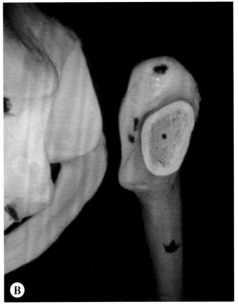

▲ 图 11-13　在关节囊松解之前，大转子内侧方向上紧贴在骨盆上，限制抬高和向外移动。如果在腿部操作过程中对股骨施加强力伸展，会增加了大转子撕脱的风险。**A.** 股骨近端外展不充分。注意大转子紧贴在髋臼后面。**B.** 说明通过股骨近端向外侧牵拉远离骨盆以允许充分显露

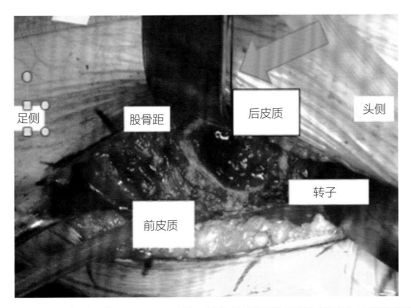

▲ 图 11-14　沿股骨后部皮质放置 Müeller 拉钩。用这种拉钩强制显露可能会使骨质疏松的股骨骨折

解，沿着大转子圆周方向到后外侧。（图 11-16 和视频 11-4）不要切断了可能位于外旋肌群和关节囊之间的内收肌。不停地移动 Homan 位置，将其从囊外移到囊内，这能够非常有效的获取正确的平面。可以在转子上外侧关节囊开一个人字形切口，以一种会阴切开术的形式延伸到转子的顶点。Homan 拉钩穿过穿孔的位置（图 11-17）。

然后可以在转子的两侧松解关节囊。在每次松解关节囊后，股骨上端和外侧的活动度都要重新评估。大量临床病例显示，股骨关节囊的松解是预处理股骨的必要操作。这里的关键是要有耐心和恒心，不断重新定位的长 Homan 拉钩和不

103

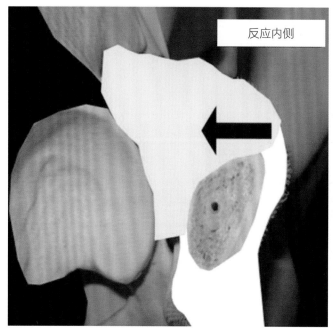
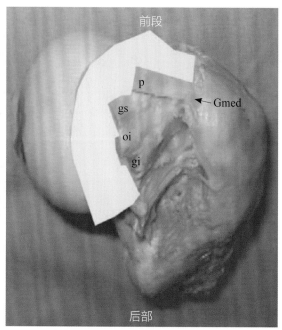

▲ 图 11-15　上囊（髂股韧带和髂坐韧带）活动示意，然后可以看见外旋肌群

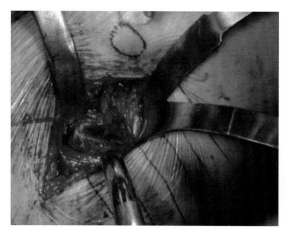
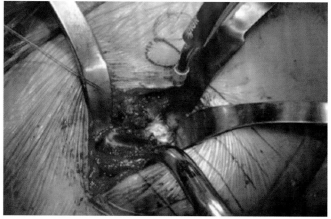

▲ 图 11-16　术中照片显示标记的上外侧囊。这实质上是相对于后路的"由内而外"工作

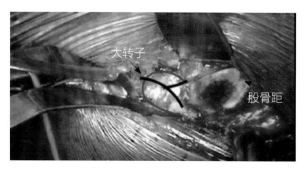

▲ 图 11-17　黑线表示将整个囊从大转子上剥离的替代方案；可以进行 V 型的会阴切开术，用 Homan 的尖头穿孔，并在任一方向从转子分离关节囊

断的手动检查股骨的活动度是必需的。Cobb 剥离器和 Key 剥离器也可以用来从转子上剥离关节囊。在关节囊和短外旋肌群之间通常存在薄的脂肪垫，位于在关节囊下方似乎像一个透亮的肌腱（视频 11-5）。有一个常见的错误是将残留在股骨外侧的骨皮质当作大转子，特别是如果一开始截骨后保留股骨颈过长的话（图 11-18）。在这种情况下，上关节囊在大转子周围充分松解，这就应该很容易看到和触碰到骨皮质部分，梨状窝也同

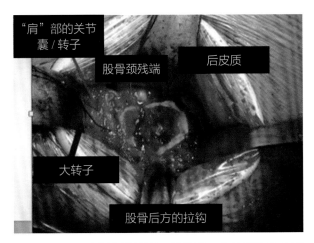

▲ 图 11-18　残留的股骨颈。请注意，大转子完全被残留的包膜覆盖，并且在包膜下方看不到外旋肌

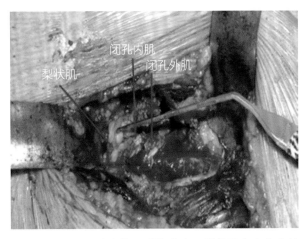

▲ 图 11-19　右髋外旋肌群的止点。梨状肌止点在大转子上方和前方；联合肌腱止于梨状肌下方，稍靠后。闭孔外肌止于大转子 / 颈部交界处低位和后部

样能够看到和触及。值得注意的是，在这个外旋和后伸过程，转子的尖端几乎总是更后内侧，所以需要再次识别，以确保关节囊充分的松解。如果需要进一步松解，按一定的顺序的步骤进行，确认短外旋肌群，它的位置在大转子的内侧或内侧的囊下（图 11-19）。

任何大转子内侧边界的操作都是安全的。梨状肌腱止于大转子上方和前方，联合腱的位置更低更靠后。最后是闭孔内肌，它止于股骨颈的下后方，并直接从内侧牵拉股骨避免股骨后脱位。闭孔外肌的松解不是必需的，它只能提供非常有限的额外显露。后关节囊也应该要保留，因为它既不能提供多余的显露[31]，同时去除它的话会增加后脱位风险（图 11-20）。联合腱应该首先被松解，可以用 Bovie tip 从转子基底部向顶部方向进行。注意不要松解梨状肌（图 11-21 和视频 11-5）。

松解过后立刻用手进行牵引，从而评估股骨活动度的增加量。如果松解不充分的话，在松解梨状肌之前，应该再重新做一遍上述的松解步骤。移走所有的拉钩，外旋后伸下肢将其恢复到中立位置，重复整个外旋和后伸的动作，同时上外侧方向将股骨抬起。然后重新放入拉钩，这种上下的移动可以让股骨产生更多的抬高和侧移达到预处理股骨的要求。如果仍然过紧的话，在重新评估之前关节囊松解程度后可以进行梨状肌的

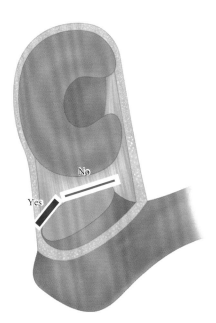

▲ 图 11-20　闭孔内肌松解
由 F. Boetner，MD 提供

松解。仅仅在不超过 10% 的病例中是需要进行梨状肌松解的。有些临床和影像学表现显示确定需要更广泛的松解，这应该成为术前评估的一部分。根据影像学的证据，以下几种特殊的股骨贴近骨盆情况需要进行更多的松解，包括短股骨颈、髋臼内陷、宽骨盆张开伴宽髂嵴和相对狭窄的坐骨。此外，虽然每个患者应该用相同手术方式进行手术，但有些身体自身情况因素，如肥

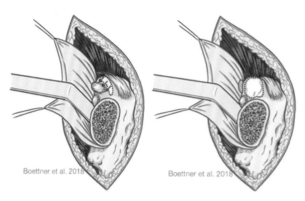

▲ 图 11-21 闭孔内肌腱从大转子初始松解，梨状肌和闭孔外肌保留

胖，肌肉发达的年轻男性，或以前有过创伤的病例可能需要更广泛的松解。在极少数情况下，尤其是年轻肌肉发达的男性，或以前有过损伤或瘢痕的地方，可以考虑从髂嵴上的阔筋膜张肌的起始点处进行松解。这种手术方法在翻修手术中也很有用。这种松解技术使用电刀，将阔筋膜张肌的腱前缘从髂嵴后 1～2cm 处剥离，残余一个腱袖用来修复。也可在髂嵴上钻孔来修复腱袖（图 11-22 和图 11-23，视频 11-6 至视频 11-8）。

股骨充分显露过后才进行股骨扩髓（图

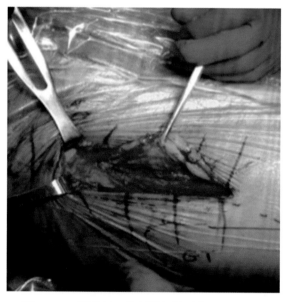
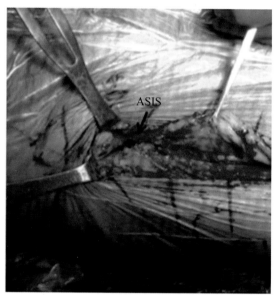

▲ 图 11-22　随着切口的近端轻微延伸，可以在髂前上棘（ASIS）识别 TFL 的前缘并小心地松解 1～2cm。保留一个肌腱以备后面修复

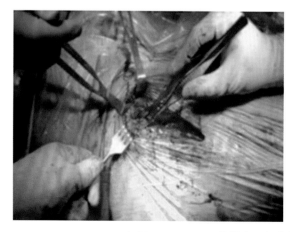
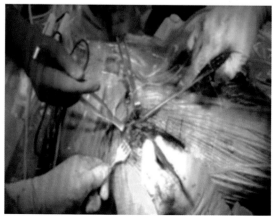

▲ 图 11-23　TFL 的腱套可以直接修复或通过在嵴上钻孔来固定

11-24）。

股骨近端应力侧向远离骨盆，向上抬高至髋臼以外的切口处，并旋转，使股骨距朝向天花板（图11-25）。

在这种情况下，股骨就可以准备好了。可以手动放置扩髓装置来确定方向，以避免管道穿孔或内翻放置并导致骨折（图11-26）。

也可以用箱型开口器处理近端髓腔，通常情况下沿着股骨矩后缘并朝向股骨矩的顶端（图11-27）。应注意股骨颈相对于股骨干的正常前倾角和前弓，以防止扩髓开始时过于靠前而无意中去除过多前方的骨质（图11-28）。

可以使用咬骨钳或锉来去除任何剩余的颈部外侧残余物，以防止扩髓和柄的内翻定位（图11-29和图11-30）。

双曲线式扩髓手柄解决手术视野显露不良情况，这种器械可能导致手柄在股骨近端将前干骺端骨质刮掉，尤其是当侧向力取出扩髓手柄时（图11-31）。

此外，为了避免对称内翻或后穿孔，扩髓手柄应该始终以轻微向下的力指向地板，内侧方向力指向患者的身体。如果做不到的话，不应该强

求，以避免大转子骨折。如果发生髓腔穿孔，通常是在特别靠近股骨近端和后端（图11-32）。

只要将扩髓装置放置在正确的平面上，就能够避免出现这样的错误，只要能获得柄的旋转稳定性，通常不需要额外的固定。作者通常尝试放入扩髓手柄，这样手柄的侧肩就会在侧颈和转子（鞍）底部汇合的深面。上提手柄，直到获得旋转稳定（图11-33）。

作者试着不要过度扩髓，用高度匹配扩髓手柄来完成扩髓。现在有一些较新的技术，比如Kincise，这可能有助于实现持续的扩髓。在试模复位和透视评估股骨柄定位、填充、下肢长度和偏心距之前，我会使用股骨矩来参考定位。如果股骨的位置没有最终确定，我总是可以通过向上或向下调整股骨试柄来向上或向下假体柄，只要它们能在内外侧获得旋转稳定性和干骺端的良好填充。如果股骨颈假体型号还未确定，则将切除的股骨头部/颈部与试验头部和颈部进行比较也可用作适当试验假体尺寸的检查（图11-34）。

如果最后一个股骨柄很难移除，需要一定程度的过度打击才能从杆上移除，我会考虑减小股骨柄的尺寸或考虑远端扩孔以防止股骨柄远端卡

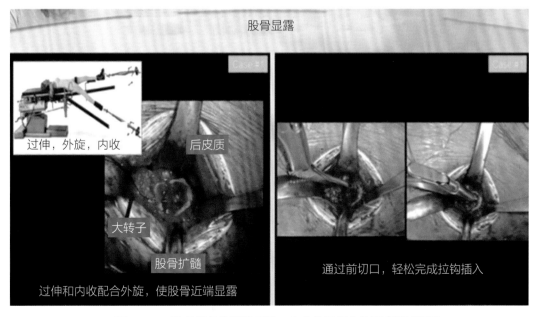

▲ 图 11-24　准备股骨的适当显露。在充分显露之前不应尝试扩髓

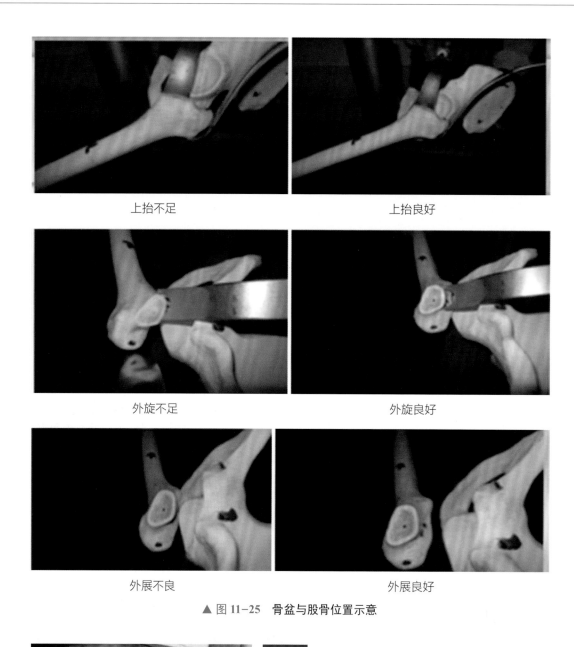

上抬不足

上抬良好

外旋不足

外旋良好

外展不良

外展良好

▲ 图 11-25　骨盆与股骨位置示意

▲ 图 11-26　必须确定正确的股骨髓腔平面。在股骨显露不足的情况下进行强制扩髓，或在腹部隆起的肥胖患者中，非立线扩髓可能导致穿孔或骨折

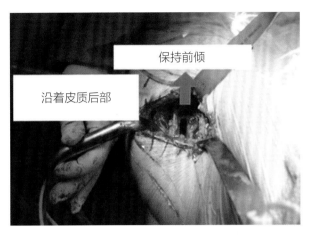

▲ 图 11-27　紧贴皮质后部并指向股骨矩的顶点，保持正确的位置

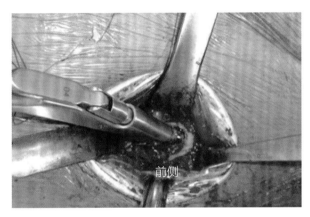

▲ 图 11-28　扩髓手柄应从皮质的相对后方位置开始，以确保放置在髓腔下方

住或无意中使股骨柄位置太高从而增加腿长。试验结束后，在最终股骨试柄移除之前，对股骨试柄进行扭转测试，以确保旋转稳定性。如果出现旋转，要是远端仍有空间而没有骨干撞击，则用大一号试柄，或者考虑使用不同的配有更大近端固定装置的柄。在最后股骨柄插入过程中，应注意避免内翻或改变了试柄的位置，以防止因强行插入导致的骨折或因无意延长而使股骨柄坐高（图 11-35）。

复位的动作应该是轻柔的，拉钩被移除后，将腿被抬高到一个中立的稍微弯曲的位置。

然后将腿部内部旋转到 60°～70°，以将头部置于股直肌下方，并防止撞击。应用温和的纵

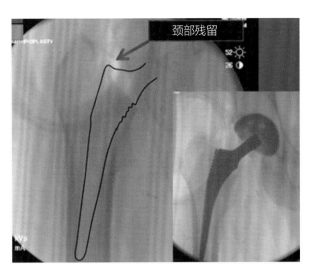

▲ 图 11-29　通过去除侧面股骨颈残余物来确保适当的偏外。然后开始扩髓到模板尺寸，通常是加减一个尺寸。根据患者的解剖结构，在术前确定假体柄的大致尺寸，以及合适的假体柄非常重要。虽然大多数外科医生在大多数情况下都习惯使用特定的柄，但没有一种柄可以始终 100% 使用。试模扩髓柄是最常用的，但在 A 型髓腔中，可能需要远端扩孔，以防止远端卡住导致意外延长或意外骨折。不得强制扩髓，作者提倡使用直扩髓柄，以便施加髓腔方向上的扩髓（图 11-30）

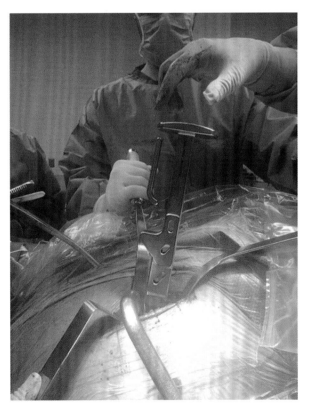

▲ 图 11-30　直扩髓柄

前倾过度

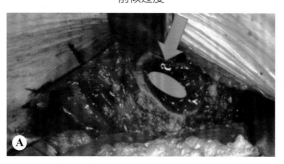

纠正前倾：旋转股骨

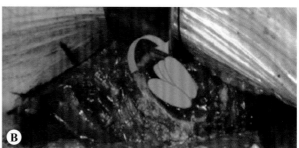

去除所有干骺端骨质

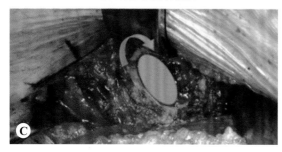

◀ 图 11-31　不慎过度去除松质骨

拉削问题：股骨穿孔

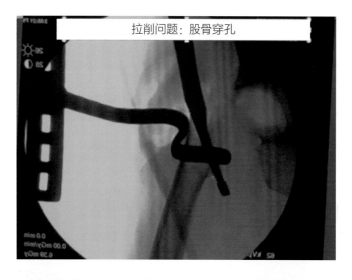

◀ 图 11-32　典型近端后外侧穿孔的透视图

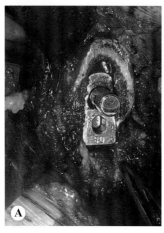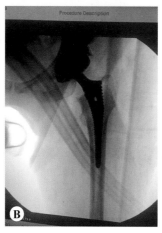

◀ 图 11-33　扩髓的外侧边缘与股骨的鞍座齐平。只要保持旋转稳定性，在此基础上，可以轻松地扩大或缩小尺寸。**A.** 在前后位 **X** 线片上注意髓腔的填充和试柄的高度，注意试柄的侧肩位于股骨近端的鞍座水平。**B.** 在这个水平放置试柄通常使颈长合适，如术中透视图像所证明的那样

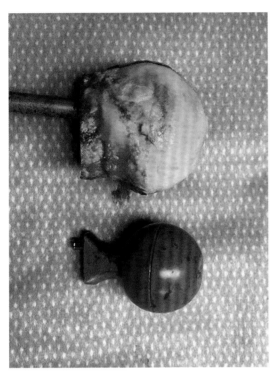

▲ 图 11-34 将截骨后的头颈高度与试验头颈高度进行比较，可以很好地估计恢复的下肢长度，并可用作对放射影像或导航的额外检测

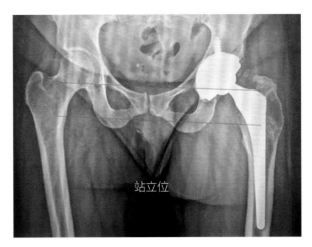

▲ 图 11-35 X线片显示由于柄定位不良而显著延长。尺寸过小的柄的内翻位置导致柄位置太高

向牵引，当腿部内部旋转到零度时，将股骨头复位。复位应该是温和的，当球进入髋臼时可能会有轻微的撞击（视频 11-9）。如果需要一个推头器来强制复位或需要过度的牵引力，下肢通常要么太长，要么偏心距太大。作者通常使用 32mm 和 36mm 的髋关节头，作者倾向于使用更多的聚合物材料，尤其是在年轻的活动患者中，而不是为了增大髋关节头尺寸而牺牲聚乙烯的厚度。稳定性一般来说不是问题。在手术过程中，如果在影像学上下肢的长度和偏心距能够恢复，髋关节就会趋向稳定。传统的稳定性测试，如 Shuck 测

试，在直接前路关节置换中是不需要的。当大腿处于自然伸展状态时，我通常情况下最大限度外旋腿部，以此评估后方撞击。如果髋关节不稳定，没有达到至少 90° 外旋转状态，或者如果有证据表明头部在 < 90° 外旋时出现半脱位，检查后部骨赘，并根据前倾和（或）旋转中心位置重新评估杯的位置和股骨柄的前倾。此外，需要重新评估偏心距。有些人主张将腿过伸 20°～30°，并进行同样的外旋至少 90°，以再次评估稳定性。如果这个动作存在不稳定，但是在影像学上已经恢复长度和偏心距，我并不会人为增加腿长或偏心距。这时需要找到并解决不稳定性的潜在病因。

总之，只要有耐心和手术经验，基本上所有的全髋关节置换病例都可以通过前路安全地进行手术。对股骨近端解剖学有扎实的理解，仔细的关节囊处理和必要的按次序松解将大大有助于实现这一目标。

参考文献

[1] Berend KR, Lombardi AV, Seng BE, Adams JB. Enhanced early outcomes with the anterior supine intermuscular approach in primary total hip arthroplasty. J Bone Joint Surg (Am). 2009;91(suppl 6):107-20.

[2] Seng BE, Berend KR, Ajluni AF, Lombardi AV. Anterior-supine minimally invasive total hip arthroplasty: defining the

learning curve. Orthop Clin North Am. 2009;40:343-50.

[3] Schwartz BE, Sisko ZW, Mayekar EM, Wang OJ, Gordon AC. Transitioning to the direct anterior approach in total hip arthroplasty: is it safe in the current health care climate? J Arthroplast. 2016;31:2819-24.

[4] Barnett SL, Peters DJ, Hamilton WG, Ziran NM, Gorab RS, Matta JM. Is the anterior approach safe? Early complication rate associated with 5090 consecutive primary total hip arthroplasty procedures performed using gthe anterior approach. J Arthroplast. 2016;31:2291-4.

[5] Anterior Total Hip Arthroplasty Collaborative Investigators, Bhandari M, Matta J, et al. Outcomes following the single-incision anterior approach to total hip arthroplasty: a multicenter observational study. Orthop Clin North Am. 2009;40:329-42.

[6] Cidambi KR, Barnett SL, Malette PR, Patel JJ, Na N, Gorab RS. Impact of femoral stem design on failure after anterior approach total hip arthroplasty. J Arthroplast. 2018;33:800-4.

[7] Mirza AJ, Lombardi AV, Morris MJ, Berend KR. A mini-anterior approach to the hip for total joint replacement: optimizing results: improving hip joint replacement outcomes. Bone Joint J. 2014;96B:32-5.

[8] Tamaki T, Jonishi K, Miura Y, Oinuma K, Shiratsuchi H. Cementless tapered-wedge length affects the risk of periprosthetic femoral fractures in direct anterior total hip arthroplasty. J Arthroplast. 2018;33:805-9.

[9] Dietrich M, Kabelitz M, Dora C, Zingg PO. Perioperative fractures in cementless total hip arthroplasty using the direct anterior minimally invasive approach: reduced risk with short stems. J Arthroplast. 2018;33:548-54.

[10] Lanting BA, Sm O, Cope RP, Patterson AH, Masonis JL. Incidence of perioperative events in single setting bilateral direct anterior approach total hip arthroplasty. J Arthroplast. 2015;30:465-7.

[11] Zhoa HY, DeKang P, Xia YY, Shi XJ, Nie Y, Pei FX. Comparison of early functional recovery after total hip arthroplasty using a direct anterior or posterolateral approach: a randomized controlled trial. J Arthroplast. 2017; 32:3421-8.

[12] Alecci V, Valente M, Crucil M, Minerva M, Pellegrino CM, Sabbadini DD. Comparison of primary total hip replacements performed with a direct anterior approach versus the standard lateral approach: perioperative findings. J Orthop Traumatol. 2011;12:123-9.

[13] Rodriguez JA, Deshmukh AJ, Rathod PA, et al. Does the direct anterior approach in THA offer faster rehabilitation and comparable safety to the posterior approach? Clin Orthop Relat Res. 2014;472:455-63.

[14] Spaans AJ, Van Den Hout JAAM, Boldr SBT. High complication rate in the early experience of minimally invasive total hip arthroplasty by the direct anterior approach. Acta Orthop. 2012;83:342-6.

[15] Nakata K, Nishikawa M, Yamamoto K, Hirota S, Yoshikawa H. A clinical comparative study of the direct anterior with mini-posterior approach: two consecutive series. J Arthroplast. 2009;24:698-704.

[16] Sendtner E, Borowiak K, Schuster T, Woerner M, Grifka J, Renkawitz T. Tackling the learning curve: comparison between the anterior, minimally invasive (micro-hip) and the lateral, transgluteal(Bauer) approach for primary total hip replacement. Arch Orthop Trauma Surg. 2011;131:597-602.

[17] Malek IA, Royce G, Bhatti SU, et al. A comparison between the direct anterior and posterior approaches for total hip arthroplasty: the role of an "enhanced recovery" pathway. Bone Joint J. 2016;98-B:754-60.

[18] Cohen EM, Vaughn JJ, Ritterman SA, et al. Intraoperative femur fracture risk during primary direct anterior approach cementless total hip arthroplasty with and without a fracture table. J Artthroplasty. 2017;32:2847-51.

[19] York PJ, Logterman SL, Hak DJ, Mavrogenis A, Mauffrey C. Orthopaedic trauma surgeons and direct anterior total hip arthroplasty: evaluation of learning curve at a level I academic institution. Eur J Orthop Surg Traumatol. 2017;27:421-4.

[20] Zawadsky MW, Paulus MC, Murray PJ, Johansen MA. Early outcome comparison between the direct anterior approach and the mini-incision posterior approach for primary total hip arthroplasy: 150 consecutive cases. J Arthroplast. 2014;29:1256-60.

[21] deSteiger RN, Lorimer M, Solomon M. What is the learning curve for the anterior approach for total hip arthroplasty? Clin Orthop Relat Res. 2015;473:3860-6.

[22] Degeest T, Fennema P, Lenaerts G, DeLoore G. Adverse effects associated with the direct anterior approach for total hip arthroplasty: a Bayesian meta-analysis. Arch Orthop Trauma Surg. 2015;135:1183-92.

[23] Lee GC, Marconi D. Complications following direct anterior hip procedures: costs to both patients and surgeons. J Arthroplast. 2015;30:98-101.

[24] Eto S, Hwang K, Huddleston JI, Amanatullah DF, Maloney WJ, Goodman SB. The direct anterior approach is associated with early revision total hip arthroplasty. J Arthroplast. 2017;32:1001-5.

[25] Brun O-CL, Mansson L, Nordsletten L. The direct anterior minimal invasive approach in total hip replacement: a prospective departmental study on the learning curve. Hip Int. 2018;28:156-60.

[26] Meneghini RM, et al. Direct anterior approach: risk factor for early femoral failure of cementless total hip arthroplasty: a multicenter study. J Bone Joint Surg. 2017;99:99-105.

[27] Ponzio DY, Poulsides LA, Salvatore A, Lee YY, Memtsoudis SG, Alexiades MM. In-hospital morbidity and postoperative revisions after direct anterior vs posterior total hip arthroplasty. J Arthroplast. 2018;33:1421-5.

[28] Homma Y, Baba T, Kobayashi H, et al. Safety in early experience with a direct anterior approach using fluoroscopic guidance with manual leg control for primary

total hip arthroplasty: a consecutive one hundred and twenty case series. Int Orthop. 2016;40:2487-94.

[29] Kobayashi H, Homma Y, Baba T, et al. Surgeons changing the approach for total hip arthroplasty from posterior to direct anterior with fluoroscopy should consider potential excessive cup anteversion and flexion implantation of the stem in their early experience. Int Orthop. 2016;40:1813-9.

[30] Barrett WP, Turner SE, Leopold JP. Prospective randomized study of direct anterior vs postero-lateral approach for total hip arthroplasty. J Arthroplast. 2013;28:1634-8.

[31] Matsuura M, Ohashi H, Okamoto Y, Inori F, Okijima Y. Elevation of the femur in THA through a direct anterior approach: cadaver and clinical studies. Clin Orthop Relat Res. 2010;468:3201-6.

第 12 章　髋关节前路手术并发症的诊断和管理

Diagnosing and Managing Complications from the Anterior Approach

Samuel W. Carlson　Michael J. Taunton　著

朱　晨　马锐祥　张贤祚　译

除了全髋关节置换术的一般危险因素之外，每一种全髋关节置换术的入路方式都有相应的风险和手术并发症。由于一些已知的优点，包括住院时间短、恢复快、麻醉药品使用量小和较小的脱位率等，前路全髋关节置换术受到人们的欢迎[1-4]。虽然前路全髋关节置换术有很多优点，但它并非没有任何风险，也有一些特殊的手术并发症。

对于有前路全髋关节置换术有经验的手术医生来说，该入路相关并发症的总体发生率与所有THA 手术入路的并发症发生率相似[5]。多项研究调查与前路全髋关节置换术相关的学习曲线，研究报道了不同的病例数（10～100 例）[4, 6-9]。在DATHA 的多中心观察研究中，Bhandahari 小组认为和手术量超过 100 例的前路全髋关节置换术的外科医生相比，手术量少于 100 例的外科医生相关的并发症率增加了 2 倍[6]。这项研究显示前路全髋关节置换再手术发生率为 2.7%，与其他已知的全髋关节置换术的并发症发生率相当。Seng研究小组研究了一名外科医生使用 DATHA 的原始经验，在失血量、手术室时间和入路相关并发症减少之后，绘制了一条 6 个月 37 例患者的学习曲线[7]。在这项研究过程中，DATHA 的手术并发症发生率与外科医生的传统手术方法没有什么不同。Hart 等研究了直接前路、侧路和后路全髋关节置换术后 30 天的主要和次要并发症[2]。

经多元回归分析，30 天后 3 种 THA 术式在主要和次要并发症方面无显著性差异。

本章在于调查与 DATHA 相关的术中和术后并发症，以及它们的诊断和治疗过程。

术中并发症

（一）神经系统并发症

1. 股外侧皮神经损伤

直接前路全髋置换最常见和最常讨论的神经系统并发症是对股外侧皮神经（lateral femoral cutaneous nerve，LFCN）的损伤。LFCN 是一条纯粹的感觉神经，从腰丛发出，沿腰大肌外侧缘，在髂肌和腹股沟深韧带表面游走，在缝匠肌和大腿阔筋膜张肌（tensor fascia lata，TFL）之间行进。LFCN 的损伤通常发生在手术入路过程中，手术中会在缝匠肌和 TFL 之间遇见。LFCN 损伤的真实发生率尚不清楚，但文献中报道为2%～81%[6, 10, 11]。LFCN 的损伤通常是由于拉钩的放置或瘢痕组织的形成而导致的神经失用和患者体位原因导致。重要的是要知道这根神经的分支是经常变化的[12]。LFCN 主分支或其附属分支的撕裂也可能导致神经损伤。LFCN 损伤的症状，包括大腿前外侧麻木或感觉异常，在最坏的情况下，存在感觉障碍。

LFCN 损伤的诊断对外科医生来说可能是困

难的，因为患者之间的症状有显著的差异。一些调查问卷（如 DN4 问卷，用来检查周围神经损伤的严重程度）。然而，我们可以通过询问患者是否有与上述 LFCN 损伤一致的症状来诊断 LFCN 损伤[10]。术前与患者谈话过程提前将这些可能的并发症向患者解释为 DATHA 的已知和常见并发症，从而确保患者术后不会对这些术后并发症感到惊讶。

治疗 LFCN 损伤主要是观察和对症处理。Goulding 等报道，在 55 例接受初次 DATHA 的患者中，67% 的患者表现出与 LFCN 损伤相一致的症状，但对术后功能没有影响[11]。在这项研究中，只有 3 例患者报道在最后随访时症状完全缓解[11]。Gala 等报道了 77 例通过直接前路进行初次 DATHA 或髋关节表面置换的患者[10]。在平均 5.5 年的随访中，55 例患者仍然报道了一些大腿前外侧症状，22 例患者（27%）显示症状完全消失。无论患者是否仍表现出大腿前外侧症状，患者术前疼痛评分和术后功能仍有统计学意义上的改善。Patton 小组报道了接受 DATHA 的 768 髋，其中 24% 在至少 2 年随访前出现了神经病理性疼痛，只有 11% 在 6～8 年随访时报告神经病理性症状，在统计学意义上有显著的减少[13]。神经病理性症状对 DATHA 术后的临床效果没有影响。这项研究进一步表明，术后 1 年症状改善有限，但随着时间的推移持续改善[13]。虽然大多数文献显示 DATHA 后股外侧皮神经损伤的发生率低，功能损害或生活质量下降的发生率低，Homma 团队和 Ozaki 团队报道了 DATHA 后持续神经病理性疼痛患者的生活质量将会下降[14, 15]。

2. 股神经损伤

全髋关节置换术后的股神经损伤是罕见的，文献报道该并发症发生率为 0.01%～2.27%[16-23]。多项研究表明，DATHA 增加了股神经损伤的发生率。Fleischman 等报道了 2011—2016 年在他们医院接受 THA 的所有患者中股神经的发病率为 0.21%，接受 DATHA 的患者发病率为 0.4%，接受前外侧 THA 的患者发病率为 0.64%[23]。作者还注意到随着手术时间的推移，DATHA 手术患者股神经损伤的发病率有所增加，2011—2013 年的发病率为 0.29%，2014—2016 年为 0.57%。Ishimatsu 小组报道接受 DATHA 患者术中股神经情况，77% 的患者在放置髋臼前拉钩后股神经传导振幅降低，但在手术结束时股神经传导振幅有所改善[24]。Ishimatsu 研究中没有一例患者术后出现神经损伤。

在 DATHA 中，股神经的损伤可能是由于拉钩的压迫或直接损伤、髋关节后伸和股骨前拉引起的拉力损伤、术后血肿或撕裂伤。尸体研究显示，髋臼前缘到股神经的最短距离为 16.6mm[24]。股神经损伤后的症状包括股四头肌力量减弱和大腿前内侧麻木或感觉异常。初步评估可以是断层影像学判断，以识别压迫性病变，如血肿或撕裂伤。如果在没有其他发现的情况下股神经功能没有恢复，肌电图或神经传导研究可能有助于几周后确诊。在这些情况下，咨询神经科医生或周围神经外科医生对患者有益。

股神经麻痹一般情况下通过观察和对症治疗。物理治疗、步态辅助器具和支具，如膝踝足矫形器，可以用来帮助运动和治疗功能缺陷。步态辅助设备和步态训练对这些股神经损伤患者非常重要，因为他们跌倒的风险增加，这可能导致后期出现的并发症，如脱位或假体周围骨折。在特殊情况下，如术后血肿引起的股神经麻痹，可能需要手术治疗来减压股神经。股神经麻痹的预后优于其他神经麻痹，如坐骨神经麻痹，坐骨神经麻痹是髋关节后路相关的并发症，DATHA 可以避免这种并发症。Simmons 团队报道了在 1 年内连续 440 例 THA 中，股神经麻痹的发生率为 2.3%[25]。所有患者均在术后 1 年内完全康复[25]。Fleischman 报道，在 36 例股神经麻痹患者中，75% 的患者在 33.3 个月内肌力减弱得到解决，大多数患者在术后至少 6 个月才恢复[23]。在最后的随访中，40% 需要使用辅助医疗设备，超过 80% 的股神经麻痹患者的感觉症状没有解决。因此，虽然它是一种罕见的并发症，但它是一种可以对患者产生毁灭性后果。

3. 阴部神经损伤

DATHA 中阴部神经（pudendal nerve，PN）损伤可能发生在使用手术床时。阴部神经损伤是由于进行手术的腿过度延长和长时间牵拉或压迫未充分填充所致。阴部神经损伤的诊断是以会阴麻木、感觉异常和性功能障碍为体征和症状的临床诊断。文献报道了使用手术床的 DATHA 后的性功能障碍，并显示在几周到几个月内恢复 [26, 27]。PN 损伤的治疗主要是观察和对症处理。

4. 术中股骨骨折

术中股骨骨折（intraoperative femur fracture，IFF）是所有 THA 经常讨论的并发症 [28-32]。IFF 在非骨水泥型 THA 中比在骨水泥型 THA 中更常见，非骨水泥型 THA 的发生率为 2.95%～27.8%，而骨水泥型 THA 的发生率为 0.3%～1.2% [30-32]。IFF 上涨的发生率被认为是 DATHA 相关的常见并发症 [33, 34]。IFF 发生率增加的原因包括一些外科医生喜欢骨科手术床，以及学习 DAA 特有的股骨准备和股骨柄置入的过程。文献中报道的 DATHA 中 IFF 的频率变化为 0.8%～7%，大多数报道表明随着外科医生手术经验的增加，股骨骨折的发生频率下降 [4, 35-39]。

术中股骨骨折的类型多种多样，从和非骨水泥 THA 相同处理的无移位股骨矩骨折，到需要切开复位内固定的移位股骨干骨折。与所有的 THA 一样，股骨必须充分显露，以便安全地进行股骨准备和股骨柄插入。对于 DATHA 来说，视野显露可能是这项手术中最具挑战性的方面之一。一种辅助手术的技术是使用骨折台，允许外科医生将患肢肢体伸直，并在股骨下放置器械以抬高股骨，为外科医生提供足够的显露 [40]。研究显示在 DATHA 中使用骨科手术床，报道了连续 494 个 DATHA 的骨折率为 1.8% [40]。其中大转子骨折 3 例，股骨干骨折 2 例，股骨距骨折 4 例。文献报道使用骨科手术床的 IFF 发生率为 0.8%～6.5%，而使用标准手术床的 IFF 发生率为 1%～7% [4, 35-39]。Cohen 小组中由 2 位经验丰富的

DATHA 外科医生对 472 例连续的 DATHA 患者进行了回顾性分析，其中一位医生使用骨科手术床，而另外一个外科医生使用标准手术床 [41]。术中股骨骨折 12 例：骨科手术床 6 例，标准手术床 6 例，发生率分别为 2.2% 和 2.8%。差异无统计学意义。Hartford 回顾性研究了 500 例由一位外科医生使用骨科手术床进行的初次 DATHA [38]，其中 IFF 13 例（2.6%），完成前 100 例患者后 IFF 发生率开始下降 [38]。Masonis 小组回顾了前 300 例 DATHA 的并发症，前 62 例报道了 IFF，其余 238 例无一例报道 [35]。Jewett 和 Collis 回顾了前 800 例 DATHA 的并发症，发现大多数手术中骨折发生在前 200 例中 [36]。对于所有的 THA 来说，IFF 的发生率随着非骨水泥 THA、柄设计和某些患者因素如骨质疏松而增加。一些研究表明，与其他髋关节入路相比，DATHA 的 IFF 发生率增加，但大多数 DATHA 并发症相关数据是由于外科医生使用 DATHA 的初始经验，包括学习曲线因素。然而，随着经验的积累，DATHA 的 IFF 发生率会下降到与其他手术方法相当的比率。

判断是否发生 IFF 需要外科医生在股骨准备和股骨柄插入过程中保持警惕和高度怀疑。随着 DATHA 期间股骨的显露后，大转子放置拉钩会导致应力增加，这可能导致 IFF。或者是在处理股骨时不使用骨折台可导致股骨近端骨折，并向远端延伸。最后，与所有其他髋关节手术入路一样，当插入非骨水泥柄时，由于扩髓或柄插入期间增加了股骨层面的环应力，股骨骨折可能会发生。如果怀疑是 IFF，扩大显露范围以更好地检查股骨，获得术中 X 线片以便检查骨折线是有必要的。DA 入路向远端延长切口，可用于治疗 IFF 和术后假体周围骨折 [42, 43]。如果不能用延长 DA 入路以获得足够的显露，可以转换为标准的后外侧入路。以上所列骨折的治疗方案都是通过直接前入，他们也可以用于其他手术入路。大转子骨折可以非手术治疗，也可以切开复位，用钢板和螺钉或各种形式的钢丝或紧密缝线固定。股骨骨折的治疗与其他手术方法一样：环扎、钢丝或钢

索，术后允许或不允许负重。向远端延伸的股骨近端骨折按常规骨折治疗原则行切开复位内固定治疗。

5. 假体位置错位

THA 后的假体不稳定性仍然是早期失败和翻修的主要原因之一。DATHA 手术需要考虑的问题是要获得足够的髋臼显露，以及假体位置不当导致不稳定和脱位风险增加的可能性 [33, 36, 37]。然而，DATHA 的优点之一是在仰卧位进行手术，并易于利用术中透视。Lin 等通过术中透视比较 DATHA 和后路 THA 的影像学结果，发现 THA 后路组患者外展角正常比例偏低 [44]。两组在髋臼前倾角、下肢长度或偏心距方面无差异。Brun 等进行了一项随机对照试验，比较了通过侧方入路与 DATHA 假体位置的影像学结果 [45]。DATHA 组的髋臼杯外展角和前倾角均明显较高；然而，两组间的平均差异不太可能有临床意义，因为两组平均都在可接受的前倾角范围内。两组患者的下肢长度、股骨柄位置及偏心距无差异。两组随访 2 年均无脱位 [45]。

虽然透视已经被证明可以改善 THA 中的假体配件位置，但 DATHA 仍然可以在没有透视的情况下获得成功 [46]。Bingham 等通过回顾性比较一位术中使用透视和另一位在术中不使用透视的外科医生进行的 DATHA 的影像学结果，研究术中透视的使用是否显著改善髋臼杯位置和下肢长度差异 [47]。作者发现，在术后下肢长度差异和假体前倾角或外展角差异方面，没有统计学上的显著性差异。这项研究中的两个外科医生已经过培训并做过大量关节置换术，因此结果可能不具有一般性。因此，由于 DATHA 易于使用术中透视，建议外科医生学习 DATHA 或在实践早期使用术中透视从而最大限度地减少部件定位不当的风险。

（二）术后并发症

1. 假体不稳定和脱位

DATHA 的优点之一是降低术后不稳定和脱位的风险 [1]。这一优势是手术入路时保留后囊和

短外旋肌群完整性的结果。近年来后路会有细致的软组织修复，在一年的随访中，脱位率通常为 1%～2% [48-50]。不稳定的后果可能会对患者造成毁灭性的影响，并可能会导致翻修手术。因此，通过降低术后不稳定和脱位的风险，DATHA 可以为患者提供实质性的益处。

DATHA 后的假体脱位率一般为 0.6%～3.0% [6,51-53]。在一项大型 Meta 分析中，38 项研究 11 810 个前路 THA，平均随访 18 个月，总脱位率为 1.2% [48]。在直接比较 DATHA 与其他髋关节入路的术后脱位率的研究中，DATHA 与其他入路相比要么优于其他入路，要么两组没有差异。Fleischman 等比较基于手术入路的全髋关节置换术后机械力学并发症的发生率 [54]。该研究表明，前路 THA 在 90 天和 2 年的脱位率分别为 0.6% 和 0.74%，与后路 THA 在 90 天和 2 年的脱位率分别为 1.4% 和 1.7% 相比较有较大的优势 [54]。Sheth 等利用大型保险数据库分析了 22 237 例根据髋关节入路分组的 THA 的脱位率，后路 THA 的脱位率为 1.4%，而 DATHA 的脱位率为 0.8%，两组在总体并发症发生率上无显著性差异 [55]。在一项类似的研究中，使用了一个大型保险数据库来比较 DATHA 和 PATHA 在 2 年随访时的脱位率，DATHA 的脱位率为 0.84%，而 PATHA 的脱位率为 2% [56]。很少有研究检查 DATHA 后的长期脱位率。Berry 等报道了 1969—1984 年在单一机构进行初次 Charnley THA 的患者首次脱位的累积风险，报道了 1 个月的风险为 1%，1 年的风险为 1.9%，每 5 年的累积风险增加 1%，到 25 年的风险为 7% [50]。Tamaki 等对 871 例 DATHA 术后中期累积脱位风险的调查，报道 1 个月脱位率为 0.69%，1 年脱位率为 0.80%，5 年脱位率为 0.93% [51]。

虽然外科医生采用的手术方式肯定会影响术后不稳定和脱位的风险，但还有许多其他变量会影响术后不稳定。影响术后稳定性的一个变量是假体位置。正如前面所讨论的，DATHA 最初的担忧之一是由于有限的显露而导致假体位置不良

的风险。然而，正如前文所强调的，DATHA 和其他手术方式之间的假体错位率没有差异。此外，DATHA 便于术中透视的使用，允许检查假体放的位置并做出任何必要的调整。在一项双盲随机对照试验中，Brun 小组发现 DATHA 组和直接侧位 THA 组在假体位置上无显著差异，两组随访 2 年均未发生脱位 [45]。Tripuranemi 团队进行回顾性配对队列分析，比较 PATHA 和 DATHA 患者髋臼外展角、前倾角和脱位率。两组在外展角或前倾角方面无统计学差异 [57]。PATHA 组的脱位率为 1.5%，DATHA 组为 3.0% [57]。

DATHA 后的假体脱位通常是前脱位，但脱位仍然可以在任何方向上发生 [3]。假体周围脱位的诊断是通过体格检查和 X 线片。DATHA 脱位的治疗与任何假体周围脱位相同。第一次脱位可以用闭合复位和切开复位进行治疗。正如其他 THA 一样，经常出现的不稳定情况值得进一步研究，以找出不稳定的潜在原因。复发性不稳定可能是许多变量的综合结果，包括患者和手术因素。对复发性不稳定因素的彻底检查超出了本章的范围。可以通过 DA 入路进行翻修手术来纠正大多数复发性不稳定的潜在原因。

2. 切口并发症

由于切口的位置，DATHA 术后需要再次手术的伤口并发症的风险在增加 [36]。大腿前面的皮肤较薄，这降低了它的愈合潜力。此外，这一区域的皮肤容易受到更多的剪切力，增加裂开的风险和降低愈合的潜力。切口经常靠近或穿过腹股沟折痕，这是一个潮湿的环境，有利于细菌生长，也是一个难以愈合的环境。在肥胖患者中，来自腹部的皮肤褶皱经常与皮肤切口重叠，使愈合环境进一步复杂化 [58]。Christensen 将 1288 例首次后路手术路径与 505 例 DATHA 进行比较，发现需要再次手术的伤口并发症发生率与 DATHA 相比有统计学意义（0.2% vs. 1.4%）[59]。Jewett 和 Collis 报道了 DATHA 需要再次手术的伤口并发症率为 1.6% [36]。Statz 回顾性分析了 1573 例在单一医疗机构的 DATHA 手术，报道伤

口并发症发生率为 1.1% [58]。幸运的是，没有一个有伤口并发症的患者被发现有深部感染，也没有一个需要更换股骨头和衬垫。作者还证实了在女性和肥胖患者中伤口并发症的发生率有统计学意义的增加 [58]。在接受 DATHA 的肥胖患者中，伤口并发症的风险增加是公认的 [60-63]。Watts 报道在 716 个 DATHA 中伤口并发症的发生率为 1.7%，而在单一医疗机构进行的 PATHA 中为 1.9%，认为肥胖在 DATHA 中伤口并发症的风险因素比 PATHA 更强 [61]。Purcell 总结了 4651 例进行前路和后路的首次全髋关节置换术患者。非肥胖 DATHA 的伤口并发症率显著增加，非肥胖 DATHA 和非肥胖 PATHA 切口感染率分别是 1.7% 和 0.3% [62]。肥胖的 DATHA 和肥胖的 PATHA 之间的伤口并发症发生率没有统计学上的显著性差异，无论 BMI 如何，DATHA 和 PATHA 之间因伤口并发症而再次手术的发生率也没有差异 [62]。

伤口并发症的诊断是临床诊断。通过细心的手术技术，处理好皮肤和软组织，细致的伤口闭合，并在术后的头几周内保护切口免受剪切力的影响，可以降低 DATHA 术后伤口并发症的风险。以医生的最大能力让手术切口远离皮肤褶皱非常重要。如果切口位于皮肤营养匮乏的区域，或者切口会被腹部皮肤褶皱破坏，那么我们建议采用另一种手术入路。如果伤口并发症严重到需要再次手术、冲洗和清创，必须探查筋膜以确定感染是否为深部感染。如果确定为深部感染，必须切开筋膜，进行微生物培养，将假体的股骨头和内衬更换。我们使用 24h 围术期抗生素，根据患者重量确定的药物剂量，头孢唑林为首选。我们通常让患者口服抗生素进行预防，常为头孢羟氨苄或头孢氨苄，持续 14 天，直到培养结果。如果培养呈阳性，我们建议与传染病团队合作，以确保适当的抗生素覆盖。

3. 假体无菌性松动

来自大型注册研究的数据显示，无菌性松动仍然是 THA 翻修的主要原因之一——无论手术入路如何 [64-67]。在一项研究中，检查了在单一机

构进行的 4555 例初次 THA 术后翻修的原因，无菌性松动是假体翻修的第二大常见原因[68]。Eto 团队回顾了在他们的医疗中心进行的 483 例 THA 翻修，并比较了通过 DATHA 和其他 THA 方法导致翻修的原因[69]。作者发现，与所有其他 THA 方法相比，无菌性松动是 DATHA 患者翻修的一个更常见的原因[69]。Meneghini 团队对 342 例接受 THA 翻修的 THA 患者进行回顾性分析，发现与 PATHA 相比，DATHA 患者早期股骨手术失败的无菌松动和翻修率增加[34]。相比之下，Cidambi 团队回顾了 1120 名在他们的医疗机构接受首次 DATHA 的至少 2 年随访的 THA 患者[70]。在队列研究中有 9 例翻修，其中 5 例为无菌性股骨假体松动，在这个队列研究中股骨假体松动率仅为 0.5%。Sheth 利用大型 Kaiser Permanente 数据库，发现 DATHA（1.1%）和 PATHA（1.9%）之间无菌性股骨松动的发生率没有统计学意义[55]。虽然与其他 THA 入路相比，DATHA 无菌松动率的比较数据没有定论，但是无论手术入路如何，无菌松动是 THA 翻修的常见原因，无菌性松动的诊断是通过系列 X 线片完成的。患者经常出现新发部位的疼痛或者疼痛加重，在负重活动中疼痛会更加严重。对于出现与无菌性松动一致的体征和症状的患者，必须用 ESR、CRP 排除感染，同时进行穿刺。当感染被排除后，对有症状的患者进行无菌性松动的治疗即进行 THA 翻修。

4. 术后股骨假体周围骨折

无论手术入路如何，术后股骨假体周围骨折都是 THA 失败的常见原因，文献报道的发病率为 0.47%~7.1%，瑞典国家登记报告的年发病率为 0.1%[32]。股骨假体周围骨折是毁灭性的术后并发症，与 30 天和 1 年的死亡率增加相关[71, 72]。股骨假体周围骨折的常见危险因素包括年龄、性别和非骨水泥的股骨假体部件[73]。我们以前描述了与 DATHA 相关的术中股骨骨折的风险。一些研究报告早期股骨假体周围骨折是 DATHA 后常见的并发症[39]。Berend 报道 2869 例患者中股骨假体周围骨折有 26 例（0.9%），平均术后 35 天发生，并发现年龄是一个重要的危险因素[39]。在这些股骨假体周围骨折患者中，其中 23 例需要翻修，2 例需要切开复位内固定，1 例非手术治疗[39]。在连续 500 例 DATHA 中，Hartford 报道了术后股骨假体周围骨折的发生率为 2%[38]。Meneghini 团队在几个研究中心进行的 342 例 THA 中，检查了早期股骨置换失败的原因和随后的翻修[34]。作者发现整个队列中股骨假体周围骨折的患病率为 11.7%。在 DATHA 患者中股骨假体周围骨折的发生率为 17.8%，而外侧 THA 和 PATHA 的发生率分别为 6.2% 和 10.8%。手术入路与股骨假体周围骨折发生率无统计学意义[34]。在一项回顾性研究 DATHA 和前外侧 THA 术后并发症的比较中，术后股骨假体周围骨折的发生率没有差异[74]。在另一项回顾性研究中，对 1967 例在单一机构进行的各种手术入路的初步 THA 进行了回顾性分析，不同手术入路在术后 30 天的骨折发生率没有差异[2]。

术后由外伤造成的股骨骨折，可以通过 X 线片诊断。THA 术后出现股骨骨折的治疗取决于骨折类型、位置、股骨干的稳定性和宿主骨保留的量。治疗可以选择非手术治疗和股骨近端假体翻修置换。

小结

与其他 THA 的手术入路一样，进行 DATHA 有风险和益处。进行 DATHA 的好处很多，包括更短的住院时间，更快的功能恢复，以及潜在性的改善稳定性作用。风险同样也很多，随着外科医生对手术方法的熟悉程度的提高而降低，DATHA 和其他手术入路相比，具体的风险类型不同，但总的风险发生率相同。因此，当选择 THA 的手术方法时，取决于外科医生确定哪种风险状况最适合并能为患者提供最好的结果。

参考文献

[1] Higgins BT, et al. Anterior vs. posterior approach for total hip arthroplasty, a systematic review and meta-analysis. J Arthroplast. 2015;30(3):419-34.

[2] Hart A, et al. Thirty-day major and minor complications following total hip arthroplasty-a comparison of the direct anterior, lateral, and posterior approaches. J Arthroplast. 2019;34(11):2681-5.

[3] Barton C, Kim PR. Complications of the direct anterior approach for total hip arthroplasty. Orthop Clin North Am. 2009;40(3):371-5.

[4] Barnett SL, et al. Is the anterior approach safe? Early complication rate associated with 5090 consecutive primary total hip arthroplasty procedures performed using the anterior approach. J Arthroplast. 2016;31(10):2291-4.

[5] Mjaaland KE, et al. Implant survival after minimally invasive anterior or anterolateral vs. conventional posterior or direct lateral approach: an analysis of 21,860 total hip arthroplasties from the Norwegian Arthroplasty Register (2008 to 2013). J Bone Joint Surg Am. 2017;99(10):840-7.

[6] Bhandari M, et al. Outcomes following the single-incision anterior approach to total hip arthroplasty: a multicenter observational study. Orthop Clin North Am. 2009;40(3):329-42.

[7] Seng BE, et al. Anterior-supine minimally invasive total hip arthroplasty: defining the learning curve. Orthop Clin North Am. 2009;40(3):343-50.

[8] Stone AH, et al. Evaluation of the learning curve when transitioning from posterolateral to direct anterior hip arthroplasty: a consecutive series of 1000 cases. J Arthroplast. 2018;33(8):2530-4.

[9] de Steiger RN, Lorimer M, Solomon M. What is the learning curve for the anterior approach for total hip arthroplasty? Clin Orthop Relat Res. 2015;473(12):3860-6.

[10] Gala L, Kim PR, Beaule PE. Natural history of lateral femoral cutaneous nerve neuropraxia after anterior approach total hip arthroplasty. Hip Int. 2019;29(2):161-5.

[11] Goulding K, et al. Incidence of lateral femoral cutaneous nerve neuropraxia after anterior approach hip arthroplasty. Clin Orthop Relat Res. 2010;468(9):2397-404.

[12] Rudin D, et al. The anatomical course of the lateral femoral cutaneous nerve with special attention to the anterior approach to the hip joint. J Bone Joint Surg Am. 2016;98(7):561-7.

[13] Patton RS, et al. Clinical outcomes of patients with lateral femoral cutaneous nerve injury after direct anterior total hip arthroplasty. J Arthroplast. 2018;33(9):2919-2926 e1.

[14] Homma Y, et al. Lateral femoral cutaneous nerve injury with the direct anterior approach for total hip arthroplasty. Int Orthop. 2016;40(8):1587-93.

[15] Ozaki Y, et al. Spontaneous healing of lateral femoral cutaneous nerve injury and improved quality of life after total hip arthroplasty via a direct anterior approach. J Orthop Surg (Hong Kong). 2017;25(1):2309499016684750.

[16] Farrell CM, et al. Motor nerve palsy following primary total hip arthroplasty. J Bone Joint Surg Am. 2005;87(12):2619-25.

[17] Eggli S, Hankemayer S, Muller ME. Nerve palsy after leg lengthening in total replacement arthroplasty for developmental dysplasia of the hip. J Bone Joint Surg Br. 1999;81(5):843-5.

[18] Oldenburg M, Muller RT. The frequency, prognosis and significance of nerve injuries in total hip arthroplasty. Int Orthop. 1997;21(1):1-3.

[19] van der Linde MJ, Tonino AJ. Nerve injury after hip arthroplasty. 5/600 cases after uncemented hip replacement, anterolateral approach versus direct lateral approach. Acta Orthop Scand. 1997;68(6):521-3.

[20] Navarro RA, et al. Surgical approach and nerve palsy in total hip arthroplasty. J Arthroplast. 1995;10(1):1-5.

[21] Nercessian OA, Macaulay W, Stinchfield FE. Peripheral neuropathies following total hip arthroplasty. J Arthroplast. 1994;9(6):645-51.

[22] Schmalzried TP, Amstutz HC, Dorey FJ. Nerve palsy associated with total hip replacement. Risk factors and prognosis. J Bone Joint Surg Am. 1991;73(7):1074-80.

[23] Fleischman AN, Rothman RH, Parvizi J. Femoral nerve palsy following total hip arthroplasty: incidence and course of recovery. J Arthroplast. 2018;33(4):1194-9.

[24] Ishimatsu T, et al. Motor-evoked potential analysis of femoral nerve status during the direct anterior approach for total hip arthroplasty. J Bone Joint Surg Am. 2018;100(7):572-7.

[25] Simmons C Jr, et al. Femoral neuropathy following total hip arthroplasty. Anatomic study, case reports, and literature review. J Arthroplast. 1991;6 Suppl:S57-66.

[26] Vajapey SP, et al. Nerve injuries with the direct anterior approach to total hip arthroplasty. JBJS Rev. 2020;8(2):e0109.

[27] Pailhe R, et al. Pudendal nerve neuralgia after hip arthroscopy: retrospective study and literature review. Orthop Traumatol Surg Res. 2013;99(7):785-90.

[28] Scott RD, et al. Femoral fractures in conjunction with total hip replacement. J Bone Joint Surg Am. 1975;57(4):494-501.

[29] Davidson D, et al. Intraoperative periprosthetic fractures during total hip arthroplasty. Evaluation and management. J Bone Joint Surg Am. 2008;90(9):2000-12.

[30] Young PS, Patil S, Meek RMD. Intraoperative femoral fractures: prevention is better than cure. Bone Joint Res. 2018;7(1):103-4.

[31] Schwartz JT Jr, Mayer JG, Engh CA. Femoral fracture during non-cemented total hip arthroplasty. J Bone Joint Surg Am. 1989;71(8):1135-42.

[32] Berry DJ. Epidemiology: hip and knee. Orthop Clin North Am. 1999;30(2):183-90.

[33] Flevas DA, Tsantes AG, Mavrogenis AF. Direct anterior approach total hip arthroplasty revisited. JBJS Rev. 2020;8(4):e0144.

[34] Meneghini RM, et al. Direct anterior approach: risk factor for early femoral failure of cementless total hip arthroplasty: a multicenter study. J Bone Joint Surg Am. 2017;99(2):99-105.

[35] Masonis J, Thompson C, Odum S. Safe and accurate: learning the direct anterior total hip arthroplasty. Orthopedics. 2008;31(12 Suppl 2)

[36] Jewett BA, Collis DK. High complication rate with anterior total hip arthroplasties on a fracture table. Clin Orthop Relat Res. 2011;469(2):503-7.

[37] Woolson ST, Pouliot MA, Huddleston JI. Primary total hip arthroplasty using an anterior approach and a fracture table: short-term results from a community hospital. J Arthroplast. 2009;24(7):999-1005.

[38] Hartford JM, Knowles SB. Risk factors for perioperative femoral fractures: cementless femoral implants and the direct anterior approach using a fracture table. J Arthroplast. 2016;31(9):2013-8.

[39] Berend KR, et al. Risk of periprosthetic fractures with direct anterior primary total hip arthroplasty. J Arthroplast. 2016;31(10):2295-8.

[40] Matta JM, Shahrdar C, Ferguson T. Single-incision anterior approach for total hip arthroplasty on an orthopaedic table. Clin Orthop Relat Res. 2005;441:115-24.

[41] Cohen EM, et al. Intraoperative femur fracture risk during primary direct anterior approach cementless total hip arthroplasty with and without a fracture table. J Arthroplast. 2017;32(9):2847-51.

[42] Thaler M, et al. Extension of the direct anterior approach for the treatment of periprosthetic femoral fractures. J Arthroplast. 2019;34(10):2449-53.

[43] Nogler MM, Thaler MR. The direct anterior approach for hip revision: accessing the entire femoral diaphysis without endangering the nerve supply. J Arthroplast. 2017;32(2):510-4.

[44] Lin TJ, et al. A comparison of radiographic outcomes after total hip arthroplasty between the posterior approach and direct anterior approach with intraoperative fluoroscopy. J Arthroplast. 2017;32(2):616-23.

[45] Brun OL, et al. Component placement in direct lateral vs minimally invasive anterior approach in total hip arthroplasty: radiographic outcomes from a prospective randomized controlled trial. J Arthroplast. 2019;34(8):1718-22.

[46] Beamer BS, et al. Does fluoroscopy improve acetabular component placement in total hip arthroplasty? Clin Orthop Relat Res. 2014;472(12):3953-62.

[47] Bingham JS, et al. Does intraoperative fluoroscopy improve limb-length discrepancy and acetabular component positioning during direct anterior total hip arthroplasty? J Arthroplast. 2018;33(9):2927-31.

[48] Lee GC, Marconi D. Complications following direct anterior hip procedures: costs to both patients and surgeons. J Arthroplast. 2015;30(9 Suppl):98-101.

[49] Leichtle UG, et al. Dislocation after total hip arthroplasty: risk factors and treatment options. Acta Orthop Traumatol Turc. 2013;47(2):96-103.

[50] Berry DJ, et al. The cumulative long-term risk of dislocation after primary Charnley total hip arthroplasty. J Bone Joint Surg Am. 2004;86(1):9-14.

[51] Tamaki T, et al. Epidemiology of dislocation following direct anterior total hip arthroplasty: a minimum 5-year follow-up study. J Arthroplast. 2016;31(12):2886-8.

[52] Sariali E, Leonard P, Mamoudy P. Dislocation after total hip arthroplasty using Hueter anterior approach. J Arthroplast. 2008;23(2):266-72.

[53] Siguier T, Siguier M, Brumpt B. Mini-incision anterior approach does not increase dislocation rate: a study of 1037 total hip replacements. Clin Orthop Relat Res. 2004;426:164-73.

[54] Fleischman AN, et al. Mechanical complications following Total hip arthroplasty based on surgical approach: a large, Single-Institution Cohort Study. J Arthroplasty. 2019;34(6):1255-60.

[55] Sheth D, et al. Anterior and anterolateral approaches for THA are associated with lower dislocation risk without higher revision risk. Clin Orthop Relat Res. 2015; 473(11):3401-8.

[56] Charney M, et al. A comparison of risk of dislocation and cause-specific revision between direct anterior and posterior approach following elective cementless total hip arthroplasty. J Arthroplast. 2020;35(6):1651-7.

[57] Tripuraneni KR, et al. Acetabular abduction and dislocations in direct anterior vs posterior total hip arthroplasty: a retrospective, Matched Cohort Study. J Arthroplasty. 2016;31(10):2299-302.

[58] Statz JM, et al. Outcome of direct anterior total hip arthroplasty complicated by superficial wound dehiscence requiring irrigation and debridement. J Arthroplast. 2019;34(7):1492-7.

[59] Christensen CP, Karthikeyan T, Jacobs CA. Greater prevalence of wound complications requiring reoperation with direct anterior approach total hip arthroplasty. J Arthroplast. 2014;29(9):1839-41.

[60] Jahng KH, et al. Risk factors for wound complications after direct anterior approach hip arthroplasty. J Arthroplast. 2016;31(11):2583-7.

[61] Watts CD, et al. High risk of wound complications following direct anterior total hip arthroplasty in obese patients. J Arthroplast. 2015;30(12):2296-8.

[62] Purcell RL, et al. Comparison of wound complications

and deep infections with direct anterior and posterior approaches in obese hip arthroplasty patients. J Arthroplast. 2018;33(1):220-3.

[63] Purcell RL, et al. Severely obese patients have a higher risk of infection after direct anterior approach total hip arthroplasty. J Arthroplast. 2016;31(9 Suppl):162-5.

[64] Puolakka TJ, et al. The Finnish Arthroplasty Register: report of the hip register. Acta Orthop Scand. 2001;72(5):433-41.

[65] Malchau H, et al. The Swedish total hip replacement register. J Bone Joint Surg Am. 2002;84-A Suppl 2:2-20.

[66] Bozic KJ, et al. The epidemiology of revision total hip arthroplasty in the United States. J Bone Joint Surg Am. 2009;91(1):128-33.

[67] Haynes JA, et al. Contemporary surgical indications and referral trends in revision total hip arthroplasty: a 10-year review. J Arthroplast. 2016;31(3):622-5.

[68] Ledford CK, et al. What are the contemporary etiologies for revision surgery and revision after primary, noncemented total hip arthroplasty? J Am Acad Orthop Surg. 2019; 27(24): 933-8.

[69] Eto S, et al. The direct anterior approach is associated with early revision total hip arthroplasty. J Arthroplast. 2017;32(3):1001-5.

[70] Cidambi KR, et al. Impact of femoral stem design on failure after anterior approach total hip arthroplasty. J Arthroplast. 2018;33(3):800-4.

[71] Parvizi J, Ereth MH, Lewallen DG. Thirty-day mortality following hip arthroplasty for acute fracture. J Bone Joint Surg Am. 2004;86(9):1983-8.

[72] Bhattacharyya T, et al. Mortality after periprosthetic fracture of the femur. J Bone Joint Surg Am. 2007;89(12):2658-62.

[73] Singh JA, et al. Are gender, comorbidity, and obesity risk factors for postoperative periprosthetic fractures after primary total hip arthroplasty? J Arthroplast. 2013; 28(1): 126-31 e1-2.

[74] Klasan A, et al. Complications after direct anterior versus Watson-Jones approach in total hip arthroplasty: results from a matched pair analysis on 1408 patients. BMC Musculoskelet Disord. 2019;20(1):77.

第 13 章　首次前路全髋关节置换术的手术技巧和注意事项

Tips and Tricks for Your First Anterior Hip Replacement

Friedrich Boettner　著

谢　杰　杨宇特　李　辉　译

在使用一种新手术入路之前，需要掌握相应的手术技巧和注意事项。这些手术技巧和注意事项不仅有助于减少手术并发症，同时还可以帮助术者进一步认识新入路的优势。任何准备开始使用前路的术者都不应掉以轻心，并且必须确保自己已经做好充分准备。本章将重点介绍前路可以采取的一些手术技巧，从而尽量减少并发症的发生率，帮助术者尽快掌握前路全髋关节置换术。

一、培训课程

目前，许多公司提供前路全髋关节置换术的培训课程（图 13-1）。这些课程为打算在临床实践中开展这种新入路的初学者提供了极大的便利。此外，这些课程还可以为一些手术并发症的解决提供练习途径，如在股骨周围放置环扎钢丝。

部分课程还提供讲师与初学者一对一辅导，甚至让讲师参与初学者的第一台前路全髋关节置换术。此外，与经验丰富的术者一起审查第一个病例，可能会有助于避免将前路应用于术中显露困难或假体安放困难的患者。

二、适应植入物

通常，前路使用的植入物与我们在传统入路

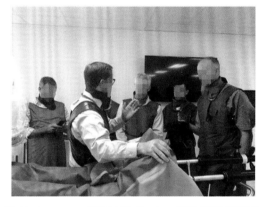

▲ 图 13-1　**DePuy** 前路培训班，在 **C** 臂机透视下观察假体

中使用的植入物略有不同。当我改变手术入路时，我花了 6 个月来适应在前路中使用传统入路中的植入物。我希望自己能够适应前路的扩髓和假体植入。此外，我也希望能够使用传统入路中的方法来解决前路中遇到的手术并发症，比如术中植入物周围骨折和潜在的植入物松动。通过熟悉植入物的设计、把握髓腔锉的位置和角度、掌握球头和内衬的选择等，将有助于减小手术时的压力，让您更加专注于手术入路本身。

三、科技改变手术

学会应用新技术和新器械，包括可以减

少失血的双极射频止血系统（Aquamantys©，Medtronic，Dublin，Ireland）、C臂机影像分析系统（JointPoint©，DePuy Orthopedics，Warsaw IN，Radlink Inc.，OrthoGrid Salt Lake City，UT）、术中导航系统（Brainlab AG，Munich，Germany）或手术机器人等（Mako©，Stryker，Kalamazoo MI）。后面几种技术都有助于术中定位假体。切换到新入路后，您可能还没掌握利用解剖标志来定位假体，而前路最大优势在于其便于术中C臂机透视，从而让您在手术室就能调整假体位置。现在还有许多软件工具可以帮助您更好地理解图像，并允许您调整许多放射科影像装置的伪影或视差。其他技术工具还包括假体植入器械，可以帮助您轻松调整臼杯的位置和角度，或者协助扩髓（Kincise©，DePuy Orthopaedics，Warsaw IN）。

如今，有越来越多的工具用于手术。因此，总结各种工具的特点和优势，并且提前进行训练，将有助于前路的顺利开展。

四、患者体位和手术床

前路的患者通常被置于仰卧位，而手术床可以是特殊的也可以是常规的。但是，您需要确认该手术床便于将C臂机的探头置于骨盆处。如果您可以使用诸如Hana全碳纤骨科手术床等特殊手术床，那么您需要熟悉手术床的使用并且组建一个专业的手术团队，从而顺利实施术中大腿外展等体位的改变。有文献报道了手术床的不规范使用导致的手术并发症，因此调整合适的牵引力并控制腿部伸展是非常重要的。我的建议是将正确的手术步骤和手术床使用方法写下来，按照流程进行手术，避免遗漏手术步骤，还可以帮助您的手术团队及时掌握后续的手术床调整。同时，这也可以给您时间思考术中每个环节最高效的操作顺序。一开始的时候，我们打印了一份操作流程在手术室墙上供每个人参考。当您开始操作的时候，您可能会遇到一些困难，这些困难将导致您无暇考虑后续的手术步骤。而让手术团队每个成员都知道下一步的操作，可以在您遗漏步骤的

时候提醒您。同时，我也建议对手术步骤和患者体位进行演练，从而当患者真正置于手术床上时，每个人都已知晓手术体位的摆放。

手术床是一个非常有用的工具，需要一定的牵引力使大腿外展，如果体位牵引不正确可能引起骨折。此外，我还观察到，对一些非常瘦的女性施加过多的牵引力会导致阴部神经的暂时性刺激。前路的体位摆放，旨在为腿部提供足够的牵引力从而避免在假体植入时引起骨盆的晃动，但我不希望牵引力过大引起髋关节镜检查中那样的半脱位（图13-2）。

同时，我们也要确保手臂的正确摆放。通常，我们更喜欢将手臂跨放于胸前，但是要确保手臂不会下滑太多而影响髓腔锉插入股骨的角度。需要与麻醉医生商榷其是否需要一只手臂用于建立静脉通路。我们强烈建议在非手术侧的大腿下方使用支撑物，这样它就不会在整个手术过程中处于悬挂状态。最后，需要强调的是，当您需要外展外旋髋关节以插入股骨假体时，需要释放牵引力以避免过度的软组织张力和潜在的损

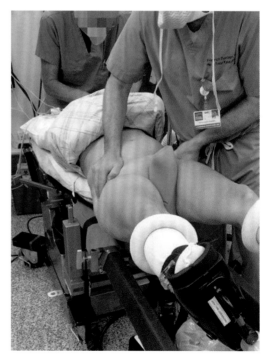

▲ 图13-2　使用足够的牵引力来稳定骨盆

害。最后确保足部固定牢靠，避免因为体位摆放时滑落而导致大腿掉至地面。

五、麻醉管理

我建议为前路全髋关节置换术制订一种标准化的麻醉方法。我更倾向使用脊椎麻醉。其主要优势在于腰麻不仅适用于门诊手术，还可以获得理想的肌松效果。这将有助于通过判断软组织张力来推测腿长是否足够，而且更重要的是，确保患者肌肉放松有助于充分显露股骨。

六、患者选择

也许最重要的步骤是挑选合适的患者行初次前路全髋关节置换术。有很多方面来挑选一个理想的前路全髋关节置换术患者。最完美的患者是女性、BMI < 30kg/m^2、没有过多的腹部组织悬垂在髋关节前方（图 13-3），并且肌肉不发达。肌肉发达、股骨颈短、髋关节内翻或髋臼窝深陷的患者（图 13-4）不是理想的患者。同时，拥有狭窄骨盆或者显著屈曲挛缩的男性患者都不建议作为初次前路全髋关节置换术的理想患者。在影像学上，我更偏爱原发性骨关节炎患者，具有 DORR B 型股骨髓腔，轻度外翻与旋转中心平齐或高于大转子尖端（图 13-5）。股骨颈越长越容易显露髋臼。尽管随着手术经验的不断积累，您完全可以考虑在任何髋关节疾病中使用前路，但是我不建议用于继发于小儿髋关节发育不良的骨关节炎患者（图 13-6），因为当你不习惯通过前路进行操作时，股骨颈和干骺端的硬化，以及髋臼上移都会给您的扩髓和真臼重建带来巨大挑战。当您对前路手术更加得心应手之后，您将意识到您最终可以将绝大多数患者纳入您的选择标准。

七、术前模板测量

术前模板测量是帮助预测手术过程中所有困难的重要步骤。在实践中，我仍然使用 2 种不同的股骨柄来处理外翻股骨或内翻的 CORR A 型

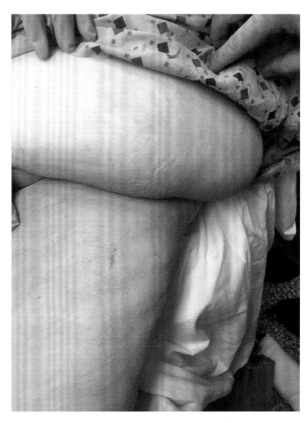

▲ 图 13-3 病态肥胖患者，前路区域有皮肤皱襞。建议使用皮钉或间断缝合的尼龙缝线小心地缝合皮肤，真空敷料覆盖，以避免伤口并发症

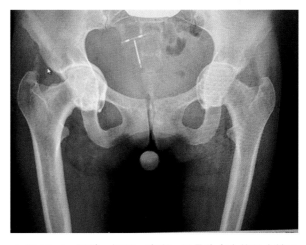

▲ 图 13-4 深髋、短颈、内翻，股骨头中心位于大转子尖端下方。此类患者不是前路的理想患者

股骨。但需要注意的是，骨骼非常小的患者在股骨放置方面可能遇到困难（图 13-7）。需要特别注意预估股骨颈的截骨量、股骨柄的大小和人工

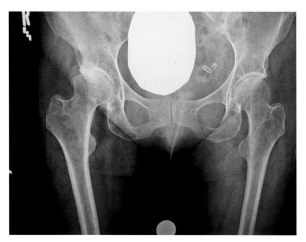

▲ 图 13-5　理想患者，**DORR B** 型股骨，股骨颈长，股骨颈方向略微外翻

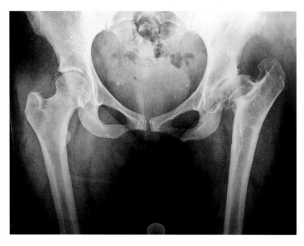

▲ 图 13-6　**Perthes** 病既往术后股骨颈缩短。在这种情况下，应该预料到更困难的股骨髓腔显露和磨锉

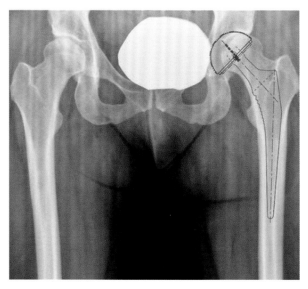

▲ 图 13-7　可用于髓腔狭窄的瘦小患者的股骨组件的最小模板。股骨侧的磨锉在手术过程中将是一个挑战

股骨头的颈长以保留足够的下肢长度。如果我能在手术时重现术前规划，我通常可以在试模复位时达到足够的腿长，从而避免了反复复位和术中 C 臂机透视。最后，特别是对我来说，模板测量是开始手术前的最后一次检查，以确保这是一个相对简单的手术，而我不必担心任何不寻常的困难。同时，我也关注整个骨盆的位置。对于骨盆过度前倾在影像上表现为明显入口视野的患者，我可能会增加我的髋臼前倾角，而对于影像上表现为出口视野明显的患者，我可能会减少前倾角。如果您术中使用 C 臂机透视，那么您无须担

心这个问题，只要手术床上的骨盆位置与站立位的骨盆正位片相似，您就会自觉将前倾角调整为适宜的骨盆倾斜度，这也是术中使用 C 臂机的确切优势。

八、手术切口

有许多方法可以确定合适的手术切口。我通常将切口向外侧偏移一些，以避开股外侧皮神经的分支（图 13-8）。辨认髋关节外侧走行的阔筋膜张肌，以避免切口意外置于更内侧的缝匠肌上。如果很难识别阔筋膜张肌，我可能会用食指寻找髂前上棘，这是识别阔筋膜张肌起点的良好标志。我更喜欢在待手术部位标记切口，如果我难以找到阔筋膜张肌，我会要求患者直腿抬高，这通常会紧张肌肉并使其易于通过皮肤触诊确定。明智的做法是提醒患者术后切口侧存在感觉麻木的可能。在患者清醒时，在术野标记切口，让患者意识到您在尽可能地避开神经。

九、股骨显露

我们常常会对髋臼的显露感到满意，但是我们最担心股骨不能得到充分的显露。文献报道前

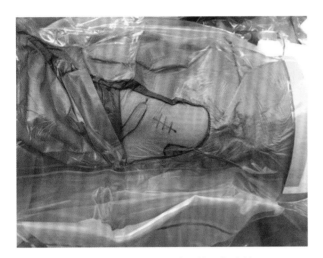

▲ 图 13-8 MIS 前路全髋关节置换术的切口

路髋关节置换术会增加股骨骨折的风险，这突出了充分松解软组织以显露股骨的重要性。毫无疑问，患者的选择在一开始就至关重要。柔软的女性患者可能不需要任何松解，而肌肉发达的患者，主要是阔筋膜张肌及狭窄的骨盆，可能会限制股骨的移动。我通常会在大转子的尖端松解联合肌腱的起点，因为我认为这是股骨抬高的主要阻力，如果不松解，可能会导致大转子尖端骨折。但是我几乎不松解梨状肌或闭孔外肌，因为在我看来，两者都是髋关节重要的后稳定器。当您开始外展髋部并抬高股骨时，确保将股骨稍向外侧牵引，以使大转子的尖端离开髋臼后缘。如果您无法抬高股骨，请再次检查您的软组织松解情况，并确保转子尖端没有被髋臼组件卡住或被覆盖的软组织阻挡，然后再尝试抬高股骨。有时候，可能只需将腿恢复伸展并重复操作即可更好地抬高股骨。一旦显露后，请您务必使用髓腔探测器并确认其在髓腔中。我还通过感受膝盖的位置并利用股骨颈截骨的后皮质来检查前倾。利用带有股骨侧试模的截骨模型并将其放置在不同的位置有助于充分理解外旋的股骨如何增加或减少前倾角（图 13-9）。

十、骨水泥型 vs. 非骨水泥型

我几乎都能使用非骨水泥型假体获得稳定固定。如今，带颈领的压配股骨柄可在更严重的骨质疏松股骨中进行非骨水泥固定。然而，有时您可能需要通过前路来固定骨水泥型股骨柄（图 13-9）。尽管有报道称无法从前路进行骨水泥黏合，但实际上我发现它非常简单。提前规划您的股骨颈截骨，这将起到很大的帮助：将待用的骨水泥型股骨柄模板放置在非骨水泥型股骨柄模板上，以便了解是否在切换到骨水泥型股骨柄时需要增加股骨颈的截骨。为骨水泥远端限制器准备灵活的插入工具，刚性金属插入物可能无法将骨水泥限制器一直沿着髓腔到底。在固定股骨假体时，我们还要注意颈领相对于内侧股骨距的位置，以避免过度内翻或外翻假体。一旦您完成了最初的几个骨水泥柄，您将意识到可以通过前路获得良好的骨水泥袖套。

十一、保留下肢长度

前路手术的优势之一在于它通常可以更容易更准确地保留下肢长度。这可能是在没有腿部牵引的标准手术床上进行手术的最大好处，因为两条腿都经过无菌准备，外科医生可以轻松评估腿长。如果使用 Hana 手术床，腿长通常通过髋部的影像学表现或软组织张力来判断。后者通过将食指和中指放在股骨颈假体的颈部，并在股骨颈截骨后尝试将股骨头从髋臼窝中取出。一个人应

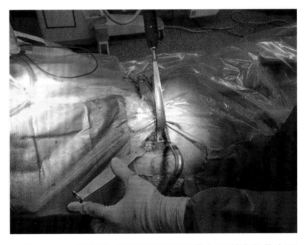

▲ 图 13-9 极好的术野显露有利于骨水泥型或非骨水泥型股骨柄假体的固定

该能够将股骨头拉出 2～3mm。如果您无法将股骨头从髋臼中拉出，这通常意味着下肢过长，如果股骨头很容易半脱位，则通常意味着下肢太短了。应通过脊髓麻醉得到适当的肌松，但获得的肌松量未知，因此对腿长的评估仍不够准确。腿长差异的最终确认往往需要通过术中透视完成。

尤其是刚开始的时候，尝试截骨时很难将腿长控制在合适范围内。股骨颈切除不足将使装入和取出股骨部件变得更加困难。因此需要关注术前模板测量并规划股骨颈截骨量。在调整股骨位置进行扩髓之前，我会尽可能检查股骨颈截骨情况。一旦我确认颈部切除处于合适的位置，我所要做的就是将模板规划的股骨植入物下沉到那个位置，通常患者的腿长将在可接受范围内。由于我保留了关节囊，我最后的检查是确保远端关节囊可以在没有太大张力的情况下关闭。

十二、缝合切口

相比大转子外侧皮肤，髋关节前方皮肤对切口并发症更为敏感。根据我的经验，我们一直在努力应对更频繁的继发于薇乔缝合线的缝合脓肿。对髋关节前方存在皮肤皱襞的患者应格外小心，因为过多的腹部组织悬垂在髋关节术野。尽量避免延长切口至皮肤皱襞，因为这更易导致切口并发症的发生。我们建议对病态肥胖患者或有伤口愈合不良危险因素（包括吸烟或糖尿病）的患者使用真空辅助闭合敷料（Provena©、Acelity、San Antonio TX）（图 13-10）。当我们使用真空辅助切口敷料时，我们通常会用皮钉或尼龙缝合线间断缝合皮肤。所有其他使用皮下缝合和皮肤胶水的其他患者在敷料脱落后可以淋浴。最近，我们开始使用单丝缝合材料，这种材料现在很容易用作倒刺缝合线（V-Lock©，Medtronic，Dublin，Ireland；Quill©，Surgical Specialties Inc.，Wyomissing，PA；STRATAFIX©，Ethicon，Johnson & Johnson，New Brunswick NJ）。这些单丝缝合线很少导致缝合脓肿。此外，我们建议患者不要穿刺激切口的内衣。术后的前 3 个月应避

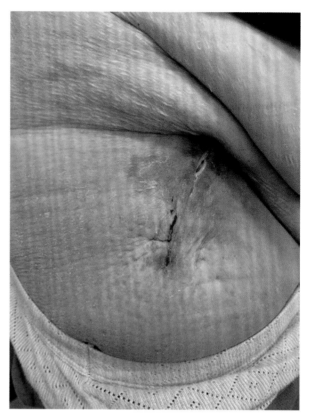

▲ 图 13-10　前路全髋关节置换术后肥胖患者皮肤皱襞处出现的缝合脓肿

免对切口进行任何形式的按摩或手动刺激。

十三、将患者搬离手术床

将患者从手术床上搬离时应小心。我们通常使用滚动板。避免髋关节过度外旋，因为在脊髓麻醉期间髋关节可能更容易发生前半脱位。根据我的经验，前路全髋关节置换术的假体非常稳定，一般不会出现脱位问题。

十四、康复

一开始，我对住院患者术后的快速康复和早期移动能力感到惊喜。现在，我觉得这有利也有弊。它有助于门诊手术，还可以让患者尽早独立；然而，它也促使不熟悉此入路的康复师过早开始过度锻炼从而增加髋关节的风险。由于我几乎无法控制家庭和门诊的物理康复，我已经停止了术后物理康复。根据我的经验，即使术后没有

物理康复，患者也会恢复得很好。

我建议不要在膝盖下放枕头或其他东西，并避免在晚上让腿屈髋休息。我还鼓励我的患者直立行走，避免弯腰驼背，走路时保持髋部固定。当术后第3周或第4周，我们通常会开始实施股四头肌收缩训练，以增加髋关节前方组织的柔韧性。我常规关闭前方关节囊并修复反折的股直肌头部。在我看来，后者是一个重要的前路稳定器。在股直肌头部修复后，即使术后不强制采取髋关节的预防措施我也会感到很安心。如果您不修复前方关节囊，那么在前4周执行标准的前脱位预防措施可能会有所帮助。我确实鼓励我的患者在前4周内使用垫高的马桶座以获得舒适感。为避免锻炼过于剧烈，我会指导他们在前4周的步行距离，并鼓励他们在前2周使用拐杖助行。通常，早期减少步行，逐渐增加步行距离，目标在第4周步至1英里（约1.6km）。左髋置换术后的患者2周内可恢复驾驶，而右髋关节置换术后的患者需延迟驾驶，直到3～5周后髋关节舒适且腿部适应驾驶。我强烈反对在前3个月内进行任何髋关节屈曲练习，包括直腿抬高和在腿上使用重物或弹力带。我相信髋关节一般不需要力量训练，如果你恢复了包括腿长和偏心距在内的解剖结构，大多数前路髋关节置换术患者在术后6周将获得日常活动所需的正常步态和运动水平。我让患者在术后4～6周恢复到低负荷的运动，如高尔夫或骑自行车，但在最初的2～3个月内不鼓励任何包括网球在内的高负荷运动。在我看来，前路的主要好处在于，当女性患者需要重拾瑜伽或普拉提时，不会犹豫不决。我觉得通常用于后路全髋关节置换术后患者的一些限制不需要在前路患者中强制执行。毫无疑问，前路比后路更稳定。在我的前1000次前路全髋关节置换术中，我没有出现需要闭合复位的髋关节假体脱位，而这无法在后路术后的患者中得到保证。

十五、一些心得

我是一名高产的髋关节外科医生，每年开展近300例髋关节置换术。我拜访了许多外科医生，他们的经验让我受益良多，并帮助我提升了对手术整体设计的满意度。虽然当时还没有既定的手术方式，但现在，得益于Joel Matta这样的先驱，我们在手术标准化方面取得了重大进展。最终，在我下定决心后，我花了2年才开始我的第1例前路全髋关节置换术。我发现我只不过不想离开我原来的舒适区罢了。我开展了100例前路手术才对前路全髋关节置换术感到满意，而接近400例手术才让我觉得前路手术像后路手术一样平稳。今天，我无法想象没有前路手术的临床实践。它使我的患者恢复了后路全髋关节置换术后我不允许他们进行的活动。此外，它最大限度地减少了对双动头髋关节的需求，我不再需要追求最大尺寸的股骨头假体。迈出第一步，不要因为一开始面临的任何困难而气馁。寻求帮助，参加其中一个优秀的培训课程，然后勇敢地做第一个病倒。如果您在住院医生或进修时接受过前路全髋关节置换术的培训，您将具有重要的优势。我将永远感激那些开创这种方法并培训我的外科医生。我们已经走了很长一段路，今天我很难想象没有前路全髋关节置换术的临床。

第 14 章　手术室效率：时间透明和卓越运营

OR Efficiency: Radical Time Transparency and Operational Excellence

Jeremy Statton　Charles A. DeCook　著

谢　杰　杨宇特　成禹睿　译

一、为什么需要效率

您的手术室效率如何？询问任何一位骨科医生，他们的反应将是厌恶、失望和幻灭的某种组合。完成手术在医生休息室里一边等待一边抱怨接台太慢，我们往往花更多的时间等待手术而不是实施手术。大多数关节外科医生平均每天只能完成 3～4 例关节置换[1]，他们想知道为什么他们不能做更多。因为我们对手术的热爱，我们才选择成为一名外科医生，因此，我们的工作满意度与我们完成手术的数量和能力直接相关[2]。不幸的是，很少有外科医生对他们的效率水平和他们实施的病例数量感到满意。医疗保健成本的增加推动了美国的 GDP 的增长，我们必须开发新的技能、理念和技能，以改革我们的医疗保健行业。这种改革必须实现以更便捷的形式、更低的成本、更好的疗效为目标的医疗保健。虽然其他大多数行业都经历了这种类型的改革，但医疗保健仍处于落后阶段。而对医疗保健最大的改革之一将发生在手术室。

改革当前手术室的生产力和效率将是迈向真正医疗保健行业改革的重要一步。我们利用了一个简单的准则，即彻底的时间透明度和卓越的运营，从根本上改变了我们医院和门诊手术中心的生产力和效率。现在，我们通常能够在中午 12 点之前在两个手术室完成 12 例初次全关节置换术。这种生产力和效率为我们的医疗保健系统带来了真正的价值，我们相信这是一个简单且可重复的过程，可以改革当前的手术室并为各方带来真正的价值。

二、其他行业的见解

媒体、食品和饮料、旅游、汽车、商业和制造业的大多数行业都发生了改革。总的来说，这种改革涉及的新技术和新理念可以比现状更快、更便宜、更好地提供商品或服务。最后两个反对改革的主要行业是教育和医疗保健。深入了解其他行业是如何被改革的，可以帮助我们了解如何提高我们为手术室和医疗保健带来的整体价值。

沃尔玛和亚马逊是商业行业最新的改革者，它们不仅降低价格还以一种非常简单的方式来交付产品。亚马逊自成立以来的四大核心原则之一就是卓越运营。Bezos 将这一原则描述为"持续改进客户体验并推动我们所有业务的生产力、利润率、效率和资产速度"[3]。没有比这更贴切的词来形容每位骨科医生为他（她）的手术室实现卓越运营的渴望。

当然，卓越运营的概念早在亚马逊之前就已经存在，它是工业革命的基石。Henry Ford 是汽车行业最大的改革者，他给一个与马车竞争的新行业带来了可靠性和可生产性。Ford 最著名的名言之一是"你可以拥有任何颜色，只要它是黑色的"[4]。有人提示 Ford 知道黑色油漆比其他颜色干得快得多，因为他知道每一步过程需要多长时间。从车架组装到油漆干燥，Ford 的秒表不仅帮助他跟踪整个流程需要多长时间，还帮助他跟踪每个单独部分分别花费多少时间。他的移动装配生产线的天才之处在于过程中的一个步骤会自动引导到下一步，并避免不同步骤之间漫长的等待。很久以后，日本制造商丰田将这种类型的时间浪费描述为 Mura，意思是缺乏一致性[5, 6]。

从福特到丰田，时间透明使制造商能够确定时间浪费在哪里——从而对流程进行更改和改进。这种改进不仅提高了效率，而且提高了整体产品质量。时间透明和卓越运营是每个制造过程的关键组成部分，迄今为止还没有被纳入手术室以实施改变、改革和真正提高运行效率。我们发现，在手术室中对时间、成本和效率的执着会给其带来真正的改革，并提高医疗保健质量。

医疗保健的产品和服务面向真实的人，因此我们的工作变得特别重要。努力改善患者预后、减少并发症和再入院将始终作为我们宝贵产品和服务的第一推动力。但随着成本上升和整体医疗保健支出增加，我们必须考虑新的方法来促成更好的预后。从其他行业学到的重要经验提示我们，时间是提高质量和改善成本的关键指标。尽管对于任何其他行业来说，不计算时间成本几乎是荒谬的，但我们的行业一直因为忽视它而遭遇困顿。我们试图将自己与汽车装配线区分开来，并且一直羞于像对待传送带上的汽车一样对待我们的患者。具有讽刺意味的是，我们越快意识到我们的行业与其他任何行业没有什么不同，我们

的患者反而会获得更好的预后。

时间作为一个关键的成功指标，在我们的行业中不能再被忽视了。具有彻底的时间透明度可以提高效率、降低成本和更好的成果。作为关节外科医生，我们的大部分手术都是相似且可重复的，这使我们有一个独特的机会来应用这些原则并实现真正的效率。

三、第一部分：问题

1. 手术室效率低下的"文化"

手术室效率低下的原因总是多方面的，每个部门都有其特有的一系列挑战和缺陷，导致时间延迟、收入损失和较差的预后。虽然我们经常将责任归咎于患者转运、麻醉、缺乏经验的手术室人员、沟通不畅、器械/植入物准备情况和患者准备情况等，但每个单独的问题从未触及根本原因。今天导致手术室耽搁的原因往往与明天的不同。一般来说，很难将故障归咎于某个人或某个流程。当某个特定的个体或流程被认为平庸而部分导致手术室效率低下时，将导致没有足够的数据来制订流程变更。大多数外科医生和手术室管理人员只能简单地将他们的机构总结为存在"文化"问题，因为他们无法确定其效率低下的根本原因。手术室"文化"被证明是不可逾越的，现状仍然不受影响。

2. 核心问题：时间透明度

美国的每个手术室都测量时间。外科医生在特定时间安排病例。护士需要在手术过程中记录几个时间节点，包括手术开始和结束时间、切口时间、time out 时间等。然而，所有这些时间测量并不能让人真正知道时间去哪儿了。尽管进行了测量，但这些指标并不易获取且难以改进。因此这些机构缺乏时间透明度。

而那些少数能够为其团队和成员提供时间数据的机构，通常只能在几天或几周后访问它，并且在可能进行干预时仍然无法实时访问。时间被封存在 EMR 电子化病历系统或跟踪系统中，再也不会被看到或使用。问问您外科管理部门的领

导您上个月的平均周转时间是多少。询问您的同伴他们缝合全髋关节置换术手术切口的平均时间或花费了多少时间显露和准备髋臼。问问自己，全髋关节置换术的实际花了多少时间？几乎没有人可以访问自己的时间指标。这是为什么？即缺乏时间透明度。

我们认为，任何效率低下的机构的核心问题是缺乏时间透明度。患者术程的每一步不仅必须进行测量，而且要易于显示，以便用于实现改变。当时间透明度在手术室文化中根深蒂固，并且当这些时间指标引起操作的根本性变化时，我们称之为"彻底的时间透明度"。当发生根本性的运营变化时，时间透明度变得彻底。

正如 Theresa 修女所说："诚实和透明会让你变得更容易受伤。无论如何都要诚实和透明。"如果您的机构想要改善患者医疗保健、减少时间的浪费并提高运行效率，他们必须实现彻底的时间透明度。它将显示任何部门的真正错误，并可能导致真正的运营改革。

3. 为什么手术时间很重要

手术时间：全髋关节置换术从切开到闭合，其手术平均时长为 95min[7]。尽管相较于过去 20 年，植入物和手术技术都取得了进步，住院时间和术后康复时间显著缩短，手术并发症减少，但手术时间仍然没有改变[7]。全膝关节置换术(total knee arthroplasty，TKA)的平均手术时长几乎都是 96min，而是一直以来也很稳定[8]。医院规模对手术时间有负面影响，即规模越大的中心实际上手术时间越长[9]。尽管欧洲国家的公立医院和私立医院在其他方面存在巨大差异，但手术时间没有显著差异[10]。

临床预后显然与手术时间相关。再入院、二次手术、手术部位感染和切口并发症等都随着手术时间的延长而增加[11]。Stearns 等确定 TKA 手术时间<80min 可显著减少并发症[11]。DellaValle 等发现手术时间超出平均时长 15min 时将导致更高的并发症发生率：输血率、切口裂开、肾功能不全、败血症、切口感染、尿路感染、再入院和

住院时间延长[12]。在平均每例 85min 的部分膝关节置换术中也有类似的发现。Gerlinger 等发现二次手术、切口感染、输血率和住院时间延长都与更长的手术时间有关[13]。

在髋关节和膝关节置换术人群中，感染已成为公认的手术时间延长的主要并发症。Parvizi 等在 2019 年回顾了近 20 000 个关节置换术，发现每延长 20min 的手术时间，1 年 PJI 的风险增加 25%[14]。他们进一步证明，时间＞90min 的手术比时间为 60min 的手术切口感染概率增加 2 倍[14]。Iorio 等还证明，唯一可以降低感染风险的可改变风险因素，包括较低的 BMI、糖尿病和较短的手术时长[15]。由于髋关节置换术平均耗时超过 90min，因此更加需要显著减少手术时长。Stearns 等表明手术时间<80min 可以显著减少包括感染在内的并发症[11]。

四、第二部分：彻底时间透明

1. 真正的时间透明

- 可测的。
- 实时的。
- 可见的。
- 有价值的。
- 个体化的。
- 彻底的。

2. 测量时间

真正提升手术室效率首当其冲的是测量时间。尽管如今在手术室中测量了一些时间指标，但仍有许多时间指标未测量。拥有一套完整且免费的时间测量是了解手术室真正效率问题的关键。许多机构测量手术室的周转时间，但不测量周转时间的各个组成部分。除非您知道您手术室的准备时间是多少，否则简单地说明房间周转时间是 45min 是没有意义的。如果您的周转时间一直很高，那么可能是您关闭切口到离开手术室的时间过长。您现在知道您关闭切口到离开手术室的时长有多久吗？你之前了解过吗？您的全髋关节的洗手护士花了多长时间准备器械？您的器械

离开房间的时间是什么时候？拥有详细的时间指标是更好地理解周转时间等广泛指标的关键。了解基本时间指标很重要（表 14-1）。

表 14-1　基本时间指标
重要的时间指标
• 正台手术开始时间
• 入室至准备 / 铺巾时长
• 入室至划皮时长
• 划皮至开始闭合切口时长
• 切皮至切口闭合时长
• 切口闭合时长
• 切口闭合至出室时长
• 暂停时长
• 手术室清洁时长
• 手术室运营时长
• 手术室准备至入室时长
• 无手术患者时长

3. 实时时间

回顾时间可能会有所帮助。回顾过去的时间指标可以为未来的改进提供参考。实时测量时间则为按需工作人员的改变以继续手术室流程提供了优势。实时指标可以实时显示流程的瓶颈和延迟发生的节点。您的实时时间是可控的，可以帮助减少原本可能会延长的手术时间。

4. 可见的时间

时间必须是可见的。"什么是划皮时间？" 是进入手术室的时间吗？您有多少次听到团队成员试图找出事件发生的时间？让时间可视化可以为指标带来更多价值，并且可以帮助每个人都专注于共同的目标。有这么多潜在的陷阱、瓶颈和延误，如果没有时间透明度，就不可能确定贵机构效率低下的根本原因。通过在手术室中更凸显时间，手术室成员才能更加了解他们当前的进展。想象一下，如果每个手术室的周转时间都突出显示给所有人看，每个对周转时间有影响的团队成员对所显示的时间都有个人既得利益。想象一下，如果您能在手术室看到距离到达或超过目标时间有多久。

5. 有价值的时间

必须珍惜时间。那些团队已经将时间指标作为评估团队效率的一种标准将显而易见。那些重视时间的团队会意识到他们什么时候落后并且知道如何获得帮助。那些重视时间的团队会努力改进流程从而提高运行效率。那些不重视时间的团队不知道他们周围的时间，也不知道何时发生了延迟。不重视时间的团队缺乏有效的方法来改进他们的流程。

时间 = 价值

我们一直认为医疗保健不同于任何其他行业。优质的患者护理不能仓促或批量生产。有些人甚至持道德立场反对在手术室中测量时间。他们认为，如果外科医生正在考虑时间，或者他们需要在一天内完成多少个病例，那么他们就无法为患者带来出色的疗效。从一个善意的角度考虑，医疗保健正缓慢地从仅仅考虑患者疗效转变为考虑整体的价值。

$$价值 = \frac{疗效 + 患者满意度}{花费}$$

随着我们越来越接受医疗保健的价值[16]，我们还必须接受时间在提供价值方面发挥着重要作用。如果外科医生 A 完成 3 台全髋关节置换手术，结果与外科医生 B 在相同时间内完成 7 台的疗效相同，那么毫无疑问，外科医生 B 的表现为整体提供了更多价值。有趣的是，无论时间长短，数量越多，结果越好[17,18]。这种现象已在整个关节外科和其他领域内看到[19]。事实证明，与其他行业一样，随着效率的提高，患者的治疗效果也会提高。Delphin 等发现手术室效率对患者安全和护理质量没有负面影响[20]。

6. 个性化时间

时间必须是个性化的。医院通常不会根据个人、团队或手术室记录时间。相反，他们会总体上、概括地报告手术室周转时间和开始时间等指标的测量结果。如果数据没有个性化，则无法进行个性化的改进。仅仅凭借护士注意到患者何时进入手术室并不能帮助您的团队变得更好。对于有些团队来说，问题可能是开始时间，而有的团队来说，可能是周转缓慢，还有的团队来说，可能是没有足够的人员来打开器械包。如果使用得当，个性化时间是我们跟踪自己的进步并将自己与同龄人进行比较的最有效工具之一。这意味着外科医生并没有告诉麻醉师他很慢，而是麻醉师意识到了这一点并改变了他（她）的过程。个性化数据激发了大多数人的原生竞争力，并为他们提供了一个努力工作的目标[21]（表 14-2）。

7. 透明的时间

时间必须是透明的。要变得透明，就必须用时间来改善手术室的运作。从 SPD 到管理员，组织的所有各方都需要接受和使用这些透明的时间。每个员工都使用他们的指标来改变他们的流程。无论是器械的周转还是脊髓麻醉的耗时，彻底的时间透明意味着它改变了我们改进的过程。彻底的时间透明是促进手术室效率和卓越运营的第二个关键要素。

五、第三部分 卓越运营：实用解决方案

1. 卓越运营

光靠时间是不够的。您必须将这些时间指标与流程改进系统联系起来，以实现卓越运营。时间透明度是引擎高效运行的必需燃料，但卓越运营才是效率的真正引擎。请记住，我们的目标永远不是更快，而是更高效。事实上目标从来不是时间长短，真正的目标是为了改进流程。时间和效率是时间测量和卓越运营的过程中令人愉快且天然的副产物。

多项研究显示，凡是管理层和工作人员致力于改善手术室管理的，都能实现真正的节约时间。Ertl 等研究了手术室中六西格玛管理的应用，注意到手术开始准时率从 32% 提高到 73%，房间利用率从 56% 提高到 68%，总收入增加了10%[22]。一家儿童医院通过类似的干预措施将周

表 14-2 团队成员指标

巡回护士效率
- 您真实的平均周转时间是多少（上 1 例病例的切口关闭后到下一例病例切开前——从外科医生停止到外科医生再次开始需要多长时间）
- 患者入室到切皮的时长
- 完成缝合至患者出室的时长
- 您的指标与医院 / 门诊手术中心中的其他巡回护士相比如何？它们与全国其他巡回护士相比如何

洗手护术效率
- 您的病例平均器械准备时间是多少（从房间清洁到所有器械打开的时间）
- 您的平均周转时间是多少
- 您的指标与医院 / 门诊手术中心中的其他团队相比如何？它们与全国其他团队相比如何

麻醉效率
- 从请求麻醉至完成麻醉需要多长时间
- 患者入室至开始麻醉需要多长时间
- 切口关闭至患者离室需要多长时间
- 您的指标与医院 / 门诊手术中心中的其他麻醉相比如何？它们与全国其他麻醉相比如何

助手效率
- 您的平均手术时间是多少
- 您每次手术的切口关闭时间（从手术医生完成手术到切口完全关闭的时间）
- 您的指标与医院 / 门诊手术中心中的其他助手相比如何？它们与全国其他助手相比如何

转时间从 41min 减少到 32min[23]。通过合并流程、最小化非手术任务和减少中断等干预措施从根本上"重新设计"手术室运营，从而对手术室效率产生深远影响[24]。正如 Richter 等一样，在门诊手术中心实施运营改进可能特别有效，Richter 等就描述了这些改变将促进周转时间减少 13min[25]。

当然，效率和卓越运营的目标是增加由单个外科医生和（或）机构完成的病例数量。如果效率提高到足以增加手术室产量，则可以开展更多手术，并为整个流程带来更多价值。Bolognesi 证明，通过改变学术机构的运营，全关节置换术的病例总数提高了 29%[26]。

（1）等候室：应根据手术室和术前准备间的可行性将患者带到术前准备间。优先级基于手术室的限制，即手术室本身。如果手术室还要 4h 才能准备好，不要将外科医生 A 的下一位患者带来。相反，如果外科医生 B 的手术室可以在 30min 内准备好，可以先将外科医生 B 的患者带来。如果没有时间透明，患者将在术前准备间等待很长时间，从而造成时间和资源的浪费。手术等待室是患者输送的关键节点，如果患者从家中送到等候室或从等候室到术前准备间出现问题，那么手术流程就会出现延误。

（2）术前：术前准备间必须知道他们从进入房间到准备手术的平均时间。他们还必须知道每位术前护士的平均准备时间是多长。与迟到的患者打交道是家常便饭。明确患者何时迟到并掌握手术室和外科医生的准备情况对于调整机动人员的配置以便及时为患者做好准备。当手术室准备好时，监测有多少患者没有准备好是衡量术前效率的关键指标。术前护士必须了解手术室的状态，手术室需要了解术前准备间的状态。人员配置必须灵活，以满足手术室的即时需求。如果术前管理人员或主管护士不知道该过程需要多长时间，则有时患者将无法为手术做好准备。确保等候室和术前准备间之间的沟通渠道畅通，这对于确保及时转运患者至关重要。也要和手术室加强沟通，因为手术室的准备情况优先于其他因素（表 14-3）。

（3）麻醉：麻醉在术前准备间发挥着重要作用。通常在术前准备间进行区域神经阻滞和脊髓麻醉。我们发现在术前准备间进行的脊髓麻醉 / 神经阻滞是手术室效率的一个关键部分。手术室应留作手术，而不是用于耗时的麻醉。手术室和麻醉之间的沟通是绝对关键的。总是需要提醒麻醉医生开始神经阻滞和（或）脊髓麻醉的适当时机或返回手术室的适当时机。如果外科医生使用两个手术室，通常这些沟通会变得很复杂，因为执行这些任务的确切时间需要外科医生对手术时间有很好的了解。外科医生常常不知道他们需要

表 14-3　术前效率问题
• 患者准备手术所需的平均时间是多少
• 谁是您最快和最慢的术前准备护士
• 哪种类型的患者准备时间最长
• 如果技术员或助理帮助术前护士，速度会提升多少
• 您什么时候告诉患者他们的到达时间
• 谁负责提醒患者早点或晚点到达？有什么方法可以打电话给患者改变他们的到达时间
• 您是否足够灵活，可以在手术前一天更改患者到达时间
• 患者从到达至被带到术前等待需要多长时间
• 患者准备好接受手术后需要多长时间等待才能被带到术前准备间
• 与一天中最繁忙的时间相比，当天开始时使用了多少个术前准备间

多长时间才能完成一个病例并等到手术结束才能启动下一个房间。这通常会转化为时间的浪费，外科医生需要等待下一位患者做好术前准备并消毒铺巾。外科医生需要知道他们的手术时间，并与麻醉清楚地沟通何时进行脊髓麻醉和（或）全身麻醉。如果使用全身麻醉，麻醉团队需要知道手术还剩多少时间，以便在手术结束的同时唤醒患者。既往研究已经表明拔管时间的延长将导致患者在手术室中平均多停留 12.5min[27]。除了其他优势外，脊髓麻醉的手术还可以提高运行效率，因为它无须唤醒时间，也无须花费时间让患者入睡[28]。

（4）术中：手术室重叠病例是指在前一个病例完成之前对下一个病例开始麻醉的过程。虽然这通常发生在拥有两个或更多手术室的外科医生身上，但也可能发生在甚至只有一个房间的外科医生身上。这是任何成功的高效手术室的关键组成部分，并且可以节省大量时间。Szucs 等随机分配到重叠麻醉与顺序麻醉，发现前者显著减少了 13min 周转时间和每天 1h 的手术室占用时间[29]。通常，这也意味着需要在术前准备间而不是手术室中进行神经阻滞和蛛网膜下腔阻滞。使用麻醉诱导室而非手术室可以显著缩短周转时间[30]。

Schwarz 等在加拿大的一项研究中证实了改变实施麻醉房间的概念，他们发现平均周转时间从 54min 显著减少到 15min[31]。最近的一项 Meta 分析证实了这种与麻醉并行处理的概念，该 Meta 分析表明所有手术室时间指标都有所改善[32]。

2. 鼓 – 缓冲 – 绳理论

鼓 – 缓冲 – 绳理论是一种制造概念，它识别和处理流程中的障碍以提高效率[33]。该理论是识别流程中最慢的部分（障碍），然后放置缓冲区以保持整个流程得以匀速进行，以防止出现瓶颈。手术室是手术流水线的瓶颈。鼓 – 缓冲 – 绳理论告诉我们，需要有适当的方法（绳）才能持续将患者（缓冲）供应给手术室。创建一个系统，让患者准备好在最佳时间来到手术室，这才是真正的效率所在。

真正有效率的手术室始终致力于改进这个指标，即真正的周转时间。要做到这一点，需要对鼓 – 缓冲 – 绳理论有透彻的理解。术前的作用是持续将缓冲（患者）输送到手术室。患者需要做好准备并等待进入手术室。如果手术室空置，则这个系统失败。一个成功的手术室应该在持续运作中。然而，即使患者在手术室内却没有进行手术，它仍然是没有生产的。为了保持缓冲区准备就绪，手术室和术前之间必须有提示和沟通，以便患者为手术做好准备。最完美的设定是，当前一个患者切口刚闭合，下一位患者立即切开，中间没有停留时间。重视手术室对手术的效率的影响至关重要。

(1) 并行与串行任务：手术间周转的典型方法是按特定顺序执行每项必需的任务。手术室中串行任务的典型示例如下：伤口闭合，护士去除铺单，随后麻醉师拔管、复苏患者，然后呼叫护工帮助患者转移，患者被转移到转运床上，医生、巡回护士和麻醉师将患者转运到 PACU。手术器械由洗手护士进行拆分归类后移出房间。随后在清洁工的帮助下，整理、擦拭和清洁手术室。接下来，手术团队会收到手术室整理完毕的通知。洗手护士带来下一台手术所需的器械，巡回护士帮忙打开，然后巡回护士前往术前准备间接送下一位患者。串行任务通常分配给特定的团队成员，并且该过程通常依赖于上一位成员提醒顺序中的下一位成员可以准备执行任务。

另一种方法是同时或并行执行相同的任务。无须等待每个必要的任务完成再继续下一个任务，而是并行执行多个步骤。通常这些任务职责可以由团队的多名成员执行。患者和仪器的周转是并行任务的主要例子。麻醉师、洗手护士、护工、巡回护士和外科医生都可以并行工作，以减少总的周转时间。高效的洗手护士可以知道外科医生在何时使用特定的器械，还知道何时开始对器械进行清洁并打包以备移除。在高效的房间中，器械可以在患者离开房间之前就被移除。负责清洁的团队成员也可以帮助移除托盘并帮助转移患者。

为下一台手术打开托盘和准备器械是周转时间最长的部分。对于全膝关节置换术来说，这可能是非常繁重的任务，在我们研究所这项任务平均需要 19min。虽然传统上这个过程是由一个洗手护士和一个巡回护士合作完成的，但仍然需要评估不同的方法来改进时间指标。比如使用更多的工作人员打开托盘、减少托盘的数量，甚至可以通过使用一次性器械来有效减少打开时间[34]。减少外科医生之间的器械变异性在改进托盘打开时间方面也很有效。运行并行任务意味着在正确的时间拥有正确数量的团队成员。有效的沟通和灵活的人员配置将促使这些并行过程的顺利发生。

(2) 敬业的员工：外科医生很清楚在一致的基础上与相同的团队成员工作非常重要。公众们可能会被吓得目瞪口呆，如果他们发现从未一起工作过的外科医生和团队成员第一次一起做一台手术。专门的手术团队已经清楚地证明了手术时间的减少。

敬业的员工也会影响周转时间。Matullo 等的一项研究比较了由骨科人员与非骨科人员完成手术所需的周转时间。敬业且熟悉的骨科工作人员平均周转时间为 20min，而非骨科工作人员为 31min[35]。Heiji 等发现了相似的结论：当使用每天与同一位外科医生一起工作的"固定"员工可以减少周转时间和手术时间 10min 以上 [36]。

(3) 正台开始时间：不能低估准时开始新一天的重要性。大多数外科医生都经历过开始时间延迟，同时，在 Onyebum 等的研究发现 99% 的正台手术开始时间较晚 [37]。定义准时开始时间的实际含义也很重要。我们选择将开始时间定义为划皮时间，因为患者进入房间的时间与划皮时间存在很大的差异。Mazzei 回顾发现从患者进入房间到外科医生划皮，需要经历 21～49min[38]。延迟有在当天不断累积的趋势，而当天正台病例的延迟会使这种现象变得更加糟糕 [39]。

(4) 两个手术室：显然，2 个手术室房间可以提高整体效率。Namdari 等的一项研究发现，手术量大的全肩关节外科医生的效率显著提高 [40]。事实上，一个房间在 10h 内共开展 3 例全肩关节置换，而两个房间可以在较短的 9h 内共开展 4 例全肩关节置换 [40]。

六、第四部分：外科医生

我们的整个职业生涯都在相对封闭的环境中发展。其他外科医生很少会观察或批评我们的表现。因此，我们的技术和整体效率经常会停滞不前。我们中有太多人一遍又一遍地做着同样的事情，因为这就是我们学会的训练方式。尝试学习新技术甚至新器械可能会很难。任何新技术的应用都意味着一个学习曲线、一段不确定的时期和延长的手术时间。改变是困难的，抗拒改变是人类的正常反应。

为了提高效率，我们必须愿意以不同的眼光观察这个世界，或者至少观察自己是如何进行手术的。不断分析您的手术流程。"手术效率是手术成功的关键因素" [41]。我们的手术技能和行为是在我们职业生涯的早期形成的，但"此后很少有意识地分析或批判性的评估" [41]。我们经常执行不必要的步骤，这来源于我们的习惯。应当愿意质疑每一步并做出有益的改变。

每次都以同样的方式进行手术。您手术的一致性可以使您周围的每个人都有机会保持一致性。如果您不断更改执行特定步骤的方式或顺序，则您的助手和手术技术员将无法预测您的下一步行动。

限定每个病例所需的手术器械的范围。与其为每个病例都准备好所有可能的东西，不如挑选您确切需要的手术器械并且定制一个能满足您 95% 病例手术需要的器械包。为标准化的手术流程做好规划而不是例外的手术流程。任何额外的工具都可以放在特殊情况下打开的器械包中。

成为领导者。领导效率和流程改进的外科医生将观察到结果的改进。Hendahewa 等的一项研究发现由外科医生自己领导的团队能将翻台时间减少 58%[42]。一般外科医生经常去休息室等待下一个病例。而最有效率的外科医生会是术前准备团队的一员，他们拿起拖把，协助开包，并且积极参与这个过程。Hitchin 等确定当外科医生在房间时，周转时间得到显著改善 [43]。

最后，采用使您更有效率的手术技术。与其他所有行业一样，前路全髋关节置换术的新技术也在不断发展和引入。仔细评估这些技术，然后果断地引入任何可以让手术变得更轻松的技术。不要一味地采用所有新技术，一些器械或技术会使手术变得更加复杂，并且一些步骤也会增加手术耗时（表 14-4）。

七、第五部分：位置会影响效率吗？医院与门诊手术中心

全关节置换术目前正处于从医院到门诊手术中心过渡的状态。由于担心疼痛管理、患者行走能力，以及期望检测和治疗术后并发症，传统上我们只在住院部开展全关节置换。

1. 医院的效率困境

医院的组织架构和激励结构可能是效率的主要挑战。由于护理领导层的多层性质，改变变得很缓慢甚至有时候无法改变。门诊手术中心通常

表 14-4 外科医生效率指标

手术室指标

- 正台手术切皮时间
  - 上个月您的平均正台手术切皮时间是多少
  - 今年您的整台手术最晚和最早开始时间是什么时候
- 切开时间——患者进入房间后，您需要多少分钟才能打开切口
- 外出时间——切口闭合后，您的患者需要多长时间才能离开房间
- 真正的周转率——前一台手术切口闭合到下一台手术切口打开的时间
  - 哪个团队的周转速度最快

手术时间

- 今年您的全髋关节置换术平均手术时间是多少
- 对您来说，全髋关节置换术中耗时最长的步骤是什么
- 今年您最快和最慢的全髋关节置换术病例是什么
- 在过去 3 年中，您的手术时长有何变化？是变快了，变慢了，还是停滞不前
- 您需要多长时间才能显露出全髋
- 当您有 2 个房间时，您在什么时候将患者带到另 1 个房间
- 您需要在第 2 个房间等待多久
- 这些时间与您在医院和全国各地的同行相比如何

关闭时间

- 您的手术一助实际上需要多长时间才能关闭全膝关节置换的手术切口
- 关闭切口的耗时占总体手术时间的百分比是多少
- 您哪个助手关闭得最快
- 协助关闭切口可以为您节省多少时间
- 这些时间与您的同行相比如何

由医生经营，几乎没有任何官僚层可以干预。在医院利润仅归医院所有的医院环境中，利益相关者之间常常存在分歧。而门诊手术中心具有多个所有者，因此可以激励效率并且降低成本。

医院的手术室人员配置与门诊手术中心可能完全不同。通常，医院会为许多不同类型的手术轮换不同的护士和洗手护士，因此，成员之间经验水平可能会存在差异。手术成员经常轮换，则

导致我们很难预测谁会在哪一天提供协助。由于病例数量庞大且程序类型多样，与门诊手术中心相比，医院的平均经验丰富的工作人员要少得多。由于设施更小、可变性更小和更少的责任，门诊手术中心还吸引了高水平的员工。

麻醉师和工作人员在医院环境中也承受着类似的压力，这在门诊手术中心中是不需要的。医院不同的数量和职责，通常意味着其团队成员的数量和才能也存在着巨大的差异。门诊手术中心的优势在于可以显著减少麻醉医生的数量，从而减少了护理工作的变动。空间的绝对减少对于远离术前、手术室和 PACU 的麻醉师来说也是有益的。

周转时间是整体效率的替代指标，平均而言，门诊手术中心和医院之间存在显著差异。Phelan 等的一项研究发现门诊手术中心与医院在平均周转时间、辅助时间、手术时间、离开时间和非手术时间方面存在显著差异[44]。Sippel 等还发现在门诊手术中心设置中[45]，周转时间显著减少 18min 以上。

2. 门诊手术中心的效率优势

在过去的 5～10 年中，我们看到全关节置换术的病例逐步从医院转移到了门诊手术中心。其中有许多原因，包括患者的疗效、经验和外科医生的偏好。提高效率也是这一变化的主要驱动力之一。

门诊手术中心的占地面积更小。较小的占地面积有助于提高多个层面的效率，包括患者的转运、麻醉师从术前到 PACU（麻醉后监测治疗室）的移动，以及外科医生从术前到手术室到家庭咨询再回到术前的日复一日的多模式移动。

3. 门诊手术中心的组织结构优势

门诊手术中心（ambulatory surgery center，ASC）人员配备有几个优点。他们可以以不同且独特的方式激励员工，以保持他们的积极性。ASC 的员工将感觉自己是团队的一员，他们正在完成一些具有成就感的事情。

ASC 的股东激励结构将导向成本的降低和

总产量的提高。外科医生通常拥有 ASC 的所有权，因此是积极的"股东"，可以带来真正的价值。从植入物成本到员工工时，外科医生可以了解关节置换的真实成本，并出于经济动机控制这些成本。

ASC 不仅提供了一个更简单的环境来进行所需的改进以提高效率，而且 ASC 还因提高效率而促进自身的蓬勃发展。当工作人员看到有可能在中午 12 点之前完成 12 台手术时，他们会产生一种自豪感，这种自豪感将一直持续到第 2 天。患者的体验也随着效率的提高而改善。当患者在接受全髋关节置换术几个小时后离开并且可以在适当的疼痛控制下行走时，他们会告诉他们认识的每个人。

医生职业倦怠是一个问题，尤其是骨科医生[46]。研究发现医生职业倦怠率是其他职业的 2 倍，导致医疗错误增加 1 倍，护理质量下降，患者满意度下降[47]。当在高效的 ASC 中进行手术时，外科医生会因为知道他们将度过美好的一天而茁壮成长。他们到达 ASC 时对自己将拥有的一切需求充满信心。每个工作人员都会知道他们的工作并且会完成它，同时减少延误和障碍的发生。

八、第六部分：效率与前路

1. 术中时间

大量临床研究描述了前路手术的手术时间问题。大多数研究经常将前路与其他入路进行比较。Benoit 等进行了一项随机临床试验发现，与后路手术相比，前路手术的平均手术时间为 69min，而后路手术为 45min[48]。Pagnano 在他们的单机构研究中发现了类似的结果，前路方法平均为 114min，而微创后路方法为 60min[49]。Singh 等进行了一项前瞻性随机研究，也发现了前路 125min 和后路 100min 的研究结果[50]。Barrett 的单外科医生随机试验发现，前路平均时间为 84min，而他的标准后路平均时间为 60min[51]。也有与前外侧入路相比较的研究。Gellar 等发现这两种入路在时间方面没有显著差异[52]，而

Lindgren 等发现平均 101min 的前路较平均 80min 的前外侧入路的手术时间明显延长[53]。

虽然单一机构通常显示前路的手术时间明显更长，但 Meta 分析通常可以展现不同的结果。Haddad 等于 2017 年进行了系统性回顾，并注意到前路手术时间有增加的趋势，然而没有达到统计学差异[54]。Bao 等在 2018 年对所有随机临床试验进行了 Meta 分析，发现不同入路在手术时间方面没有显著差异[55]。2020 年，Tian 也表明没有差异[56]。

2. 学习曲线

显而易见的是，外科医生的经验水平会影响任何手术的手术时间（包括前路）。Batailler 等希望量化经验水平的提高对手术时间缩短的影响[57]。他们发现在 70 例前路病例后手术时间趋于稳定。他们还发现，在学习曲线期间，高级外科医生的手术时间较短，平均为 80min，而初级外科医生为 93min。手术时间可以很好地呈现新方法的熟练程度，但并发症也可以用做熟练程度的呈现方法。Chai 等注意到需要 88 例前路才能使并发症发生率趋于稳定[58]。澳大利亚的 Solomon 也得出了类似的结论，即使用 50 例病例作为他们的阈值学习曲线[59]。Nordsletten 发现前路达到熟练程度需要 >200 例病例的学习曲线[60]。

3. 病例难度

虽然手术经验、病例数和学习曲线会影响手术时间，但特定病例的难度也会有所影响。Shiratsuchi 发现某些影像学参数可以帮助预测病例的手术耗时。最重要的影像学发现包括偏心距和旋转中心低于大转子尖端。其他因素包括年龄较小、男性、较大的 BMI、身高、既往髋关节手术史和骨水泥的使用等。

4. 其他影响

虽然未进行研究，但患者保持仰卧位可能会改善术前时间。通常，侧卧位需要大量时间和精力来平衡骨盆。外科医生为了确保手术体位的准确性，需要或更偏向于待在房间里。前路为外科

医生提供了更少的骨盆固定时间。前路和后路之间的切口闭合时间尚未具体研究；然而，人们普遍认为前切口更短、更浅，从而需要更少的时间来关闭。

九、第七部分：总结

John Charnley 爵士通过仰卧位经转子入路开发的低摩擦全髋关节置换术彻底改变了髋关节骨关节炎的治疗。自成立以来，该手术流程通过改进植入物、开发替代的解剖方法，以及开展提高外科医生技能的新技术等，得到了进一步的发展。全髋关节置换术没有明显改善的是手术效率。过去 20 年的平均手术时间（95min）停滞不前。有些人会提出一个令人信服的病倒，即手术

时间随着前路的出现而增加，尽管前路的拥护者认为这可能是由于学习曲线和使用其他技术来确保更准确的臼杯位置、腿长和偏心距造成的。

当然，在现代髋关节置换术时代，前路及其广泛采用令人震惊并具有革命性。最近对 AAHKS 成员的一项调查发现，目前有 56% 的美国外科医生使用前路[61]。前路的一个改进领域应该是手术效率。手术时间的缩短减少了许多常见的并发症，并将提高该手术的整体价值。

为实现真正的手术效率，必须在机构和手术室层面应用彻底的时间透明度和卓越运营。在其他被变革的行业中应用相同的一般原则将有助于促成我们所寻求的，即提升我们为医疗保健行业带来的价值。

参考文献

[1] https://www.aaos.org/quality/practice-management/aaos-orthopaedic-surgeon-census/orthopaedic-practice-in-the-u.s.-2018/.

[2] Holzer E, Tschan F, Kottwitz MU, Beldi G, BusingerAP, Semmer NK. The workday of hospital surgeons:what they do, what makes them satisfied, and the role of core tasks and administrative tasks; a diary study.BMC Surg. 2019;19(1):112. https://doi.org/10.1186/s12893-019-0570-0. PMID: 31412843; PMCID: PMC6694625.

[3] ht tps : / /www. forbe s. com/sites/carmine -gallo/2021/02/11/how-jeff-bezos-consistently-communicates-four-core-values-that-made-amazon-a-success/?sh=698466ab6e24.

[4] Ford H, Crowther S. My life and work. Doubleday;1922. p. 92.

[5] Masuda K. Kenkyusha's new Japanese-English dictionary.5th ed. Tokyo: Kenkyusha; 2003. p. 2536.

[6] Emiliani B, Stec D, Grasso L, Stodder J. Betterthinking, better results: case study and analysis of an enterprise-wide lean transformation. 2nd ed. Kensington: Center for Lean Business Management; 2007. ISBN 978-0-9722591-2-5.

[7] Cantrell WA, Samuel LT, Sultan AA, Acuña AJ, Kamath AF. Operative times have remained stable for total hip arthroplasty for >15 years. JBJS Open Access. 2019; 4(4): e0047. https://doi.org/10.2106/JBJS.OA.19.00047.

[8] Shah RP, Lauthen D, Geller JA, Cooper HJ. Average operative times for 1,313 primary total hip arthroplasty and 1,300 primary total knee arthroplasty over 39 months are roughly equal to medicare attributed operative times. J

Arthroplast. 2019;34(8):1553-6. https://doi.org/10.1016/j.arth.2019.04.053. PMID: 31109757.

[9] Anis HK, Mahmood BM, Klika AK, Mont MA, Barsoum WK, Molloy RM, Higuera CA. Hospital volume and postoperative infections in total knee arthroplasty. J Arthroplast. 2020;35(4):1079-83.https://doi.org/10.1016/j.arth.2019.10.044. PMID:31759799.

[10] Cowley RJ, Frampton C, Young SW. Operating time for total knee arthroplasty in public versus private sectors: where does the efficiency lie? ANZ J Surg. 2019;89(1-2):53-6. https://doi.org/10.1111/ans.14905. PMID: 30347508.

[11] George J, Mahmood B, Sultan AA, Sodhi N, Mont MA, Higuera CA, Stearns KL. How fast should a total knee arthroplasty be performed? An analysis of 140,199 surgeries. J Arthroplast. 2018;33(8):2616-22. https://doi.org/10.1016/j.arth.2018.03.012. PMID: 29656973.

[12] Bohl DD, Ondeck NT, Darrith B, Hannon CP, Fillingham YA, Della Valle CJ. Impact of operative time on adverse events following primary total joint arthroplasty. J Arthroplast. 2018;33(7):2256-2262. e4. https://doi.org/10.1016/j.arth.2018.02.037. PMID: 29551302.

[13] Cregar WM, Goodloe JB, Lu Y, Gerlinger TL. Increased operative time impacts rates of short-term complications after unicompartmental knee arthroplasty. J Arthroplast. 2021;36(2):488-94. https://doi.org/10.1016/j.arth. 2020. 08. 032. PMID: 32921548.

[14] Wang Q, Goswami K, Shohat N, Aalirezaie A, Manrique J, Parvizi J. Longer operative time results in a higher rate

of subsequent periprosthetic joint infection in patients undergoing primary joint arthroplasty. J Arthroplast. 2019;34(5):947-53. https://doi. org/10.1016/j.arth. 2019. 01.027. PMID: 30765229.

[15] Maoz G, Phillips M, Bosco J, Slover J, Stachel A, Inneh I, Iorio R. The Otto Aufranc award: modifiable versus nonmodifiable risk factors for infection after hip arthroplasty. Clin Orthop Relat Res. 2015;473(2):453-9. https://doi.org/10.1007/ s11999-014- 3780- x. PMID: 25024028; PMCID: PMC4294894.

[16] Porter ME. What is value in health care? N Engl J Med. 2010;363(26):2477-81. https://doi.org/10.1056/ NEJMp1011024. PMID: 21142528.

[17] Lau RL, Perruccio AV, Gandhi R, Mahomed NN. The role of surgeon volume on patient outcome in total knee arthroplasty: a systematic review of the literature. BMC Musculoskelet Disord. 2012;13:250. https://doi. org/10.1186/1471-2474-13-250.

[18] Kreder HJ, Deyo RA, Koepsell T, et al. Relationship between the volume of total hip replacements performed by providers and the rates of postoperative complications in the state of Washington. J Bone Joint Surg Am. 1997;79:485-94. https://doi. org/10.2106/00004623-199704000-00003.

[19] Birkmeyer JD, Stukel TA, Siewers AE, Goodney PP, Wennberg DE, Lucas FL. Surgeon volume and operative mortality in the United States. N Engl J Med. 2003;349(22):2117-27. https://doi.org/10.1056/ NEJMsa035205. PMID: 14645640.

[20] Chernov M, Vick A, Ramachandran S, Reddy S, Leyvi G, Delphin E. Perioperative efficiency vs. qual-ity of care - do we always have to choose? J Investig Surg. 2020;33(3):265-70. https://doi.org/10.1080/08 941939.2018.1492049. PMID: 30212251.

[21] Gabriel RA, Gimlich R, Ehrenfeld JM, Urman RD. Operating room metrics score card-creating a prototype for individualized feedback. J Med Syst. 2014;38(11):144. https://doi.org/10.1007/s10916-014-0144-8. PMID: 25315824.

[22] Bender JS, Nicolescu TO, Hollingsworth SB, Murer K, Wallace KR, Ertl WJ. Improving operating room efficiency via an interprofessional approach. Am J Surg. 2015;209(3):447-50. https://doi.org/10.1016/j. amjsurg.2014.12.007. PMID: 25770394.

[23] Tagge EP, Thirumoorthi AS, Lenart J, Garberoglio C, Mitchell KW. Improving operating room efficiency in academic children's hospital using lean six sigma methodology. J Pediatr Surg. 2017;52(6):1040-4. https://doi. org/10.1016/j.jpedsurg.2017.03.035. PMID: 28389078.

[24] Harders M, Malangoni MA, Weight S, Sidhu T. Improving operating room efficiency through process redesign. Surgery. 2006;140(4):509-14. https://doi.org/10.1016/ j.surg.2006.06.018; discussion 514-6. PMID: 17011897.

[25] Kubala M, Gardner JR, Criddle J, Nolder AR, Richter GT. Process improvement strategy to implement an outpatient

surgery center efficiency model in an academic inpatient setting. Int J Pediatr Otorhinolaryngol. 2021;144:110650. https://doi. org/10.1016/j.ijporl.2021.110650. PMID: 33756390.

[26] Attarian DE, Wahl JE, Wellman SS, Bolognesi MP. Developing a high-efficiency operating room for total joint arthroplasty in an academic setting. Clin Orthop Relat Res. 2013;471(6):1832-6. https://doi. org/10.1007/s11999-012-2718-4. PMID: 23208123; PMCID: PMC3706640.

[27] Dexter F, Epstein RH. Increased mean time from end of surgery to operating room exit in a historical cohort of cases with prolonged time to extubation. Anesth Analg. 2013;117(6):1453-9. https://doi.org/10.1213/ ANE.0b013e3182a44d86. PMID: 24257395.

[28] Caggiano NM, Avery DM 3rd, Matullo KS. The effect of anesthesia type on nonsurgical operating room time. J Hand Surg Am. 2015;40(6):1202-9.e1. https://doi. org/10.1016/ j.jhsa.2015.01.037. PMID: 25823623.

[29] Sokolovic E, Biro P, Wyss P, Werthemann C, Haller U, Spahn D, Szucs T. Impact of the reduction of anaesthesia turnover time on operating room efficiency. Eur J Anaesthesiol. 2002;19(8):560-3. https://doi. org/10.1017/ s026502150200090x. PMID: 12200944.

[30] Friedman DM, Sokal SM, Chang Y, Berger DL. Increasing operating room efficiency through parallel processing. Ann Surg. 2006;243(1):10-4. https://doi.org/10.1097/01. sla.0000193600.97748.b1. PMID: 16371730; PMCID: PMC1449970

[31] Head SJ, Seib R, Osborn JA, Schwarz SK. A "swing room" model based on regional anesthesia reduces turnover time and increases case throughput. Can J Anaesth. 2011;58(8):725-32. https://doi.org/10.1007/ s12630-011-9518-2. PMID: 21638194.

[32] El-Boghdadly K, Nair G, Pawa A, Onwochei DN. Impact of parallel processing of regional anesthesia with block rooms on resource utilization and clinical outcomes: a systematic review and meta-analysis. Reg Anesth Pain Med. 2020;45(9):720-6. https://doi. org/10.1136/rapm-2020-101397. PMID: 32699101.

[33] Goldratt EM. 1947-2011. The goal: a process of ongoing improvement. Great Barrington: North River Press; 2004.

[34] Marchand KB, Taylor KB, Salem HS, Mont MA, Marchand RC. Surgical tray optimization and efficiency: the impact of a novel sealed sterile container and instrument tray technology. Surg Technol Int. 2020;37:349-55. PMID: 33245139.

[35] Avery DM 3rd, Matullo KS. The efficiency of a dedicated staff on operating room turnover time in hand surgery. J Hand Surg Am. 2014;39(1):108-10. https://doi.org/10.1016/ j.jhsa.2013.09.039. PMID: 24268833.

[36] Stepaniak PS, Vrijland WW, de Quelerij M, de Vries G, Heij C. Working with a fixed operating room team on consecutive similar cases and the effect on case duration and turnover time. Arch Surg. 2010;145(12):1165-70. https://

doi.org/10.1001/archsurg. 2010.255. PMID: 21173290.

[37] Okeke CJ, Okorie CO, Ojewola RW, Omoke NI, Obi AO, Egwu AN, Onyebum OV. Delay of surgery start time: experience in a Nigerian teaching hospital. Niger J Surg. 2020;26(2):110-6. https:// doi.org/10.4103/njs.NJS_61_19. PMID: 33223807; PMCID: PMC7659763.

[38] Mazzei WJ. Operating room start times and turnover times in a university hospital. J Clin Anesth. 1994;6(5):405-8. https://doi.org/10.1016/s0952-8180(05)80011-x. PMID: 7986513.

[39] Wachtel RE, Dexter F. Influence of the operating room schedule on tardiness from scheduled start times. Anesth Analg. 2009;108(6):1889-901. https://doi.org/10.1213/ane.0b013e31819f9f0c. PMID: 19448219.

[40] Padegimas EM, Hendy BA, Lawrence C, Devasagayaraj R, Zmistowski BM, Abboud JA, Lazarus MD, Williams GR, Namdari S. An analysis of surgical and nonsurgical operating room times in high-volume shoulder arthroplasty. J Shoulder Elb Surg. 2017;26(6):1058-63. https://doi.org/10.1016/j. jse.2016.11.040. PMID: 28131689.

[41] Booth RE. Keys to OR efficiencies. International society for tech in arthroplasty. In: Orthopaedic Proceedings, vol. 93-B. The British Editorial Society of Bone & Joint Surgery; 2011. p. 452.

[42] Mizumoto R, Cristaudo AT, Hendahewa R. A surgeon-led model to improve operating theatre change-over time and overall efficiency: a randomised controlled trial. Int J Surg. 2016;30:83-9. https://doi. org/10.1016/j.ijsu.2016.04.033. PMID: 27109202.

[43] Ricketts D, Hartley J, Patterson M, Harries W, Hitchin D. An orthopaedic theatre timings survey. Ann R Coll Surg Engl. 1994;76(3):200-4. PMID: 8017817; PMCID: PMC2502313.

[44] Imran JB, Madni TD, Taveras LR, Cunningham HB, Clark AT, Cripps MW, GoldenMerry Y, Diwan W, Wolf SE, Mokdad AA, Phelan HA. Analysis of operating room efficiency between a hospital-owned ambulatory surgical center and hospital outpatient department. Am J Surg. 2019;218(5):809-12. https://doi.org/10.1016/j.amjsurg.2019.04.017. PMID: 31072593.

[45] Clark N, Schneider DF, Vrabec S, Bauer PS, Chen H, Sippel RS. Increased efficiency of endocrine procedures performed in an ambulatory operating room. J Surg Res. 2013;184(1):200-3. https://doi. org/10.1016/j.jss.2013.04.038. PMID: 23702288; PMCID: PMC3759536.

[46] Daniels AH, DePasse JM, Kamal RN. Orthopaedic surgeon burnout: diagnosis, treatment, and prevention. J Am Acad Orthop Surg. 2016;24(4):213-9. https://doi.org/10.5435/JAAOS-D-15-00148. PMID: 26885712.

[47] Panagioti M, Geraghty K, Johnson J, Zhou A, Panagopoulou E, Chew-Graham C, Peters D, Hodkinson A, Riley R, Esmail A. Association between physician burnout and patient safety, professionalism, and patient satisfaction: a systematic review and meta-analysis. JAMA Intern Med. 2018;178(10):1317-31. https://doi.org/10.1001/

jamainternmed.2018.3713. Retraction in: JAMA Intern Med. 2020;180(7):931. Erratum in: JAMA Intern Med. 2019;179(4):596. PMID: 30193239; PMCID: PMC6233757.

[48] Moerenhout K, Derome P, Laflamme GY, Leduc S, Gaspard HS, Benoit B. Direct anterior versus posterior approach for total hip arthroplasty: a multicentre, prospective, randomized clinical trial. Can J Surg. 2020;63(5):E412-7. https://doi. org/10.1503/cjs.012019. PMID: 33009898; PMCID: PMC7608717.

[49] Poehling-Monaghan KL, Kamath AF, Taunton MJ, Pagnano MW. Direct anterior versus miniposterior THA with the same advanced perioperative protocols: surprising early clinical results. Clin Orthop Relat Res. 2015;473(2):623-31. https://doi.org/10.1007/s11999-014-3827-z.PMID: 25082624; PMCID: PMC4294903.

[50] Cheng TE, Wallis JA, Taylor NF, Holden CT, Marks P, Smith CL, Armstrong MS, Singh PJ. A prospective randomized clinical trial in total hip arthroplasty-comparing early results between the direct anterior approach and the posterior approach. J Arthroplast. 2017;32(3):883-90. https://doi.org/10.1016/j. arth.2016.08.027. PMID: 27687805.

[51] Barrett WP, Turner SE, Leopold JP. Prospective randomized study of direct anterior vs postero-lateral approach for total hip arthroplasty. J Arthroplast. 2013;28(9):1634-8. https://doi.org/10.1016/j. arth.2013.01.034. PMID: 23523485.

[52] Herndon CL, Drummond N, Sarpong NO, Cooper HJ, Shah RP, Geller JA. Direct anterior versus mini-anterolateral approach for primary total hip arthroplasty: early postoperative outcomes and complications. Arthroplast Today. 2020;6(2):257-61. https://doi.org/10.1016/j.artd.2020.02.009. PMID: 32577474; PMCID: PMC7303493. DA vs Mini AL similar OR times.

[53] Brismar BH, Hallert O, Tedhamre A, Lindgren JU. Early gain in pain reduction and hip function, but more complications following the direct anterior minimally invasive approach for total hip arthroplasty: a randomized trial of 100 patients with 5 years of follow up. Acta Orthop. 2018;89(5):484-9. https://doi.org/1 0.1080/17453674.2018.1504505. PMID: 30350758; PMCID: PMC6202757.

[54] Meermans G, Konan S, Das R, Volpin A, Haddad FS. The direct anterior approach in total hip arthroplasty: a systematic review of the literature. Bone Joint J. 2017;99-B(6):732-40. https:// doi.org/10.1302/0301-620X.99B6.38053. PMID: 28566391.

[55] Wang Z, Hou JZ, Wu CH, Zhou YJ, Gu XM, Wang HH, Feng W, Cheng YX, Sheng X, Bao HW. A systematic review and meta-analysis of direct anterior approach versus posterior approach in total hip arthroplasty. J Orthop Surg Res. 2018;13(1):229. https://doi. org/10.1186/s13018-018-0929-4. PMID: 30189881; PMCID: PMC6127950.

[56] Yang XT, Huang HF, Sun L, Yang Z, Deng CY, Tian XB. Direct anterior approach versus posterolateral approach in total hip arthroplasty: a systematic review and meta-

analysis of randomized controlled studies. Orthop Surg. 2020;12(4):1065-73. https://doi.org/10.1111/os.12669. Erratum in: Orthop Surg. 2020;12(6):2048. PMID: 32558261; PMCID: PMC7454221.

[57] Foissey C, Fauvernier M, Fary C, Servien E, Lustig S, Batailler C. Total hip arthroplasty performed by direct anterior approach - does experience influence the learning curve? SICOT J. 2020;6:15. https:// doi.org/10.1051/sicotj/2020015. PMID: 32500856; PMCID: PMC7273835.

[58] Kong X, Grau L, Ong A, Yang C, Chai W. Adopting the direct anterior approach: experience and learning curve in a Chinese patient population. J Orthop Surg Res. 2019;14(1):218. https://doi.org/10.1186/s13018-019-1272-0. PMID: 31311597; PMCID: PMC6636028.

[59] de Steiger RN, Lorimer M, Solomon M. What is the learning curve for the anterior approach for total hip arthroplasty? Clin Orthop Relat Res. 2015;473(12):3860-6. https://doi.org/10.1007/s11999-015-4565-6.PMID: 26394641; PMCID: PMC4626490.

[60] Tamaki T, Nakakita Y, Miura Y, Higashi H, Oinuma K, Shiratsuchi H. Radiographic factors to predict operation time of direct anterior total hip arthroplasty for dysplastic hips. Hip Int. 2021;31(1):90-6. https://doi.org/10.1177/1120700019873877. PMID: 31496293.

[61] Patel NN, Shah JA, Erens GA. Current trends in clinical practice for the direct anterior approach total hip arthroplasty. J Arthroplast. 2019;34(9):1987-1993. e3. https://doi.org/10.1016/j.arth.2019.04.025. PMID: 31076194.

第 15 章　前路全髋关节置换术的预后

Results of the Direct Anterior Approach for Total Hip Arthroplasty

William P. Barrett　著

谢　杰　杨宇特　王祎楠　译

在回顾全髋关节置换术（total hip arthroplasty，THA）直接前路入路（direct anterior approach，DAA）的预后时，重要的是要认识到 THA 在过去 50 年中已经改变了数百万患者的生活。正如 IanLearmonth 在 2007 年所描述的那样，作为世纪手术，它一直在不断发展和改进[1]。到 2020 年，全球髋关节置换市场将接近 60 亿美元[2]。因此，从临床和经济角度来看，它对我们的生活产生了重大影响。我于 2008 年通过各种方式开始进行 DAA THA，我的经历是 THA 方法范式不断变化的一个例子。进行后路 THA 20 年，有人可能会问为什么要改变？ 21 世纪，后路 THA 的效果非常好。当我们考虑将新技术、技术或材料引入我们的临床实践时，参考 Malchau 的建议是很有帮助的：识别问题，提出的解决方案是什么（风险、并发症、成本和成功机会），您如何处理您认为会发生的事情与已经发生的事情（普遍的困境），在追求变革时哪些妥协是合理的及成本是多少[3]。过去 10～15 年的多种因素有助于确定我们的 THA 入路存在的一些问题。年轻一些的患者寻求护理，希望恢复积极的生活方式，不想遵循术后预防措施，并期望在短期住院或门诊手术期间更快速地康复。此外，关节置换术对价值（质量 / 成本）和捆绑支付的重视使我们考虑各种替代方案。技术、患者优化和植入体选择等

方面的可变因素为提高 THA 的价值提供了机会。

在 21 世纪初期，手术入路的既定范式是后路或直接外侧入路。正如 Thomas Kuhn 在 1962 年指出的那样，已建立的范式会扼杀思想的进步和演变[4]。但正如我们将在本章中回顾的那样，来自世界各地的外科医生开始探索前路，挑战既定范式，并在先前技术的成功基础上再接再厉。由于多个临床中心对 DAA 表露兴趣，来自多个中心对该技术的完善也日益积累，这种兴趣受到外科医生好奇心、行业营销、医院和患者需求的影响。确定新技术或新技能有用性没有标准化的方法，通常由外科医生和行业决定。2018 年美国髋关节和膝关节外科医生学会（American Academy of Hip and knee Surgeons，AAHKS）的一项调查发现，56.2% 的受访者开展 DAA，而 43.8% 的受访者没有[5]。开展 DAA 的外科医生认为 DAA 和后路（posterior approach，PA）在住院时间、术后疼痛、脱位率、植入物准确性和短期患者预后等方面有所不同。不开展 DAA 的外科医生将增加的并发症发生率、陡峭的学习曲线和缺乏临床优势作为不改用 DAA 的原因。本章的目的是揭示一个原本只有 5% 不到的 AAHKS 成员使用的手术入路如何在 15 年内增加到 50% 以上的。我们将跟踪 DAA 从早期观察性队列研究到当前的 Meta 分析报告的结果。我们将跟踪

结果的演变，早期强调学习曲线问题、DAA 及技术相关的并发症，以及最后对教育和外科医生学习的影响。

一、早期结果

如本书第 1 章所述，Judet 和 Judet 学院自 1947 年以来一直在使用 Hueter 方法，并演变为对 THA 使用类似的方法[6]。他们描述了从髂前上棘移除阔筋膜张肌的止点并切断梨状肌的操作。从那时起，许多外科医生已经改为使用这种方法来开展 THA。许多早期出版物都强调了前路的安全性和较低的脱位率，因为脱位已经演变为 PA THA 的"问题"。

2003 年，Kennon 描述了他们"微创前路"的经验[7]。患者仰卧在常规手术床上，垫高术侧臀部。皮肤切口类似于 Smith-Peterson 入路的远端部分，并利用阔筋膜张肌和缝匠肌之间的间隙。额外的小切口可用于置入髋臼显或股骨扩髓 / 铰刀 / 插入器（图 15-1）。由于股骨显露有限，作者们经常使用组合式的股骨假体来方便股骨假体的放置。作者使用这种入路已有 30 多年的历史。近期发布了一篇对 10 年来 1281 例骨水泥柄和 851 例非骨水泥柄的回顾分析，并重点关注了其并发症的发生率。骨水泥组 25 例（2%）股骨骨折，非骨水泥组 60 例（7%）股骨骨折。他们得出的结论是，对 2132 例连续病例的回顾显示，术中和术后并发症发生率低，"非复杂"病例的手术时间短（50～60min），失血量"低"。在他们的研究中，这种入路利于更快的术后活动和康复。

2004 年，Siguier 报道了 1037 例使用改良 Hueter 入路的植入 22mm 股骨头骨水泥型 THA 的结果[8]。他们于 1993 年开始使用小切口前路进行 THA。患者仰卧在 Judet 操作台上。以阔筋膜张肌（tensor fascia lata，TFL）为中心切开皮肤 6～8cm，打开并显露 TFL 和缝匠肌之间的间隙。允许患者在术后第 1 天或第 2 天耐受负重。1037 个髋关节手术中有 10 个（0.96%）在术后 2 周至 8 个月脱位。2 名患者出现股神经麻痹，均

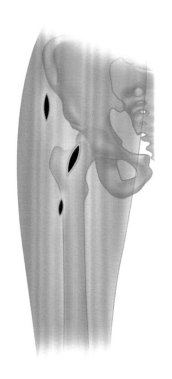

▲ 图 15-1　Kennon 等描述的早期前路皮肤切口[7]

随着时间的推移而消退。在他们发表论文时，使用经转子或后路入路，22mm 股骨头的脱位率在 1.78%～2.59%。他们得出的结论是，由于保留了软组织，小切口前路是一种安全且可重复的技术，发病率低，术后恢复快。

2005 年，Matta 报道了一系列共计 494 例 THA，他们利用上述的肌间隙、通过单个前切口结合术中透视来改善植入物的位置[9]。这是一项单外科医生的回顾性研究，连续 437 名患者在 1996—2004 年接受了 494 次 THA。54 个骨水泥型股骨柄和 442 个非骨水泥型股骨柄。手术入路在研究过程中不断发展。1996—2002 年，经典的 Smith-Petersen 方法较常被使用。2002 年，作者改用较小的切口，从髂前上棘的远端和外侧开始。在他 2005 年的论文中，他详细描述了手术步骤并使用术中透视来确认植入物位置和腿长。髋臼杯平均外展角为 42°，其中 96% 的外展角为 35°～50°。手术后，双下肢腿长平均差异为（3±2）mm。有 3 例（0.61%）发生术后脱位，17 例（3.4%）出现手术并发症，包括 3 例大转子

骨折、2 例股骨干骨折、4 例跟骨骨折和 3 例因使用骨折台而导致的踝关节骨折。平均手术时间为 75min，平均失血量是 350ml。作者得出结论，在透视引导下使用保留组织的前路可以实现一致的植入物植入和腿长恢复。

这 3 篇论文表明，在前路经验丰富的外科医生手中，前路可以安全、可重复地开展，而且相较于后路具有更低的脱位率。然而，问题在于这种方法能否被大量骨科医生广泛使用。

二、学习曲线

本书有一章专门介绍 DAA 的学习曲线；然而，重要的是回顾文献是如何对这种不断发展转变的 THA 做出反应的。几篇文章强调了与 DAA 相关的可能风险和学习曲线。虽然作者指出这种入路可以由经验丰富的外科医生执行，但他们质疑 DAA 是否会被普遍使用。学习曲线可以通过多种方式定义，但本质上是外科医生获得稳定结果所需的病例数。许多因素会影响这个数字，包括外科医生的经验、病例数量、外科医生在独立学习方面的准备、课程的可用性、尸体培训、指导，以及新技术的学习难易程度。Malcom Gladwell 在 2008 年出版的 Outliers 一书中审查了导致高水平成功的因素，并指出世界级的专业知识需要大约 10 000h 的练习才能掌握 [10]。虽然学习 DAA 不需要投入一定的时间，但我们仍将通过以下文章探讨实践和教育在开展 DAA 中的作用。

2009 年，一项多中心观察性队列研究的结果回答这个问题：DAA 的结果能否外推到使用 DAA 经验较少的外科医生 [11]。他们审查了来自 9 个地方的 1277 例 DAA THA，并进行了长达 3 年的随访。数据由独立的数据中心进行分析。平均手术时间为 95min，透视时间平均为 30s，平均失血量为 427ml。35 例患者（2.7%）需要进行翻修手术。17 例患者（1.3%）出现假体松动，8 例（0.6%）患者出现脱位。手术次数少于 100 例的外科医生发生并发症的概率（20.2%）是手术次数超过 100 例的外科医生（9.8%）的 2 倍。他

们得出的结论是，该手术与可接受的并发症发生率、低脱位率及术后 3 个月达到稳定的早期功能恢复相关，并指出并发症在医生执行 100 例手术后下降。

Woolson 在 2009 年报道了从 2004 年开始开展 DAA 的 5 位社区骨科医生的短期结果 [12]。值得注意的是，这 5 位外科医生都是小手术量的髋关节外科医生，5 位中有 4 位每月进行少于 1 次 THA。5 位中有 4 位拜访过 DAA 的外科医生拥护者；然而，没有一位外科医生接受过任何尸体训练，也没有可获得的学习机会。该研究包括 247 例 DAA THA。平均手术时间为 164min，平均失血量为 858ml，9% 的患者出现严重并发症。其中包括 16 例（6.5%）患者的股骨近端或大转子骨折、2 例腓神经麻痹和 3 例因肢体长度不等而再次手术，没有出现术后脱位。作者指出，主要并发症在 30～50 例后减少。这项研究让人们意识到了在采用新程序或技术之前进行术前准备的重要性。

Jewett 在 2011 年报道了他使用 Matta [13] 描述的骨折台和技术进行 DAA 的经验。这项回顾性研究包括 2004—2009 年开展的 800 例 THA。他们注意到 26 例（3.2%）发生术中并发症，包括 19 例粗隆骨折和 3 例股骨管穿孔。其中大部分发生在该队列的前 200 例病例中。他们报道了 91（11.3%）例术后并发症。7 例（0.88%）脱位、37 例（4.6%）伤口并发症和 26 例再次手术，其中大多数的伤口并发症需要清创。作者指出，大转子骨折率主要发生在前 200 例病例中，伤口并发症则在整个系列中持续存在，但与感染率增加无关。他们强调了在采用这种技术之前对外科医生进行教育和培训的重要性。

2015 年，de Steiger 发表了一项研究，询问"前路全髋关节置换术的学习曲线是什么？" [14]。根据澳大利亚骨科协会全国关节置换登记处（Australian Orthopaedic Association National Joint Replacement Registry，AOANJRR）的数据，作者评估了 4138 例 DAA 病例，使用相同的植入系

统，由 13 名外科医生在 2007—2013 年进行。所有这些外科医生都完成了 100 多例。他们将外科医生病例量分为 5 组：第 1 组 1～15 例到第 5 组大于 100 例。主要结局指标是首次翻修的时间和翻修的原因。所有外科医生 4 年的累积翻修率为 3%，前 15 例的翻修率为 6%，超过 100 例的翻修率为 2%。直到外科医生完成 50 例手术后，翻修率才接近稳定状态。翻修最常见的原因是骨折，在所有翻修中发生了 34 例髋骨折（29%），随后出现松动、脱位和感染。他们指出，经验丰富的外科医生的翻修率较低，他们需要执行 50 例才能达到稳定状态，即 50 例学习曲线。

2016 年，Schwartz 提出了 "在当前医疗环境下过渡到直接前路是否安全" 的问题 [15]。他们发表了一项回顾性单外科医生队列研究，该研究对从 PA 到 DAA 的过渡期间连续的初次 THA 进行了研究。其中包括 201 例 PA 和 211 例 DAA。在转换之前，外科医生完成了 2 次尸体课程，并就使用 DAA 咨询了几位外科医生。在他的前 25 例 DAA 病例中，他 "挑选" 了 BMI 较低且解剖结构更有利的患者。所有病例均在特殊的手术床上使用术中透视。他们注意到 30 天或 90 天再入院率没有差异，并发症发生率没有差异，翻修率也没有差异。DAA 患者的手术操作时间和总体手术时间更长。然而，DAA 患者的髋臼部件放置在 35°～50° 的目标外展角之外的比例仍有一半。他们得出结论，可以通过适当的外科医生准备工作和患者选择来完成从 PA 到 DAA 的过渡，这样就不会增加患者的风险。

Stone 在 2018 年报道了 THA 从后外侧过渡到 DA 时的学习曲线 [16]。这是一项对 1000 例 DAA 连续病例的单外科医生回顾性研究。外科医生是一位经验丰富的髋关节外科医生，在开始 DAA 之前已经进行了 1500 多次 PA THA。他参加了教学培训、外科医生指导、协助另一名 DAA 外科医生，并在过渡到 DAA 之前进行了尸体培训。他们将先前 PA 病例的平均手术操作时间、总手术时间和并发症与 1000 例连续 DAA 病例进行了比较。与 PA 相比，手术时间和总手术时间分别增加了 34% 和 30%。在第 400 例 DAA 病例后，DAA 和 PA 的手术操作时间在统计学上相当，并且在 600 例后比 PA 时间短。900 例病例后，总手术时间在统计学上相当。在至少 2 年的随访期间，DAA 组出现 36 例需要再手术的并发症。其中包括 7 例股骨假体松动、4 例股骨假体周围骨折、12 例感染和 1 例脱位。他们得出的结论是，当从 PA 过渡到 DAA THA 时，外科医生会经历多达 500 例手术的效率下降，并发症发生率低，脱位率特别低。

2020 年，Pirruccio 报道了一项前瞻性、单外科医生研究，比较了前 100 例 DAA 病例，并将其与外科医生最后连续的 PA THA 进行了比较 [17]。外科医生在实施 DAA 之前经历了以下过程：1 个月的解剖学培训和文献回顾，然后拜访一位有经验的 DAA 外科医生观察 3 例手术。然后，他创建了一个 30 页的带注释的技术指南。接着，他参加了尸体课程，并与外科医生导师一起进行了 2 例 DAA 病例。从第 3 例病例到第 30 例病例，外科医生将在手术前一天晚上与他的关节置换同事、医生助理、住院医生和洗手护士会面，观看手术技术视频并查看带注释的技术指南。在每个病例之后，团队都会开会听取汇报并更新他们的技术指南。在第 30 例病例之后，外科医生和医生助理重新访问了经验丰富的 DAA 外科医生。作者指出，DAA 病例多花 7min，住院时间缩短 70%，在预估出血量或手术并发症方面没有显著差异。他们将在从 PA 过渡到 DAA 时 THA 并发症发生率没有显著差异归因于过渡前的充分参与的学习方法。

Gofton 于 2020 年公布了前瞻性收集数据的回顾性审查结果，该观察队列研究收集了 2006—2017 年在一个三级医疗中心由 4 位外科医生进行 DAA THA 治疗的数据 [18]。2006—2016 年，DAA THA 在其机构中从年度 THA 的 1.5% 上升至 53.2%，总体不良事件发生率为 6.4%。外科医生前 15 例（11.7%）的不良事件发生率高于其余病例（4.1%），脱位率为 0.7%（8/1078），并且有 0.5% 的病例发生了股骨穿孔或股骨干骨折。作者推荐了一种循序渐进的方法，即引入一种新的植入物，然后对前 20 例病例进行新的方法和指导，以确保患者的安全。

对这 8 项不同研究的回顾表明，外科医生的准备工作和经验与学习曲线的长度和从另一种手术方法过渡到 DAA 时的并发症风险直接相关。这些研究反映了在接受培训后已经进入实践的外科医生的经验。在接下来的部分中，我们将回顾与 DAA 相关的一些常见并发症。

三、并发症

THA 后最常见的并发症包括感染、脱位、假体周围骨折和神经血管损伤。随着学习曲线的讨论，在考虑 DAA 在 THA 中的使用时，审视与其相关的并发症发生率是有意义的。

任何 THA 手术方法都可能发生伤口并发症。有一些普遍认可的风险因素，其中一些是可以改变的，例如患者体重和吸烟。DAA 的伤口并发症被认为与先前较薄的皮肤、由于靠近腹股沟折痕而增加的剪切力，以及肥胖个体的覆盖血管翳有关。在 2014 年 Christensen 报道了一项回顾性、单外科医生、注册数据研究，该研究从 2003—2014 年比较了 1288 例 PATHA 和 505 例 DAA THA[19]。他们指出，DAA 组伤口相关并发症的再手术率显著更高（1.4%），而 PA 组为 0.2%。因感染而再手术的发生率没有显著差异（0.6% DAA vs. 0.2% PA）。他们主张在术前就 DAA 伤口相关问题的风险向患者提供建议。

2015 年，Watts 报道了对 716 道接受 DAA THA 患者的单中心、单外科医生、回顾性队列分析，并将他们与同一时间间隔内（2010—2014 年）的一组 3040 例后路患者进行比较[20]。在 DAA 组中，12 例患者（1.7%）在手术后出现伤口并发症。这 12 名患者中共有 9 例（75%）因部分切口裂开或坏死需要返回手术室。相比之下，PA 组有 59 例（1.9%）有伤口并发症的患者。其中，31 例（53%）需要再次手术进行伤口清创。作者发现，在 DAA 组中，肥胖（BMI>40kg/m^2）女性发生伤口并发症的风险更高。DAA 组和 PA 组的伤口并发症发生率相似。

Russo 于 2015 年对 210 例连续接受 DAA THA 的患者进行了回顾性研究，并将患者分为 3 类：正常 BMI、肥胖前期（25kg/m^2<BMI<30kg/m^2）和肥胖（BMI>30kg/m^2）[21]。肥胖组的手术时间、住院时间和麻醉剂使用时间均较长，均具有统计学意义。肥胖组的并发症和伤口并发症也显著增加。他们指出，与 BMI<30 的患者相比，肥胖组的并发症风险高 8.8 倍，伤口并发症风险高 3.6 倍。

2016 年，Jahng 报道了 651 例 DAA 关节置换术，其中大部分是初次 THA[22]。大多数患者的伤口愈合顺利，但 75 例（11.5%）患者出现需要额外治疗的术后伤口并发症。在这组患者中，整个队列中有 13 例（1.9%）需要再次手术治疗伤口并发症。多变量分析表明，BMI>30 和糖尿病与伤口并发症的发生显著相关。

THA 术后脱位一直是并且仍将是 THA 后额外治疗和（或）手术的主要原因之一。早期和随后的研究表明，DAA THA 后脱位率较低。这是由许多因素造成的，包括仰卧位、术中透视的使用，以及评估植入物定位、腿长和偏移的软件程序。

2015 年，Sheth 报道了对 Kaiser 永久关节登记[23]的审查。他们鉴定了 2001—2011 年进行的初次 THA。他们通过手术方法评估了感染性翻修、无菌性翻修和脱位。42 438 例 THA 可用于分析翻修结果，22 237 例可用于脱位结果。他们发现任何入路之间的翻修风险（感染性或无菌性）没有差异，但注意到 DAA 和前外侧方法的脱位风险低于 PA。

2018 年，Fleischman 报道了一项对 2010—2016 年进行的 16 186 例 THA 的单一机构的回顾性研究[24]。该评价显示，DAA 的脱位风险为 0.74%，而 PA 为 1.74%。DAA 组因假体周围骨折或松动而导致股骨失败的风险为 1.2%，而 PA

组为 0.47%。作者指出，这种较高的股骨失败率可能是由于股骨显露和准备困难，特别是在外科医生经验的早期。后侧软组织结构的保留和更准确的组件定位被认为是 DAA 术后发生较低的脱位率的原因。

Charney 于 2020 年报道了一项来自 Kaiser Permanente 的全关节置换登记处对初次 THA 的队列研究[25]。有 38 399 例初次 THA，6428 例（16.7%）为 DAA THA。他们指出，与 PA THA 相比，DAA 与关节脱位、不稳定性翻修、假体周围骨折翻修和 THA 后 90 天计划外再入院等并发症的低风险率相关。然而，DAA 与无菌性松动翻修的风险较高有关。

任何手术方法都可能发生假体周围骨折，并且大多数发生在术中，并且在发生时可能会或可能不会被识别。Lee 在 2015 年报道了 DAA THA 术后并发症的 Meta 分析[26]。他们回顾了 38 项研究，总计 11 810 例 DAA THA。术中股骨骨折发生率为 2.3%，其中以转子间骨折、股骨矩骨折和股骨穿孔最为常见。

2016 年，Barnett 发表了一项对 2006—2013 年进行的 5090 例初次 DAA THA 的队列研究[27]，来自 3 个地方的 5 名外科医生参与了研究。DAA 术后 90 天的并发症发生率为 1.9%，术中股骨骨折 41 例（0.8%）（股骨矩骨折 29 例，大转子骨折 9 例，股骨干骨折 3 例），术后骨折 7 例。作者都是经验丰富的 DAA THA 外科医生，他们得出结论，术后 90 天的假体周围骨折率证明了 DAA 可接受的风险状况。

2019 年，Hart 报道了 2010—2017 年由多个外科医生在单个机构执行的 1967 例 THA[28]。这些数据是机构联合注册数据库和国家手术质量改进数据的综合。三种手术方法分别使用 PA 56%、直接外侧入路 29% 和 DAA 15%。所有入路综合的术后 30 天主要和次要并发症的发生率分别为 3.9% 和 9.4%。所有 3 种入路的术后 30 天并发症发生率相似。

虽然 DAA 利用了 TFL 和缝匠肌之间的神经间平面，但由于其靠近皮肤切口和手术入路，因此存在损伤股外侧皮神经（lateral femoral cutaneous nerve，LFCN）的风险。对该神经的损伤不会导致功能障碍，但会导致大腿前外侧麻木或神经痛。2016 年，Rudin 使用尸体标本描述了 LFCN[29] 的可变分支模式。他们注意到 62% 的神经进入髂前上棘（anterior superior iliac spine，ASIS）内侧的大腿近端，而 27% 的神经进入 ASIS 上方，11% 进入 ASIS 外侧。神经始终在皮下脂肪组织的深层走行。2015 年，Grob 发表了"前路对臀上神经的潜在危险"[30]。解剖了 19 具尸体标本的半骨盆，以定位 TFL 的神经。19 例中有 17 例臀上神经下支分支在旋股外侧动脉升支入口点 10mm 范围内进入 TFL。作者得出结论，旋股外侧动脉升支的凝血和牵开器的放置具有损伤 TFL 运动支的潜在风险。他们建议在 TFL 的内侧边缘稍微内侧结扎 / 凝固血管带，以避免损伤运动分支。Lee 在先前提到的 DAA THA 后并发症的 Meta 分析中指出，DAA 对股神经的损伤率并不比其他方法高[26]。

THA 后最常见的并发症也可能发生在 DAA THA 中。肥胖、糖尿病患者伤口并发症的风险增加。对于有大血管翳的肥胖患者，我们使用负压伤口真空敷料来最大限度地减少软组织问题并促进伤口愈合（图 15-2）。在学习曲线的早期，由于在没有充分松解的情况下对股骨进行显露，股骨骨折和植入物松动的风险增加。DAA 的脱位率始终较低。由于 LFCN 的位置，感觉神经损伤更常见，但通常不会导致功能障碍。

使用透视引导进行 DAA THA 的一个独特风险是外科医生和患者的辐射暴露。McArthur 在 2015 年报道了 51 例接受 DAA THA 的连续系列患者[31]。他们发现，外科医生的平均辐射暴露量略高于髋关节注射，但大大低于为股骨颈骨折置入空心螺钉、髋关节镜引导或为股骨干骨折置入髓内钉。Curtin 在 2016 年评估了患者在透视辅助 DAA THA 期间的辐射暴露[32]。这是对来自 2 个机构的 157 例连续 DAA THA 的回顾性审查。他

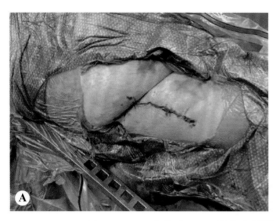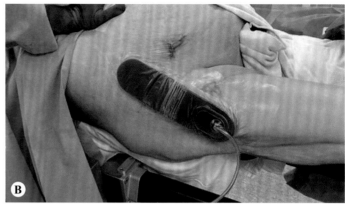

▲ 图 15-2　A. 右前路 THA 伴大血管翳患者术中照片；B. 使用负压伤口真空敷料后的同一患者

们评估了总曝光时间、辐射发射率和峰值千电压。辐射暴露与体重指数之间存在关联。每个程序的平均暴露时间为 23.74s。总辐射暴露与筛查乳房 X 线片时辐射暴露量几乎相同，比标准胸部 CT 少 4 倍。作者得出结论，在 DAA THA 期间患者的 1 次辐射暴露可以忽略不计。

四、优点

如前所述，脱位的原因是多方面的。2015 年，Abdel 发表了一项针对 2003—2012 年来自单一机构的 9784 例髋关节的研究[33]。确定了一组 206 例脱位的 THA。根据外展角和前倾角评估髋臼植入物位置。他们发现 84% 的臼杯位于 Lewinnek 的 40°±10° 的"安全区"，69% 的臼杯位于前倾 15°±10° 的安全区。他们还指出，通过 PA 进行的脱位髋关节中有 65% 的髋臼部件位于联合安全区，而通过前外侧入路进行的脱位髋关节中这一比例为 33%。他们得出结论，髋关节稳定性取决于多种因素，包括臼杯、患者解剖结构和植入物设计。最近，脊柱骨盆问题的影响与 THA 稳定性有关。

Hamilton 在 2015 年报道了对 100 例 PA THA 和前 100 例 DAA THA 的回顾性双队列评价[34]。PA 组进行了后关节囊修复和 6 周的 PA 预防措施。DAA 组使用骨折操作台、术中透视，并且没有术后预防措施。作者注意到 DAA 组的臼杯位置更准确（90% 在安全区，而 PA 为 79%）。PA

组臼杯的外展角差异更大（44.4° vs. DAA 组的 24.9°）。PA 组有 4 例脱位，而 DAA 组有 2 例脱位。该研究不足以检测统计差异。作者得出结论，仰卧位和术中透视有助于更准确的植入物定位。

McLawhorn 于 2020 年发表了一篇题为 *Prospective Evaluation of the Posterior Tissue Envelope and Anterior Capsule after Anterior Total Hip Arthroplasty* 的文章[35]。32 名接受 DAA THA 的患者在术后立即、术后 3 个月和 1 年随访时进行了髋关节金属伪影消除 MRI 检查。15 例髋部进行了前关节囊切开和修复，而 17 例患者进行了关节囊切除术。术后立即检查组，有 75% 的梨状肌腱完好无损。在那些肌腱不完整的人中，肌腱距离骨骼 2～3mm。在 1 年的随访中，97% 的梨状肌腱完好无损。术后立即检查组，35% 的联合肌腱完好无损，94% 的肌腱没有闭孔内肌萎缩的迹象。在释放的联合肌腱中，1 年时间内，95% 的肌腱完好无损，瘢痕与后关节囊连续，而后关节囊与骨骼接触，囊切开修复组前关节囊无缺损。关节囊切除术组有 27% 的持续性前关节囊缺损发生率。作者得出结论，在短期随访中，通过 DAA THA 释放一部分后关节囊和联合肌腱仍可保持这些结构与骨骼的连续性。

更好的植入物定位、保留软组织附着和最大限度地减少软组织损伤似乎会从本质上改善 THA 后的步态力学。然而，一些研究未能显示 DAA 和 PA THA 之间的显著差异。

2013 年，Queen 报道了 30 例受试者，他们接受了 PA、直接外侧或前外侧入路的 THA，并在术前、术后 6 周和术后 1 年完成了速度水平步行步态的自我评估[36]。所有患者在 6 周和 1 年的站立期均显示出步行速度、步幅和髋关节伸展峰值的改善。对于不同入路的 THA 入路来说，髋关节的后路、直接外侧入路和前外侧入路之间没有显著差异。

2014 年，Rodriquez 使用各种功能参数对 60 例 DAA THA 患者和 60 例 PA THA 患者进行了前瞻性、非随机评估功能恢复[37]。根据定时启动测试和功能独立测量™ 的运动组件，DAA THA 患者的功能恢复更快。2 周时使用的其他指标没有差异。在 6 周或 1 年时，各组之间仍没有发现差异。

2020 年，Nelms 在一项前瞻性非随机研究中比较了 20 例对照受试者与 35 例 DAA THA 患者和 34 例 PA THA 患者，该研究使用智能手机评估步态速度、步长、节奏和重心位移[38]。DAA 和 PA 组在术前情况相似。在 1 个月时，与 PA 相比，DAA 组在自我选择和可能的最快步态下的步行速度明显更快。在 4 个月时，两组之间没有显著差异。

五、将 DAA 与 PA 和直接外侧入路进行比较的结果

21 世纪初随着对侵入性较小的手术方法（基于前路和后路）的兴趣增加，研究人员试图确定肌肉和组织损伤是否存在可量化的差异。Meneghini 在 2006 年报道了一系列 6 具人体尸体，这些尸体的一侧采用 MIS 前路，另一侧采用 MIS 后路[39]。两侧使用相同的植入系统，并由一位对特定方法经验丰富的外科医生执行这些病例。他们发现，这两种方法对臀中肌的损伤都很小，肌腱部分完全没有受到影响。与 MIS 后路相比，MIS 前路对臀小肌的损伤较小。在后路手术中，短外旋肌群和梨状肌通常需要被切断，在 6 具使用前路的尸体中，有 3 个需要释放梨状肌或联合肌腱作为股骨显露的一部分。所有前路病例的阔筋膜张肌和股直肌均有一定程度的损伤，后路病例均未发生。这项研究表明，与 MIS 后路相比，MIS 前路对外展肌的肌肉损伤较小，但这种差异可能会被前路对 TFL 和股直肌的损伤所抵消。

Berend 在 2009 年报道了 2006—2008 年接受 THA 的一系列患者[40]。372 例髋关节置换术采用侵入性较小的直接外侧入路，258 例髋关节置换术采用标准手术床的 DAA THA。所有病例均使用相同的术前和术后方案、相同的植入物和疼痛管理。作者发现 DAA THA 在术后 6 周以较高的 Harris 髋关节评分和下肢活动量表评分的形式显著改善了患者的早期恢复。此外，2009 年 Nakata 报道了对 195 例连续 MIS THA 的回顾性审查[41]。DAA 组有 99 例病例，PA 组有 96 例病例。手术于 2003—2006 年进行，两组均使用相同的术前和术后方案，DAA 组在标准手术床上进行。两组的手术时间相似，DAA 组的失血量更高，DAA 组的功能恢复明显更快。患者术后的恢复可以从单根拐杖步行时间、50m 定时步行测试、3 周步行速度和不使用辅助设备步行时间得到证明。在 DAA 组中，明显更多的髋关节将臼杯放置在 Lewinnek 的"安全区"中。作者得出结论，与 MIS PA 相比，MIS DAA 是一种更有用的快速功能恢复方法。

Alecci 在 2011 年报道了对 419 例连续 THA 的回顾性研究，其中 198 例通过直接外侧（DL）入路进行，并将它们与使用 DAA 进行的 221 例进行了比较[42]。他们评估了几个围术期参数，包括手术时间、失血量、术后疼痛、住院时间和出院目的地。手术时间延长了 8min，这对 DAA 组具有重要意义。DAA 组有 2 例轻微移位的大转子骨折。DL 组术中和术后失血较多，具有统计学意义。与 DL 组相比，DAA 组的住院时间更短，出院率更高。作者得出结论，DAA 是一种加速功能恢复的安全有效的方法。同样在 2011 年，发表了两项研究，检查不同方法造成的潜在组织损伤。Bergin 比较了 DAA 和 PA THA 中的炎症和肌肉损伤标志物[43]。他们前瞻性评估了

29 例 DAA THA 患者，并将他们的血清肌酐激酶、白细胞介素 –6、白细胞介素 1L-β 和肿瘤坏死因子等指标与 28 例 PA THA 患者的指标进行比较。在术前、恢复室、术后第 1 天和第 2 天，他们发现 PA 组的血清肌酐激酶作为肌肉损伤的标志物是 DAA 组的 5.5 倍。DAA 组的炎症标志物水平总体呈下降趋势。作者推测，与 THA 相关的炎症级联反应可能不会受到手术方法的很大影响，而是由骨去除和植入物植入来决定。因此，两组的炎症标志物没有统计学差异。基于血清肌酐激酶水平，作者得出结论，与 PA 相比，DAA 导致的肌肉损伤较少。在第二项研究中，Bremer 在术后 1 年对一组 50 例患者进行了回顾性 MRI 检查，其中 25 例患者接受了 DAA THA，25 例患者接受了 PA THA[44]。放射科医生对外展肌群的变化进行分级。在 DAA 组中，外展肌附着点剥离、臀中肌和臀小肌部分撕裂和肌腱炎，以及脂肪性萎缩发生率明显下降，且频率较低。两组间阔筋膜张肌损伤无显著差异。他们得出的结论是，与 PA 相比 DAA 导致的肌肉损伤更少。

Barrett 在 2013 年报道了一项单外科医生前瞻性随机研究，比较了 43 例患者的 DAA THA 和 44 例患者的 PA THA[45]。他们指出，DAA 患者的切口更长，失血更多，手术时间更长，以上所有这些都很重要。他们将此归因于使用骨折台和 C 臂相关的额外步骤。与 PA 组（57%）相比，DAA 组的臼杯外展角和前倾角在 Lewinnek 安全区的百分比更高（73%）。DAA 组的住院时间显著缩短为 2.3 天，而 PA 组为 3 天。DAA 组的早期术后数据，包括 VAS 疼痛评分和步行距离，明显更好。包括更好的 HSS 和 HOOS 评分，这些优势持续了长达 3 个月。在 6 个月和 1 年时，各组之间的结果没有显著差异。作者在 2019 年对该组患者又发表了一项为期 5 年的随访研究，每组有两名患者失访。作者指出，在平均 5 年的随访中，通过 PROM 评分，两组在并发症、存活率和患者功能方面没有差异。他们得出结论，DAA 提供早期（最多 3 个月）优势，而不会影响第 7

年的假体生存率。

Zawadsky 于 2014 年报道了一项共 150 例连续 THA 的单外科医生回顾性研究[46]。前 50 例使用 mini-PA，中间的 50 例考虑到外科医生的 DAA 学习曲线，最后的 50 例是使用标准手术床且无术中透视的"常规"DAA。所有组的术前和术后方案相同。基于医院的数据支持 DAA 组的住院时间显著缩短，出院率更高。与 PA 组相比，DAA 学习曲线组的手术时间明显更长，但"常规"DAA 组的手术时间没有差异。在 2 周时，与 PA 组相比，两个 DAA 组均有更好的疼痛评分，并且使用的麻醉剂更少。在 6 周时，84% 的 DAA 组没有使用辅助设备，而 PA 组的这一比例为 32%。DAA 组有更多的并发症，所有这些都发生在学习曲线的前 29 例中。作者的结论是，与 PA 相比，DAA 可以更快地恢复且疼痛更小。然而，他们注意到在前 50 例病例中出现了显著的学习曲线，伴随着更高的并发症发生率。

Poehling-Monaghan 于 2014 年发表了 *Direct anterior versus Mini-posterior THA with the Same Advanced Perioperative Protocols: Surprising Early Clinical Results*[47]。他们将一名外科医生在一年内完成的 125 例 DAA THA 与另一位外科医生完成的 96 例 mini PA THA 进行了比较。这些群体在人口统计学上没有差异。他们发现患者在住院时间、住院并发、在医院步行的距离或出院目的地方面没有差异。DAA 病倒在统计上花费了更长的时间来执行。在 2 周时，与 PA 组（68%）相比，更多的 DAA 患者需要步态辅助（92%）。在 8 周时，DAA 组的 Harris 髋关节评分较高（95 vs. 89），在助步器的麻醉药的使用和日常活动方面，两组之间没有显著差异。Mini–PA 组出现更多伤口问题。他们得出结论，两种入路相对于另一种入路没有系统优势。在同一机构的一项后续研究中，Taunton 于 2018 年报道了一项随机临床试验，该试验由 1 名大容量 DAA 外科医生执行的 52 例患者和由 3 例大容量 PA 外科医生执行的 49 名 mini-PA 患者组成[48]。所有患者都接受了相同的植入物和快速康复方案。评估的功能结果包括停止步态辅助、停止使用所有麻醉药的时间、各种日常生活活动的独立性，以及长达1年的PROM。在早期的功能恢复，例如在没有助行器或任何辅助的情况下行走、在辅助下走楼梯和停止使用麻醉药等方面，DAA组在统计学上都更好。DAA组使用较少的术后镇痛药，并在出院前走得更远。术后2周和8周的活动监测显示，DAA组比PA组更活跃。2个月和1年的PROM显示两组之间没有显著差异，两组的并发症无差异。作者得出结论，这两种方法都能提供早期功能恢复，并发症风险低。

Higgins于2015年对THA的前后路进行了系统回顾和Meta分析[49]。他们包括17项研究，涉及2302例患者。他们得出的结论是，现有证据并不支持某一种入路优于另一种入路。他们确实注意到前路可能在早期患者报告的疼痛和功能结果、术后住院时间、脱位和术后麻醉剂使用方面提供潜在益处。此外，就出院回家的患者和Lewinnek的"安全区"中髋臼组件的百分比而言，汇总结果有利于DAA。

Miller在2018年进行的另一项Meta分析回顾比较术后90天结果的前瞻性研究[50]。他们评估了13项前瞻性研究，其中524例DAA THA和520例PA THA。根据Harris髋关节评分，他们发现DAA THA患者在术后90天内疼痛更轻，麻醉药消耗更少，并且髋关节功能更好。他们注意到两组的并发症（脱位、骨折、感染、血肿和再次手术）没有差异。

Seah在2019年比较了三种手术方法THA后的阿片类药物消耗量：DAA、PA和DL[51]。在一项单中心回顾性观察研究中，他们比较了179例DAA、203例PA和178例DL THA。他们发现DAA与较低的每日阿片类药物使用量和术后12h、24h和72h更好的疼痛评分有关。与DL相比，DAA与每日阿片类药物使用量减少21%，与PA相比减少18.7%。

在回顾过去15年来将DAA与其他方法进行比较的文献后，我得出结论，与PA或DL相比，DAA在减轻疼痛、更好的功能和更早恢复活动方面具有优势。这些优势在术后3个月内就会显现出来，到了6个月和12个月，就上述因素而言，似乎没有显著优势。然而，由于使用C臂和软件程序可以更准确地植入种植体，因此脱位率和适当生物力学的恢复比其他入路要好。

六、炒作

随着21世纪初期"微创"手术入路的出现，浮现了许多问题，涉及有关入路、切口长度、软组织损伤，以及快速康复、先进的多模式疼痛管理、患者教育和对结果的期望管理等。2007年，Pour报道了一项前瞻性随机研究，比较了4组患者：A组标准长度切口与标准术前和术后护理；B组小切口，标准术前术后护理；C组标准长度切口、术前咨询、加速康复和多模式疼痛管理；D组小切口术前咨询、加速康复和多模式疼痛管理。所有病例均使用相同的手术方法、植入物和麻醉。与常规的2组（A组和B组）相比，接受术前咨询、加速康复和多模式疼痛管理的2组（C和D）无论切口长度如何，都具有更好的功能结果。作者得出结论，包括患者和家庭教育、多模式疼痛管理和快速康复方案在内的多种因素对结果的影响大于切口长度[52]。

2015年，Mohan报道了一项研究，该研究评估了与DAA THA相关的网站上提供的信息的作者身份、内容和质量[53]。他们使用了当时最常用的3个搜索引擎，使用的搜索词是"直接前路髋关节置换术"。当时，他们发现在线信息往往不完整且具有误导性。排名前50的网站的作者主要是私人医生/诊所。他们发现网站很容易让读者看到该术式的好处，并与服务提供者在线预约，但通常不会讨论潜在的风险、适应证或参考同行评审的文献。

2018年，Shofoluwe发表了一项研究，考察了美国髋关节和膝关节外科医生协会（American Association of Hip and knee Surgeons，AAHKS）

成员在互联网上对 DAA THA 的推广水平 [54]。在研究期间，有 1673 例 AAHKS 的活跃成员。他们确定了 1855 个与 AAHKS 成员相关的网站。他们发现 22.8% 的网站提到了 DAA THA。超过 40% 的网站声称 DAA 的好处包括侵入性更小、肌肉保留、恢复更快和疼痛更少。不到 4.7% 的网站提到了股外侧皮神经损伤、骨折或伤口并发症等潜在风险。作者得出结论，该术式的潜在好处被强调的频率是潜在风险被强调的 9 倍。

小结

DAA THA 利用真正的肌间 / 神经间隙来接近髋关节。可以肯定的是，如果做得好，这种方法应该会减少软组织 / 肌肉损伤。Kennon、Siguier 和 Matta 报道的使用这种方法的早期结果让人放心，它可以安全地由经验丰富的外科医生在合理的并发症发生率下进行。大约 15 年前，随着对髋关节低侵入性 / 微创方法的兴趣增加，外科医生开始探索 / 采用 DAA。在早期结果之后报道的研究包括外科医生的学习曲线经验。很明显，外科医生的经验、准备和指导会影响 DAA 的结果。Woolson 的研究揭示了采用 DAA 之前准备工作有限和手术量少的缺点。Pirruccio 的研究证明了勤奋准备、学习和计划的价值。最近的研究结果揭示了一些趋势。DAA THA 与更少的疼痛、更早的功能恢复和更准确的植入物放置相关，这意味着更低的脱位率。这些优势大多数发生在术后前 3 个月。这种方法的理论优势已被 MRI 和炎症标志物证明。营销和炒作是否促成了这种方法的流行？有人可能会说它发挥了作用。然而，随着使用变得更加广泛，住院医师和同事正在学习 DAA 作为他们培训的一部分，它的增长是自然的，而不是外部力量的结果。骨科界有一种说法，骨科医生使用数据就像一个醉汉使用灯柱，更多的是用于支撑而不是照明。在本章中，我试图对可用数据进行公平的评估，而不是只挑选那些支持我的意见的文章。最后，我应该告诉我的患者我为什么对我所有病例都使用 DAA？"它与减轻疼痛、更快的伤口恢复还有恢复活动有关，根据我的经验，这种益处持续约 3 个月。由于使用了术中透视和软件程序，我的植入物放置更加准确，这使我能够更好地处理肢体长度和髋关节生物力学（图 15-3），这将在短期和长期内降低脱位的风险。"

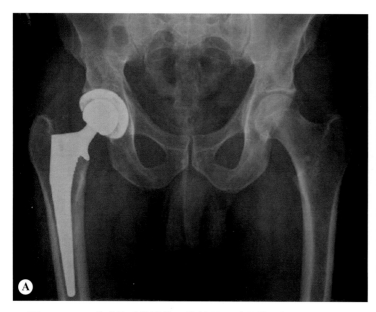
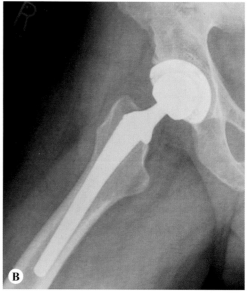

▲ 图 15-3　A. 术后前后位骨盆 X 线片显示髋关节置换通过良好的髋臼位置恢复了合适的下肢长度和偏心距；B. 术后侧位 X 线片显示良好的臼杯和股骨假体位置

参考文献

[1] Learmonth ID, Young C, Rorabeck C. The operation of the century: total hip replacement. Lancet. 2007;370:1508-19.

[2] Markets and markets. Hip replacements market worth 5.9 billion USD by 2020. Accessed 1 Jul 2019. http://marketsandmarkets.com/Press-Releases/ hip-reconstruction-devices. asp

[3] Malchaur H, Bragdon CR, Muratoglu OK. The stepwise introduction of innovation into orthopedic surgery. J Arthroplast. 2011;26:825-31.

[4] Kuhn TS. The structure of scientific revolutions. The University of Chicago Press; 1962.

[5] Patel NM, Shah JA, Erens GA. Current trends for the direct anterior approach total hip arthroplasty. J Arthroplast. 2019;34:1987-93.

[6] Judet R, Judet J. Technique and results with the acrylic femoral. J Bone Joint Surg. 1952;34B:173-80.

[7] Kennon RE, Keggi JM, Wetmore R, Zatorski LE, Huo ME, Keggi KJ. Total hip arthroplasty through a minimally invasive anterior surgical approach. J Bone Joint Surg. 2003;85-A: 39-48.

[8] Siguier T, Siguier M, Brumpt B. Mini-incision anterior approach does not increase dislocation rate. Clin Orthop Relat Res. 2004;426:164-73.

[9] Matta JM, Shahrdar C, Ferguson T. Single-incision anterior approach for total hip arthroplasty on an orthopaedic table. Clin Orthop Relat Res. 2005;44:115-24.

[10] Gladwell M. Outliers: the story of success. New York: Little, Brown and Company; 2008.

[11] The Anterior Total Hip Arthroplasty Collaborative Investigators. Outcomes following the singe-incision anterior approach to total hip arthroplasty: a multicenter observational study. Orthop Clin North Am. 2009;40: 329-42.

[12] Woolson ST, Pouliot MA, Huddleston JI. Primary total hip arthroplasty using an anterior approach and a fracture table. J Arthroplast. 2009;24:999-1005.

[13] Jewett BA, Collis DK. High complication rate with anterior total hip arthroplasties on a fracture table. Clin Orthop Relat Res. 2011;469:503-7.

[14] de Steiger RN, Lorimer M, Solomon M. What is the learning curve for the anterior approach for total hip arthroplasty. Clin Orthop Relat Res. 2015;473:3860-6.

[15] Schwartz BE, Sisko ZW, Mayekar EM, Wang OJ, Gordon AC. Transitioning to the direct anterior approach in total hip arthroplasty: is it safe in the current health care climate. J Arthroplast. 2016;31:2818-24.

[16] Stone AH, Sibia US, Atkinson R, Turner TR, King PJ. Evaluation of the learning curve when transitioning from posterolateral to direct anterior hip arthroplasty: a consecutive series of 1000 cases. J Arthroplast. 2018;33:2530-4.

[17] Pirruccio K, Evangelista PJ, Haw J, Goldberg T, Sheth NP. Safely implementing the direct anterior total hip arthroplasty: a methodological approach to minimizing the learning curve. J Am Acad Orthop Surg. 2020;0:1-7.

[18] Gofton WT, Ibrahim MM, Kreviazuk CJ, Kim PR, Feibel RJ, Beaule PE. Ten-year experience with the anterior approach to total hip arthroplasty at a tertiary care center. J Arthroplast. 2020;35:1281-9.

[19] Christensen CP, Karthikeyan T, Jacobs CA, Cale A. Greater prevalence of wound complications requiring reoperation with direct anterior approach total hip arthroplasty. J Arthroplast. 2014;29:1839-941.

[20] Watts CD, Houdek MT, Wagner ER, Sculoc PK, Calmers BP, Taunton MJ. High risk of wound complications following direct anterior total hip arthroplasty in obese patients. J Arthroplast. 2015;30:2296-8.

[21] Russo MW, Macdonnell JR, Paulus MC, Kellar JM, Zawadsky MW. Increased complications in obese patients undergoing direct anterior total hip arthroplasty. J Arthroplast. 2015;30:1384-7.

[22] Jahng KH, Bas MA, Rodriguez J. Risk factors for wound complications after direct anterior approach hip arthroplasty. J Arthroplast. 2016;31:2583-7.

[23] Sheth D, Cafri G, Inacio MCS, Paxton EW, Namba RS. Anterior and anterolateral approaches for THA are associated with lower dislocation risk without higher revision risk. Clin Orthop Relat Res. 2015;473(11):3401-8.

[24] Fleischman AN, Tarabichi M, Magner Z, Parvizi J, Rothman RH. Mechanical complications following total hip arthroplasty based on surgical approach. A large, single-institution cohort study. J Arthroplast. 2019;34:1255-60.

[25] Charney M, Paxton EW, Stradiotto R, Leen JJ, Hinman AD, Sheth DS, Prentice HA. A comparison of risk of dislocation and cause-specific revision between direct anterior and posterior approach following elective cementless total hip arthroplasty. J Arthroplast. 2020;35:1651-7.

[26] Lee GC, Marconi D. Complications following direct anterior hip procedures: costs to both patients and surgeons. J Arthroplast. 2015;30:98-101.

[27] Barnett SL, Peters DJ, Hamilton WG, Ziran NM, Gorab R, Matta JM. Is the anterior approach safe? Early complication rate associated with 5090 consecutive primary total hip arthroplasty procedures performed using the anterior approach. J Arthroplast. 2016;31:2291-4.

[28] Hart A, Wyles CC, Abdel MP, Perry KI, Pagnano MW, Taunton MJ. Thirty-day major and minot complications following total hip arthroplasty- a comparison of the direct anterior, lateral, and posterior approaches. J Arthroplast. 2019;34:2681-5.

[29] Rudin D, Manestar M, Ullrich O, Johannes E, Grob K. The anatomical course of the lateral femoral cutaneous nerve with special attention to the anterior approach to the hip joint. J Bone Joint Surg. 2016;98:561-7.

[30] Grob K, Manestar M, Ackland T, Filguerira L, Kuster SK. Potential risk to the superior gluteal nerve during the anterior approach to the hip joint. J Bone Joint Surg. 2015;97:1426-31.

[31] McAuther BA, Schueler BA, Howe BM, Trousdale RT, Taunton MJ. Radiation exposure during fluoroscopic guided direct anterior approach for total hip arthroplasty. J Arthroplast. 2015;30:1565-8.

[32] Curtin BM, Armstrong LC, Bucker BT, Odum SM, Jiranek WA. Patient radiation exposure during fluro-assisted direct anterior approach total hip arthroplasty. J Arthroplast. 2016;31:1218-21.

[33] Abdel MP, Roth PV, Jennings MT, Hanssen AD, Pagnano MW. What safe zone? The vast majority of dislocated THAs are within the Lewinnek safe zone for acetabular component position. Clin Orthop Relat Res. 2016;474:386-91.

[34] Hamilton WG, Parks NL, Huynh C. Comparison of cup alignment, jump distance, and complications in consecutive series of anterior approach total hip arthroplasty. J Arthroplast. 2015;30:1959-62.

[35] McLawhorn AS, Christ AB, Morgenstern R, Burge AJ, Alexiades MM, Su EP. Prospective evaluation of the posterior tissue envelope and anterior capsule after anterior total hip arthroplasty. J Arthroplast. 2020;35:767-73.

[36] Queen RM, Schaeffer JF, Butler RJ, Berasi CC, Kelley SS, Attarian DE, Bolognesi MP. Does surgical approach during total hip arthroplasty alter gait recovery during the first year following surgery? J Arthroplast. 2015;28:1639-43.

[37] Rodruguez JA, Deshmukh AJ, Rathod PA, Greiz ML, Deshmane PP, Hepinstall MS, Ranawat AS. Does the direct anterior approach in THA offer faster rehabilitation and comparable safety to the posterior approach. Clin Orthop Relat Res. 2014;472:455-63.

[38] Nelms NJ, Birch CE, Halsey DH, Blankstein M, Mcginnis RS, Beynnon BD. Assessment of early gait recovery after anterior approach compared go posterior approach total hip arthroplasty: a smartphone accelerometer-based study. J Arthroplast. 2020;35:465-70.

[39] Meneghini RM, Pagnano MW, Trousdale RT, Hozack WJ. Muscle damage during MIS total hip A. Clin Orthop Relat Res. 2006;453:292-8.

[40] Berend KR, Lombardi AV, Seng BE, Adams JB. Enhanced early outcomes with the anterior supine intermuscular approach in primary total hip arthroplasty. J Bone Joint Surg. 2016;91(Supplement 6):107-20.

[41] Nakata K, Nishikaw M, Yamamoto K, Hirot S, Yoshikawwa H. A clinical comparative study of the direct anterior with mini-posterior approach. J Arthroplast. 2009;24:698-704.

[42] Alecci V, Valente M, Crucil M, Pelligrino CM, Sabbadini DD. Comparison of primary total hip replacements performed with a direct anterior approach versus the standard lateral approach: perioperative findings. J Orthop Traumatol. 2011;12:123-9.

[43] Bergin PF, Doppelt JD, Kephart CJ, Benke MT, Graeter JH, Holmes AS, Smithe HH, Tuan RS, Unger AS. Comparison of minimally invasive direct anterior versus posterior total hip arthroplasty based on inflammation and muscle damage markers. J Bone Joint Surg Am. 2011;93:1392-8.

[44] Breme AK, Kalbere F, Pfirrmann CW, Dora C. Soft-tissue changes in hip abductor muscles and tendons after total hip replacement. J Bone Joint Surg. 2011;93B:886-9.

[45] Barrett WP, Turner SE, Leopold JP. Prospective randomized study of direct anterior vs postero-lateral approach for total hip arthroplasty. J Arthroplast. 2013;28:1634-8.

[46] Zawadsky MW, Paulus MC, Murray PJ, Johansen MA. Early outcome comparison between the direct anterior approach and the mini-incision posterior approach for primary total hip arthroplasty: 150 consecutive cases. J Arthroplast. 2014;29:1256-66.

[47] Poehling-Monaghan KL, Kamath AF, Taunton MJ, Pagano MW. Direct anterior versus miniposterior THA with the same advanced perioperative protocols: surprising early clinical results. Clin Orthop Relat Res. 2015;473:623-31.

[48] Taunton MJ, Trousdale RT, Sierra RJ, Kaufman K, Pagnano MW. John Charnley award: randomized clinical trial of direct anterior and miniposterior approach THA: which provides better functional recovery? Clin Orthop Relat Res. 2018;476:216-29.

[49] Higgins BT, Barlow DR, Heagerty NE, Lin TJ. Anterior vs. posterior approach for total hip arthroplasty, a systematic review and meta-analysis. J Arthroplast. 2015;30:419-34.

[50] Miller LE, Gondsuky JS, Bhattacharyya S, Kamath AF, Boettner F, Wright J. Does surgical approach affect outcomes in total hip arthroplasty through 90 days of follow-up? A systematic review with meta-analysis. J Arthroplast. 2018;33:1296-302.

[51] Seah S, Quinn M, Tirosh O, Tran P. Postoperative opioid consumption after total hip arthroplasty: a comparison of three surgical approaches. J Arthroplast. 2019;34:2676-80.

[52] Pour AE, Parizi J, Sharkey PF, Hozack WJ, Rothman RH. Minimally invasive hip arthroplasty: what role does patient preconditioning play? J Bone Joint Surg. 2007;89:1920-7.

[53] Mohan R, Yi PH, Hansen EN. Evaluating online information regarding the direct anterior approach for total hip arthroplasty. J Arthroplast. 2015;30:803-7.

[54] Shofoluwe AI, Naveen NB, Inabathula A, Ziemba-Davis M, Meneghini RM, Callaghan JJ, Warth LC. Internet promotion of the direct anterior approach total hip arthroplasty by members of the American association of hip and knee surgeons. J Arthroplast. 2018;33:167-70.

第 16 章　初次前路全髋关节置换术中的疑难病例

Difficult Cases in Primary Anterior Total Hip Arthroplasty

Atul F. Kamath　Linsen T. Samuel　著

谢　杰　杨俊骁　廖润志　译

全髋关节置换术（total hip arthroplasty，THA）的前路（anterior approach，AA）是一种通用的手术方法。在住院期间[1]、术后早期[2-4]和术后晚期[5]等时期均证明这种入路优于其他入路。在某些人群中已经证明了更好的经济利益[6]。术前计划、细致的手术技术、重视肌肉/神经间隔的软组织处理，以及对适当股骨松解的理解[7]在从 AA 进行 THA 时都是重要的。

在获取经验和接触手术技术的同时[8]，外科医生了解在关节置换术设置中可能存在的特殊病例类型非常重要。此外，记录术前、术中的技巧和技术有助于最大限度地提升围术期结果。无论手术入路如何（如前路与其他入路[9]或前路的变体），仔细的模板制作、准备专门的器械、必要时使用专门的植入物，以及执行特定的操作都是手术成功的关键[10]。本章介绍了一系列初次髋关节置换术病例，以突出特定的教学点。虽然这些病例可以通过多种手术方法进行，但读者应该了解将 AA 应用于这些病例的特定软组织、生物力学和功能优势。

一、病例 1

这是一名 37 岁的女性，出现症状性双侧髋部疼痛。她的右髋关节比左髋关节疼痛更加剧烈。她曾在儿童时期多次接受双侧骨盆和股骨近端的成形手术。最近，她由另外一位外科医生进行了右髋关节镜检查并做了盂唇切除。在这次髋关节镜检查后，她的右髋疼痛明显恶化。

她身材矮小，身高为 4 英尺 2 英寸（127cm），体重指数（BMI）为 33kg/m²。髋关节活动范围明显受限。身上有多个陈旧性手术切口，主要分布在髋关节的前方和侧面。右髋近端畸形需要考虑的因素，包括股骨内翻弯曲、下肢外翻畸形和短/内翻颈干角。她还有一个高度缺陷的右侧髋臼和半骨盆畸形。

髋臼侧手术需要考虑的因素，包括可能需要自体骨移植或金属补块来增强髋臼的覆盖率。考虑到髋臼和小体积臼窝的相对后倾，术前型号评估至关重要。股骨侧的考虑因素，包括髓腔狭小和传统非骨水泥型股骨柄的潜在固定问题。必须为可能的股骨近端截骨矫形术做好准备，这可以通过从标准 AA 髋关节近端切口向远侧延伸的连续曲线切口进行，或者通过一个单独的侧向远端切口在股内侧肌下方进行。前路通过在仰卧位使用术中透视，可以很好地观察任何截骨矫形术，以解决股骨近端的畸形。透视还有助于准确确定臼杯尺寸和放置位置。

右髋的术中透视确认股骨扩髓是安全的，以及髋臼部件的准确植入及用空心螺钉固定的自体骨移植（图 16-1）。最终的 X 线片显示假体的位置令人满意，无需对股骨近端进行截骨矫形（图 16-1）。

二、病例 2

这是一名 55 岁的男性，有多次双下肢髋关节和膝关节手术史。既往右髋股骨骨骺滑脱，多次右髋关节囊内和囊外手术。由于严重的右髋疼痛和残疾，他在就诊前已经坐轮椅 2 个月。他的 BMI 为 36kg/m^2。

右髋关节置换术的注意事项包括明显的关节囊瘢痕和右侧髋关节和骨盆的多个陈旧性手术切口。他还有 Dorr C 型股骨髓腔和近端头颈段的后倾。必须针对股骨的这些问题，以及由于骨量差面对骨水泥型关节置换术的潜在需求进行规划。患者腿长差异显著，右腿比左腿短几厘米。右股骨近端浅层和深层软组织和肌腱的瘢痕松解，以及积极的软组织松解，对于重建正常髋关节的生物力学、腿长和偏心距都是必需的。

骨盆和右髋关节的术后影像显示使用 S-ROM 假体（DePuy，Warsaw，IN）进行非骨水泥固定，以控制股骨近端的显著后倾畸形（图 16-2）。由于患者肥胖且髋臼侧骨质量差，因此使用螺钉加强臼杯的放置。

图 16-3 展示了肥胖患者的其他注意事项，包括腹部血管翳的适当粘贴和使用尼龙缝合线水平褥式间断缝合来闭合切口。虽然作者不常规使用，但可以为肥胖患者术后早期使用切口负压真空敷料。

三、病例 3

这是一名 69 岁的女性，有帕金森病和病态肥胖病史，最初表现为股骨远端严重的粉碎性骨折。她因不可重建的股骨远端骨折与严重的潜在关节炎接受了初次全膝关节置换术。她随后失访，因同侧粗隆间骨折在外院放置了一颗动力髋螺钉进行内固定。随后，髋螺钉从股骨头中切出，导致严重的症状性左髋疼痛和残疾（图 16-4）。股骨转子间骨折愈合后有大量骨痂形成。包括炎症标志物和髋关节液标本在内的感染指标检查结果为阴性。

在后路手术时，通常应先将髋关节脱位，在取出内固定物后再重新复位。然而，通过前路和

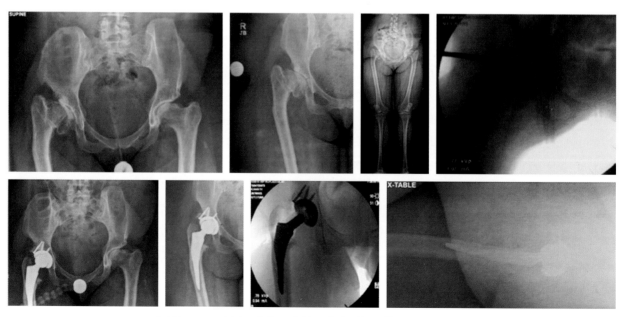

▲ 图 16-1　病例 1 术前 X 线片、术中透视图像和术后 X 线片

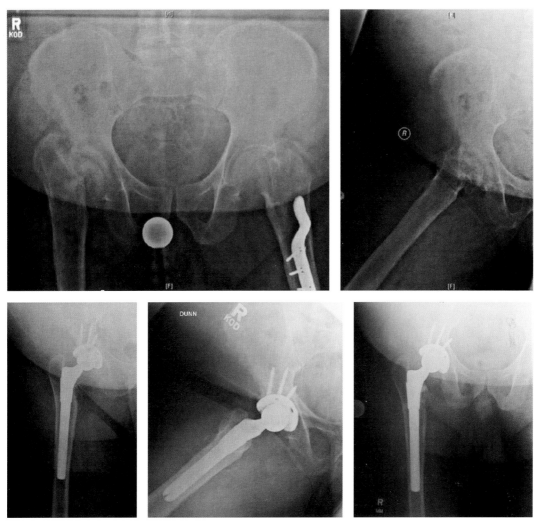

▲ 图 16-2　病例 2 术前和术后 X 线片

计划的原位股骨颈切割，股骨头不一定需要最先脱位。在转子间和小转子区域去除明显的异位骨化。然后去除包围在钢板全长的大量异位骨后切割钢板。动力髋螺钉被移除之后可以原位进行股骨颈截骨术。用高速钻头安全进入股骨髓腔。在骨质量差的髓腔中放置骨水泥柄。足够的骨桥接和剩余的钢板可以避免股骨柄尖端和膝关节股骨假体近端之间的应力集中（图 16-5）。可以考虑在髓腔内添加同种异体移植物。从手术时采集的培养物化验未见明显感染。

四、病例 4

这是一名 61 岁爱好运动的男性，喜欢休闲自行车和徒步活动。他患有转子间骨折，为此在转诊机构放置了一个短髓内钉进行固定（图 16-6）。他有进行性的右腹股沟疼痛症状，以及髋关节外展肌疲劳。他经历了两次髋关节腔内可的松注射治疗，一次可以暂时缓解疼痛几个月。我们与他讨论了髋关节置换术，他了解了与转子固定和外展肌机制功能障碍相关的问题，包括残留外展肌功能障碍的可能性。他曾接受过隐匿性感染检查，结果为阴性。

术前 CT，包括由转诊关节外科医生获得的 3D 重建，显示了股骨近端畸形愈合的骨片（图 16-6）。在这种情况下，从前路进行关节置换术必须考虑到后方畸形愈合的大转子部分，以及在

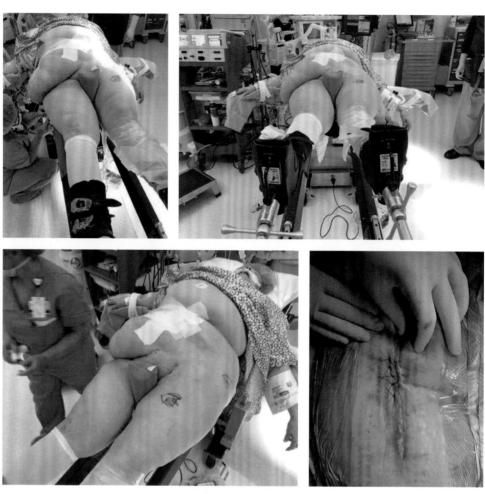

▲ 图 16-3　病态肥胖患者的术前和术中操作 / 注意事项

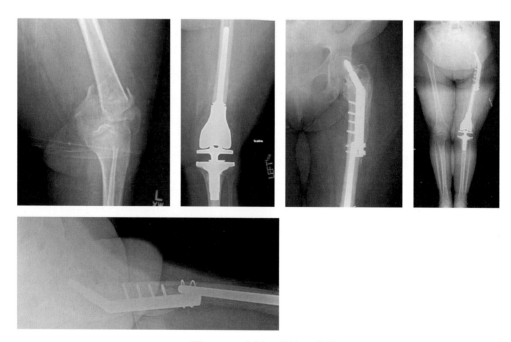

▲ 图 16-4　病例 3 术前 X 线片

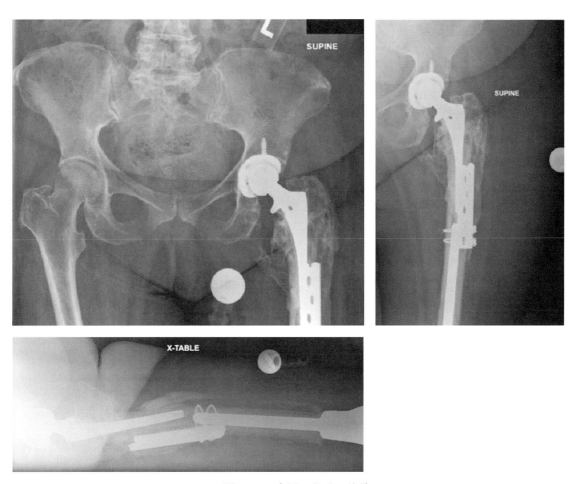

▲ 图 16-5　病例 3 术后 X 线片

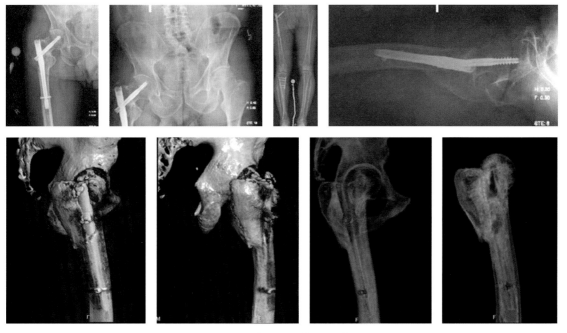

▲ 图 16-6　病例 4 术前 X 线片和 CT

移动和随后固定该大转子时可能遇到的任何困难，这对前路手术来说可能是具有挑战性的。任何大转子后方的畸形愈合，以及潜在的大转子转位的需要，通过 Smith-Petersen 前路可能都是有困难的，应仔细考虑。

手术时，大转子部分安全移动，保留后方软组织袖套。通过经皮切口取出远端螺钉，然后通过主切口接合并取出股骨头螺钉。最后，通过单独的经皮切口取出髓内钉。随后进行股骨颈原位截骨术，选择了多孔全涂层的股骨柄假体以提供足够的固定（图 16-7）。作者认为没有必要在骨量尚好的股骨中避开远端螺钉的钉道一段距离，因为这样做通常不会导致显著的应力升高。而在骨量较差的情况下，可以考虑避开钉道一段距离从而延长假体的固定时间。用双头 Luque 线重新固定大转子。缝线从外侧穿过大转子骨质并从外至内缠绕在近端转子间骨质上。作者更喜欢在小转子水平以上使用环扎线，以避免钢缆的潜在磨损和腐蚀。替代的固定方式包括使用 FiberTape Cerclage（Arthrex，Naples，FL）的全缝合材料缝合线。

五、病例 5

这是一名 47 岁的医疗助理，罹患左侧粗隆间骨折，并在她首次受伤后 6 个月进行了非手术治疗。她经历了股骨近端进行性内翻重塑畸形、持续疼痛和行走功能障碍，同时她的双下肢长度相差 2cm。

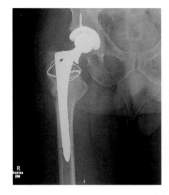
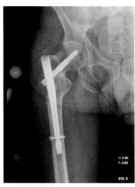

▲ 图 16-7 病例 4 术后 X 线片

股骨近端的前后位片和髋关节侧位片示，与远端股骨髓腔的长轴相比，近端头颈节段前移（图 16-8）。在手术时，需要大量的关节囊松解及切除异位骨来增加股骨的活动度。转子间也有一个可部分活动的含纤维连接的不愈合区域（图 16-9）。在透视引导下进行暂时的股骨颈截骨术，并放置标准髋臼组件。为了进入股骨髓腔，使用 AOT 柄髓腔锉（DePuy Synthes，Warsaw，IN）（图 16-9 和图 16-10）安全地穿透慢性骨不连区域并建立计划的髓内轨迹。最终的 X 线片表明腿长、偏心距和正常股骨前倾角的重建（图 16-11）。

类似的技术还可用于狭小的股骨近端（Dorr A 型）髓腔（图 16-12）。作者的首选技术是引入最小直径的 AOT 型髓腔锉（图 16-10 和图 16-13），然后手动扩髓到合适的尺寸。根据计划的股骨部件尺寸，整块半活动 DePuy AML（DePuy，Warsaw，IN）细轴髓腔锉（图 16-13 和图 16-14）可用于打开髓腔，从直径 8mm 开始并逐步扩

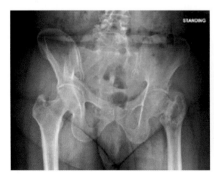
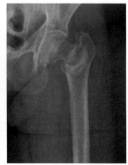
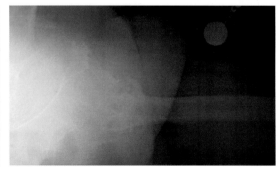

▲ 图 16-8 病例 5 术前 X 线片

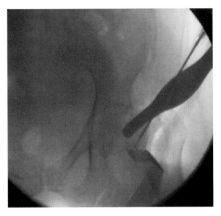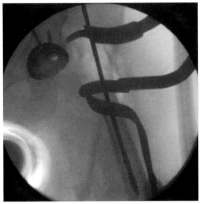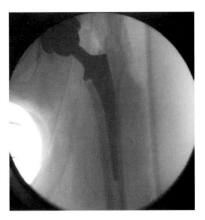

▲ 图 16-9　病例 5 术中透视图像

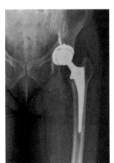

▲ 图 16-10　AOT 型髓腔锉 [11]

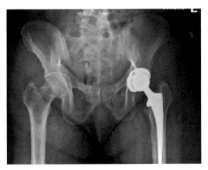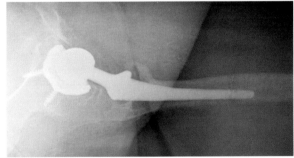

▲ 图 16-11　病例 5 术后 X 线片

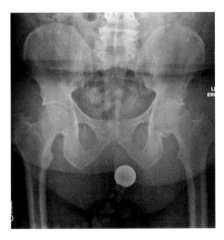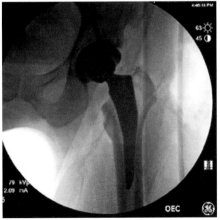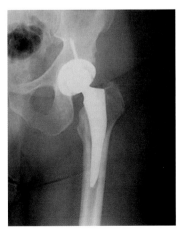

▲ 图 16-12　病例 5 术前和术后 X 线片

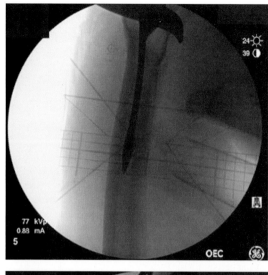
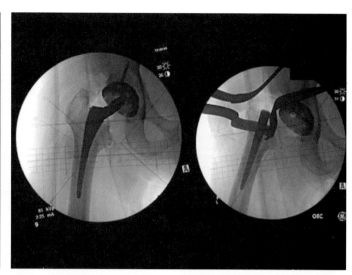
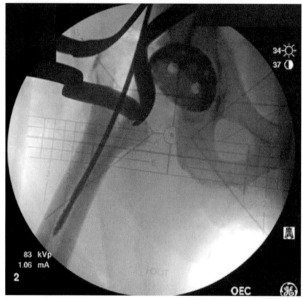
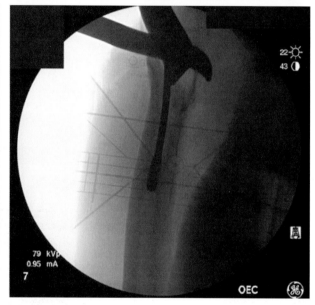

▲ 图 16-13　病例 5 术中透视图像

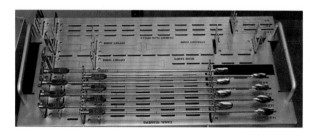

▲ 图 16-14　DePuy AML 细轴髓腔锉

髓至计划的股骨柄远端直径。

　　作者用于狭窄髓腔或骨质疏松骨中进行预防性固定的首选技术 Zimmer Cable Ready Set（带

手动捻线器的双头 Luque 线）（Zimmer Biomet，Warsaw，IN）（图 16-15）。通过在两个平面上进行间歇性透视检查进行开口和随后的磨锉，从而确保安全的髓腔轨迹而不至于出现股骨穿孔或错位。

六、病例 6

　　这是一名 32 岁的女性，患有症状性双侧髋部疼痛和髋臼发育不良（图 16-16）。她出现了右髋关节进行性骨关节炎。她的左髋关节盂唇撕裂，软骨尚保留。重建右侧全髋关节置换的重要

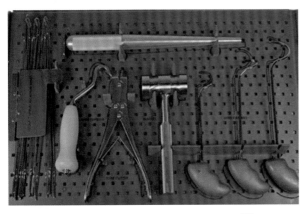

▲ 图 16-15　**Zimmer 环扎接线装置**[12]

问题包括建立正常的髋臼中心。选择具有不同颈长的股骨柄，其颈长与股骨柄的大小成比例增长，以避免肢体过度延长。髋臼杯的大小应保持与自然臼杯体积相适应，并与前壁紧贴，以避免髂腰肌腱的撞击。避免髋臼组件的过度前倾，对于通常活动更多的发育不良患者群体，可以有效降低前脱位的风险。患者在右侧全髋关节置换术后恢复良好（图 16-17），随后进行左侧髋臼周围截骨以解决中度髋关节发育不良。

七、病例 7

这是一名 29 岁的男性，因潜在的股骨头缺

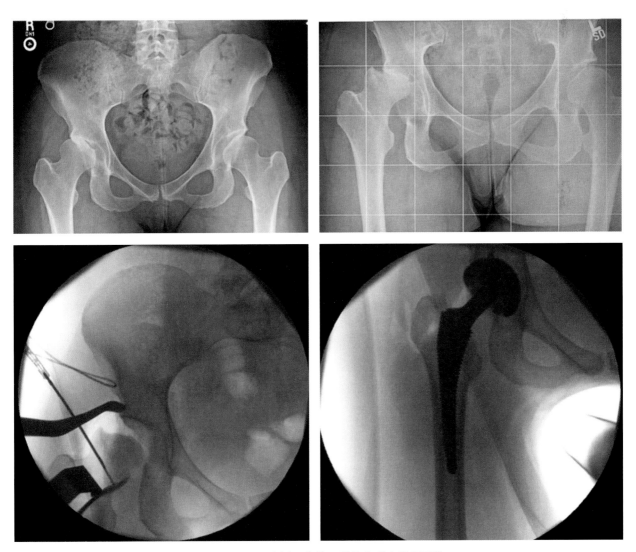

▲ 图 16-16　**病例 6 术前 X 线片和术中透视图像**

血性坏死而出现症状性右髋疼痛和继发性骨关节炎。目前处于游离血管化腓骨瓣自体移植至右股骨近端的状态（图 16-18）。

在手术时，重要的是要意识到如果真正的髓腔没有被正确识别，那么术中存在股骨穿孔和（或）骨折的风险。通常需要高速钻头来穿透干骺端区域，以及前文描述的用于进入狭窄髓腔的技术。如果股骨近端存在任何潜在的硬化部件阻

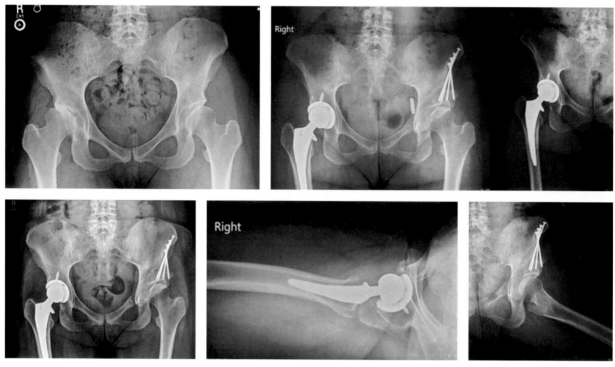

▲ 图 16-17　病例 6 术前和术后 X 线片

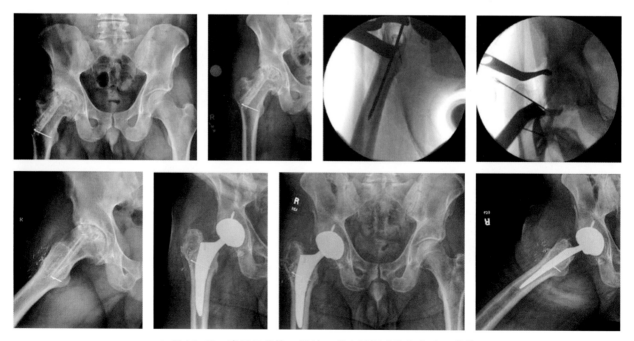

▲ 图 16-18　病例 7 术前 X 线片、术中透视成像和术后 X 线片

碍，且会影响最终的股骨组件位置，则应进行穿透或移除（图 16-18）。

图 16-19 展示了另一个需要移除的遗留硬件。AA 入路的体位提供了在同一手术过程中仰卧位下安全移除逆行股骨钉的能力。通过前髋切口放置预防性环扎线（图 16-20），而且术中透视也可以帮助解决任何与硬件相关的问题。AA 也有利于该特定患者的假体稳定性，该患者处于脊柱融合术后的状态，并且之前在另一机构出现过对侧 THA 的脱位问题。

八、病例 8

脊柱骨盆畸形及其对 THA 的稳定性和组件定位的影响越来越受到人们的关注。这是一名 74 岁女性，长节段脊柱融合术后状态，出现左髋疼痛和潜在的髋臼发育不良。由于脊柱僵硬，在术前成像中可以看到极端的出口位视图（图 16-21）。考虑到臼杯不稳定的风险，在通过 AA 进行 THA 时选择了双动头组件（图 16-22）。在作

者实践中，双动头组件的使用在初次置换中很少见，并且通常用于患有严重脊柱疾病、严重认知障碍和其他问题（如外展控制不佳）的患者。

九、病例 9

这是一名 57 岁的女性医护人员，她的右前柱髋臼骨折，在外院进行了 4 个月的非手术治疗。由于严重的疼痛和行走功能障碍，她被转诊进行 THA。右半骨盆的 Judet 视图（斜位片）证实了前柱骨折（图 16-23）。

在手术干预时，放置前髋臼牵开器时必须小心，以避免损伤股神经（图 16-24）。术中透视用于确认理想的髋臼假体定位。标准半球形臼杯可与辅助螺钉固定一起使用，从而获得出色的结构稳定性。

类似的技术用于更复杂的老年右髋臼骨折合并同侧股骨颈骨折的病例（图 16-25）。放置经透视确认的大号臼杯覆盖受损的前柱/臼顶缺损（图 16-26）。股骨头的自体移植可用于重建骨量并保

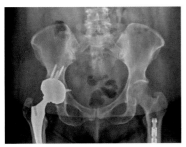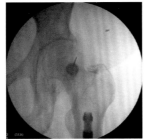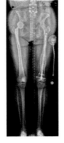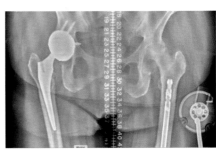

▲ 图 16-19 病例 7 术前 X 线片

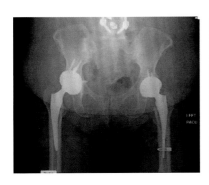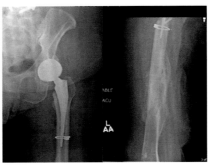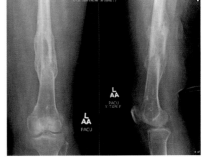

▲ 图 16-20 病例 7 术后 X 线片

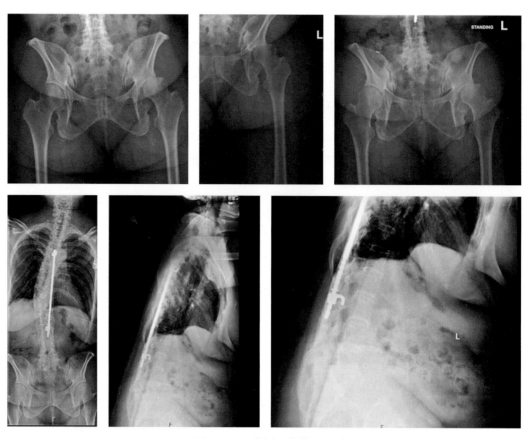

▲ 图 16-21　病例 8 术前 X 线片

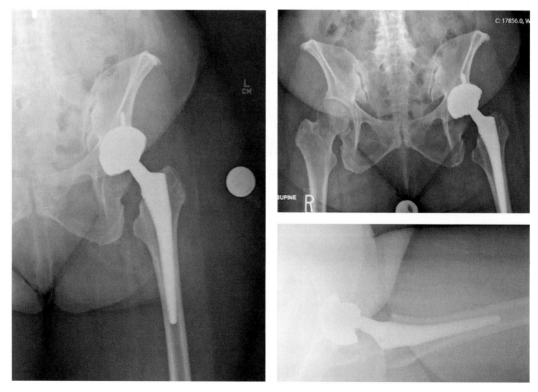

▲ 图 16-22　病例 8 术后 X 线片

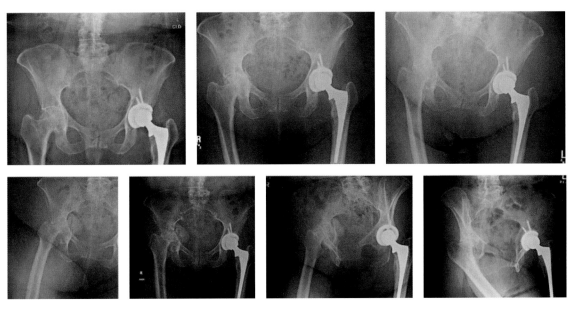

▲ 图 16-23 病例 9 术前 X 线片

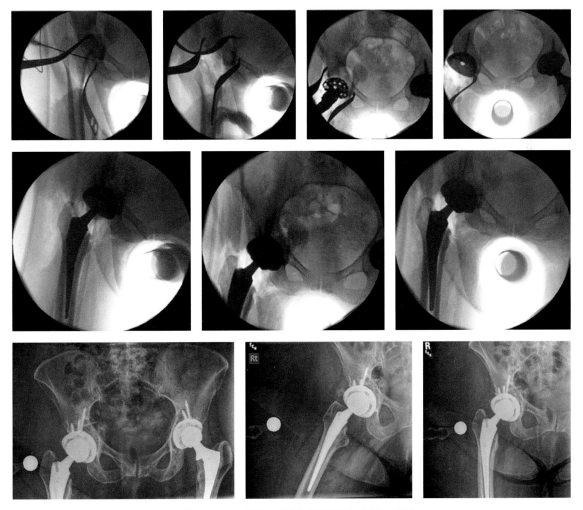

▲ 图 16-24 病例 9 术中透视图像和术后 X 线片

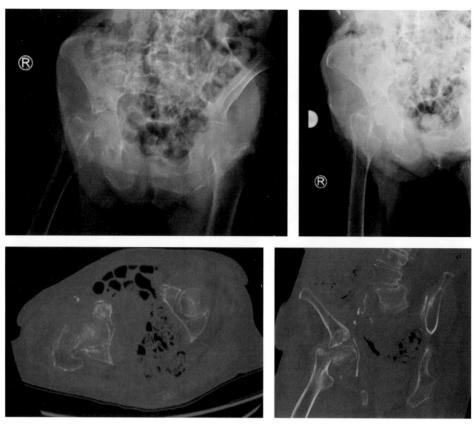

▲ 图 16-25　病例 9 术前 X 线片

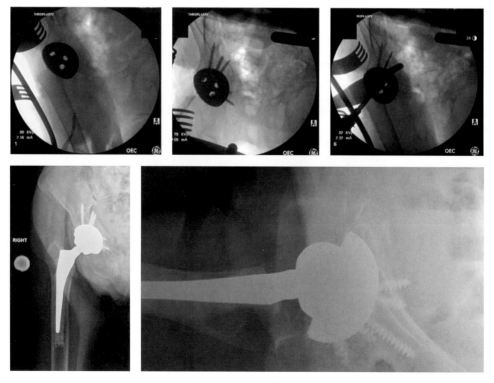

▲ 图 16-26　病例 9 术中透视图像和术后 X 线片

持合适的旋转中心。将螺钉放置在髋臼的上半象限和下半象限以提供牢靠的固定是至关重要的。

由于该患者患有严重的骨质疏松症，骨水泥股骨柄可用于解决该类患者的股骨颈骨折。

参考文献

[1] Miller LE, Kamath AF, Boettner F, Bhattacharyya SK. In-hospital outcomes with anterior versus posterior approaches in total hip arthroplasty: meta-analysis of randomized controlled trials. J Pain Res [Internet]. 2018; Jul [cited 2019 Apr 17];11:1327-34. Available from: http://www.ncbi.nlm.nih.gov/pubmed/30214269

[2] Miller LE, Gondusky JS, Bhattacharyya S, Kamath AF, Boettner F, Wright J. Does surgical approach affect outcomes in total hip arthroplasty through 90 days of follow-up? a systematic review with meta-analysis. J Arthroplasty [Internet]. 2018 Apr [cited 2019 Apr 17];33(4):1296-302. Available from: https://linkinghub. elsevier.com/retrieve/pii/S088354031730983X

[3] Miller LE, Martinson MS, Gondusky JS, Kamath AF, Boettner F, Bhattacharyya SK. Ninety-day postoperative cost in primary total hip arthroplasty: an economic model comparing surgical approaches. Clin Outcomes Res. 2019;11:145-9.

[4] Taunton MJ, Trousdale RT, Sierra RJ, Kaufman K, Pagnano MW. John Charnley Award: randomized clinical trial of direct anterior and Miniposterior approach THA: which provides better functional recovery? In: Clinical orthopaedics and related research. Lippincott Williams and Wilkins; 2018. p. 216-29.

[5] Miller LE, Gondusky JS, Kamath AF, Boettner F, Wright J, Bhattacharyya S. Influence of surgical approach on complication risk in primary total hip arthroplasty. Acta Orthop [Internet]. 2018 May 4 [cited 2019 Apr 17];89(3):289-94. Available from: http://www.ncbi.nlm.nih.gov/pubmed/29451051

[6] Kamath AF, Chitnis AS, Holy C, Lerner J, Curtin B, Lochow S, et al. Medical resource utilization and costs for total hip arthroplasty: benchmarking an anterior approach technique in the Medicare population. J Med Econ. 2018;21(2):218-24.

[7] Chughtai M, Samuel LT, Acuña AJ, Kamath AF. Algorithmic soft tissue femoral release in anterior approach total hip arthroplasty. Arthroplast Today. 2019;5(4):471-6.

[8] Gofton WT, Ibrahim MM, Kreviazuk CJ, Kim PR, Feibel RJ, Beaulé PE. Ten-year experience with the anterior approach to total hip arthroplasty at a Tertiary Care Center. J Arthroplast. 2020;35(5):1281-1289.e1.

[9] Connolly KP, Kamath AF. Direct anterior total hip arthroplasty: comparative outcomes and contemporary results. World J Orthop Baishideng Publishing Group Co. 2016;7:94-101.

[10] Connolly KP, Kamath AF. Direct anterior total hip arthroplasty: literature review of variations in surgical technique. World J Orthop. Baishideng Publishing Group Co. 2016;7:38-43.

[11] Flexible Reamers for Intramedullary Nails Surgical Technique [Internet]. [cited 2020 May 9]. Available from: http://synthes.vo.llnwd.net/o16/LLNWMB8/US Mobile/Synthes North America/Product Support Materials/Technique Guides/Final Approved Technique guide Clean Copy 11-14-17.pdf.

[12] Zimmer Cerclage Wiring Set [Internet]. [cited 2020 May 9]. Available from: https://a - zortho. com/item-listing-default/item/1837-zimmer-cerclage-wiring-set.

第17章 前路全髋关节置换术治疗股骨颈及髋臼骨折

Anterior Approach THA for the Treatment of Femoral Neck and Acetabular Fractures

Philip James Kregor 著

林　钡　卢志明　陈小莉　陈　杰　林文韬　林飞太　冯尔宥　译

对患有退行性骨关节病患者采用直接前路全髋关节置换术的好处，包括准确的安放假体、避免关节脱位、平衡下肢长度及术后早期康复[1-4]。对于股骨颈或髋臼骨折有移位的患者来说这些好处更为显著，因为全髋关节置换术治疗处理上述骨折过程中存在较多问题。因此，强有力的论据支持采用直接前路全髋关节置换术治疗年龄为 55 岁或以上的股骨颈骨折有移位的患者。此外，该入路还适用于一小部分担心传统切开复位及内固定术效果不佳的髋臼骨折患者。

一、股骨颈骨折

在过去 20 年中，股骨颈骨折的治疗出现的关键问题如下。

- 相比于关节置换术，何时采用内固定？
- 如果采用关节置换术，半髋还是全髋关节置换更合适？
- 如果采用关节置换术，股骨假体使用骨水泥还是非骨水泥？
- 如果采用关节置换术，特定的入路是否更具优势（传统的后外侧入路或前外侧与直接前路）？

（一）内固定术对比关节置换术

Bhandari 等[5] 在 2003 年发表了关于内固定术与关节置换术相比较的 Meta 分析。无疑，大多数骨科医生都主张对年轻患者进行内固定术。这项 Meta 分析研究了年龄为 65 岁或以上接受了内固定术或关节置换术的股骨颈骨折有移位患者。与内固定手术相比，关节置换术可将翻修的风险降低 77%。文章中指出，每 6 名患者接受关节置换术而非内固定治疗，就能避免一次翻修手术。内固定术后通常因为骨不连和股骨头坏死而行翻修手术。有趣的是，全髋关节置换术后平均脱位率为 6.9%。此外，与关节置换术相关的感染风险略高于内固定术，风险差异为 3.4%。最后，关节置换术与内固定术相比，失血量和手术时间都有所增加。因此，从这个 Meta 分析来看，采用关节置换术可以避免骨折内固定失效，但会增加脱位、感染、失血量增加和手术时间延长的风险。

（二）半髋关节置换与全髋关节置换的比较

对于股骨颈骨折有移位的患者采用全髋关节置换术还是半髋关节置换术仍存在争议。一般来说，相较于半髋关节置换术，采用全髋关节置换术患者的髋关节功能和生活质量都更好。Ekhtiari 等[6]的一项 Meta 分析中指出与半髋关节置换术组相比，全髋关节置换术组患者的生活质量更高。在长达 5 年的随访过程中，两组的翻修率、关节功能、死亡率、假体周围骨折和脱位未见明显差异。Ravi 等[7]回顾性队列研究比较了全髋关节与半髋关节置换术治疗 60 岁及以上的股骨颈骨折患者。这项工作是在加拿大安大略省的医疗系统中进行的。统计了创伤后第一年的医疗和手术并发症，以及围术期和手术后的医疗费用。对每组大约 2700 例患者进行了粗略的比较，全髋关节置换术组患者的脱位风险为 1.7% 而半髋关节置换术组患者脱位率为 1.0%。半髋关节置换术组患者术后第一年的翻修率为 1.8%，而全髋关节置换术组患者翻修率为 0.2%。由于这个原因并且可能继发于其治疗费用的降低，全髋关节置换术在骨折后第一年的支出减少了 2700 加元。

Lewis[8]等发表了对比半髋关节置换术与全髋关节置换术治疗股骨颈骨折的 Meta 分析。在对 1364 例患者（660 例接受全髋关节置换术；704 例接受半髋关节置换术）进行的 13 项随机对照试验中，将证据总结如下。

• 接受全髋关节置换术的患者在骨折后的几年内有更好的功能和生活质量。

• 全髋关节置换术后，再次手术的情况较少。

• 两种手术方式的死亡率或感染率没有差异。

• 全髋关节置换术后 4 年内的脱位率较高。

基于此，该文作者建议对任何预期寿命超过 4 年的患者，尤其是年龄＜80 岁的患者，应该采用全髋关节置换术。他们认为，如果患者年龄在 80 岁或以上，或者其预期寿命少于 4 年，半髋关节置换术和全髋关节置换术都是合理的。

最近，HEALTH 的试验发表，详细介绍了一项比较全髋关节置换术与半髋关节置换术随机 80 个中心的前瞻性国际试验[9]。其中包括了年龄 50 岁或以上遭受低能量损伤的股骨颈骨折患者。总体而言，全髋关节组 749 例，半髋关节置换术组

746 例。有几个关键的观察结果如下。

• 在 2 年的随访中，全髋关节组的二次手术率为 7.9%，半髋关节置换术组为 8.3%。全髋关节置换术组的 57 例二次手术中，有 33 例是与髋关节脱位进行的切开或闭合复位手术有关。此外，半髋关节置换术组的 60 例二次手术中，有 36 例为假体翻修。

• 2.4% 的半髋关节置换术患者和 4.7% 的全髋关节置换术患者出现了关节不稳或脱位的情况。

• 在 24 个月的随访期间，13.7% 的患者死亡，两组之间没有明显差异。

• 41.8% 的全髋关节置换术患者和 36.7% 的半髋关节置换术患者发生严重不良事件。

• 接受全髋关节置换术的患者的 WOMAC 总分更高，表明其髋关节功能较好、疼痛较轻，但这种差异不具有临床意义。

（三）骨水泥与非骨水泥的关节置换术

过去，骨水泥柄的使用较多，但最近非骨水泥柄的改进令其使用量明显增加。2010 年，Parker[10]等对 400 名年龄在 61—104 岁的患者进行了为期 5 年的使用骨水泥柄与非骨水泥柄的比较。结果表明，使用骨水泥柄，术后 1 年内的活动更灵敏，术后 2 年内的疼痛减轻。并且，两组的死亡率和术后并发症相当。Chen[11]等和 DeRogatis[12]等都发表了关于对股骨颈骨折进行关节置换术中股骨假体使用骨水泥的问题的最新文章，指出在相对短期（1～2 年）的随访中，骨水泥柄与改善患者报告的结果和减轻疼痛有关。它们也与减少术中假体周围骨折有关。当使用骨水泥时，手术时间和预计失血量通常会增加。此外，需注意使用骨水泥还存在心肺功能受损的问题，其也被称为"骨水泥植入综合征"。Kumar[13]等进行了一项 6 个随机对照研究的 Meta 分析，比较了 500 例使用骨水泥柄和 471 例非骨水泥柄患者的治疗。其指出使用非骨水泥柄的患者手术时间缩短、失血量减少。对于使用非骨水泥柄治疗的患者，假体周围的骨折、脱位和假体下沉的发生率都有所增加。最后，大多数研究倾向于在

选择关节置换治疗老年股骨颈骨折时使用骨水泥。然而，外科医生应考虑患者个体的骨质、功能状态和年龄。

（四）入路选择：采用直接前路

相较于传统方法（后外侧入路），对于退行性骨性关节病采用直接前路关节置换术更有利于早期康复[2]，减少肌肉损伤[4]，减小脱位风险，更准确地定位假体安放位置。虽然在治疗股骨颈骨折患者时，出现预期中的良好疗效似乎是水到渠成，但迄今为止需要进一步的前瞻性随机试验来证明其有效性。Cichos[14]等调查通过直接前路或后路接受全髋关节置换术的股骨颈骨折患者的90天和1年的结果。共纳入44例直接前路患者与99例后路患者进行了比较。后路的患者有27%需要术后制动，而采用直接前路的患者仅有11%（$P=0.05$）需要制动。两组之间在脱位、关节感染、假体周围骨折、机械并发症或翻修手术方面没有差异。然而，Carlson[15]等在比较85例直接前路患者和75例采用直接外侧入路进行半关节置换术的股骨颈骨折患者时，发现直接前路在功能恢复方面没有优势。

二、股骨颈骨折和退行性骨性关节病进行直接前路关节置换术的差别

股骨颈骨折与退行性骨关节病进行全髋关节置换术存在差别。骨质疏松症在老年股骨颈骨折中是常见的。这可能会使在股骨颈后内侧过度使用双叉牵开器从而导致骨质贯穿或骨折延伸。在这种情况下，通常要避免使用双叉牵开器。而是在阔筋膜张肌肌腹处抬高的前侧关节囊间使用常用的 Weitlander 牵开器。或者可以在股骨颈的后部可以使用聚乙烯材质的 Yankauer 吸引头（Yankauer suction tip），因为它是可塑的，而且不会穿透股骨颈。在股骨头复位于原生髋臼或髋臼衬垫时，由于患者骨质疏松症，可能使股骨近端更容易发生骨折。因此，灵巧的复位（下文将讨论）和适当地松解前侧关节囊是最重要的。

痴呆在股骨颈骨折患者中很常见，并且患者通常不能遵循任何限制和指示。当然，术前也没有给予"术前门诊"或指导。幸运的是，直接前路手术不需要这样做。对于痴呆患者来说，只需要让他们相信自己可以借助助行器再次行走。

患有股骨颈骨折的患者通常非常虚弱。前路入路可能对所有患者都有好处，但对于身体行走能力非常有限的患者可能是最有价值的。股骨颈骨折的老年患者往往在能否行走的问题上"摇摆不定"。因此，在他们遭受股骨颈骨折后，让手术对他们的肌肉筋膜造成尽可能小的伤害可能是有帮助的。

三、股骨颈骨折直接前路关节置换术手术步骤（图 17-1）

1. 术前评估：除了常规的术前检验以外，还需检验C反应蛋白以表明是否存在感染。在肺炎或泌尿系感染的情况下，C反应蛋白常常升高。如果存在这些情况，除非有全身性败血症的迹象，否则很少会暂停手术。通常，需给予泌尿系感染患者敏感的抗生素，并持续到术后5天。

2. 术前X线片检查：高质量对侧髋关节内旋的骨盆前后位X线片与有助于术前建模。然而，在骨折患者中有时很难获得。此外，对侧髋关节因先前的骨折而进行过手术的情况也并不少见。在这两种情况下，将患者置于Hana手术床上后，对患肢少量牵引来复位骨折，并内旋对侧髋关节。然后获得并保存双髋的对称透视图像，然后可用于放射影像叠加技术。如果对侧髋关节之前接受过手术干预，则叠加技术可以与"缩减的髋关节"图像或对侧髋关节一起使用。对侧髋关节有内翻和缩短的畸形愈合并不罕见，这应该被识别出来。如果是这种情况，术者不一定要试图"匹配"对侧髋关节，而是将其与"缩减的髋关节图像"进行比较。

3. 体位：给患者穿上Hana靴子很重要。除非需要监测血流动力学，否则不使用Foley导管。两臂通常向外放置，肩部外展70°～80°，手架上适当垫上衬垫。

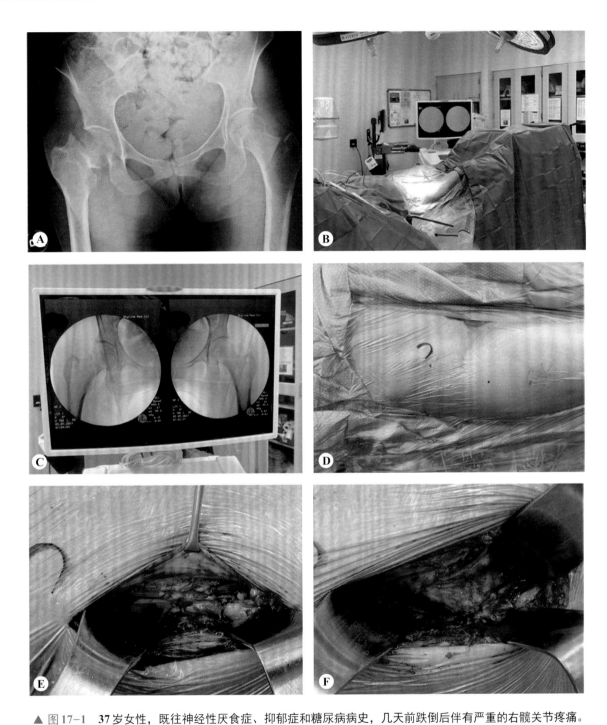

▲ 图 17-1 37岁女性，既往神经性厌食症、抑郁症和糖尿病病史，几天前跌倒后伴有严重的右髋关节疼痛。腹股沟明显疼痛 4～6 周。我们与患者及其母亲讨论了切开复位内固定与全髋关节置换术的问题。综合考虑，一个完美的关节置换术会给她最好的结果，术后下地行走，这对她来说很重要。A. 初始骨盆前后位 X 线片；既往无相关影像学资料。她的病史和 X 线片提示股骨颈骨折并伴有移位。B. 手术室配备髋关节的牵引台，髋关节轻度屈曲，透视机在位。C. 术前"不标准的骨盆前后位片"，即使术前没有高质量的骨盆前后位 X 线片，也可以让术者预测股骨颈截骨位置。D. 定位髂前上棘，切口从其远端和外侧约 2cm 处开始。根据体型的不同，切口通常为 10～12cm。在这里，采用的是 10cm 的切口。E. 分离阔筋膜张肌，用手指探查阔筋膜张肌腹部内侧，然后术者的食指置于髋关节囊的外上侧，然后置入眼镜蛇牵开器。F. 然后采用 L 形切口切开关节囊。上缘沿着股骨颈的上侧，下缘沿着股骨近端转子间的前线。在髋臼扩臼和股骨头复位过程中，使用标记针在关节囊的角落处吊起关节囊。手术结束时缝合该关节囊

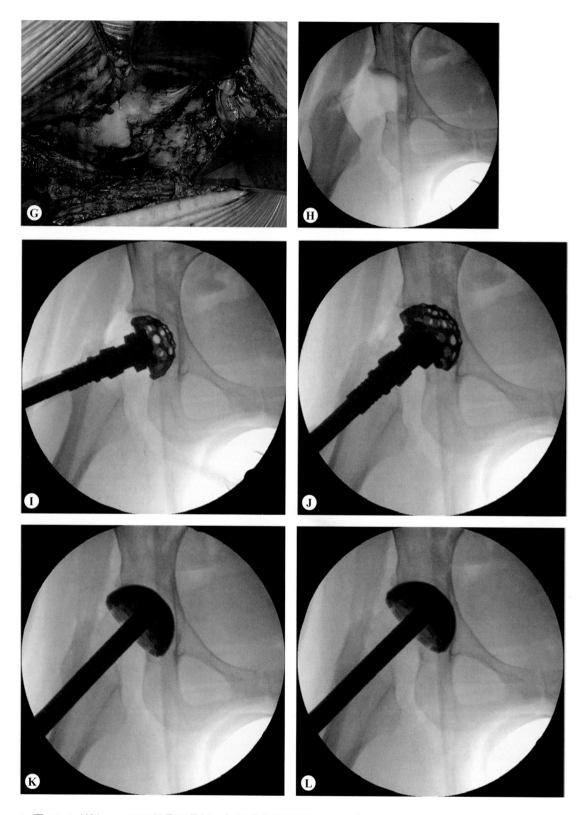

▲ 图 17-1（续） **G.** 可见股骨颈骨折。如果术者想要进行切开复位内固定时，这提供了适当的手术视野。**H.** 股骨颈截骨可在股骨头脱位后或之前进行。术前模板允许术者规划小转子上方股骨颈截骨的高度。**I.** 首先进行髋臼扩臼。这可以在透视下进行。**J.** 完成最终扩臼。通常，扩臼小于髋臼杯外径 **1mm**。**K.** 测试髋臼杯置入。**L.** 髋臼杯置入

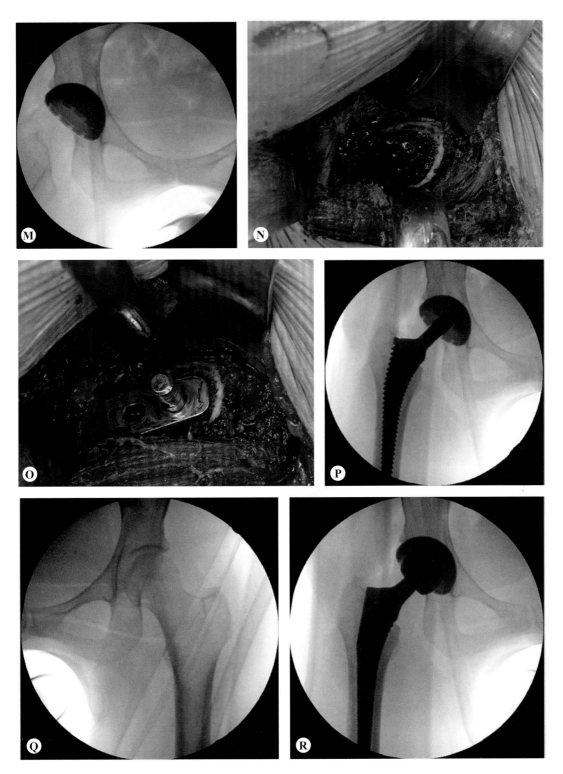

▲ 图 17-1（续） **M.** 最终髋臼杯位置。与水平夹角成 **39°**，前倾角为 **19°**。**N.** 将下肢置于准备位置后，结合伸展、外旋和内收等动作完全显露股骨近端。由股骨后内侧的置入双叉牵开器辅助显露。如果患者有明显的骨质疏松症，在股骨颈骨折的情况下，该牵开器可能会导致股骨颈更碎裂。因此，另一种选择是在股骨颈后部使用塑料吸头。**O.** 股骨试柄的最终位置。注意股骨近端的适当"贴合和填充"。**P.** 右侧半骨盆的前后位 **X**线片，股骨试柄就位。这可以通过 **X** 线叠加技术或软件集成与透视数据进行对比，以确保股骨偏移量和腿长充分恢复。**Q.** 对侧髋关节前后位 **X** 线片进行比较。**R.** 最终假体置入位置

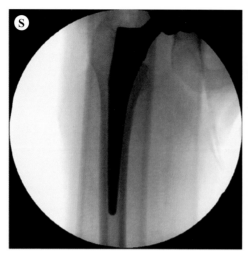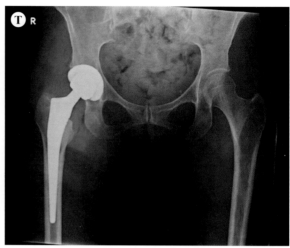

▲ 图 17-1（续） **S.** 透视股骨柄远端，确保没有股骨骨折。**T.** 术后骨盆前后位片

4. 切口：取 10~11cm 的 Hueter 切口，在其后 1/3 处切开阔筋膜张肌肌鞘。尽量避开股外侧皮神经的小分支。用手指分离，将臀小肌从髋关节外侧关节囊上提起，在此间隙内放置眼镜蛇牵开器，与躯干长轴成 45°。分离股直肌上的筋膜，烧灼阻断旋股外侧血管横支。采用 L 形切口切开关节囊，在垂直肢体的上端分离股直肌止点。从股骨近端鞍区松解外侧关节囊，并从鞍区到髋臼上缘切除 1.5cm 的外侧关节囊。在下肢牵引外旋 60°~70° 的情况下，松解内侧关节囊。

5. 切除股骨头：根据术前（或术中）规划，然后在鞍区上距离小转子一定距离横向切割股骨颈。大转子后方包裹着内侧关节囊，因此，当腿 / 髌骨朝向天花板时，锯片应朝向内侧约 20°。这样可以避免在大转子上有锯口而导致大转子骨折。然后取出股骨颈的截骨碎块，用取头器取出股骨头，取头器要么钻入股骨头本身，要么钻入股骨颈 / 股骨头的骨折面。

6. 髋臼扩臼：在髋臼扩臼之前切除盂唇和圆韧带。电凝装置有助于控制中央凹、后关节囊和髋臼上区域的出血。老年患者由于骨质疏松症，易发生前壁偏心扩臼。因此，观察磨锉位于髋臼中心，然后通过透视观察随后的扩臼是有帮助的。磨锉的下方应紧贴泪滴或保持在其外侧 1~4mm 处。锉孔应与患者的正常解剖结构相匹配，但通常与水平面成约 40°，前倾角为 15°~20°。通常只需要一个或两个型号磨锉，第一个比测量的股骨头尺寸大 0~1mm。磨锉半径通常为 1mm。

7. 髋臼杯压配：将臼杯压配至扩臼过的髋臼中。可以在透视下初步检查定位。应确保术者看到的是一个良好的髋关节前后位片。偶尔，髋臼杯安置后没有实性的嵌入感。在这种情况下，稍微向内侧磨锉 1~3mm 或磨锉至髋臼杯大小（而不是 1mm 以下）有助于实现牢固压配。如果需要，加用髋臼螺钉固定，并将髋臼衬垫压入到位。注意观察髋臼杯周缘，以确保衬垫完全没入。

8. 股骨开口：如本书其他章节所述，股骨置于外旋、内收和伸展为准备位置。标准的软组织松解是松解鞍区的外侧关节囊和股骨近端小转子水平的内侧关节囊。在 20%~30% 的病例中，在股骨近端松解梨状肌和闭孔内肌使其股骨更容易偏侧向。术者可以控制股骨的旋转，确保股骨颈的内侧朝向天花板或呈中立位。股骨近端下方的 Hana 拉钩可使股骨更偏侧向。骨钩、0.375 英寸（9.525mm）弧形刮匙、咬骨钳和弧形骨锉都可作为使股骨近端适当偏侧向的工具。股骨开口的点应该确保股骨髓腔可填充良好，股骨近端可填充良好，以及插入股骨柄后对股骨旋转有良好控制。如果远端髓腔狭窄，近端髓腔不通畅，适当扩髓是必要的。然后可以对假体进行测试，以检查腿长、偏心距和稳定性。

9. 复位：进行股骨颈骨折关节置换术的外科团队可能不是一个每天都进行关节置换术的手术团队。作者发现有一个很容易沟通、教授和记忆的逐步复位股骨头（或半髋关节置换术）系统化流程。它被简化为四个步骤。

• 步骤 1：将下肢内旋 60°。这可确保股骨头或双极头在被标记的髋关节囊的下方，其朝向天花板。

• 步骤 2：手术床上固定四肢。

• 步骤 3：将下肢抬高至中等高度。此时，术者再次检查股骨头与关节囊的关系，确保股骨头与髋臼有足够的距离。

• 步骤 4：由一名助手进行牵引和内旋。如果有必要，术者应使用推头器。

10. 试模术中影像学分析：透视可用于创建虚拟骨盆前后位 X 线片，以便术者比较手术侧和非手术侧。叠加技术也有助于比较手术侧和非手术侧的植入物。术者还可以确保股骨假体沿着股骨髓腔延伸。

11. 脱位：脱位动作包括牵引、外旋、伸展和内收下肢，然后持续牵引。术者可以用他们的食指绕过股骨颈，使股骨近端侧向，或用脱位钩来达到相同的效果。然后取出试头和试颈，将股骨置于其准备位置。

12. 假体置入：取出试模，冲洗髓腔，置入真正的假体。如果术者对腿的长度很满意，那么可以将真股骨头置入股骨颈上。如果需要，还可以先装入股骨头试模进行测试。

13. 稳定性测试：通常不需要对髋关节假体进行稳定性测试。如果需要，术者可进行后侧不稳定性测试。当术者触诊股骨头及其前脱位倾向时，可以通过降低腿梁约 1 英尺（0.3048m），内收约 20°，并向外旋转来检测前路不稳定。这种情况很少见，但如果存在，外科医生应该质疑：①髋臼杯过度前倾；②股骨过度前倾；③缺乏适当的长度和偏移。

14. 缝合：用 3 条可吸收 1-0 缝线缝合关节囊，用一条 1-0 可吸收缝线缝合阔筋膜张肌。皮下组织用 1-0 和 3-0 可吸收缝线缝合，表皮用 4-0 可吸收缝线缝合，并使用皮肤黏合剂。

15. 术后康复：患者允许完全负重。重点是加强股四头肌、踝关节泵和步行训练。

四、作者观点：股骨颈骨折人工髋关节置换术中假体的选择

自 2002 年以来，作者几乎只使用 De Puy CORAIL 股骨柄假体来治疗股骨颈骨折（图 17-1 和图 17-2）。这种柄是一种紧配扩口的、钛合金材质的、拥有羟基磷灰石涂层的柄。对于股骨颈骨折患者，使用它有几个优点。

• 该柄对扩口的压配和设计有赖于其全长的"贴合和填充"。因此，如果股骨颈较为粉碎，由于股骨柄远端的稳定性，股骨柄仍然稳定。

• 在已发表的系列文章和个人经验中，该柄的使用寿命很长[16]。

• 该技术简单、快速，对老年患者可能有重要意义。

当然，人们意识到其他多种柄的设计同样适用于股骨颈骨折的患者。即使在 Dorr C 型股骨的情况下，CORAIL 柄也没有明显的下沉或术中骨折。

对于 Dorr A 型股骨，股骨远端扩髓可能是有帮助的。作者发现，股骨髓腔内扩髓至与所使用 CORAIL 柄部尺寸相同（或比柄部尺寸大 0.5mm）对于为该柄全长创造一个良好"贴合和填充"的腔隙是有用的。在任何髋关节置换术中，骨科医生都希望在股骨近端横向截除股骨头，这样柄就不会内翻，从而可以紧贴大转子内侧。

如前文所述，存在大量证据表明使用骨水泥柄与术中骨折发生率较低和术后疼痛较少相关。当然，前路也可使用骨水泥柄插入（图 17-3）。

如上所述，与半髋关节置换术相比，越来越多的文献支持使用全髋关节置换术。然而，这要

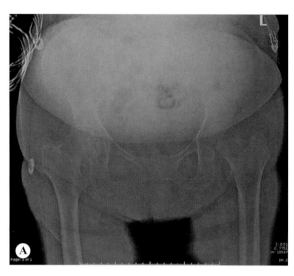
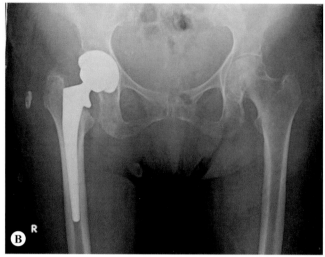

▲ 图 17-2　99 岁女性跌倒导致股骨颈骨折。她的右侧臀部 / 腹股沟隐痛。她在家中可自行行走，偶尔使用助行器。行右前路全髋关节置换术

A. 骨折时骨盆前后位 X 线片；B. 右前路全髋关节置换术后骨盆前后位 X 线片

根据患者的年龄和功能水平而定，如果需要进行半髋关节置换术，也可以通过直接前路手术轻松完成（图 17-4）。

五、髋臼骨折

自 20 世纪 60 年代以来，手术治疗髋臼骨折的效果有了很大的改善。Emile Letournel 与 Robert Judet 在《髋臼骨折》中发表的研究结果 [17] 对这一进步做出巨大贡献。Letournel 定义了髋臼骨折的影像学分析，并为其建立了一个沿用至今的骨折分类。此外，他还阐明了手术方法、复位策略和固定治疗方案。最后，他还仔细研究了接受内固定治疗患者的疗效。

Letournel 和 Judet [17] 记录了 569 例髋臼骨折在受伤后 3 周内的治疗结果。他们最初将其复位质量分为完美（所有影像解剖标志复原）或不完美（所有影像解剖标志未复原）。当股骨头周围的关节面做了完美的内固定，但髋臼与关节之间

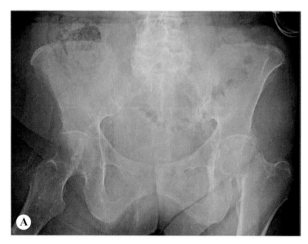
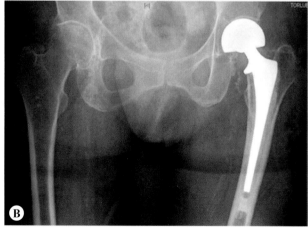

▲ 图 17-3　88 岁脊柱侧弯的女性患者跌倒导致左侧股骨颈骨折

A. 骨折时骨盆前后位 X 线片；B. 骨水泥半髋关节置换术后骨盆前后位 X 线片（病例由 Tania Ferguson，MD 提供）

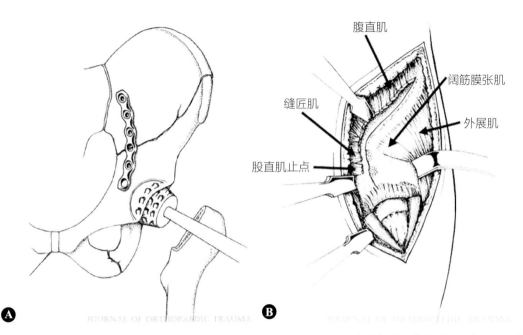

▲ 图 17-4 Beaulé 等介绍了 Joel Matta 所描述的通过 Levine 改良髂股入路进行髋臼前柱骨折固定术后直接前路全髋关节置换的技术
A. 前柱、前壁或前柱后半横断骨折首先用髂骨前侧钢板固定。要确保螺钉在髋臼杯位置之外。B. 直接前路全髋关节置换术（经许可转载自 Journal of Othopaedic Trauma 18(9):623-629, October 2004, Wolters Kluwer Health, Inc）

复位不良时，就需二次手术修复（通常发生在双柱骨折中）。他们 73.7% 的病例达到了完美复位，其中 4.8% 的病例做了二期修复。1996 年，Matta[18] 首次报道了一系列 262 例髋臼骨折的情况。为复位质量制订了一个新的评价标准：解剖型（1mm 或更少的移位），不完美型（2~3mm 的移位）和差型（大于 3mm 的位移）。在 Matta 的病例系列中，术后解剖型复位占 71%，不完美型占 20%，差型占 7%。总体而言，96% 的简单骨折类型达到了解剖复位，而只有 64% 的复杂骨折达到解剖复位。当然，患者的年龄也会影响外科医生的复位效果：在 40 岁以下的患者中，78% 的患者达到解剖复位；在 40 岁以上的患者中，57% 的患者达到解剖复位。Matta 证实了复位的质量与患者的临床预后有关。具体地说，在解剖复位的患者中，83% 的病例获得了良好或优秀的临床预后。如果进行不完全的复位，则只有 68% 的病例获得良好或优良的临床预后。以下几个因素预示着较差临床预后：复位不完全，股骨头或软骨创伤性损伤，以及患者年龄大于或等于 40

岁。Tannast 等[19] 观察了 816 例 Matta 髋关节切开复位内固定治疗的 20 年存活率。需要进行二次手术的不利因素如下。

- 非解剖复位（位移＞1mm）。
- 年龄在 40 岁或以上。
- 髋关节前脱位。
- 术后股骨头与髋臼不匹配。
- 髋臼后壁受累。
- 髋臼撞击。
- 股骨头软骨损伤。
- 骨折移位＞20mm。
- 采用延长的髂股入路。

过去，髋臼骨折后全髋关节置换术后结果因髋臼假体高度松动而受到影响[20]。然而，随着更现代的髋臼杯假体设计加上置杯前骨盆的稳定，结果更令人振奋。骨科医生/骨科团队面临的挑战是确定何时应该选择全髋关节置换术（包括或不包括髋臼的附加固定）而不是切开复位内固定术。

因此，治疗髋臼骨折时外科医生需要预测哪

些患者单独采用切开复位内固定术后临床预后差的可能性高。对于前路全髋关节置换术，无论有无内固定，都有一些特殊的情形要考虑。其中包括以下几点。

· 前柱、前壁和前柱伴后半横行骨折，伴有明显的关节嵌插（图17-5）。

· Pipkin Ⅳ型髋臼骨折脱位（通常包括髋臼后壁骨折和股骨头骨折）。

· 罕见的髋臼后壁骨折伴明显关节受累的老年

患者（图17-6）。

在这种情况下采用全髋关节置换术必须为髋臼杯提供稳定的基础。在髋臼后壁骨折的治疗中，作者选择了几个病例采用扩臼的方法。然后将臼杯压配到位，常规使用螺钉。骨科医生可以通过后路进行这样的全髋关节置换术，固定后壁，然后扩臼和置入假体。然而，这样的入路会增加脱位、坐骨神经损伤和臼杯位置不当的风险。相比之下，前路全髋关节置换术更有利

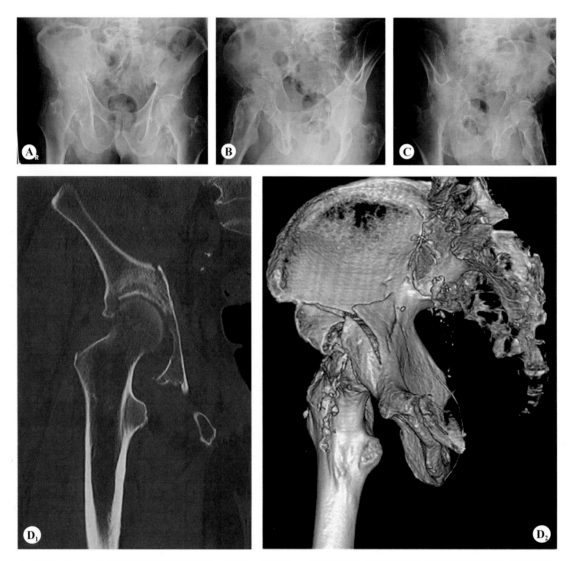

▲ 图 17-5 一名 **88** 岁男子因胸痛入院。经进一步评估，他被诊断为髋臼前柱骨折并伴有明显的关节嵌插。此外，其患有主动脉瘤，需要血管内介入治疗。主诉为右髋部疼痛。完善相关检查及与心脏病学、心血管外科和血管外科进行了讨论后，认为如果有必要，应该对他的右髋进行手术治疗。患者在家人的帮助下独立生活。他在受伤前使用拐杖助行。**A.** 骨盆前后位 **X** 线片显示明显的关节嵌插。与泪滴相比，股骨头向头侧移位。**B.** 骨盆斜位 **X** 线片显示股骨头顶部有单独的关节嵌插。**C.** 骨盆闭孔斜位片。**D. CT**

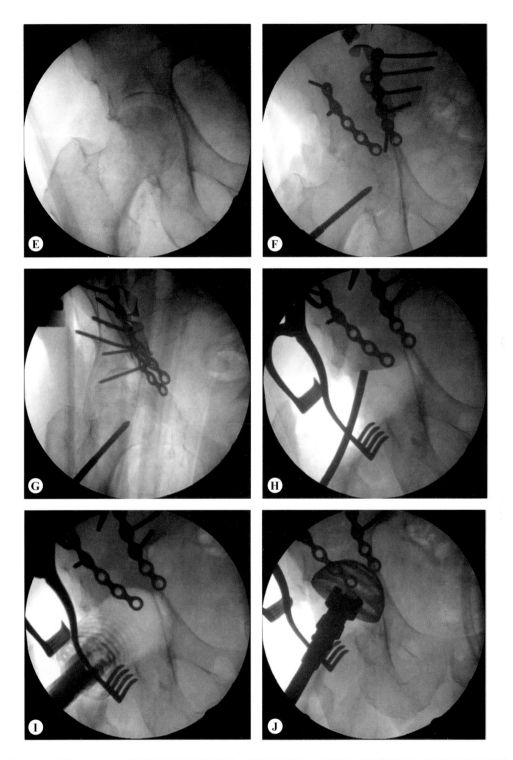

▲ 图 17-5（续） **E.** 对右髋关节进行牵引的术中髋关节透视。尽管在某些情况下，这种单独的嵌插可以通过骨移植物和人工骨来复位和支撑，但对于该患者病情，术者认为这不是可预测的。因此，计划了前柱的固定和随后的全髋关节置换术。**F.** 移位的前柱骨折固定术后髋关节正位 X 线片。虽然前柱复位，但仍有关节嵌插。这表明关节表面嵌插与前柱骨折无关。在螺钉植入过程中发现了重度骨质疏松症。在股骨近端放置 Schanz 钉，以帮助股骨头远端 / 外侧牵引股骨头。**G.** 前柱骨折内固定术后右侧髋关节闭孔斜位。两块髂骨前侧钢板复位前柱骨折。**H.** 磨除髋臼上方软骨，股骨头植骨置于在髋臼上方。**I.** 扩臼初始阶段。**J.** 扩臼最后阶段。尽管进行了骨移植，但由于需要，髋部中心上移

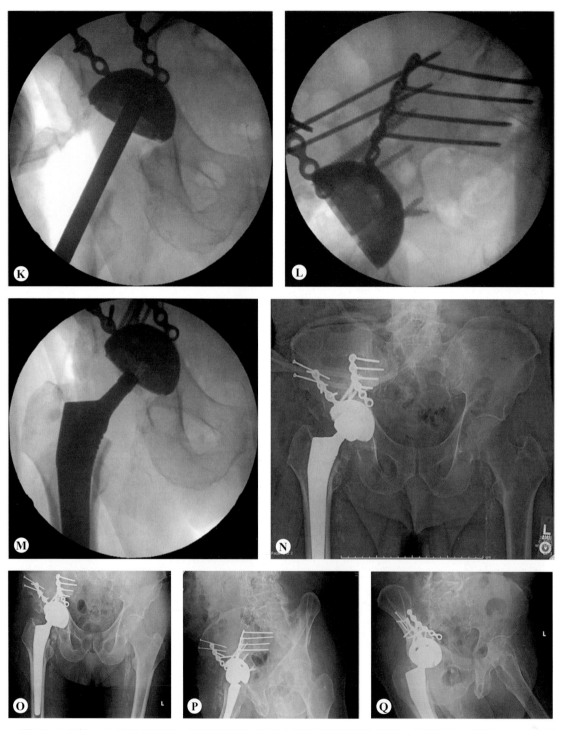

▲ 图 17-5（续） K. 髋臼杯压配。使用翻修杯，可以在髋臼杯周围置入螺钉。放置了多个螺钉。L. 术中显示髂前上棘截骨术固定螺钉、前柱钢板和螺钉，以及髋臼杯螺钉。M. 使用试头的术中 X 线片。这里犯了一个错误，因为腿上有牵引力，给术者造成下肢腿长与给定的试头相等一种错觉。如下所述，这导致下肢缩短大约 9mm。N. 术后即刻骨盆前后位 X 线片。患者部分负重 6 周。在接下来的 3 周内，他接受了冠状动脉搭桥手术和血管内动脉瘤修复手术。O. 4 个月时骨盆前后位 X 线片。患者拄着拐杖能自行走动，疼痛轻微，患肢鞋子增高大约 0.25 英寸（0.635cm）。P. 术后 4 个月髂骨斜位片。Q. 术后 4 个月闭孔斜位片

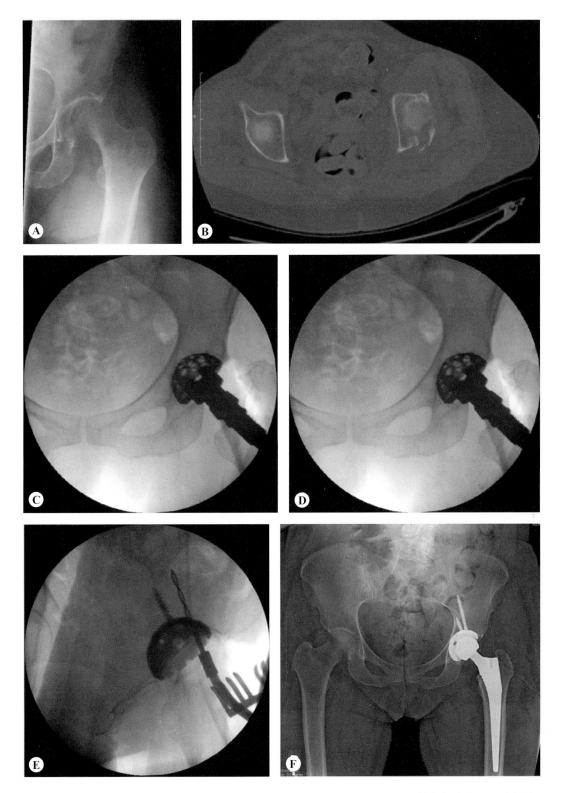

▲ 图 17-6 一名 77 岁的妇女在下楼梯时失足，造成左侧后壁骨折脱位。尽管在急诊室里尝试复位，但仍有股骨头半脱位

A. 左髋关节的前后位 X 线片。B. 左髋 CT 显示髋臼后壁骨折和边缘嵌插。C. 进行前路全髋关节置换术。未尝试复位或复位后壁骨折。相反，我们的目的是要使骨折处比正常情况下略微偏向内侧。D. 髋臼杯最终位置。E. 术中髂骨斜面片显示髋臼杯很好地压入后柱，螺钉放置于安全区域。F. 术后骨盆前后位 X 线片。在 4 年的随访中，患者左髋关节无痛感

于准确的安置假体、显著降低脱位风险，以及更快的早期康复。当然，在经同行审议的期刊上发表一系列文章以提高这一方法的可信度是必要的。

Beaulé[21] 和 Matta 主张采用 Levine 改良入路固定髋臼前柱骨折，然后进行直接前路全髋关节置换术（图 17-3 和图 17-4）。

Chen[22] 也描述了它的用途。这不仅对前柱显著移位的骨折，而且对明显的关节嵌插也很有帮助（图 17-5）。

六、股骨头骨折（图 17-7 和图 17-8）

Swiontkowski[23] 等描述了 24 例至少随访 2 年患者的临床结果，并指出只有 2/3 的患者有良

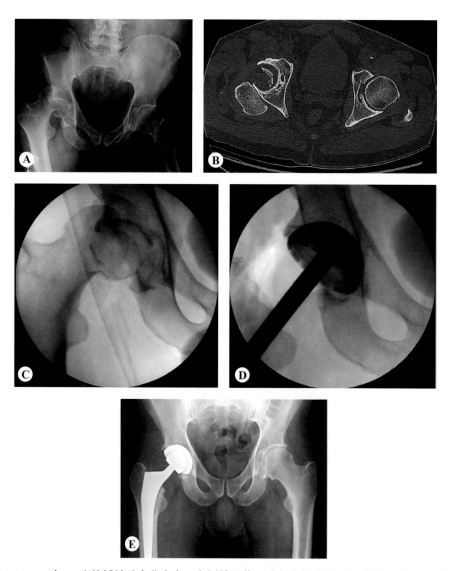

▲ 图 17-7　一名 55 岁的铺地毯专业人士，右侧髋关节无法复位的右侧股骨头骨折脱位。患者有明确的股骨 - 髋臼撞击的影像学特征。他指出，在受伤之前髋关节活动范围减少，但没有疼痛。他拥有自己的地板铺装业务，尽快返回工作岗位非常重要。综合考虑他的需求，股骨头骨折伴无法复位的脱位原发病史，以及股骨 - 髋臼撞击综合征，决定进行直接前路全髋关节置换术

A. 前后位 X 线片显示右髋部骨折脱位。在急诊室和手术开始时尝试闭合复位没有成功。B. 髋关节 CT 显示髋关节内残余股骨头的碎块和股骨头后方脱位。C. 术中右髋关节视图。D. 在股骨头仍然脱位的情况下进行股骨颈截除。然后，照例进行髋臼扩臼和髋臼杯压配。E. 最后骨盆前后位 X 线片

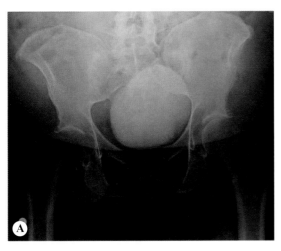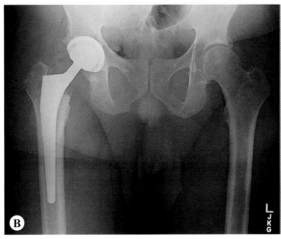

▲ 图 17-8　**38 岁男性，在一次摩托车事故中受伤，右股骨颈骨折伴股骨近端脱位**

CT 显示股骨头骨折。A. 骨盆前后位 X 线片显示右侧髋关节骨折伴脱位。B. 在取出股骨头 / 颈部碎片和髋关节内游离的股骨头碎片后，右侧直接前路全髋关节置换术的前后位 X 线片

好或极好的处理方法。最近，Koerner[24] 等报道了 28 例随访时间超过 10 年的患者，报道在此期间发生主要并发症的概率为 75%。30% 的患者在受伤后平均 6.4 年需要进行全髋关节置换术。因此，如果是股骨头骨折的患者，直接前路全髋关节置换术是可行的选择。

参考文献

[1] Crist BD, Ivie CB, Bal BS. Total hip replacement with use of a direct anterior approach: a critical analysis review. JBJS Rev. 2014;2(6):e4. https://doi. org/10.2106/jbjs.Rvw. M.00086.

[2] Barrett WP, Turner SE, Leopold JP. Prospective randomized study of direct anterior vs postero-lateral approach for total hip arthroplasty. J Arthroplast. 2013;28(9):1634-8. https://doi. org/10.1016/j. arth.2013.01.034.

[3] Barrett WP, Turner SE, Murphy JA, Flener JL, Alton TB. Prospective, randomized study of direct anterior approach vs posterolateral approach total hip arthroplasty: a concise 5-year follow-up evaluation. J Arthroplast. 2019;34(6):1139-42. https://doi. org/10.1016/j.arth.2019.01.060.

[4] Bergin PF, Doppelt JD, Kephart CJ, Benke MT, Graeter JH, Holmes AS, et al. Comparison of minimally invasive direct anterior versus posterior total hip arthroplasty based on inflammation and muscle damage markers. J Bone Joint Surg Am. 2011;93(15):1392-8. https://doi.org/10.2106/JBJS. J.00557.

[5] Bhandari M, Devereaux PJ, Swiontkowski MF, Tornetta P 3rd, Obremskey W, Koval KJ, et al. Internal fixation compared with arthroplasty for displaced fractures of the femoral neck. A meta-analysis. J Bone Joint Surg Am.

2003;85(9):1673-81. https:// doi.org/10.2106/00004623-200309000-00004.

[6] Ekhtiari S, Gormley J, Axelrod DE, Devji T, Bhandari M, Guyatt GH. Total hip arthroplasty versus hemiarthroplasty for displaced femoral neck fracture: a systematic review and meta-analysis of randomized controlled trials. J Bone Joint Surg Am. 2020;102(18):1638-45. https://doi.org/10.2106/ jbjs.20.00226.

[7] Ravi B, Pincus D, Khan H, Wasserstein D, Jenkinson R, Kreder HJ. Comparing complications and costs of total hip arthroplasty and hemiarthroplasty for femoral neck fractures: a propensity score-matched, population-based study. J Bone Joint Surg Am. 2019;101(7):572-9. https://doi.org/10.2106/ JBJS.18.00539.

[8] Lewis DP, Wæver D, Thorninger R, Donnelly WJ. Hemiarthroplasty vs total hip arthroplasty for the management of displaced neck of femur fractures: a systematic review and meta-analysis. J Arthroplasty. 2019;34(8):1837-43.e2. https:// doi.org/10.1016/j. arth.2019.03.070.

[9] Health Investigators, Bhandari M, Einhorn TA, Guyatt G, Schemitsch EH, Zura RD, et al. Total hip arthroplasty or hemiarthroplasty for hip fracture. N Engl J Med. 2019;381(23):2199-208. https://doi. org/10.1056/

NEJMoa1906190.

[10] Parker MI, Pryor G, Gurusamy K. Cemented versus uncemented hemiarthroplasty for intracapsular hip fractures: a randomised controlled trial in 400 patients. J Bone Joint Surg Br. 2010;92(1):116-22. https://doi.org/10.1302/0301-620x. 92b1.22753.

[11] Chen KK, Nayyar S, Davidovitch RI, Vigdorchik JM, Iorio R, Macaulay W. Cemented compared with uncemented femoral fixation in the arthroplasty treatment of displaced femoral neck fractures: a critical analysis review. JBJS Rev. 2018;6(4):e6. https://doi. org/10.2106/jbjs.Rvw.17.00119.

[12] DeRogatis MJ, Piatek AZ, Jacob R, Kelly SC, Issack PS. Hemiarthroplasty for femoral neck fractures in the elderly: a comparison of cemented and uncemented femoral stems. JBJS Rev. 2020;8(7):e1900192. https://doi.org/10.2106/jbjs. Rvw.19.00192.

[13] Kumar P, Rajnish RK, Neradi D, Kumar V, Agarwal S, Aggarwal S. Hemiarthroplasty for neck of femur fractures: to cement or not? A systematic review of literature and meta-analysis. Eur J Orthop Surg Traumatol. 2019;29(4):731-46. https://doi.org/10.1007/s00590-019-02364-z.

[14] Cichos KH, Mabry SE, Spitler CA, McGwin G Jr, Quade JH, Ghanem ES. Comparison between the direct anterior and posterior approaches for total hip arthroplasty performed for femoral neck fracture. J Orthop Trauma. 2021;35(1):41-8. https://doi. org/10.1097/bot.0000000000001883.

[15] Carlson VR, Ong AC, Orozco FR, Lutz RW, Duque AF, Post ZD. The direct anterior approach does not increase return to function following hemiarthroplasty for femoral neck fracture. Orthopedics. 2017;40(6):e1055-61. https://doi. org/10.3928/01477447-20170925-08.

[16] Hallan G, Lie SA, Furnes O, Engesaeter LB, Vollset SE, Havelin LI. Medium- and long-term performance of 11,516 uncemented primary femoral stems from the Norwegian arthroplasty register. J Bone Joint Surg Br. 2007;89(12):1574-80. https://doi. org/10.1302/0301-620X. 89B12.18969.

[17] Letournel E, Judet R. Fractures of the acetabulum. 2nd ed. Berlin: Springer; 1993.

[18] Matta JM. Fractures of the acetabulum: accuracy of reduction and clinical results in patients managed operatively within three weeks after the injury. J Bone Joint Surg Am. 1996;78(11):1632-45.

[19] Tannast M, Najibi S, Matta JM. Two to twenty-year survivorship of the hip in 810 patients with operatively treated acetabular fractures. J Bone Joint Surg Am. 2012;94(17):1559-67. https://doi.org/10.2106/jbjs.k.00444.

[20] Mears DC, Velyvis JH. Acute total hip arthroplasty for selected displaced acetabular fractures: two to twelve-year results. J Bone Joint Surg Am. 2002;84-A(1):1-9. https://doi. org/10.2106/00004623-200201000-00001.

[21] Beaulé PE, Griffin DB, Matta JM. The Levine anterior approach for total hip replacement as the treatment for an acute acetabular fracture. J Orthop Trauma. 2004;18(9):623-9. https://doi. org/10.1097/00005131-200410000-00008.

[22] Chen MJ, Wadhwa H, Bellino MJ. Sequential ilioinguinal or anterior intrapelvic approach with anterior approach to the hip during combined internal fixation and total hip arthroplasty for acetabular fractures. Eur J Orthop Surg Traumatol. 2021;31(4):635-41. https://doi.org/10.1007/s00590-020-02810-3.

[23] Swiontkowski MF, Thorpe M, Seiler JG, Hansen ST. Operative management of displaced femoral head fractures: case-matched comparison of anterior versus posterior approaches for Pipkin I and Pipkin II fractures. J Orthop Trauma. 1992;6(4):437-42.

[24] Koerner M, Westberg J, Martin J, Templeman D. Patient-reported outcomes of femoral head fractures with a minimum 10-year follow-up. J Orthop Trauma. 2020;34(12):621-5. https://doi.org/10.1097/BOT.0000000000001880.

第18章 既往股骨和髋臼骨折后的前路全髋关节置换术

Anterior Approach Total Hip Arthroplasty Following Previous Femoral and Acetabular Fractures

Michael J. Chen　Michael J. Bellino　著

陈辉瑛　郑　瀚　陈　杰　林文韬　林飞太　冯尔宥　译

一、适应证

股骨近端及髋臼骨折经过手术或者非手术治疗后，可能仍需要行全髋关节置换术（total hip arthroplasty，THA）。这种情况下通常选择后路全髋关节置换术，但在条件允许时，前路（anterior approach，AA）全髋关节置换术不仅是一种可供选择的方法，也是我们的首选手术。采用 AA THA 进行转换全髋关节置换术对患者可能有额外的受益，就像采用前路全髋关节置换术治疗股骨颈骨折那样[1-3]。在以下几种情况下，我们更愿意采用后路：①外展肌群和（或）外旋肌群存在明显的异位骨化需要手术切除；②髋关节后壁遭受侵蚀造成关节内移位；③髋臼后侧面有多枚需移除的螺钉；④存在无法通过前路修补的髋臼后侧骨缺损。

最近的一项临床试验表明，采用内固定治疗的股骨颈骨折患者中，有 6% 的病例进展为骨不连，7% 的病例发生股骨头坏死，8% 的病例出现内固定失败[4]。虽然可以通过转子间外翻截骨术[5]等保留股骨头的方式来翻修治疗，但是对一些患者来说，转换全髋关节置换术可能是更好

的选择。诸如不能承担骨不连修复失败风险的患者、老年患者和无法忍受负重限制的患者[6]尤其适合转换全髋关节置换术。在这些情况下，转换全髋关节置换术后可以立即完全负重，无须等待骨折愈合。转换全髋关节置换术的其他适应证包括由股骨头内的螺钉或使用螺旋刀片[7]引起的植入物相关股骨头溶解、创伤性髋关节炎和特发性髋关节炎。

内固定治疗股骨粗隆间骨折有较高的愈合率[8]，而股骨头畸形愈合和植入物穿孔分别会导致髋关节生物力学异常和髋关节炎性疼痛[7,9]。畸形愈合伴有肢体短缩的患者，在髋关节内无病理性改变时，可用股骨近端截骨术治疗[10]。出现症状的髋关节炎则可能是转换全髋关节置换术的适应证。应注意区分髋关节内疼痛和继发于骨折端塌陷导致内固定装置退出造成的大转子外侧区域疼痛，这种大转子外侧区域疼痛可通过骨折愈合后取出内固定装置治疗[8]。转换全髋关节置换术的适应证还包括骨不连和创伤或特发性因素导致髋关节炎。

髋臼骨折无论是否使用内固定治疗，若有长期存在关节关系不协调、关节内残留游离碎骨块

或者受伤时伴有不可逆的软骨损伤，最终都可能会发展为创伤性髋关节炎[11]。Tannast 等[11]报道了810例髋臼骨折患者的20年累计生存率为79%。因此许多髋臼骨折患者经手术治疗后，可能最终仍需要行全髋关节置换术。髋臼骨折骨不连虽罕见，但如果有症状，则应使用内固定翻修术[12]。伴有髋臼骨折或髋关节脱位的股骨头骨折也同样有骨坏死和发展为创伤性髋关节炎的风险[13]。髋臼骨折非手术治疗失败且有髋关节炎临床症状的患者也有指征行全髋关节置换术治疗。

二、病史和体格检查

应全面了解患者疼痛的位置、活动范围和相关症状等病史。应详细询问患者术后病情变化细节，尤其是当出现手术切口愈合不良或手术部位感染等问题时。

患者出现疼痛应局限于髋关节，而非大转子区域疼痛，大转子区域疼痛可能是由于股骨头的内固定外移，刺激髂胫束所导致。如果无法判断疼痛的具体部位，可予关节内注射利多卡因协助诊断。应检查坐骨神经、股骨神经、闭孔神经和股外侧皮神经功能。要评估下肢远端动脉搏动情况。还应评估既往内固定术所做的切口情况，及其与前路所要做切口的距离。还要检查髋关节活动范围和外展肌的功能。

三、影像学与其他诊断性资料

需要收集由校准的标记球管拍摄骨盆前后位（AP）X线片和股骨近端侧位片。髋臼骨折患者还需要骨盆X线片（Judet pelvic radiographs）。存在向下延伸至股骨骨干的植入物，可能还需要股骨全长X线片。

如果怀疑骨折愈合不完全或骨不连，则需要完善计算机断层扫描（CT），以便更好地识别可能需要植骨或植入金属重建的髋臼骨缺损。也可以协助识别植入物穿入的关节内。CT对识别经过支撑钢板治疗的髋臼后壁骨折尤其有帮助，如果髋臼后壁被侵蚀，则可在关节内看见钢板。

以我们的经验来看，磁共振成像（MRI）作用不大。虽然它可以用于检测股骨头坏死的早期迹象，但在不移除植入物的情况下难以排除金属伪影的影响。

如果怀疑感染，必须完善 C 反应蛋白和红细胞沉降率等实验室检查。若炎症指标升高或临床高度怀疑感染时，要行髋关节穿刺抽取关节液、完善关节液细胞计数、病原体培养等检查。

如果对疼痛起源部位不明，应进行诊断性髋关节内注射利多卡因加以鉴别。对拟行全髋关节置换术的患者不应注射皮质类固醇，以降低其感染的风险[14]。

四、鉴别诊断

鉴别诊断包括股骨内固定外移引起的外侧软组织刺激，骨不连和无髋关节骨性关节炎的股骨近端畸形愈合，还包括腰背痛及脊柱疾病引起的髋关节疼痛，股骨近端或髋臼骨髓炎，脓毒性髋关节炎及周围神经卡压等。

五、非手术治疗

非手术治疗方法与原发性髋关节骨性关节炎的相同，包括体重减轻、口服镇痛药、助行器保护下行走、改变活动方式和物理治疗[15]。

六、手术治疗

1. 术前规划

术前规划时要考虑到既往髋部手术切口和内固定物的位置。只要内固定物不在关节内，也不会干扰髋臼扩孔和假体嵌塞，就可以保留原有的植入物，例如，可以保留用于固定髋臼后壁和（或）后柱骨折的钢板和螺钉。如果需要去除内固定装置，可选择后路全髋关节置换术以便于取出植入物。或者，如果关节内的金属能够用金属切割钻去除，仍然可以采用前路全髋关节置换术。在行转换全髋关节置换术前应根据既往的病史资料或 X 线片特征来确认内固定物的类型及型号，以便提前准备移除内固定装置的工具。

术前应仔细查阅 X 线片来了解骨折愈合情况，如果无法确认骨折是否愈合，则需进一步行 CT 检查。因为髋臼假体嵌塞需要稳定的前后柱，所以髋关节骨性关节炎伴既往髋臼骨折更需要引起关注。内旋下肢下用带标准球管拍摄的 X 线片来评估股骨颈干角、肢体长度差异和股骨偏移量。借助软件来预估最佳的股骨和髋臼假体类型、大小和位置，这可以最大限度恢复髋关节生物力学状态。如果需要植骨或金属补块，CT 更有利于评估髋臼骨缺损情况。在这些情况下，应对髋臼缺损情况进行评估。含有空腔的髋臼缺陷可采用骨移植填塞治疗，而非封闭性髋臼边缘缺陷可用需金属补块修补[16]。对于前路难以修补的髋臼后壁缺损最好用后路全髋关节置换术。

异位骨化在髋臼骨折手术后很常见，尤其是采用后路治疗髋臼骨折时[17]，但异位骨化主要累及髋关节外展肌群，并不妨碍前路全髋关节置换术。髋关节前的异位骨化应在骨盆 X 线片髂骨斜面上寻找，若要切除髋关节前部的异位骨化，最好用 CT 进一步评估。如果外展肌和（或）外旋转肌存在临床症状明显的异位骨化，应考虑采用后路同时将其切除。

采用早期 Kocher-Langenbeck 切口，Gibson 切口或髂腹股沟切口进行前路的全髋关节置换术是安全的。

2. 体位

我们更倾向于患者仰卧于 Hana 骨科手术床上（Mizuho OSI，Union City，CA）。

3. 入路

髋关节的前路如 Matta 等[18]所演示及概述。如果既往有髂腹股沟入路切口，转换全髋关节置换术的切口可从瘢痕末端开始，仅在瘢痕尾部留下 1~2cm 的皮桥。如果既往有髂股切口，则可使用该切口的尾侧范围。如果需要扩大暴露范围，则扩大近端皮肤切口，并从髂骨前部松解部分阔筋膜张肌[19]。

七、技术考虑

1. 既往股骨颈骨折

股骨颈骨折多采用滑动髋关节螺钉或多个空心螺钉治疗，这给转换全髋关节置换术的股骨准备带来了挑战。在前路全髋关节置换术在置入关节假体前应先通过原先的切口取出内固定装置。可使用带螺纹的导针协助定位和取出空心螺钉。移除内固定物和切开关节囊后，可在骨折处或骨折不愈合处行股骨颈截骨术。然后从髋臼中取出股骨头。最后以传统方式准备髋臼侧与植入髋臼假体。

股骨钩置于股骨嵴下方的股骨外侧周围，同时患肢外旋、伸展、内收，再将股骨钩固定于骨科手术床（Mizuho OSI，Union City，CA）上的股骨托架上，使股骨近端从手术切口中提起，充分松解外侧关节囊。如果穿过股骨颈的螺钉周围形成硬化骨，将给股骨髓腔扩髓带来挑战，在这些情况下，我们更喜欢使用高速磨钻来扩髓以清除硬化骨。当硬化骨充分去除后，即连续扩髓直至标准股骨柄与干骺端获得最佳压配。若股骨颈塌陷伴股骨干内移位，应注意恢复股骨偏心距和肢体长度（图 18-1）。在置入股骨试体并复位髋关节后，拍摄骨盆前后位 X 线片，测量双下肢长度和股骨偏心距以确保将其纠正。通常无须在既往螺钉孔下方进行预捆扎，因为在植入股骨柄时会避开这些区域。

2. 既往股骨粗隆间骨折

股骨粗隆间骨折在愈合过程中常发生塌陷，导致偏心距变小和肢体缩短。术中需纠正这些因素以恢复髋关节的生物力学和稳定性。

我们通常通过原切口去除内固定装置。内固定装置周围过度增生的骨组织可能需要用刮匙、骨刀或高速磨钻去除。再行前路全髋关节置换术，股骨颈在原位截骨。在植入髋臼假体后，用股骨钩轻轻将股骨近端从伤口中提起，以经典软组织松解方法对大转子周围的软组织进行充分松解。松解过程中应避免过度用力，防止大转子

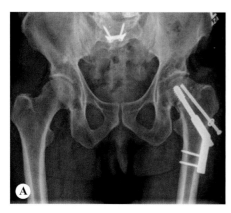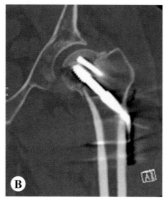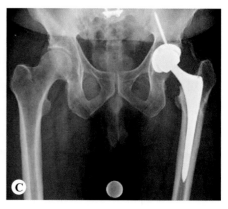

▲ 图 18-1　**A.** 一名 **53** 岁男性患者的 **X** 线片，他在股骨颈骨折内固定术后 **10** 个月出现持续的左髋关节疼痛和功能障碍，可见骨折明显塌陷，股骨偏心距减少，肢体缩短。**B. CT** 可以清晰显示股骨颈骨折不愈合。患者接受了前路压配式转换全髋关节置换术的治疗。**C.** 转换全髋关节置换术术后 **1** 年的 **X** 线片显示肢体长度、股骨偏心距恢复，髋臼和股骨假体的位置稳定

骨折。

使用过髓内钉（cephalomedullary nail，CMN）治疗的股骨骨折常会出现股骨近端硬化而难以开孔。我们用开口器和咬骨钳去除残留的股骨颈外侧骨质，然后用高速磨钻小心地清除骨髓腔周围的硬化骨，使股骨近端开口呈直角，过程中注意不能穿透骨皮质。然后就可以进行股骨扩髓。如果股骨髓腔远端骨质硬化，阻碍股骨挫的插入，则应手动小心去除硬化骨，直到股骨挫可以安全插入合适的深度。另外可以使用柔性扩髓器在球

头导针引导和保护下对髓腔进行扩髓。偶尔，使用过髓内钉股骨远端髓腔闭塞。我们倾向于用大号钻头在双平面透视下对远端骨髓腔进行扩髓，以确保钻头轨迹正确而避免穿透皮质。如果近端足够稳固，我们倾向于用干骺端压配的股骨柄假体。

如果干骺端压配不良，则应考虑使用骨水泥型股骨柄假体、多孔涂层的长股骨柄假体、组配式翻修型股骨柄。采用转换全髋关节置换术治疗粗隆间骨不连患者时更要准备这些假体（图 18-2）。

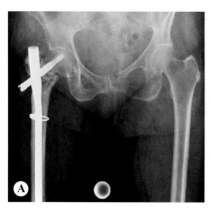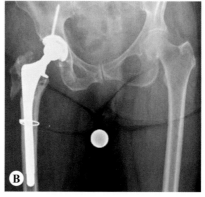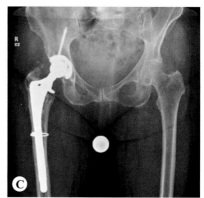

▲ 图 18-2　**A.** 一名 **84** 岁右股骨粗隆间骨折骨不连女性患者的 **X** 线片。该患者先前患有同侧髋关节骨性关节炎。经前路行全髋关节置换术，术中使用柔性扩髓器进行股骨骨髓腔远端扩髓，使用了全多孔涂层翻修股骨柄假体以获得远端稳定性。股骨大转子因受到髋关节外展肌群和股外侧肌的相互牵拉而相对稳定，所以无须加以固定。**B.** 术后立即拍摄的 **X** 线片，可见重建后的大转子仍有移位。**C.** 术后 **2** 年复查 **X** 线片，可见髋臼和股骨假体位置稳定。有趣的是之前移位的大转子竟然愈合了。患者的髋关节功能恢复良好，且仅伴有轻微的髋关节疼痛

选用骨水泥型股骨柄假体时，若不封闭取出内固定后遗留的孔隙，将会难以加压固定股骨柄假体。

3. 既往髋臼骨折

在进行髋臼侧准备的过程中，应评估内固定的类型和位置（即后柱、后壁、耻骨上支、耻骨下支）是否存在潜在的干扰。若不会干扰髋臼假体植入，就应该保留髋臼侧内固定装置。应在 X 线片或 CT 上仔细评估髋臼后柱和（或）后壁内固定装置与髋臼软骨下骨组织的距离，以确保髋臼准备时不受钢板和螺钉干扰（图 18-3 和图 18-4）。如果在磨锉髋臼的过程中遇到螺钉，则可用金属锉刀将阻碍髋臼磨锉的那一部分螺钉去除。然

而，如果钢板由于骨质侵蚀而移位至关节内，我们会首选后路以便于取出钢板。如果没有将螺钉误旋进关节内，耻骨上支和耻骨支钢板很少会阻碍髋臼准备，应将其留在原位。

因关节内嵌顿的髋臼侧空洞样缺损，可用取下的股骨头的骨组织进行骨移植治疗，以及用标准压配技术植入髋臼假体。另外，若出现后壁坏死或遭到侵蚀而引起髋臼边缘缺损，可能需要将假体放置在更内侧，以增加髋臼假体的后方和上方覆盖率。在这些情况下，应考虑使用更大偏心距的股骨柄，来平衡软组织紧张程度和恢复关节稳定性。当然，也可以通过在髋臼假体周围填塞

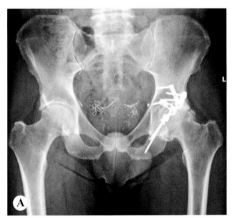
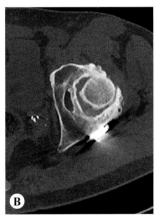
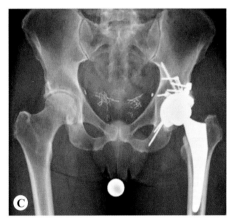

▲ 图 18-3　**A.** 患者男，64 岁，患有左髋关节创伤后骨性关节炎，15 年前行切开复位内固定治疗髋臼后壁骨折伴髋关节脱位。**B.** 术前 CT 检查，可见后方钢板和螺钉不会干扰髋臼准备和假体植入，故行保留后壁内固定装置的经前路全髋关节置换术。**C.** 术后 6 个月复查 X 线片见髋臼和股骨假体位置稳定

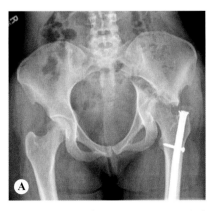
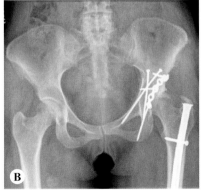
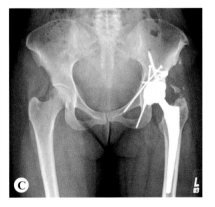

▲ 图 18-4　**A.** 患者女，34 岁，X 线片示髋臼横形骨折，非手术治疗后畸形愈合。通过延长的髂股入路行髋臼骨折切开复位内固定术。**B.** 可见患者术后出现创伤性髋关节炎。之后再经前路行压配式全髋关节置换术。既往髋臼内固定没有阻碍髋臼准备或假体嵌塞，故留在原位。**C.** 术后 2 年复查 X 线片示髋臼和股骨假体位置稳定

金属垫块来稳定假体。

应在保留髋臼侧骨量的基础上，选择合适大小的髋臼假体以确保获得最佳压配。术中透视有助于选择合适的髋臼假体和调整髋臼假体植入角度。我们几乎都用标准髋臼衬垫而不常规使用双动髋关节假体。此外，我们首选陶瓷头和聚乙烯衬垫。

我们通常可以通过髋臼假体的螺钉孔旋入一枚 6.5mm×50mm 的骨松质骨螺钉，并直达坐骨部分即刻获得稳定性直至骨长入髋臼。

4. 缝合

考虑到与原发性骨关节炎患者相比，这些患者髋关节更加松弛，为了尽可能恢复髋关节的稳定性，我们会用大量的连续缝合修复前侧关节囊。在治疗股骨颈骨不连的患者时尤其如此，而在治疗髋臼骨折的创伤性关节炎患者则较少这样做。然后修复阔筋膜张肌，再缝合皮下真皮层和皮肤。

八、术后护理

在前关节脱位预防措施允许的情况下进行负重训练，并在手术当天开始物理治疗。术后常规开展包括预防静脉血栓栓塞在内的其他方面护理，但不常规采取异位骨化的预防措施。

九、并发症

与初次全髋关节置换术相比，转换全髋关节置换术术后并发症发生率普遍较高。几位作者在术后感染、脱位、骨不连、术中骨折、假体下沉和无菌性松动方面的发生率可证明这一点[20-25]。不过还未专门对前路的转换全髋关节置换术后并发症进行进一步的研究。

十、结果

髋臼骨折后的全髋关节置换术与初次全髋关节置换术相比，其 10 年生存率较低，分别为70% 和 90%[25]。同样，股骨颈骨折内固定失败后全髋关节置换术的生存率也低于初次全髋关节置换术[26]。与初次手术相比，转换全髋关节置换术手术程序要求苛刻，其手术的复杂性更接近于全髋关节翻修术[27]。

参考文献

[1] Cichos KH, Mabry SE, Spitler CA, McGwin G, Quade JH, Ghanem ES. A comparison between the direct anterior and posterior approaches for total hip arthroplasty performed for femoral neck fracture. J Orthop Trauma. 2021;35(1):41-8.

[2] Dimitriou D, Helmy N, Hasler J, Flury A, Finsterwald M, Antoniadis A. The role of total hip arthroplasty through the direct anterior approach in femoral neck fracture and factors affecting the outcome. J Arthroplast. 2019;34(1):82-7.

[3] Haller J, Working Z, Gililland J, Rothberg D, Kubiak E. Fewer complications performing total hip arthroplasty through a direct anterior approach for femoral neck fracture. Orthopaedic Trauma Association Annual Meeting; 2015. p. 379-80.

[4] FAITH Investigators. Fracture fixation in the operative management of hip fractures (FAITH): an international, multicentre, randomised controlled trial. Lancet. 2017; 389(10078): 1519-27.

[5] Medda S, Jinnah AH, Marquez-Lara A, Araiza ET, Hasty EK, Halvorson JJ, et al. Valgus intertrochanteric osteotomy for femoral neck nonunion. J Orthop Trauma. 2019;33(Suppl 1):S26-S7.

[6] Mabry TM, Prpa B, Haidukewych GJ, Harmsen WS, Berry DJ. Long-term results of total hip arthroplasty for femoral neck fracture nonunion. J Bone Joint Surg Am. 2004;86(10):2263-7.

[7] Frei HC, Hotz T, Cadosch D, Rudin M, Käch K. Central head perforation, or "cut through," caused by the helical blade of the proximal femoral nail antirotation. J Orthop Trauma. 2012;26(8):e102-7.

[8] Hou Z, Bowen TR, Irgit KS, Matzko ME, Andreychik CM, Horwitz DS, et al. Treatment of pertrochanteric fractures (OTA 31-A1 and A2): long versus short cephalomedullary nailing. J Orthop Trauma. 2013;27(6):318-24.

[9] Fang C, Gudushauri P, Wong TM, Lau TW, Pun T, Leung F. Increased fracture collapse after intertro-chanteric fractures treated by the dynamic hip screw adversely affects walking ability but not survival. Biomed Res Int. 2016;2016:4175092.

[10] Bartonícek J, Skála-Rosenbaum J, Dousa P. Valgus

intertrochanteric osteotomy for malunion and nonunion of trochanteric fractures. J Orthop Trauma. 2003;17(9):606-12.

[11] Tannast M, Najibi S, Matta JM. Two to twenty-year survivorship of the hip in 810 patients with operatively treated acetabular fractures. J Bone Joint Surg Am. 2012;94(17):1559-67.

[12] Letournel E, Judet R. Fractures of the acetabulum. 2nd ed. Berlin: Springer; 1993.

[13] Koerner M, Westberg J, Martin J, Templeman D. Patient reported outcomes of femoral head fractures with minimum 10-year follow-up. J Orthop Trauma. 2020;34(12):621-5.

[14] Chambers AW, Lacy KW, Liow MHL, Manalo JPM, Freiberg AA, Kwon YM. Multiple hip intra-articular steroid injections increase risk of periprosthetic joint infection compared with single injections. J Arthroplast. 2017;32(6):1980-3.

[15] Quinn RH, Murray J, Pezold R, Hall Q. Management of osteoarthritis of the hip. J Am Acad Orthop Surg. 2018; 26(20):e434-e6.

[16] Sheth NP, Nelson CL, Springer BD, Fehring TK, Paprosky WG. Acetabular bone loss in revision total hip arthroplasty: evaluation and management. J Am Acad Orthop Surg. 2013;21(3):128-39.

[17] Giannoudis PV, Grotz MR, Papakostidis C, Dinopoulos H. Operative treatment of displaced fractures of the acetabulum. A meta-analysis. J Bone Joint Surg Br. 2005;87(1):2-9.

[18] Matta JM, Shahrdar C, Ferguson T. Single-incision anterior approach for total hip arthroplasty on an orthopaedic table. Clin Orthop Relat Res. 2005;441:115-24.

[19] Mast NH, Laude F. Revision total hip arthroplasty performed through the Hueter interval. J Bone Joint Surg Am. 2011;93(Suppl 2):143-8.

[20] DeHaan AM, Groat T, Priddy M, Ellis TJ, Duwelius PJ, Friess DM, et al. Salvage hip arthroplasty after failed fixation of proximal femur fractures. J Arthroplast. 2013; 28(5):855-9.

[21] Zhang B, Chiu KY, Wang M. Hip arthroplasty for failed internal fixation of intertrochanteric fractures. J Arthroplast. 2004; 19(3):329-33.

[22] Ranawat A, Zelken J, Helfet D, Buly R. Total hip arthroplasty for posttraumatic arthritis after acetabular fracture. J Arthroplast. 2009;24(5):759-67.

[23] Chen YT, Chen WM, Lee KS, Huang CK, Chiang CC, Chen TH. Diaphyseal locking hip arthroplasty for treatment of failed fixation of intertrochanteric hip fractures. J Arthroplast. 2008;23(2):241-6.

[24] Winemaker M, Gamble P, Petruccelli D, Kaspar S, de Beer J. Short-term outcomes of total hip arthroplasty after complications of open reduction internal fixation for hip fracture. J Arthroplast. 2006;21(5):682-8.

[25] Morison Z, Moojen DJ, Nauth A, Hall J, McKee MD, Waddell JP, et al. Total hip arthroplasty after acetabular fracture is associated with lower survivorship and more complications. Clin Orthop Relat Res. 2016;474(2):392-8.

[26] McKinley JC, Robinson CM. Treatment of displaced intracapsular hip fractures with total hip arthroplasty: comparison of primary arthroplasty with early salvage arthroplasty after failed internal fixation. J Bone Joint Surg Am. 2002;84(11):2010-5.

[27] Baghoolizadeh M, Schwarzkopf R. The Lawrence D. Dorr Surgical Techniques & Technologies Award: conversion total hip arthroplasty: is it a primary or revision hip arthroplasty. J Arthroplast. 2016;31(9 Suppl):16-21.

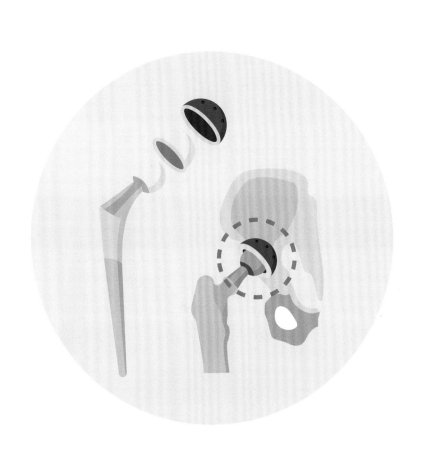

第三篇
全髋关节置换术的
生物力学、关键概念及方法

如果今天我们有机会设计和植入第一个人工髋关节，复制正常的髋关节生物力学是否合乎逻辑？显然，答案是肯定的。然而，从现代全髋关节置换术开始，标准方法经常有意改变髋关节生物力学。Charnley 试图调节旋转中心，以减少关节反作用力和磨损。对于后路，通常的指导是增加股骨偏心距，以便通过拉伸软组织来增加对脱位的抵抗力，并减少关节外撞击的机会。

前路和改进的假体设计使我们能够回到最符合逻辑的目标：恢复正常，关节炎前的髋关节生物力学，具体到个体患者。其他新技术也在促进这一目标。

第 19 章 正常髋关节生物力学
Normal Hip Biomechanics

Anna Jungwirth-Weinberger Friedrich Boettner 著

蓝艺萍 谢世伟 陈 杰 林文韬 林飞太 冯尔宥 译

一、骨性解剖

髋关节是一个有三个运动轴，受股骨颈和髋臼窝轮廓限制的球窝关节。髋关节通常被描述为多轴球窝关节 [1]。

髋臼由髂骨（约占 40%）、坐骨（40%）和耻骨（20%）组成 [2]，主要由松质骨构成 [3]。由于髋臼窝的深度，髋部的骨性解剖结构实现了固有的稳定性 [4]。盂唇和关节囊及其主要部分如髂股韧带、坐骨股韧带和耻骨股韧带提供了额外的稳定性。

股骨头和髋臼表面由多层透明软骨覆盖，这些软骨缓冲作用在关节上的力 [5]。在股骨头中央有一个没有被软骨覆盖的孔，即股骨头凹。

股骨头通过股骨颈与股骨干相连。股骨颈的长度取决于身体的大小，但在成人髋关节中约为 5cm [6]。在正常成人解剖中，颈干角（CCD 角）为 125° ± 5° [7]。正常的髋臼前倾角有利于髋屈曲，并通过高屈曲减少撞击 [8]，髋臼前倾角正常值在 15°~20° [9]。除髋臼前倾角外，影响撞击的另一个重要因素是股骨头覆盖率，这可以在 X 线片上测量为中心边缘角。中心边缘角为股骨头中心的一条垂直线和股骨头中心至髋臼外侧边缘的一条直线夹角，正常范围为 25°~35° [10]，中心边缘角的增大会增加原生髋关节钳夹撞击的风险。

生理性股骨前倾是指股骨颈向前偏离股骨髁轴线的角度，大约为 15° [11]，其前倾减小或过度增加均可导致撞击（图 19-1）。

二、韧带和关节囊

髋关节被强大的韧带关节囊包裹，它附着在髋臼盂唇外侧。Tsutsumi 等的一项研究报道显示髂前下棘下方有明显的印痕，其为髋关节囊提供附着位置 [12]。在远端，关节囊沿转子间线和大转子内侧插入，从后侧看，它不完全覆盖股骨颈 [13, 14]。

髋关节囊是维持髋关节稳定的主要结构，除了防止脱位，它还能限制股骨头在髋臼内的活动 [7, 12, 15]。

髋关节周围有复杂的韧带结构，包括坐骨股韧带、髂股韧带（又称 y 韧带）和耻骨股韧带。它们是起限制关节活动作用的被动结构 [15]。

髋关节的伸展受到髂股韧带的限制。坐骨股韧带起源于髋臼的坐骨边缘止于股骨颈的后侧。它主要限制髋关节内旋，也限制了髋的屈曲内收 [16]。股骨弓状韧带位于深部关节囊的后方，它起于大转子，在股骨颈后侧周围的坐骨股韧带下方，并插入小转子。在极度屈伸关节时收紧关节囊 [17]（图 19-2）。

圆韧带位于中央凹，包含股骨头的血液供

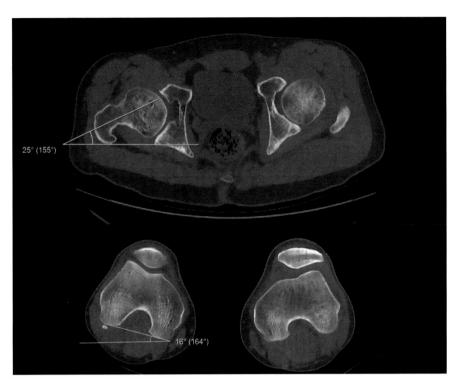

▲ 图 19-1　CT 测量的股骨前倾角 41°（25°+16°）

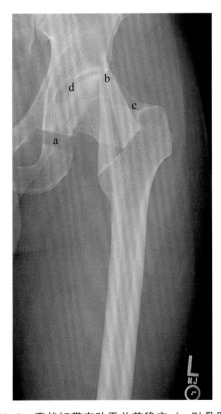

▲ 图 19-2　囊状韧带有助于关节稳定（**a.** 耻骨股韧带；**b.** 髂股韧带；**c.** 坐骨股骨韧带；**d.** 盂唇）。同样有贡献但在这里没有看到的是：圆韧带

应。圆韧带作为新生儿髋关节的稳定结构并为股骨头提供血供而起重要的作用[18]。根据 Byrne 等的研究，它对成人髋关节的稳定性没有贡献[7]。然而，新的研究论证了圆韧带对髋关节稳定性的贡献，因为其在髋关节联合屈曲和外展时在下方支撑着股骨头[19]。

三、髋臼盂唇

盂唇是一个环状纤维软骨结构，由髋臼横韧带的前部和后部连接，并附着在髋臼边缘。在髋臼软骨周围，它与透明软骨融合[7, 20]。在活动中，盂唇在分配接触力方面起着重要的作用[1]。

盂唇增加髋臼表面和髋臼窝的深度[21]。

其通过增加关节的包容性和所谓的吸力作用，有助于增加关节的稳定性。盂唇通过形成吸力密封从而阻碍关节液的进出并通过在关节内形成负压[23] 以防止股骨头从髋臼窝脱出[22]。

Safran 等的一项研究使用尸体模型分析了在所有软组织约束完好的情况下，股骨头相对于髋臼的相对运动。髋臼盂唇缺失导致了股骨头移动度增加，可能导致不稳定和骨关节炎[24]。

除了前上区域关节软骨和盂唇连接处的胶原蛋白纤维是平行的，其他处胶原蛋白纤维是垂直的。关节软骨和盂唇连接处的前上区域其平行方向的胶原蛋白纤维表明了其由于盂唇附着强度降低而产生了薄弱环节[25]。

四、关节周围的肌肉

髋关节需要肌肉来增强稳定性和促进运动。22块作用于髋部的肌肉为其提供稳定性和运动能力[7]。髋关节和大腿的肌肉位于一个连续的纤维层，即阔筋膜内。阔筋膜近端附着于髂嵴、骶骨后、腹股沟韧带、坐骨粗隆和耻骨。因为其无弹性而提高了肌肉的收缩效率[26]。

最重要的屈髋肌是髂腰肌。髂腰肌由腰大肌、腰小肌和髂肌三部分组成。其他的屈髋肌包括缝匠肌、阔筋膜张肌和股直肌，其中腰大肌起于 $T_{12} \sim L_5$ 椎体并止于小转子。缝匠肌起源于髂前上棘并止于胫骨上端内侧面，它有助于外展和外旋。股直肌的直头起源于髂前上棘，反射头起源于髋臼。股直肌与股外侧肌、股中间肌、股内侧肌共同构成股四头肌和股四头肌肌腱，并通过髌腱止于胫骨粗隆。

髋关节最有力的伸肌是臀大肌，它起于骶骨表面、髂骨后部和胸腰椎筋膜直至髂胫束，其深部纤维组织插入股骨的臀肌粗隆。臀大肌也有助于髋关节的外旋，并通过将股骨与阔筋膜张肌相连来稳定股骨。

髋关节外展肌包括臀中肌和臀小肌，两者都位于阔筋膜下。臀中肌起于髂骨翼外侧面，止于股骨大转子的外侧。臀小肌位于臀中肌深面，起于髂骨外侧止于股骨大转子前外侧。

阔筋膜张肌起源于髂前上棘和髂嵴。它与臀大肌和阔筋膜合并形成髂胫束。阔筋膜张肌使髋关节弯曲并向内旋转。

梨状肌从骶骨延伸到股骨大转子，是髋关节的外旋肌。其他外旋肌，包括上孖肌、闭孔外肌、下孖肌和股方肌。它们分别从坐骨耻骨支、闭孔膜和坐骨结节水平延伸至大转子内侧。

髋关节内收肌包括闭孔外肌、耻骨肌、长收肌、短收肌、大收肌、小收肌和股薄肌。闭孔外肌起于闭孔膜和闭孔止于股骨粗隆窝，它也有助于髋关节的外旋。

耻骨肌起源于耻骨的耻骨梳并止于股骨的耻骨肌线。除内收外，还有助于髋关节外旋和屈曲。长收肌起于耻骨和坐骨结节，止于股骨粗线中 1/3 和股骨内收肌结节。此外，长收肌还有助于髋部的屈曲。短收肌起源于耻骨下支止于长收肌和小粗隆近端的股骨粗线。大收肌起源于耻骨下支和坐骨结节并延伸至股骨粗线和股骨内收肌结节，它也有助于髋关节的外旋和伸展。小收肌起源于耻骨下支也止于股骨粗线，除了髋关节内收之外它也有助于髋关节外旋。

股薄肌起于坐骨耻骨支的下方，远端止于胫骨近端内侧面。

髋关节肌肉的活动范围取决于髋关节的位置，这是由髋关节旋转轴和肌肉运动线的变化所决定[7]（表 19-1）。

此外，髋部的肌肉提供稳定性，并帮助减少股骨上的弯曲应力。当负荷应力垂直施加于股骨时，牵张力和压缩力作用于股骨的内侧和外侧。例如，阔筋膜张肌就会起到侧向张力带的作用，减少骨骼上的应力[7]（图 19-3）。

五、运动

由于髋关节的球窝性质，其提供了极佳的运动范围和稳定性。由于髋臼与股骨头两个关节面的匹配性[4]，股骨头与髋臼之间的所有运动都是旋转的[1]。由于股骨颈部的骨质结构会撞击髋臼缘，因此髋臼窝的深度限制了股骨的活动范围。

关节活动范围的总体限制不仅来自骨撞击，也来自囊性和肌肉肌腱结构[27]。

在矢状面，一个正常的髋关节可以达到大约前屈 125° 和后伸 15°。在冠状面，它可达到外展 50° 和内收 30°。屈曲的髋关节内、外旋范围分别为 0°～70° 和 0°～90°[14]（图 19-4）。

肌　群	主要功能	次要功能
屈髋	• 髂腰肌 • 缝匠肌 • 阔筋膜张肌 • 股直肌 • 长收肌 • 耻骨肌	• 短收肌 • 股薄肌 • 臀小肌（前束）
伸直	• 臀大肌 • 大收肌（后头） • 股二头肌（长头） • 半腱肌 • 半膜肌	• 臀中肌（中、后束） • 大收肌（前头）
外旋	• 臀大肌 • 梨形肌 • 闭口内肌 • 上孖肌 • 下孖肌 • 股方肌	• 臀中肌（后束） • 臀小肌（后束） • 闭孔外肌 • 缝匠肌 • 股二头肌长头
内旋	• 无	• 臀小肌（前束） • 臀中肌（前束） • 阔筋膜张肌 • 长收肌 • 短收肌 • 大收肌（后头）
内收	• 耻骨肌 • 长收肌 • 股薄肌 • 短收肌 • 大收肌（前头、后头）	• 股二头肌长头 • 臀大肌（后束） • 股方肌 • 闭孔外肌
外展	• 臀中肌 • 臀小肌 • 阔筋膜张肌	• 梨状肌 • 缝匠肌 • 股直肌

表 19-1　髋关节不同肌群

六、生物力学

髋关节的几何构造对作用在髋关节上的力有影响[28]。

残余的压力始终作用在关节上，其平均大小大约为人体重[1]。

髋关节的静态载荷通常被描述为在冠状面进行二维分析[7,15]。这个模式是指单腿站立时作用在髋部上的力，最早由 Koch[29] 在 1917 年发明的。静态载荷分析的基本原则是平衡原则。如果一个静止的物体的所有载荷（即力和力矩）之和为零，则称这个物体处于平衡状态[30]。

Koch 认为身体重心位于 S_1 椎体前 1cm 的中

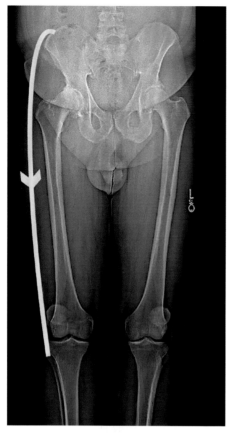

▲ 图 19-3 髂胫束压缩带效应

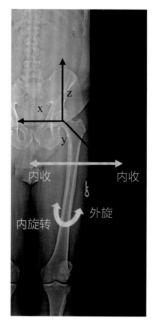 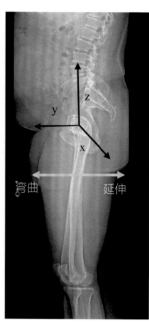

▲ 图 19-4 髋关节在 3 个平面的活动范围

线位置。从这个点来看，重力对下肢的影响用垂直方向的矢量（W）表示。在下肢的负重过程中，重心向远端移动，远离支撑腿。对侧的非支撑腿被添加在作用于髋部的重量上。这种向下的力导致通过股骨头中心（支点）的旋转。拮抗力量包括外展肌，其进行等长收缩，并对股骨头起杠杆作用[7,29,31,32]。

由重力产生的力矩臂长度大约是外展肌杠杆力矩臂（A）的 3 倍长。这为重力提供了优势。为了保持静止，髋关节上产生了一个反作用力（F），其与体重和外展肌的作用力之和相等并相反。通过减少力矩臂的长度，可减少髋关节上的应力[33]。

三维模型改进了 Koch 的概念。实际上，有三种力作用于股骨：一种作用于远端，另一种作用于后端，还有一种作用于外侧。关节上总的反作用力是髋部上这三种应力之和[28,34]。

七、步态和站姿

在行走过程中，髋关节是下肢与身体的主要连接部位。正常行走步态包括站立阶段和摆动阶段。站立阶段被定义为脚在地面上的阶段，是从脚跟最初接触地面开始，直到脚趾离开地面的一个阶段。摆动阶段被定义为脚离开地面并向前移动一个阶段[14]。Perry 将站立阶段进一步分为 5 个阶段：初始触地、负荷反应期、站立中期、站立末期和迈步前期[35]。

这个周期从足跟触地及离地开始，当同一个足跟再次着地时结束。在步态周期中，髋部最大的伸展发生在足跟离地时，最大的屈曲发生在摆动后期。在步态站立阶段，髋关节内收和内旋转使重心更接近髋关节。在摆动阶段，髋部外展并向外旋转。双支撑阶段的存在定义行走活动。相比之下，跑步的特点不能用双支撑阶段来描述，而是当双脚同时离地时存在一个腾空阶段。随着运行速度的增加，腾空阶段的持续时间也随之增加[15,27]。

八、髋关节解剖的临床意义

在全髋关节置换术（total hip arthroplasty,

THA）中股骨近端负荷是受股骨柄的长度和形状的影响。在 Decking 等的一项研究中，在体外测量了三种不同的柄，比较了传统的直柄假体、解剖型股骨柄假体和无柄假体。直柄假体和解剖型股骨柄假体使股骨近端纵向应力减少；无柄假体导致大转子侧的应力增加。相比传统和解剖型股骨柄，这种情况下内侧应力更接近生理值[36]。

在全髋关节置换术中，可以通过向内侧移动旋转中心来减少髋关节反作用力。外展肌（主要是臀中肌的中间纤维束）外展和内收的力矩臂随着髋臼杯的内移而增加10%～85%。而对于屈伸，其效果并不理想。对于股骨前倾较小的患者，臼杯内移对增加外展力矩臂有更大的影响。股骨偏心距被定义为从股骨头旋转中心到股骨解剖轴线的距离[37]。当股骨柄假体放置位置偏内翻或使用高偏心距的假体，股骨偏心距会增加；当将股骨柄假体放置位置偏外翻或选择减小偏心距的股骨假体，则股骨偏心距会减小[38]。全髋关节置换术中偏心距的丢失会导致外展力矩臂的减少[39]和功能的丧失，而股骨偏心距的增加对术后结果没有影响[38]。然而，偏心距的增大会增加髂胫束张力，并可导致股骨转子内侧滑囊炎，尤其是对于女性患者。与正常解剖的股骨偏心距和较小的股骨偏心距相比，随着股骨偏心距的增加，平均和最大外展力矩臂及臀中肌和臀小肌的作用力显著增加。与正常解剖的股骨偏心距相比，较小的股骨偏心距导致髋关节应力增大[40]。

髋关节受力在不同的活动中会发生变化。下楼时的髋部受力的峰值超过上楼时的力的峰值。步行比从椅子上站起来的负重更大，甚至比坐着的负重更大[41]。

双腿长度的差异是 THA 术后常见的并发症，可导致背部问题、不稳定、跛行和疼痛[42]。此外，据报道，双腿长度不一致的患者步态速度较慢，髋关节活动度降低，步幅减少，髋关节力矩减少，髋关节动力较小[43]。手术腿延长比缩短更常见[42]。

当增加腿长时，术后臀中肌和臀小肌会产生张力，根据报道其假体无菌松动也会增加[44,45]。

肢体短缩导致髋关节疼痛增加、跛行、患者满意度降低[46]，并与软组织松弛相关，这可能会增加脱位的风险[47]。

Brand 和 Yack[48] 在他们的研究中报告说，地面反作用力随着腿的长度的增加而增加。短缩性跛行导致长度张力的缺失和外展肌力的下降[49]。

全髋关节置换术中股骨和髋臼假体的位置对髋关节力学和活动范围有影响，假体放置位置不佳会导致其撞击、磨损和脱位[50,51]。股骨前倾对假体及股骨的负荷力有影响，股骨前倾增加到30°时，会增加髋关节接触力[52]，其也和髋关节的疼痛及外旋活动度减少有关。未恢复股骨的生理前倾会影响患者日常生活活动度，过度前倾的患者通常无法进行4字征试验或系鞋带动作。如果全髋关节置换术后股骨前倾增加，则股骨近端弯曲力矩增加，这可能会增加假体松动的风险[52]。

参考文献

[1] Bowman KF Jr, Fox J, Sekiya JK. A clinically relevant review of hip biomechanics. Arthroscopy. 2010;26(8):1118-29.

[2] Schuenke M, Shutle E, Schumacher U. General anatomy of the muscoloscletal system. Ross LM, Lamperti ED, editors. Thieme; 2006.

[3] Radin EL. Biomechanics of the human hip. Clin Orthop Relat Res. 1980;152:28-34.

[4] Buckwalter JE, Einhorn TA, Simon SR. Orthopaedic basic science: biology and biomechanics of the muscoloskeletal system. Rosemont: American Academy of Orthopaedic Surgeons; 2000.

[5] Teshima R, Otsuka T, Takasu N, Yamagata N, Yamamoto K. Structure of the most superficial layer of articular cartilage. J Bone Joint Surg Br. 1995;77(3):460-4.

[6] Robbins C. Anatomy and biomechanics. Fagerson T, editor. Boston: Butterworth-Heinemann; 1998.

[7] Byrne DM, Mulhall KJ, Baker JF. Anatomy & biomechanics of the hip. Open Sports Med J. 2010;4:51-7.

[8] Torry MR, Schenker ML, Martin HD, Hogoboom D, Philippon MJ. Neuromuscular hip biomechanics and pathology in the athlete. Clin Sports Med. 2006;25(2):179-97, vii.

[9] Tönnis D, Heinecke A. Decreased acetabular anteversion and femur neck antetorsion cause pain and arthrosis. 2: etiology, diagnosis and therapy. Z Orthop Ihre Grenzgeb. 1999;137(2):160-7.

[10] Wiberg G. Studies on dysplastic acetabula and congenital subluxation of the hip joint with special reference to the complication of osteo-arthritis. J Am Med Assoc. 1940;115(1):81.

[11] Tayton E. Femoral anteversion: a necessary angle or an evolutionary vestige? J Bone Joint Surg Br. 2007; 89(10): 1283-8.

[12] Tsutsumi M, Nimura A, Honda E, Utsunomiya H, Uchida S, Akita K. An anatomical study of the anterosuperior capsular attachment site on the acetabulum. J Bone Joint Surg Am. 2019;101(17):1554-62.

[13] Martin HD, Savage A, Braly BA, Palmer IJ, Beall DP, Kelly B. The function of the hip capsular ligaments: a quantitative report. Arthroscopy. 2008;24(2):188-95.

[14] Hughes PH, Hsu JC, Matava MJ. Hip anatomy and biomechanics in the athlete. J Sports Med Arthroscopy Rev. 2002;10:103-14.

[15] Lunn DE, Lampropoulos A, Stewart TD. Basic biomechanics of the hip. Orthop Trauma. 2016;30(3):239-46.

[16] Fuss FK, Bacher A. New aspects of the morphology and function of the human hip joint ligaments. Am J Anat. 1991;192(1):1-13.

[17] Hewitt JD, Glisson RR, Guilak F, Vail TP. The mechanical properties of the human hip capsule ligaments. J Arthroplast. 2002;17(1):82-9.

[18] Chandler SB, Kreuscher PH. A study of the blood supply of the ligamentum teres and its relation to the circulation of the head of the femur. JBJS. 1932;14(4):834-46.

[19] Kivlan BR, Richard Clemente F, Martin RL, Martin HD. Function of the ligamentum teres during multi-planar movement of the hip joint. Knee Surg Sports Traumatol Arthrosc. 2013;21(7):1664-8.

[20] Hartigan DE, Perets I, Meghpara MB, Mohr MR, Close MR, Yuen LC, et al. Biomechanics, anatomy, pathology, imaging and clinical evaluation of the acetabular labrum: current concepts. J ISAKOS Joint Disord Orthop Sports Med. 2018;3(3):148-54.

[21] Freehill MT, Safran MR. The labrum of the hip: diagnosis and rationale for surgical correction. Clin Sports Med. 2011;30(2):293-315.

[22] Crawford MJ, Dy CJ, Alexander JW, Thompson M, Schroder SJ, Vega CE, et al. The 2007 Frank Stinchfield Award. The biomechanics of the hip labrum and the stability of the hip. Clin Orthop Relat Res. 2007;465:16-22.

[23] Takechi H, Nagashima H, Ito S. Intra-articular pressure of the hip joint outside and inside the limbus. Nihon Seikeigeka Gakkai Zasshi. 1982;56(6):529-36.

[24] Safran MR, Lopomo N, Zaffagnini S, Signorelli C, Vaughn ZD, Lindsey DP, et al. In vitro analysis of peri-articular soft tissues passive constraining effect on hip kinematics and joint stability. Knee Surg Sports Traumatol Arthrosc. 2013;21(7):1655-63.

[25] Türker M, Kılıçoğlu Ö, Göksan B, Bilgiç B. Vascularity and histology of fetal labrum and chondrolabral junction: its relevance to chondrolabral detachment tears. Knee Surg Sports Traumatol Arthrosc. 2012;20(2):381-6.

[26] Moore K. Clinically oriented anatomy. 3rd ed. Baltimore: Williams and Wilkins; 1992.

[27] Polkowski GG, Clohisy JC. Hip biomechanics. Sports Med Arthrosc Rev. 2010;18(2):56-62.

[28] Monk AP, Simpson DJ, Riley ND, Murray DW, Gill HS. Biomechanics in orthopaedics: considerations of the lower limb. Surgery (Oxford). 2013;31(9):445-51.

[29] Koch JC. The laws of bone architecture. Am J Anat. 1917;21(2):177-298.

[30] Miles AW, Gheduzzi S. Basic biomechanics and biomaterials. Surgery (Oxford). 2012;30(2):86-91.

[31] Santoni BG, Sanders RW. What you need to understand biomechanically about the hip fracture. Tech Orthop. 2015;30(1):2-8.

[32] Fetto JF. A dynamic model of hip joint biomechanics: the contribution of soft tissues. Adv Orthop. 2019; 2019: 5804642.

[33] Robertson DD, Britton CA, Latona CR, Armfield DR, Walker PS, Maloney WJ. Hip biomechanics: importance to functional imaging. Semin Musculoskelet Radiol. 2003;7(1):27-41.

[34] Simpson DJ, Monk AP, Murray DW, Gill HS. Biomechanics in orthopaedics: considerations of the hip and knee. Surgery (Oxford). 2010;28(10):478-82.

[35] Perry J, K ST, Davids JR. Gait analysis: normal and pathological function. J Pediatr Orthop. 1992;12(6):815.

[36] Decking R, Puhl W, Simon U, Claes LE. Changes in strain distribution of loaded proximal femora caused by different types of cementless femoral stems. Clin Biomech (Bristol, Avon). 2006;21(5):495-501.

[37] Terrier A, Levrero Florencio F, Rüdiger HA. Benefit of cup medialization in total hip arthroplasty is associated with femoral anatomy. Clin Orthop Relat Res. 2014; 472(10): 3159-65.

[38] Cassidy KA, Noticewala MS, Macaulay W, Lee JH, Geller JA. Effect of femoral offset on pain and function after total hip arthroplasty. J Arthroplast. 2012;27(10):1863-9.

[39] Rüdiger HA, Parvex V, Terrier A. Impact of the femoral head position on moment arms in total hip arthroplasty: a parametric finite element study. J Arthroplast. 2016; 31(3): 715-20.

[40] Rüdiger HA, Guillemin M, Latypova A, Terrier A. Effect

of changes of femoral offset on abductor and joint reaction forces in total hip arthroplasty. Arch Orthop Trauma Surg. 2017;137(11):1579-85.

[41] Bergmann G, Deuretzbacher G, Heller M, Graichen F, Rohlmann A, Strauss J, et al. Hip contact forces and gait patterns from routine activities. J Biomech. 2001;34(7): 859-71.

[42] Ranawat CS, Rodriguez JA. Functional leg-length inequality following total hip arthroplasty. J Arthroplast. 1997; 12(4): 359-64.

[43] Li J, McWilliams AB, Jin Z, Fisher J, Stone MH, Redmond AC, et al. Unilateral total hip replacement patients with symptomatic leg length inequality have abnormal hip biomechanics during walking. Clin Biomech (Bristol, Avon). 2015;30(5):513-9.

[44] Visuri T, Lindholm TS, Antti-Poika I, Koskenvuo M. The role of overlength of the leg in aseptic loosening after total hip arthroplasty. Ital J Orthop Traumatol. 1993;19(1): 107-11.

[45] Flecher X, Ollivier M, Argenson JN. Lower limb length and offset in total hip arthroplasty. Orthop Traumatol Surg Res. 2016;102(1 Suppl):S9-20.

[46] Röder C, Vogel R, Burri L, Dietrich D, Staub LP. Total hip arthroplasty: leg length inequality impairs functional outcomes and patient satisfaction. BMC Musculoskelet Disord. 2012;13:95.

[47] Abraham WD, Dimon JH 3rd. Leg length discrepancy in total hip arthroplasty. Orthop Clin North Am. 1992;23(2):201-9.

[48] Brand RA, Yack HJ. Effects of leg length discrepancies on the forces at the hip joint. Clin Orthop Relat Res. 1996;333:172-80.

[49] Gore DR, Murray MP, Gardner GM, Sepic SB. Roentgenographic measurements after Müller total hip replacement. Correlations among roentgenographic measurements and hip strength and mobility. J Bone Joint Surg Am. 1977;59(7):948-53.

[50] Renkawitz T, Haimerl M, Dohmen L, Gneiting S, Lechler P, Woerner M, et al. The association between femoral tilt and impingement-free range-of-motion in total hip arthroplasty. BMC Musculoskelet Disord. 2012;13:65.

[51] Higa M, Tanino H, Abo M, Kakunai S, Banks SA. Effect of acetabular component anteversion on dislocation mechanisms in total hip arthroplasty. J Biomech. 2011; 44(9): 1810-3.

[52] Heller MO, Bergmann G, Deuretzbacher G, Claes L, Haas NP, Duda GN. Influence of femoral anteversion on proximal femoral loading: measurement and simulation in four patients. Clin Biomech (Bristol, Avon). 2001;16(8):644-9.

第 20 章 髋关节定位的关键概念和方法
Key Concepts and Methods for Acetabular Positioning

Jakub Tatka　Joel M. Matta　著

陈敬桥　杨为华　季　祥　沈凯魏　徐冬闽　林文韬　冯尔宥　译

髋臼假体的准确定位具有重要意义。提高定位准确性有助于恢复髋关节生物力学、功能活动范围提高、耐磨损程度和降低脱位风险。

髋臼假体的位置是指旋转中心和由外展角和前倾角定义的旋转位置。

对于以前没有病变的髋关节，髋臼中心 / 旋转中心应尽可能地接近髋关节原来的、病变前的旋转中心。对于发育不良的髋关节，髋臼假体应放置在解剖学上的髋臼位置，这往往与术前的旋转中心不同，而且更偏向于内侧和远端。长时间关节炎导致髋臼外上方磨损可导致股骨头向近端轻微移动，对于明显的外上方磨损，需要考虑采用外上方骨质重建术从而恢复旋转中心。通常还需要优先考虑将髋臼杯紧贴髋臼内壁，以保证与宿主骨充分接触，并防止软组织对髋臼杯的金属边缘产生刺激。特别注意的是，髋臼前缘应覆盖髋臼杯，以防止髂腰肌腱接触。同时要避免对髋臼顶进行过多的磨锉，因为这可能会导致髋臼杯过高放置并导致髋关节中心升高。

作者的做法是，几乎所有的初次杯都是选择没有螺纹孔的臼杯。

髋臼位置的第二个也是更令人困惑的因素是旋转位置外展角和前倾角的目标值并没有得到普遍认同，而且在不同的患者之间可能会有所不同 [1]。然而，在已发表的参考文献中，外展角和前倾角的推荐值已经基本形成共识 [2]。

获得髋臼旋转位置的方法并不完全具有重复性，即使是经验丰富的专家外科医生也是如此 [3, 4]。获得髋臼旋转位置（acetabular rotational position, ARP）的方法之间差别很大，包括"目测"髋臼杯和（或）插入柄连接器（最常见）、机械引导、运动范围和稳定性试验、与髋臼横韧带对齐、基于术前规划和骨盆标志的计算机引导、术中透视检查。基本上，以上所有方法都要与仰卧位正位 X 线片（较少见的术后 CT 扫描）相验证 [5]。因此，患者仰卧正位片是评估所有 ARP 的最终"金标准"方法。因此，作者更倾向于将仰卧正位片作为术中和最终的方法来实现准确的 ARP，ARP 是通过术中透视实现的，并通过软件分析数字图像来辅助。

ARP 是相对于身体的纵轴（x、y 和 z）或纵平面（水平面、矢状面和冠状面）实现的，而不是相对于骨盆。这些都是术中或术后 X 线片、CT 检查的测量值，这些测量值是正确的，因为它们与身体的解剖位置相关联。因此，虽然臼杯应充分放置在髋臼内，但患者解剖的外展角和前倾角不应影响假体的 ARP。

由于 ARP 的各种要求，包括活动范围、磨损和稳定性，ARP 并不适用于所有参数或任何一个髋关节的位置或功能，如行走或站立。无论髋关节的位置或患者的活动如何，ARP 很少是理想的，但仍然令人满意的和有作用的。

ARP 不应随股骨前倾角的正常变化而变化（根据联合前倾角的概念，资深作者认为这在很大程度上是错误的）[6]。臼杯的位置应该是相对一致的，并能适应股骨前倾角的变化。如果患者有严重的问题，解决方案应该是使股骨假体的股骨前倾角"正常化"。

外展角和前倾角可以通过 X 线片、透视或CT 测量。方法之间没有说哪一种更准确，所有方法都依赖于 X 线片对骨盆和髋臼的正确定位。对于 X 线片和透视检查，X 线应垂直于冠状面。作为骨盆侧位拍摄的髋臼侧视图也可以测量外展角和前倾角，但是，并不能增加有关 ARP 的新信息。穿桌侧位不能准确测量前倾角。对于 CT来说，轴切面应该与身体的横切面平行。如果研究采用患者仰卧位而不是侧卧位的情况下进行的，这两种体位都更容易实现。

一、手术室方法

准确地植入髋臼假体是至关重要的。仰卧位和透视对获得更好的髋臼杯位置有很大的贡献。已经有几个基于透视的计算机导航程序被开发，他们能提高术中髋臼杯定位的准确性和一致性。

为了能够在放置髋臼杯过程中更有效地使用 DePuy's VELYS 软件，需要遵循以下几个步骤。

1. 检查骨盆在正位透视镜下是否水平，透视中心居中在骨盆的上方。

2. 在 VELYS 软件中，输入两条相交线所形成的角度值：连接骨盆边缘和一侧泪滴的线及连接两泪滴的线。

3. 接下来，将 C 臂居中置于髋臼上方，旋转图像以接近垂直的骨盆。

4. 在 VELYS 软件中，输入所需的外展角和前倾角，这将创建一个品红色的目标椭圆，投射在居中的髋关节正位透视图像上。

5. 最后，安装髋臼组件。在安装嵌顿过程

中，根据需要改变插入器的角度，使髋臼组件边缘的图像与品红色目标椭圆相匹配。

VELYS 软件操作简单且可重复性好。然而，有一些基本概念如果被理解后，就会提高外科医生的能力，使其能够保持一贯稳定，按照预定的方式装入髋臼杯，减少误差。完整详细的过程如下。

术前仰卧骨盆正位 X 线片应评估骨盆的倾斜和旋转。注意闭孔的大小、形状和对称性，以便术中参考。这个术前图像应该放在手术室内，以便外科医生进行可视化和比对。

对骨盆位置的正确评估从患者在手术室的体位开始。患者仰卧在手术床上。脚被放入靴子中，并连接到手术床的腿部支柱上。这些支柱大概被固定到 3°～5°，以防止和增加骨盆倾斜（图20-1）。

手术过程中，在最终定位臼杯中心之前，将 C 臂中心置于骨盆上方，以评估骨盆是否水平，同时评估骨盆倾斜是否与术前仰卧骨盆的倾斜一致。在此过程中使用的几个解剖标志和关系，这些可以在图 20-2 中看到。

骨盆旋转（围绕纵轴旋转）可以使用下面的主要关系进行评估。

• 尾骨中央长轴与耻骨联合的关系。

• 髂骨线与髋臼泪滴的（内外侧）关系。

• 闭孔内侧到外侧宽度（从左到右）。

如果骨盆旋转的时候达不到水平，请适当地

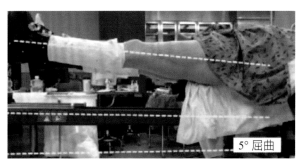

▲ 图 20-1　图示手术床腿部支柱与地平面成 3°～5°，以防止骨盆倾斜／伸展

图片由 Joel Matta，MD 提供

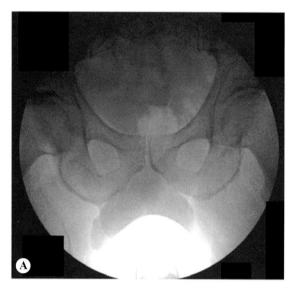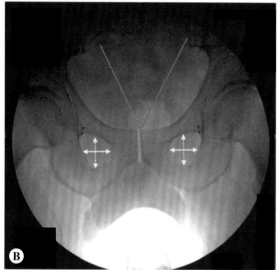

▲ 图 20-2　A. 术中摄取正位骨盆透视图像。B. 来自 A 图的正位骨盆图像，以及体表标志及其关系，这些用来评估骨盆旋转和倾斜。标记如下：橙色实线勾勒出骶骨，蓝色虚线勾勒出髂骨线，红色虚线勾勒出泪滴，绿色实线表示耻骨联合，白色实心箭头表示闭孔的内侧到外侧的宽度，白色虚线表示闭孔的尾端到头部的距离（**Jakub Tatka，MD** 提供）

调整 Hana 手术床，使骨盆水平。在骨盆水平的情况下，手术床的滚动方向可能不是水平的。

骨盆倾斜可以用以下解剖学关系来评估。

• 尾骨端与耻骨联合的关系。

• 闭孔的垂直高度（尾端到头端的距离）。

在少数病例中，特别是肥胖的患者，骨盆倾斜可能会增加，表现为与术前仰卧位正位片相比，闭孔的垂直高度会减少。通常情况下，这种变化可以通过在患者设置过程中将手术床腿部支柱旋转 3°～5° 来防止。如果骨盆倾斜有明显变化，将透视镜向头侧倾斜 5°～10°，以获得透视图像，显示与术前 X 线片相似的闭孔形状。

如果术前 X 线片没有测量泪滴 - 边缘角度，那么术中透视图可以用于测量。这个角度值会输入在 VELYS 程序中。这个角度值确定了髋臼在 VELYS 屏幕上的旋转位置，从而决定了髋臼图像和品红色椭圆之间的正确角度关系。

作者倾向于在此透视评估和调整骨盆位置之前开始髋臼磨臼。在完成磨臼之前，将骨盆调成水平，如有必要，对骨盆倾斜进行透视骨盆倾斜度数调整。

接下来，将透视镜置在髋臼上方并进行调整，使髋臼出现在图像的中心。如果由于观察到骨盆倾斜度的变化而调整了透视镜，则不要改变这一点。必要时完成磨臼，用透视镜检查磨臼位置。

使用 Kincise 冲击器或通过锤击插入臼杯，在插入过程中检查位置，并根据需要对位置进行大小调整。在完成臼杯插入时，臼杯边缘的图像应该与 VELYS 软件创建的品红色椭圆相匹配。作者将 43° 外展角和 23° 前倾角作为最常见的目标值。

如果在撞击和评估 ARP 时，臼杯没有集中在图像视图正中，X 线片的视差会给出臼杯位置的错误印象。例如，如果在插入臼杯时，透视镜留在骨盆的中心上方，那么臼杯将比其真实位置有更小的外展角和更大的前倾角（图 20-3 至图 20-5）。

要点

• 注意插入手柄的重量和（或）Kincise 冲击器的重量是很重要的，它可以通过与臼杯的良好

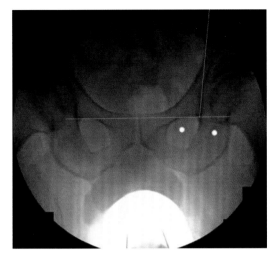

▲ 图 20-3　A. 的 PA 骨盆，显示 VELYS 骨盆角度测量，在本例中测量为 83°。角度是从每个泪滴最下面的点画一条线，第二条线穿过泪滴的中心（与手术侧同侧）和骨盆边缘的最外侧部分。然后，该角度被用作投影椭圆的外展角和前倾角的基准

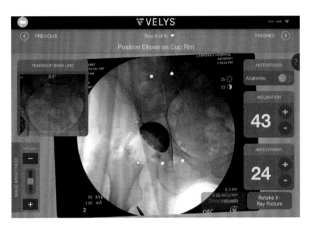

▲ 图 20-4　演示了 VELYS（DePuy Warsaw, Indiana）软件与全髋关节置换术病例的透视图像结合使用。在这种模式下，该软件可用来导航髋臼杯。VELYS 软件将使用 Murray 的解剖学或放射学标准来投影椭圆，这些标准相对于一条穿过泪滴中心和骨盆边缘最外侧部分的线定位。这个椭圆形的外展角和前倾角可以由外科医生或助手以 1° 的增量改变到所需的位置

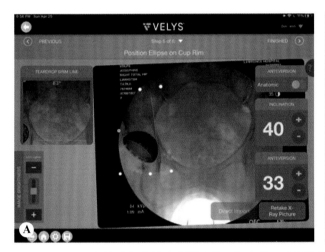

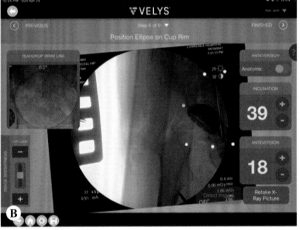

▲ 图 20-5　透视镜的视差效应会影响髋臼杯定位。重要的是要知道，除非髋臼杯在透视图像中居中，否则不能准确地显示前倾角和外展角。为了说明这一点，（A）在屏幕的最左侧显示髋臼假体，5b 在最右侧显示它。如 VELYS 屏幕读数，外展角和前倾角都会发生变化。A. 将髋臼假体定位在屏幕左侧，如 PA 骨盆成像。植入物的前倾角增加了 9°，外展角减少了 3°。B. 将髋臼假体定位在屏幕的右侧，如 PA 髋关节成像。植入物的前倾角减少了 6°，外展角减少了 4°

连接使得能够旋转调整整个骨盆。支撑插入装置的重量，以防止骨盆旋转和由此产生错误的臼杯图像。

· 使用带有会阴柱的特殊手术床的好处是，它有助于保持臼杯在透视图像中的中心位置，因为骨盆不会因为臼杯的嵌顿过程而平移。

· 在微调整臼杯位置时，在臼杯完全放置和压力锁定之前更容易调整。然后，髋臼杯的最后固定位置可以微调来获得。在不太理想的位置上的完全固定的髋臼杯可以通过与 Kincise 冲击器的持续冲击来调整，同时适当地对其施加角压力。

二、外展角和前倾角的目标值

第一个广泛使用的髋臼杯外展角和前倾角数值范围是 Lewinnek "安全区"，即 40° ± 10° 的外展角和在仰卧 AP 骨盆平面上测量的 15° ± 10°[8]。从那时起，对于特定的目标值及如何评估它们，就存在着许多挑战和分歧 [1,9-12]。下表显示了各种建议的 ARP[2]。

表 20-1 和表 20-2。这两张表是从各种文献和教科书中选择的研究和建议的髋臼杯位置。值得注意的是，这些研究主要使用放射学标准而不是解剖学标准，在放射学的同时转化为解剖学，这说明了两种方法之间的差异。此外，每个出版物的目标位置或目标位置范围存在差异，对于什么是"最佳"位置没有统一的共识，无论是作为特定的目标值还是目标范围。

作者的基线目标值是外展 43° 和前倾 23°。这些值代表髋臼旋转位置（ARP）。这些是在术中使用透视镜和计算机导航软件（VELYS）使用 Murray 解剖标准在 AP 髋关节图像上测量的[21]。列出的值是一个起点，并根据特定临床适应证的需要进行调整。通常，年轻患者的更偏向的选择是减少外展角和前倾角。对于腰椎僵硬的患者，略微增加。

三、关于测量髋臼旋转位置的 Murray "解剖学"标准而不是常用的 "放射学标准"的论证

Murray 描述了 3 种测量 ARP 的方法（标准）：解剖学、影像学和手术学。这是一篇经典且被广泛引用的文章，增加了我们的理解。另外，我们认为对 3 种方法的讨论给我们对 ARP 的理解和测量引入了混淆和错误。既然 3 种方法都会产生不同的结果，哪一种是正确的？我们认为，由于股骨近端颈干角和前倾角只有一种定义，因此臼杯外展角和前倾角应该只有一种定义，而 Murray 解剖学定义应只适用于股骨颈干角，同时前倾角仅使用解剖定义（图 20-6 和图 20-7）。

如果我们考虑股骨颈干角和前倾角，我们就会想到骨解剖的测量。颈干角是衡量颈部倾斜度的指标，前倾角是衡量颈部轴线围绕纵轴或 y 轴旋转的指标。此外，要确定臼杯相对于身体轴线和平面的解剖和几何位置，必须使用 Murray 解剖标准（Murray anatomic criteria，MAC）。MAC 测量外展角为杯面相对于横截面或 y 轴的角度，前倾角测量为绕纵向 y 轴的旋转度数（图 20-6 和图 20-7）。因此，MAC 是直观的，可以与我们对股骨颈干角和前倾角的理解和测量相媲美。矛盾的是，虽然股骨的解剖测量是标准的，但大多数测量 ARP 的论文参考的是 Murray 放射学标准（Murray radiographic criteria，MRC），而不是解剖学和几何学上正确的 MAC。为什么是这样？我们的观点是，人们普遍缺乏对如何测量 MAC 的理解，也缺乏对 X 线片所代表的理解（见后）。

- 解剖学的定义

Murray 影像外展角（Murray radiographic inclination，MRI）将臼杯外展角定义为由杯沿的 AP 视图创建的椭圆的大直径与水平线或横向线的角度（见后）。使用 MRI 测量臼杯外展角的主要问题是，对于一个向前倾斜的臼杯，MRI 测量的值小于实际的 MAC 外展角。对于给定的真实倾斜度（杯面与横向平面的角度），前倾度的增加会产生椭圆角（MRI）的 X 线图像值减少。当臼杯从 0° 逐渐前倾到 90° 时，椭圆角以指数函数形式从真实或解剖外展角减小到零。这种现象在直觉上并不明显，但我们希望通过以下的观点来增加理解。我们建议放弃术语"影像学外展角"，改用"椭圆角"（E）。

为了帮助读者理解放射学角度的测量如何不等同于解剖角度的测量，我们展示了股骨颈干角测量的例子（图 20-8）。如果 X 线垂直于由股骨干轴和颈部的交点之间的角度确定的平面，则股骨近端的 X 线片将仅代表真实的颈轴角度。股骨近端的旋转及由此确定这个相对于 X 线的角度平面将导致颈干角的错误测量，总是大于真正的解剖颈干角（见后）。同样，X 线片测量真正的解

表 20-1 文献中关于外展角和前倾角度的安全指南

来源	外展角					前倾角				
	原始定义度数 (°)	原始参照系	手术度数(°)	影像学度数 (°)	解剖学度数 (°)	原始定义度数 (°)	原始参照系	手术度数 (°)	影像学度数 (°)	解剖学度数 (°)
Lewinnick[13]	40±10 侧向开口	影像学	38±11	40±10	42±12	15±10	影像学	21±15	15±10	25±18
Mc Collum and Gray[14]	40±10 外展	影像学	36±12	40±10	45±11	30±10 屈曲	手术	30±10	25±11	36±19
Harris[15]	30 展	影像学	28	30	34	20 前屈	手术	20	18	32
Pedersen[16]	<40 倾斜	影像学	35±5	35±5	35±6	<10 前倾	影像学	6±6	5±5	10±10

表 20-2 学术教科书中从外科技术角度建议的髋臼外展角和前倾角

来源	外展角					前倾角				
	原始定义度数 (°)	原始参照系	手术度数(°)	影像学度数 (°)	解剖学度数 (°)	原始定义度数 (°)	原始参照系	手术度数(°)	影像学度数 (°)	解剖学度数 (°)
Jayson total hip replacement[17]	45 开放	影像学	45	46	45	10 前倾	手术	10	10	7
Calandruccio Campbell's operative orthopaedics[18]	35~45	影像学	39±6	40±5	41±6	10~20 前倾	手术	15±5	12±5	19±9
Charnley[19]	45 外展角	解剖学	45	45	45	0 前倾	解剖学	0	0	0
Muller[20]	45 横向朝向	影像学	44	45	46	10 前倾	手术	13±3	9±2	13±3

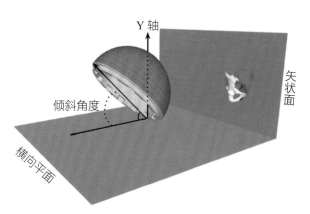

▲ 图 20-6 外展角＝髋臼杯面平面与横截面之间的角度。前倾角为 0°，外展角约为 45°

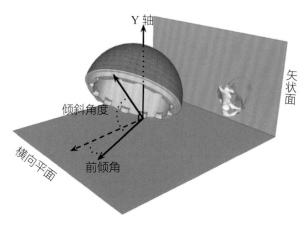

▲ 图 20-7 前倾角＝髋臼杯围绕纵向（y）轴的旋转角度。黑色虚线箭位于冠状面，是测量前倾角的参考。黑色实线箭表示前倾角

剖臼杯外展角（测量杯面与水平面或 y 轴的角度）只能通过测量前倾 0° 的杯的杯角来完成，并且杯缘在 X 线片上以斜线的形式出现。对于除 0° 以外的所有臼杯前倾或后倾，杯缘显示为一个有角度的椭圆，测量这个椭圆角给出的值低于真正的解剖倾角（图 20-9 至图 20-11）。

我们还反对使用 Murray 放射前倾角（Murray radiographic anterersion，MRA），并主张使用 Murray 解剖前倾角（Murray anatomic anterersion，MAA）（见后）。MRA 测量围绕斜轴（主椭圆轴）的旋转度数。因此，随着 MRA 的增加，杯面逐渐变得更加垂直（倾斜度增加）。因此，MRA 不是自变量。MAA 是一个增加和减少的自变量，而外展角保持不变（见后）。由于 MAA 与股骨前

倾的相似性，它也被更直观地理解。使用 MAA 的另一个论点是透视或 X 线片测量将等于杯前倾的 CT 测量。来自普通胶片的 MRA 测量不会产生与 CT 相同的结果，并且会导致前倾值错误地偏低。

臼杯的圆形边缘在 X 线片上显示为一个椭圆。从这个椭圆的形状和位置可以计算出放射学和解剖学上的外展角和前倾角。在图 20-9 和图 20-10 中可以看到在 x-y 轴上的这种椭圆的图像显示了实际的髋臼部件，并且椭圆以红色虚线突出显示，并且图 20-11 显示髋臼部件的透视图像，并且由边缘投影的椭圆以红色虚线突出显示。

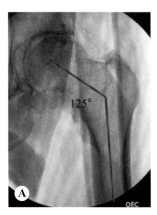
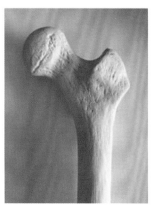
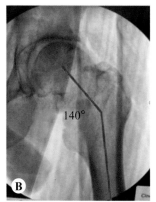
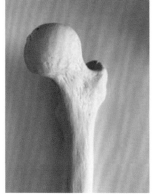

▲ 图 20-8 A. 用垂直于颈干角平面的 X 线片观察到的准确（最大股骨偏移）颈干角。B. 外旋时看到的不准确（不完全的股骨偏移）颈干角（增加 15°）

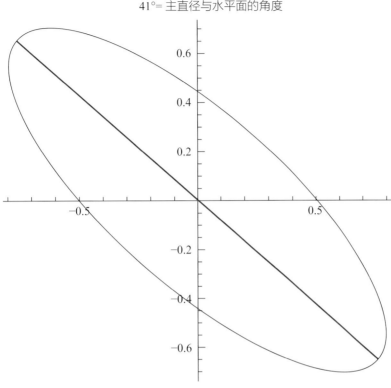

45° 外展角，30° 前倾角，
41°= 主直径与水平面的角度

▲ 图 20-9 测量椭圆的大直径与水平面的角度是放射方法，它总是"低于"测量解剖臼杯外展角。本例在坐标平面上，椭圆表示一个解剖外展角，计算出为 45°，但放射外展角（椭圆角）为 41°

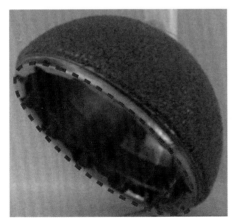

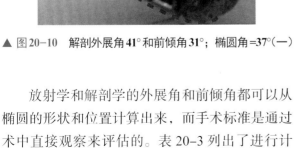

▲ 图 20-10 解剖外展角 41° 和前倾角 31°；椭圆角 =37°（一）

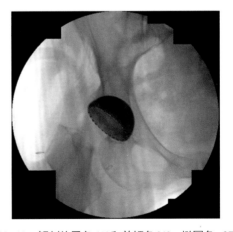

▲ 图 20-11 解剖外展角 41° 和前倾角 31°；椭圆角 =37°（二）

放射学和解剖学的外展角和前倾角都可以从椭圆的形状和位置计算出来，而手术标准是通过术中直接观察来评估的。表 20-3 列出了进行计算所需的变量及其定义。图 20-12 至图 20-15 包括使用这些变量的公式。

图 20-19 中的一系列图像显示，一个髋臼杯被放置在四个不同的前倾角度（0°、30°、60° 和 90°），同时保持相同的外展 45°。我们可以看到椭圆角（RA）如何在前倾角仅为 0° 时等于真实外展角。随着前倾角的增加，椭圆角呈指数下

表 20-3	在图 20-12 至图 20-18 中的公式中使用的进行髋臼杯位置计算的必要数据点
变 量	定 义
A	臼杯前倾角
I	臼杯外展角
E	椭圆大直径与水平面的夹角，也称为放射外展角
L	椭圆长径的长度
H	椭圆的水平宽度
V	椭圆的垂直高度

$$\sin I = \frac{V}{L}$$

▲ 图 20-12 外展角计算（解剖）

$$\sin A = \frac{H}{L}$$

▲ 图 20-13 前倾角计算（解剖）（一）

$$\tan I = \frac{\tan E}{\cos A}$$

▲ 图 20-14 前倾角计算（解剖）（二）

$$\tan E = (\tan I) \times (\cos A)$$

▲ 图 20-15 前倾角计算（解剖）（三）

降，随着前倾角的增加，从 45° 到 0°。这种效应类似于股骨旋转在 X 线片上影响股骨近端表现的颈干角。

与真实（解剖）外展角相比，影像学外展角测量的误差随着前倾角的增加而增加。因此，如果臼杯位置有 25° 的前倾角，则在放射影像学上，与解剖外展角相比，外展角的误差预计为 3°～12°。图 20-20 以图形方式显示了不断增加的误差。

影像学前倾的问题包括以下几条。

• 前倾旋转围绕斜轴发生，随着前倾的增加，杯面变得越来越垂直。

• 不会独立于外展角而变化。

• 低估真实（解剖）前倾。

• 与 CT 测量的前倾角不一致；然而，解剖前倾角测量与 CT 一致[23]。

根据 Murray 解剖标准（MAC）而不是常用的 Murray 放射学标准，可以直观地最好地理解

公式

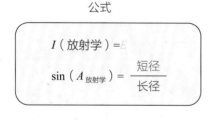

$$I（放射学）= E$$

$$\sin(A_{放射学}) = \frac{短径}{长径}$$

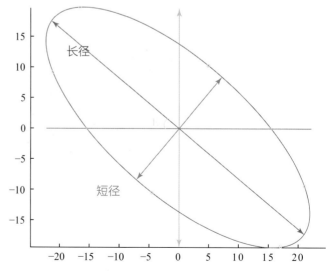

▲ 图 20-16 影像外展角（E）和影像前倾角

公式

$$\sin(I_{解剖}) = \frac{高度}{长径}$$

$$\sin(A_{解剖}) = \frac{宽度}{长径}$$

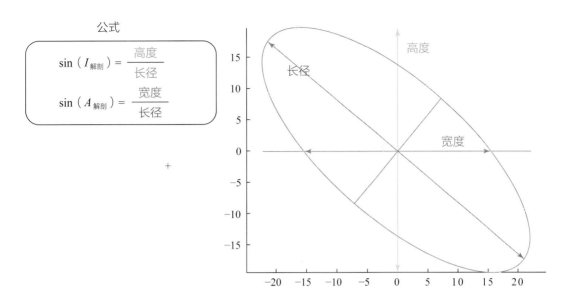

▲ 图 20-17　解剖外展角（**I**）和前倾角（**A**）

公式：

$$I（放射学）=E$$

$$\sin(A_{放射}) = \frac{短径}{长径}$$

$$\sin(I_{解剖}) = \frac{高度}{长径}$$

$$\sin(A_{解剖}) = \frac{宽度}{长径}$$

+

举例：

$A_{放射}=23.7°$	$I_{放射}=39.8°$
$A_{解剖}=34.5°$	$A_{解剖}=45.3°$
$A_{误差}=10.8°$	$I_{误差}=5.5°$

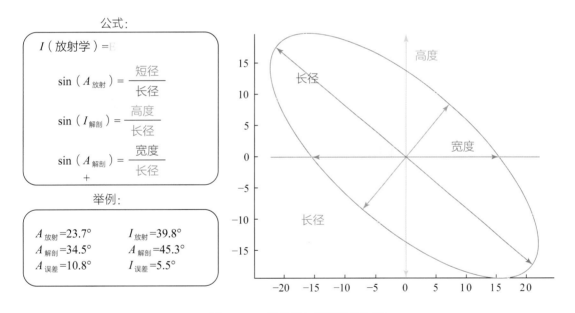

▲ 图 20-18　影像学与解剖学的比较

和描述髋臼杯的外展角和前倾角。MAC 最好地描述了与身体的轴线和平面相关的 ARP 的关系。前述放置在塑料半骨盆中的臼杯的 X 线片显示了在使用 MRC 时测量真实 ARP 的重要误差。即使没有可用的软件，从 X 线片计算 MAC 外展角和前倾角也不会明显比 MRC 更困难。测量 MAC 外展角和前倾角需要 3 次线性测量和 2 次除法，得出 2 个 sin 值。测量 MRC 外展角和前倾角需要 1 个角度测量、2 个线性测量和 1 个除法，从而得出 1 个 sin 值。然而，这种理想的方法作为可以在手术期间或手术后给出准确结果的软件被广泛使用。在手术中通过软件实时测量 MAC 的外展角和前倾角是最高标准。

四、对骨盆倾斜角的评论

最近有一个重点是测量 THA 的患者的骨盆

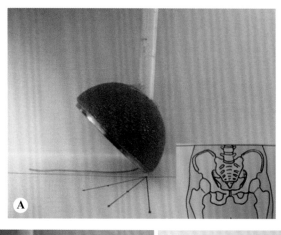

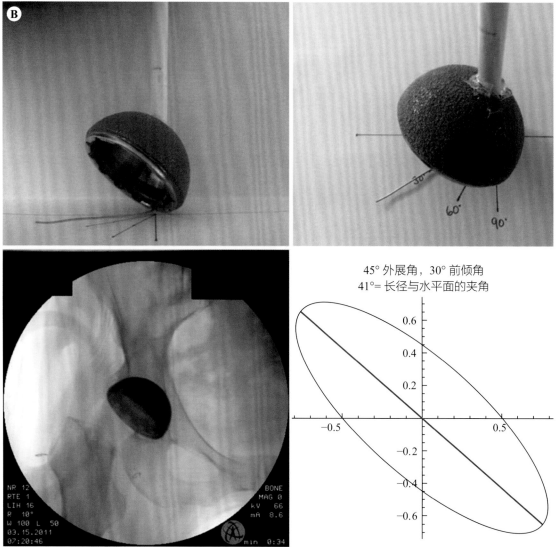

▲ 图 20-19　**A.** 髋臼杯在 **45°** 外展角和 **0°** 的前倾角的 **AP** 视图。对于处于该位置的髋臼杯，髋臼边缘的 **X** 线片上是一条线，前缘和后缘重叠。**B.** 已绕白色柱子（**y** 轴）旋转 **30°** 的臼杯的 **AP**。从同一个臼杯上方俯瞰。种植杯的 **XR** 图像代表相同的倾斜度和前倾角。**x-y** 轴上的投影椭圆，如 **X** 线片上

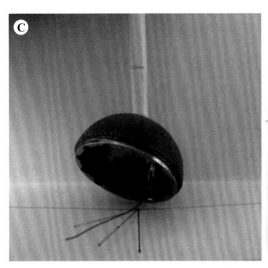
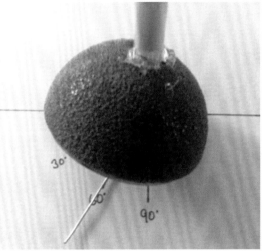

45° 外展角，60° 前倾角，
27°= 长径与水平面的夹角

▲ 图 20-19（续）　C. 围绕白色柱（y 轴）旋转 60° 的髋臼杯的 AP。从同一个髋臼杯的上方查看。在 X 射线上可以看到的髋臼杯缘在 x-y 轴上的投影呈椭圆形

倾斜度。请记住，与 THA 相关的这一主题的大部分研究和工作都是由后路外科医生推动的。后路外科医生将他们的脱位归咎于骨盆倾斜并认为它是最新的"可怕因子"[23]。在前路全髋关节置换术中，脱位通过前路的肌肉保留和精确的髋臼定位（仰卧位 X 线片）几乎得以彻底解决。[24-26]。尽管如此，了解骨盆倾斜可以帮助我们更好地调整情况，也可以识别一小部分问题病倒。

骨盆倾斜是指骨盆的屈曲 - 伸展或骨盆围绕横（x 轴）的旋转。骨盆倾斜也可以称为骨盆倾斜度。骨盆倾斜的位置变化（仰卧、站立、坐姿、下蹲之间的倾斜变化）是髋关节和腰椎活动度的适应性和积极功能。

患者站立时，正常倾斜定义为骨盆前平面（由前上棘和耻骨结节决定的平面）平行于垂直方向，或者当患者仰卧时，该平面平行于水平线[27]。当骨盆倾斜为正时，两个 ASIS 都位于耻骨结节的前面。骨盆倾斜为负时，两个 ASIS 均位于耻骨结节后方。我们也可以将骨盆倾斜视为骨盆平面与身体 y 轴的角度。

患者的骨盆倾斜程度是否会影响外科医生的

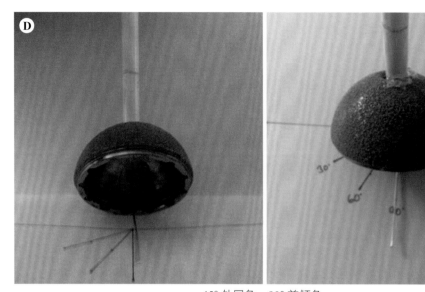

45° 外展角，90° 前倾角，
0°= 长径与水平面的夹角

▲ 图 20-19（续） **D.** 围绕白色（**y** 轴）旋转 **90°** 后的髋臼杯的 **AP**。从同一个髋臼杯的上方查看。在 **X** 线片上可看到髋臼杯边缘在 **x-y** 轴上的投影呈椭圆形

髋臼旋转位置（ARP）目标？也有例外，但简单点来说答案是否定的。ARP 与骨盆（倾斜或独特的解剖结构）无关，而是与身体 [其 x、y 和 z 轴和(或)其平面：冠状面、矢状面和水平面] 有关。骨盆倾斜度的均值 =4.2°（范围 –20.5～24.5）[28]。骨盆倾斜度通常会因人而异，但是，无论个人的骨盆倾斜度是中性、正向还是负向，都应使用与本章描述的相同的方法，根据 C 臂图像和软件放置臼杯。髋臼标志（前、后边缘轮廓、髋臼横

韧带方向）也会因患者有所不同，异常可能是关节炎的原因，或者原始轮廓边缘因骨赘形成而增加或因骨质磨损而减少。因此，髋臼标志物只是 ARP 的一般或次要指南，通常被忽略。前骨边缘应覆盖前杯边缘，但这取决于扩髓深度和杯的尺寸，而不是改变 ARP。

X 线片上看到的骨盆倾斜程度在仰卧位、站立位和坐位之间会有所不同。资深作者经常听说，因为站立是"功能性"的姿势，所以臼杯应

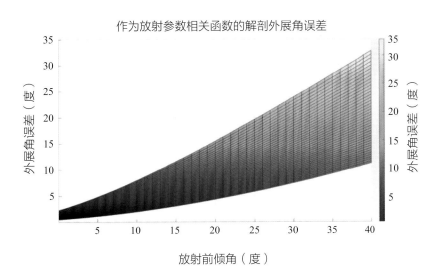

对照病例研究示例：以下回顾的示例显示了当使用放射学标准而不是解剖学标准时引起的误差。每个示例都展示了解剖学和放射学测量髋臼杯的位置以此来显示两种技术之间的差异

示例 1

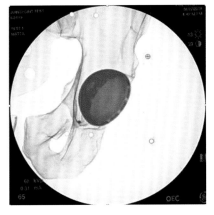

（1）放射学检查结果
①外展角：51°
②前倾角：33°
（2）解剖学检查结果
①外展角：58°
②前倾角：40°
（3）误差
①外展角：7°
②前倾角：7°

示例 2

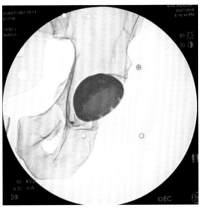

（1）放射学检查结果
①外展角：34°
②前倾角：26°
（2）解剖学检查结果
①外展角：42°
②前倾角：42°
（3）误差
①外展角：8°
②前倾角：16°

示例 3

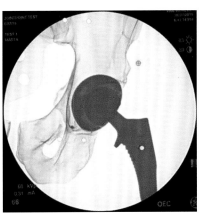

（1）放射学检查结果
①外展角：47°
②前倾角：35°
（2）解剖学检查结果
①外展角：56°
②前倾角：44°
（3）误差
①外展角：9°
②前倾角：9°

▲ 图 20-20 随着前倾角的增加，放射外展角和解剖外展角之间的数值差异

该放置在理想的外展和前倾位置以适应站立和相应的骨盆倾斜角。这个论点是错误的，因为臼杯对于站立的理想位置是零度前倾角，因此承重将垂直于臼杯表面，以实现理想的磨损和载荷分布。这种体位的问题在于，当患者坐下并弯曲90°时，髋部可能会撞击并脱臼。事实是，臼杯的放置不存在一个对于任何髋关节姿势或活动都理想的位置，而是处于一个妥协的位置，以适应各种髋关节的位置和活动，同时不脱位和减少磨损。由于患者在手术中处于仰卧位，因此使用仰卧骨盆位置作为ARP的参考是最快速和合乎逻辑的。此外，从几乎所有已发表的关于臼杯位置的数据中得出的关于ARP的建议都基于仰卧平面影像或CT，因此这些数据不能自动应用于站立位X线片。

记住骨盆倾斜是骨盆平面与y轴的角度的概念，骨盆倾斜是否会随着个体采取不同的位置而变化？答案是肯定的，正常腰椎的伸展活动导致骨盆倾斜的改变。这些变化会增加髋关节脱位的风险吗？答案是否定的，事实正好相反。作为观察到的髋部位置变化的一部分，骨盆倾斜的变化可以防止脱臼。当脊柱正常的人坐下并将髋关节弯曲90°时，髋关节不会完全弯曲90°，而只会弯曲70°~80°，骨盆倾斜向负值的变化解释了髋关节屈曲的其余部分。

现在考虑一个腰椎与骶骨长时间融合的个体。尽管髋关节和身体位置发生了变化，但骨盆倾斜（骨盆平面到y轴角度）不会改变。然而，这个人的问题是，髋关节屈曲的所有明显测量都是由于髋关节运动，因此坐姿屈曲90°意味着髋关节屈曲90°。

要记住的一点是，骨盆倾斜的位置变化是正常的，并且几乎总是有利于髋部的稳定性。髋关节稳定性问题在骨盆倾斜无法改变的融合或非常僵硬的脊柱中更为常见。这些现实使人们提出一个问题：术前测量骨盆倾斜变化的影像有用吗？考虑到倾斜位置改变的患者最不可能脱臼，而脊柱融合的患者没有变化但最有可能脱臼，并且当

脊柱融合时，不同的影像没有显示出没有倾斜变化的信息，我会得出结论，这种对所有患者的术前评估对于大多数患者并不有利。

在资深作者实践中，对于没有明显的腰骶部病变导致脊柱活动度发生重要变化的患者，THA脱位的发生率低于0.01%。我们需要多少匹配的病例才能对术前骨盆倾斜评估有统计学意义的益处？

对于脊柱融合或非常僵硬的腰椎脊柱患者与灵活的LS脊椎患者，臼杯的位置是否应该不同？我的临床印象是，骨盆倾斜位置变化减少的患者更容易出现后部不稳。由于这一临床观察，因此资深作者将用于腰椎僵硬患者的臼杯放置在稍微更大的外展角和前倾角（增加2°~3°）。然而，确实，当LS脊柱运动受限，产生稳定性的臼杯位置范围更小，并且过度增加外展角和前倾角可能导致前脱位。

如果患者的骨盆倾斜度变得更负，则植入臼杯的影像学评估显示更大的外展角和前倾角。反之亦然。随着患者年龄的增长，腰椎失去脊柱前凸和骨盆倾斜变得更负，这导致外展角和前倾角增加。因此，可以考虑在年轻患者中植入外展角和前倾角稍小的臼杯。

资深作者认为，目前骨盆倾斜的术语和测量技术使该主题更加混乱，这不是理想的。关节运动通过身体部位之间的测量来量化。膝关节屈曲测量为大腿和小腿之间的角度或影像学上股骨和胫骨之间的角度。髋关节屈曲测量为躯干和大腿之间的角度，或者在影像学上测量股骨和骨盆平面之间角度的变化。资深作者认为，测量X线片上骨盆平面的角度完全背离了骨科测量，也是不合逻辑的，因为我们现在正在测量骨盆平面在空间中旋转时的旋转，这取决于身体如何在空间中旋转（图20-21）。

资深作者建议，与所有其他关节运动或位置变化的测量一样，骨盆倾斜应根据与不同解剖部位相关的运动来测量。一项现行可以使用的测量方法是腰椎前凸角（lumbar lordosis angle，

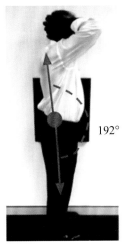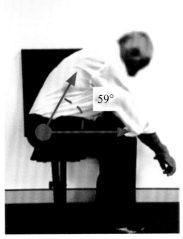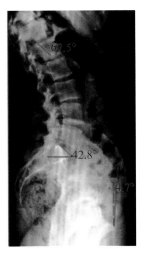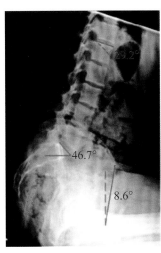

▲ 图 20-21 临床髋关节屈曲 = 腰椎屈曲 + 髋关节屈曲，大腿与身体的角度。此示例说明了大约 133° 的临床髋关节屈曲。侧位 X 线片显示髋关节屈曲 94° 股骨方向变化 90°+ 骨盆倾斜正变化 4°。侧位也显示 LLA 变化 38°（67°−29°=38°）。LLA 加上髋关节屈曲的变化 =94°+38°=132°，这基本上等于观察到的临床髋关节屈曲（133°）[28]

LLA）。腰椎前凸角在侧位片上测量为 L_1 和 S_1 上终板平面之间的角度。由于骨盆倾斜的变化是腰椎前凸变化的函数，因此测量腰椎前凸角的位置变化代表了骨盆倾斜发生的变化。

屈曲和伸展之间的腰椎前凸角 LLA 范围平均为 46.2°（范围 0°～79.7°）[28]。临床测量的髋关节屈曲是髋关节屈曲和腰椎屈曲（骨盆倾斜变化）的总和。非常僵硬的腰椎具有小范围腰椎前

凸（LLA）活动度，因此需要人工髋关节进一步屈曲以实现临床观察到的屈曲角度，从而增加脱位的风险。简而言之，脊柱僵硬的患者脱臼的风险更高。如果怀疑腰椎僵硬，获得术前侧位屈伸 X 线片并测量腰椎前凸角的范围（观察到的变化）。腰椎前凸角范围在 10° 或以下的患者应考虑小幅增加髋关节杯的外展角和前倾角和（或）双重活动轴承。

参考文献

[1] Abdel MP, von Roth P, Jennings MT, Hanssen AD, Pagnano MW. What safe zone? The vast majority of dislocated THAs are within the Lewinnek safe zone for acetabular component position. Clin Orthop. 2016;474(2):386-91. https://doi.org/10.1007/s11999-015-4432-5.

[2] Harrison CL, Thomson AI, Cutts S, Rowe PJ, Riches PE. Research synthesis of recommended acetabular cup orientations for total hip arthroplasty. J Arthroplast. 2014;29(2):377-82. https://doi.org/10.1016/j.arth.2013.06.026.

[3] Callanan MC, Jarrett B, Bragdon CR, et al. The John Charnley award: risk factors for cup malpositioning: quality improvement through a joint registry at a tertiary hospital. Clin Orthop Relat Res. 2011;469(2):319-29. https://doi.org/10.1007/s11999-010-1487-1.

[4] Reize P, Geiger EV, Suckel A, Rudert M, Wülker N.

Influence of surgical experience on accuracy of acetabular cup positioning in total hip arthroplasty. Am J Orthop Belle Mead NJ. 2008;37(7):360-3.

[5] Malik A, Wan Z, Jaramaz B, Bowman G, Dorr LD. A validation model for measurement of acetabular component position. J Arthroplast. 2010;25(5):812-9. https://doi.org/10.1016/j.arth.2009.04.021.

[6] Dorr LD, Malik A, Dastane M, Wan Z. Combined anteversion technique for total hip arthroplasty. Clin Orthop. 2009;467(1):119-27. https://doi.org/10.1007/s11999-008-0598-4.

[7] Derbyshire B. Correction of acetabular cup orientation measurements for X-ray beam offset. Med Eng Phys. 2008;30:1119-26. https://doi.org/10.1016/j.medengphy.2008.02.001.

[8] Lewinnek G, Lewis J, Tarr R, Compere C, Zimmerman J.

Dislocations after total hip-replacement arthroplasties. J Bone Joint Surg. 1978;60(2):217-20.

[9] DelSole EM, Vigdorchik JM, Schwarzkopf R, Errico TJ, Buckland AJ. Total hip arthroplasty in the spinal deformity population: does degree of sagittal deformity affect rates of safe zone placement, instability, or revision? J Arthroplast. 2017;32(6):1910-7. https://doi.org/10.1016/j.arth.2016.12.039.

[10] Tannast M, Langlotz U, Siebenrock K-A, Wiese M, Bernsmann K, Langlotz F. Anatomic referencing of cup orientation in total hip arthroplasty. Clin Orthop Relat Res 1976-2007. 2005;436:144-50. https://doi.org/10.1097/01.blo.0000157657.22894.29.

[11] Seagrave KG, Troelsen A, Malchau H, Husted H, Gromov K. Acetabular cup position and risk of dislocation in primary total hip arthroplasty. Acta Orthop. 2017;88(1):10-7. https://doi.org/10.1080/17453674.2016.1251255.

[12] Bachhal V, Jindal N, Saini G, et al. A new method of measuring acetabular cup anteversion on simulated radiographs. Int Orthop. 2012;36(9):1813-8. https://doi.org/10.1007/s00264-012-1583-9.

[13] Lewinnek GE, Lewis JL, Tarr R, et al. Dislocations after total hip replacement arthroplasties. J Bone Joint Surg Am 1978;60(2):217.

[14] McCollum DE, Gray WJ. Dislocation after total hip arthroplasty. Causes and prevention. Clin Orthop Relat Res 1990;261:159.

[15] Harris W. Advances in surgical technique for total hip replacement: without and with osteotomy of the greater trochanter. Clin Orthop Relat Res 1990;146:188.

[16] Pedersen DR, Callaghan JJ, Brown TD. Activitydependence of the "safe zone" for impingement versus dislocation avoidance. Med Eng Phys 2005;27:323.

[17] Jayson MIV. Total hip replacement. Sector Publishing Ltd; 1971 0950145815.

[18] Calandruccio RA. Arthroplasty of hip. In: Crenshaw AH, editor. Campbell's Operative Orthopaedics, Vol. 2. St. Louis: CV Mosby; 1987. p. 1213.

[19] Canale ST, Beaty JH. Campbell's Operative Orthopaedics. 11th ed. Philadelphia, Pennsylvania: Mosby Elseiver; 2008.

978-0-323-03329-3.

[20] Muller SL, Turek. Orthopaedics Priciples and Their Application 4th ed. Philadelphia: J.B. Lippincott Company, 1984. IBSN 0-397-50604-X.

[21] Tatka J, Fagotti L, Matta J. Anterior approach total hip replacement (THA) with a specialized orthopedic table. Ann Joint. 2018;3:42. https://doi.org/10.21037/aoj.2018.04.07.

[22] Murray D. The definition and measurement of acetabular orientation. J Bone Joint Surg Br. 1993;75-B(2):228-32. https://doi.org/10.1302/0301-620X.75B2.8444942.

[23] Buckland AJ, Abotsi EJ, Vasquez-Montes D, Ayres EW, Varlotta CG, Vigdorchik JM. Lumbar spine degeneration and Flatback deformity Alter sitting-standing spinopelvic mechanics-implications for Total hip arthroplasty. J Arthroplast. 2020;35(4):1036- 41. https://doi.org/10.1016/j.arth.2019.11.020.

[24] Barnett SL, Peters DJ, Hamilton WG, Ziran NM, Gorab RS, Matta JM. Is the anterior approach safe? Early complication rate associated with 5090 consecutive primary Total hip arthroplasty procedures performed using the anterior approach. J Arthroplast. 2016;31(10):2291-4. https://doi.org/10.1016/j. arth.2015.07.008.

[25] Matta JM, Shahrdar C, Ferguson T. Single-incision anterior approach for Total hip arthroplasty on an Orthopaedic table. Clin Orthop Relat Res. 2005;441:115-24. https://doi.org/10.1097/01. blo.0000194309.70518.cb.

[26] Ji W, Stewart N. Fluoroscopy assessment during anterior minimally invasive hip replacement is more accurate than with the posterior approach. Int Orthop. 2016;40(1):21-7. https://doi.org/10.1007/s00264-015-2803-x.

[27] Tannast M, Murphy SB, Langlotz F, Anderson SE, Siebenrock KA. Estimation of pelvic tilt on anteroposterior X-rays—a comparison of six parameters. Skelet Radiol. 2006;35(3):149-55. https://doi.org/10.1007/s00256-005-0050-8.

[28] Pierrepont J, Hawdon G, Miles BP, et al. Variation in functional pelvic tilt in patients undergoing total hip arthroplasty. Bone Joint J. 2017;99-B(2):184-91. https://doi.org/10.1302/0301-620X.99B2.BJJ-2016-0098.R1.

第 21 章　理解下肢长度及偏心距
Understanding Leg Length and Offset

Joseph M. Schwab　Kenoma Anighoro　著

张　瑷　程治铭　译

一、背景

众所周知，在关节外科临床环境中，全髋关节置换术（total hip arthroplasty，THA）的主要目标是缓解患者痛苦，而次要目标为"恢复髋关节功能"及"恢复髋关节生物力学特征"。对于THA 而言，手术成功的衡量指标不仅包括退化关节面已被非生物材料替换，还需要衡量该等手术对功能性关节活动范围、关节稳定性、肌力产生及假体使用寿命的影响。如果髋关节重建出现异常，可能会导致一些可预测或者不可预测的并发症出现。最新流行病学研究发现，大部分（近40%）术后接受翻修术的 THA 患者都与假体机械松动和假体失稳相关 [1, 2]。通过优化关键假体参数可以获得理想的髋关节重建效果，并且可以避免缺陷的出现。简而言之，对 THA 的生物力学优化可以归结为对以下两个终结性参数的优化，分别为"偏心距"和"腿长"。但是，需要指出的是，正如下文所探讨的那样，很多子因素都会对重建髋关节的最终生物力学功能产生影响，这些子因素包括髋关节中心位置、垂直偏心距、股骨偏心距、髋臼偏心距、髋臼假体安装方向，以及股骨前倾角。得益于全髋关节假体的组配化技术，大多数患者都可以因此获得最佳生物力学效果。但是需要指出的是，在该领域中，挑战依旧

存在。而 Matta 等 [3] 描述的髋关节前路方式可以帮助人们对该等参数进行更好的优化。

二、关节反作用力的重要性

对于 THA 而言，可用于预测该等手术长期成功的关键指标包括：①最佳关节反作用力；②功能性活动范围下的最佳关节稳定性；③下肢长度的对称性。需要指出的是，上述 3 个指标之间存在相互交织的关联性，如果其中的一个或多个指标无法获得最佳水平，那么都可能导致患者无法获得令人满意的结果。截至目前，研究人员通过针对 THA 参数的影响进行研究后发现，如果增加关节反作用力（如减少股骨偏心距或髋臼偏心距），则会导致聚乙烯假体材料磨损增加 [4, 5]。

在单腿站立的情况下，髋关节会作为一个支点，在以该支点形成的"跷跷板"结构中，施加在其一侧的应力为"外展力"，而施加在其另一侧的应力为"体重"，这两个应力之间存在一种相互拮抗关系，而这种关系也是平衡骨盆的关键所在（图 21-1）。其中，如果达到一种"完美平衡"状态，那么髋关节"净旋转运动"将为零，因此骨盆也将获得令人满意的稳定性。需要指出的是，这两种应力之和依旧需要由髋关节承受，并且这种合力就是所谓的"关节反作用力"。对于

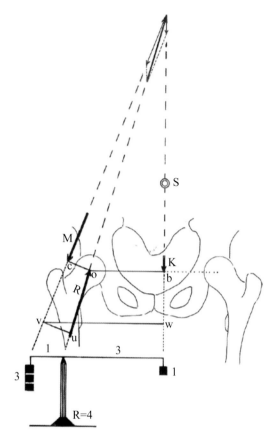

▲ 图 21-1　单腿站立状态下，髋关节承受静态负荷时，髋关节旋转中心与身体中心线（o-b）之间的力臂能够产生由体重向非支撑腿方向的向下旋转力矩（力矩）。髋部外展肌力矩使用相应的力臂（c-o）和外展肌力抵消该力矩，以水平稳定骨盆（使得净扭矩等于零）。关节旋转中心将反作用力的大小作为聚合载荷，表示关节反作用力（R）。在正常情况下，合力（R）穿过股骨头中心，与垂直方向成 16°。总载荷（R）的大小取决于体重（K）和力臂的长度比，结果大约是体重的 4 倍（原始数据来自 Pauwell）[44]

关节反作用力而言，可用来减少其大小的方法的主要是对外展肌力进行优化。需要指出的是，对于个体而言，尽管其体重不会发生什么变化，但是如果髋旋转中心内侧位置发生了变化，那么体重力矩（体重 × 体重到髋旋转中心的距离）也会发生改变。如果髋旋转中心位于中心位置时，该体重力矩就会发生减小。同时，用于保持净零扭矩所需的外展力矩（方向相反）也会减少。这也就会导致关节反作用力发生减小。但是，如果股骨偏心距量增加，而髋臼偏心距保持不变，由

于外展肌力一侧的"力臂"的长度变大，那么仅仅需要较小的外展肌力即可获得适当的外展力矩。这就会导致关节反作用力发生减小。

三、股骨偏心距、髋臼偏心距与外展功能之间的相关性

根据定义可知，股骨偏心距是指髋关节旋转中心与股骨干纵轴的垂直距离。而髋臼偏心距则是指髋关节旋转中心至髋臼真臼臼底（髋臼内侧壁）之间的距离。而总体偏心距则是该等参数的一个综合表示，其所代表的是股骨干纵轴与髋臼内侧壁（髋臼内侧壁）之间的总距离（图 21-2）[6]。

假设髋关节旋转中心保持不变，那么如果股骨偏心距发生增大，那么外展力矩的距离分量也会发生增大，从而导致扭矩增加，同时实现外展肌力变化的最小化[7]。这种"响应"能够使得机体更好地利用外展肌肉系统，从而实现髋关节动态稳定性，以及在整个步态周期内，通过肌肉控制保持髋关节位置的有效控制。需要指出的是，尽管总体偏心距地增加也可以导致机体通过相同机制实现外展肌力效率的提高，但是，其中的分量"髋臼偏心距"的增加本身就会对外展肌力效率产生负面影响，因此这种增加自然会导致体重一侧的"力臂"增加。因此当发生总体偏心距增加时，无论是外展力臂，还是体重力臂，它

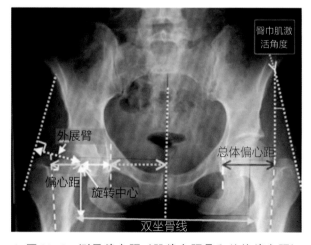

▲ 图 21-2　测量偏心距（股偏心距骨和总体偏心距）、外展力臂和外展肌激活角度[6]

们都会发生增加。因此，当髋臼偏心距保持不变或稍微居中，而对股骨偏心距进行优化以重建解剖总体偏心距时，那么髋关节重建手术的成功率就会得到大幅提升。在大多数情况下，总体偏心距可通过对患者对侧未受影响的髋关节进行测定来确定，因为在非退行性髋关节中，只要不存在其他问题，双侧总体偏心距将不存在明显差异。一项基于X线片分析的研究发现，患者股骨偏心距呈正态分布，且对侧髋关节的偏心距差异应落为 –4.62～+4.62mm（具有95%CI）[或两个标准差（SD=2.31mm）][8]。在需要增加偏心距并且髋臼内侧移位有限的情况下，可通过改变股骨颈前倾角、使用延长偏心距选项使股骨干偏侧或延长股骨颈（尽管这也会影响腿长）来修改偏心距。具有双偏心距选项的植入物更有可能恢复足够的股骨偏心距，因为它们允许独立操作股骨偏心距，而不会对腿长或髋臼偏心距产生影响[9]。

如果前述"跷跷板"变得丧失平衡状态，那么患者就会表现出明显的步态异常，其中常见的一种异常步态就是"Trendelenburg步态"。这种步态的特征是，在同侧单腿站立试验阶段，处于补偿机制，患者躯干向患侧（外展肌力量较小的一侧）弯曲。这种躯干姿势的变化会导致体重和髋关节旋转中心之间的有效距离发生减小，因此，这会减少维持单腿支撑所需的外展肌力量。针对THA患者进行的一项大型队列临床X线片分析研究发现，与"Trendelenburg"步态阴性组相比，"Trendelenburg"步态阳性THA患者的股骨偏心距（以股骨大小为指标）明显更小[10]。

除此之外，手杖的使用也有助于缓解"Trendelenburg"步态，这是因为，作用在手杖上的反作用力（来自地面）会减少影响髋关节旋转中心的净体重，因此会导致用于保持骨盆直立所需的外展肌力发生减小[11,12]。正如Walter Blount医生所说的那样，"不要试图摆脱手杖"[13]。

除对肌肉张力产生影响外，还需要实现股骨偏心距的最小化，以确保位于股骨的近端粗隆部

位在整个ROM内都不会出现骨性撞击问题[14]。除此之外，Hirata等通过利用一个基于8名患者的CT扫描结果制作的模拟模型针对77个具有不同股骨柄前倾角（0°～70°，增量为10°）和股骨柄倾斜度（–5°～+5°，增量为1°）的髋关节结构进行了比较，并针对相应股骨偏心距、前部偏心距和最大ROM（屈曲范围、伸展范围、90°内旋范围、内旋范围和外旋范围）进行了测量，并得出了相同的结果。该研究发现，如果要确保具有足够的ROM以确保不会发生骨性撞击，股骨最小偏心距需要为32.1mm，前部偏心距需要为15mm[15]。这些数据与其他研究在正常股骨偏心距方面得到的平均值（约为34mm）相一致[6]。不过，需要指出的是，该模拟仿真研究并没有考虑矢状位骨盆活动度的影响，而矢状位骨盆活动度在实现更大的关节活动范围方面能够发挥积极作用。

四、髋关节旋转中心位置、垂直偏心距和腿长差异

相关研究已经证实，髋关节旋转中心位置，以及假体高度也会对软组织张力产生影响。需要指出的是，尽管这些工作所关注的重点都很一致，但是对于垂直偏心距而言，从本质上讲，其存在两个独立分量，其中分别为髋关节旋转中心位置（或被称为"髋臼旋转中心相对于骨盆上解剖参考点的垂直距离"），以及髋关节旋转中心与同侧股骨上解剖参考点之间的距离（图21-2）。这两个因素在临床上都会直观地表现为"腿长方面的变化"。

需要指出的是，患者髋关节旋转中心位置可能因其本身存在病理学因素（如发育不良）而表现为异常结构，也可能在术后因手术原因而出现异常。如果髋关节旋转中心上移，那么就会因外展肌长缩短而导致外展力矩臂减小；如果同时存在髋关节旋转中心内侧移位，那么就可以对这种影响进行一定的控制和调节。Delp等通过生物力学模拟研究发现，髋关节旋转中心位置的上移

和内移都导致髋关节力学特性削弱，而髋关节旋转中心位置上移对髋关节功能的影响要更为显著[16]。这是因为伴随着髋关节旋转中心位置上移，会同时出现外展力矩臂变短，相应的则会增加体重力矩臂的长度，进而会导致失稳问题出现。

在确定假体高度时，需要考虑多种影响因素，尽管髋关节旋转中心到股骨解剖参考点之间的距离对其具有决定性因素，但股骨切面水平、股骨柄大小、股骨颈长度和股骨头大小也会对其产生影响。如果假定髋关节旋转中心不变，那么具有理想高度的假体应能够刚好恢复切除骨的长度。对于大多数病例而言，由于可以采用软组织张力近解剖位修复，因此可以有效避免关节失稳问题[9]。

五、腿长术中评估

通过对髋关节旋转中心和假体高度进行优化，可以对患者患肢最终长度产生决定性影响。并且腿长差异与患者满意度较差、步态异常，以及神经并发症之间存在密切相关性[17, 18]。在美国接受 THA 的患者中，腿长不齐是仅次于神经损伤的第二位最常见的医疗诉讼原因[19]。需要指出的是，并不是所有的患者术后都可以避免出现腿长不齐问题。其中，对于术前评估显示存在脊柱侧弯、远端肢体长度异常甚至远端关节畸形而导致的骨盆倾斜患者，他们术后将很有可能出现腿长不齐问题。

除此之外，如果患者存在退行性关节炎，随着时间的延长，股骨头和髋臼软骨表面存在的进行性磨损会变得更加严重，进而导致重度骨质侵蚀出现，并导致患肢发生功能性缩短。尽管使用了适当的假体，患者在影像学检查中也会发现腿部长度增加的问题，而这种差异与患者满意度较低之间存在密切相关性[18]。

对于接受 THA 的患者而言，可以使用多种方法来评估腿长。这些方法不仅包括简单的临床评估[内踝位置对称性，"Shuck 试验"（牵开试验）]，也包括更为复杂的影像学测量方法，并且也包括需要使用额外物理设备或计算机软件的方法[20-26]。

"Shuck 试验"是一种可用于术中判断髋关节稳定性和软组织张力的临床试验。但是，截至目前，业内对于"Shuck 距离"及"Shuck 应力"方面并没有达成一致。除此之外，对于接受麻醉的患者而言，人们尚不确定"Shuck 手法"的价值和意义。因此，对于腿长评估而言，最可靠的方法依旧是影像学评估方法[22]。

需要指出的是，尽管截至目前我们并没有哪种影像学方法最为适合在这一问题上达成共识，但是人们普遍认为以下两种方法具有令人满意的适用性。第一种方法最为常见，这种方法使用标准骨盆 X 线片（或透视图像）来评估可重现的股骨标志物（如股骨小粗隆和股骨大粗隆）到由骨盆上两个固定点[如泪滴间线（inter-teardrop line）、双侧髂前上棘、闭孔（obturator）或坐骨结节]描述的线之间的距离（图 21-3）。并且在 THA 术中，如果确证已经重现了对称性股骨小粗隆距离，那么就表明手术已经成功建立了垂直偏心距。需要指出的是，尽管这种影像学检查方法在简单性和重复性方面存在优势，但是其存在较高的出错率。这是因为对于每侧骨盆而言，所使用的骨性标志物本身存在的任何不对称性都可能导致横向骨盆线测量结果出现偏差。并且如果股骨标志物本身存在不对称情况，也会导致测量结果变得不可靠。因此基于所用解剖学标志物的不同，即使是同一张 X 线片，人们所得的腿长也可能存在显著差异（图 21-4）。最后，由于股骨外展或内收导致的任何不对称问题也会导致该等方法的可靠性发生劣化，不过，如果在术中采用肢体对称定位策略，则可以有效解决这些问题。

第二种方法，Matta 等描述了一种新型射线叠加技术（radiographic overlay technique），利用这种技术，人们可以在透视辅助下于术中确定腿长及偏心距（图 21-5A 和 B）[3]。该方法使用术中获得的影像学图像，并通过叠加两幅 X 线片

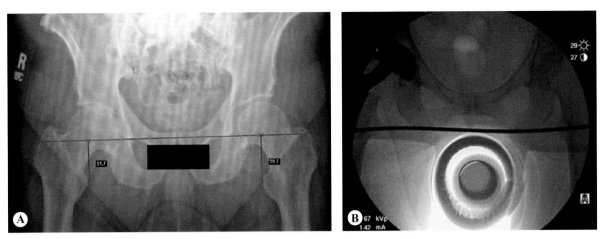

▲ 图 21-3 A. 标准 AP 位骨盆 X 线片上的 X 线测量。标记泪滴间线，并测量从该线到每个股骨小粗隆上等效点的距离。这些距离之间的差异就是腿长差异 [22]。B. 术中使用类似于 3a 技术，在坐骨结节的下缘横向放置一根不透射线的直金属棒，并判断直金属棒与小粗隆的相对交点 [20]

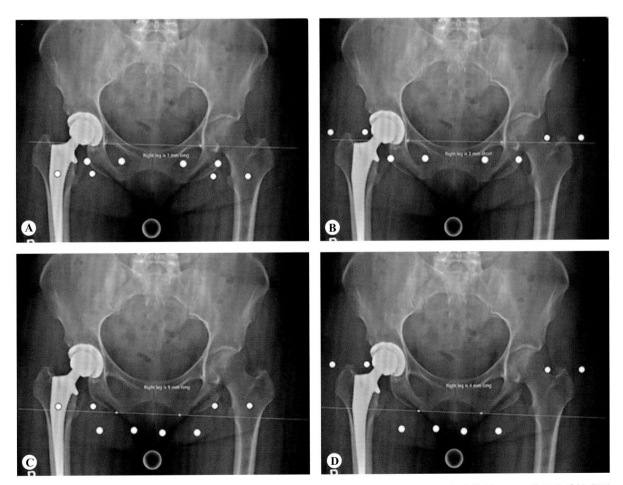

▲ 图 21-4 应用骨盆横线法对同一骨盆 X 线片进行软件评价。根据使用骨盆和股骨标志物的不同，使用这种技术测量的腿长度从右腿短 3mm 至长 9mm，总共相差 1.2cm

图片由 Dr. Andrew Cooper 提供

来直接比较解剖学标志物。这种技术所存在的优势在于，利用该技术，人们可同时对患者腿长及偏心距的变化进行评估，然后轻松对它们进行优化，进而获得最佳结果[27]。基于临床情况，外科医生可以选择将手术髋关节重叠到对侧髋关节[对侧重叠（contralateral overlay）技术]，以确定两侧髋关节之间的对称性，或者术前将手术髋关节重叠到同侧髋关节[同侧重叠（ipsilateral overlay）技术]，以直接衡量腿长及偏心距在术后发生的变化。对于存在重度骨盆不对称问题（源于既往手术、创伤、代谢性骨病等原因）的患者，通过对侧和同侧比较可以帮助外科医生更容易地实现其手术目标。尽管这种技术存在一定的缺点（主要涉及需要术中打印X线片并将它们叠加在一起），但是目前人们已经开发出了相应的计算机辅助数字实现技术，利用这种技术，人们无须另外打印X线片，并且还可以实现对腿长和偏心距的更精确评估（图21-5C）。

六、假体定向的影响

为将关节假体失稳风险降至最低，应按照Lewinnek等的建议来放置髋臼假体，其中，前倾角范围15°±10°，外展角范围40°±10°[28]。通过遵循这种假体植入策略，可以显著降低错位风险，并且得到了相关研究的证实。并且，针对THA术后关节不稳问题进行的相关研究发现，通过优化股骨假体前倾角也可以提高假体稳定性，在这种情况下，理想的位置在15°范围内。但是这种策略需要考虑是否存在股骨干骺端固有形态的限制。"联合前倾角"的概念同时考虑了髋臼和股骨假体的位置，并且截至目前，大量研究已经证实，当假体的定位处于特定范围内时，那么术后出现假体失稳的概率就会显著降低[29, 30]。需要指出的是，大多数围绕"联合前倾角"开展的研究中所涉及的手术都是通过髋关节后外侧入路实现的THA，而用于评估髋臼杯前倾角的放射学方法也存在明显差异。因此，该等建议可能不能很好地适用于前路髋关节手术。

当股骨前倾时，原本的外展肌止点的有效位置会发生后移和内移，这种变化对导致外展肌力矩的距离分量发生减小。因此对于存在严重股骨前倾的患者而言，这种问题会导致外展肌的效率发生显著劣化。并且会因此导致患者术后出现步态异常及假体失稳情况出现。因此，增加股骨偏心距对外展肌效率的积极影响往往会在股骨前倾角较低的患者中更为显著。

虽然髋臼杯前倾角和联合前倾角确实会对髋关节稳定性产生显著影响，不过最近，股骨矢状面间隙开始成为相关研究的一大热点，这是因为，对于存在病理性的骨盆而言，在活动期间，股骨矢状面可能会发生骨性撞击。并且很多存在晚期髋关节不稳的患者的发病原因都可能涉及脊柱骨盆因素和矢状面间隙[31]。对于该等患者而言，为获得适合的股骨矢状面间隙，可能有必要针对髋臼杯前倾角和联合前倾角进行相应优化。

七、前路手术的优势

鉴于前述机械应力平衡问题，腿长不齐问题，以及假体位置问题，前路手术具有明显优势。其中，通过前路，可对自然仰卧位下的关节进行评估。并且这种体位也便于术中对患者进行床边影像学检查。基于影像学检查结果，人们可以对髋臼杯解剖学结构进行准备，以确定其具备适合的定向，且具有很低的变异性[23, 32]。除此之外，这些检查还有助于医生在最终股骨假体植入前确定合适的股骨和腿长。其能够使得外科医生通过可视化技术和放射学技术来达到预期结果。

除此之外，前路手术可以有效保持软组织完整性，因此在理论上，其可以增强关节稳定性，并且可以减少人们对一些历史策略的依赖（如在后路关节成形术中使用的联合前倾角）。如前所述，如果前倾角增加幅度并不合适，那么往往会降低外展肌张力，并可能会导致骨性撞击发生。总而言之，保留软组织约束及相对较低的前倾角有助于实现更为有效的机械重建。相关研究表明，对于前路手术的患者而言，术后髋关节不稳

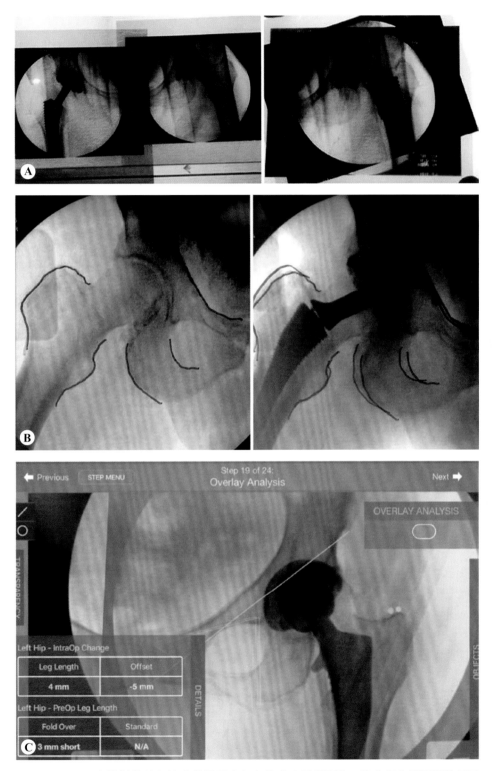

▲ 图 21-5　A. 直接射线叠加技术使用两张打印的术中透视图像，这些图像被配置为显示骨盆的相同倾斜度和旋转角度。当 X 线片叠加时，骨盆解剖可以对齐，以基于股骨地标评估腿长和偏心距 [3]。B. 与 3a 所示的覆盖技术类似，但突出了骨盆和股骨的显著解剖标志，以使腿长和偏心距的比较更加明显 [20]。C. 使用计算机辅助透视导航的数字叠加技术（下载地 址：**https://www.jnj-medicaldevices.com/en-US/campaign/velys-digital-surgery/-Courtesy Johnson & Johnson**）

发生率相对较低[33, 34]。

八、前路手术的局限性

仰卧位前路手术策略可能会导致一些以前常规手术中可以进行的临床评估受到限制。例如，在骨科手术床，这种前路手术中患肢与手术床之间的贴合会导致术中进行传统稳定性测试所需的自由髋关节范围受限。尽管可以通过将下肢靴从翼梁上断开的方式进行稳定性测试，但是这并不是一种常规操作。相反，如果采用后路手术方式，那么就可以很简单地在卧位下接受关节活动度测试，以检查是否存在骨性撞击或软组织松弛问题。不过，如果选择在标准手术床上进行前路手术（术前患者的整个患肢都会得到准备），那么外科医生可以实现上述软组织方面的优势，并且可以对整个患者进行操作。不过，尽管存在上述限制，但是一项大型多中心系列研究发现，与后路手术相比，前路手术术后关节不稳的发生概率更低[35]。

除此之外，与后路手术策略相比，前路手术相关并发症发生率会更高，其中包括股骨穿出、股骨骨折和股外侧皮肤所致神经功能障碍或股神经功能障碍。对于该等手术的外科初学者而言，他们需要经历一段时间的学习 / 练习才能掌握这种技能。并且相关研究显示，在该等医生实施的前50例患者中，他们术后接受翻修术的概率会更高[36]。并且早期相关研究发现，前路手术更容易发生假体周围骨折等并发症[37]，但最近相关分析发现，这种并发症发生率会随着外科医生经验增加而不断降低[38]。

九、植入物优化过程中存在的障碍

对于髋关节重建的偏心距和腿长参数而言，其优化可通过假体组配化来实现。为了实现对生物力学优化目的，人们已经针对高度组配化的植入物设计进行了大量的研究工作，这种组配化设计允许针对偏心距、长度和股骨前倾角对假体进行独立优化。但是不幸的是，很多假体因存在较

高的复杂度，以及患者术后需要接受翻修术而被淘汰[39, 40]。由于存在这些问题，在初次髋关节置换中，人们开始转向尝试采用“流线型植入物组配化”策略，即将组配化限制在一体式股骨柄、股骨头、髋臼内衬及髋臼杯。除此之外，还增加了“股骨颈适配器（femoral neck adapter）”，该装置可以利用股骨颈长度对软组织张力进行个性化调整，并且大部分现代初次髋关节手术中可以使用具有高偏心距和具有标准偏心距的一体式股骨柄的假体。很明显，要想最大限度地“模拟”健康髋关节的生物力学参数，使用具有更高可变性且具有非二元值股骨偏心距范围的假体最为合适，但是这存在明显的逻辑层面的复杂性。所幸，对于大多数病例而言，现代初级髋关节植入物的组配化设计可以基于现实情况进行必要优化。

十、髋关节发育不良的生物力学意义

相关研究显示，重度髋关节发育不良患者存在较高的慢性髋关节半脱位发病风险。与术前状态相比，通过重建一个合适的髋关节旋转中心可以使得患者患肢长度得到显著延长。这种改变不仅会影响患者的步态运动，还可能会导致患者出现伸展性神经麻痹问题，其特点为“足下垂”。因此对于该等病例而言，建议的腿长延长长度应限制在4cm以下（即股骨长度的10%）。此外如果无法限制延长长度，则可以选择股骨短缩截骨术[41]。除此之外，对于重度髋关节发育不良患者而言，自然髋臼和股骨前倾角也会存在明显增加的问题。不过，这种问题一般可以通过仔细控制2个假体的取向，以及优化组合后的前倾角来得到解决[42]。但是，在某些病例中，单纯使用标准一体式生物型股骨柄假体可能无法解决其存在非常高的天然股骨前倾角问题。如前所述，前倾角过大的问题可能会导致原本由股骨或联合偏心距增加所产生的积极作用变得弱化，并且在功能上，这种问题也会导致软组织张力下降，因此导致患者发生关节不稳的概率大大增加。而适当

放置的髋臼假体的组合前倾角增加和股骨固有的高前倾角可能会加剧这种情况，因此在这类患者群体中，术后可能会更容易发生前脱位。并且当该类患者接受前路手术时，前述情况尤其令人担忧，因为这种手术方式会导致关节前囊受到损伤。并且标准的前路手术并没有明确建议进行关节前囊修复，亦不清楚在髋关节发育不良患者中关节前囊保留的意义到底如何。为减少这一风险，可以考虑采用股骨去旋截骨术、具有定制前倾角的股骨干固定柄或者骨水泥股骨柄，从而达到优化股骨假体位置的目的[6]。

十一、中枢神经系统异常

对于股骨垂直偏心距和后向偏心距处于适当范围且平衡状态良好的髋关节而言，肌肉张力在稳定髋关节动态稳定性方面发挥重要作用。如果个体出现诸如脑血管意外、脑瘫、创伤性脑损伤和脊髓损伤之类的中枢神经系统异常问题，肌肉力量的平衡功能就会受到影响[43]。因此，对于存在中枢神经系统异常问题的患者而言，即使手术重建的关节已经实现了影像学层面的优化，也可能难以获得令人满意的结果。不过需要指出的是，对于该类患者而言，如果通过改进手术计划，使该计划能够适应基于病理学特征的软组织松解、组配化植入、双动或限制性假体或骨水泥假体的使用，也可以得到令人满意的结果。除此之外，术前评估和合理的手术计划将有助于减少相关并发症发生率。并且围术期的物理治疗也可以为该类患者带来非常显著的积极作用。

十二、作者经验

从作者的集体经验中可以获得几个有关腿长、偏心距，以及前路髋关节置换术的关键学习要点。首先，在髋关节置换术中，采用肌间入路方式可以有效提高关节稳定性，因为这类入路方式可以实现对髋关节稳定性的最小化干扰。而前路手术的成功应用打破了长期以来人们的"陈旧"观念［即关节稳定性主要是通过增加软组织张力（通过增加腿长及偏心距）来实现关节稳定］。尽管对手术工具的依赖是所有髋关节外科医生的一个选项，不过，通过增加腿长，以及超出正常解剖修复的偏心距来获得令人满意的结局在前路髋关节置换手术术后并不多见。

其次，对于接受前路髋关节置换术的患者而言，他们可能会更容易发觉术后其腿长的变化，即使是轻微变化（尤其是偏心距方面的变化）。导致该类患者对腿长变化更为敏感的原因可能有以下几点，分别为：①关节周围本体感觉功能得以保存；②与其他入路方式相比，外侧软组织结构（髋外展肌和髂胫束）的"松解"程度影响更小；③通过使用影像学技术可以有效防止髋关节旋转中心发生不适当偏侧的可能性；④可以通过短外旋转体维持可以保持关节"居中"的"拉力"。无论原因如何，要铭记的是前路关节置换术的目标就是实现解剖学重建。

最后，前路髋关节置换术能够赋予人们利用简单方法实现髋关节解剖学和生物力学旋转最大化的"力量"。并且该手术方式不仅有效，而且重现性良好，使用专用骨科手术床即可获得高度一致的手术结果。除此之外，借助术中影像学检查，以及其他更为先进的导航技术，外科医生可以为患者制订并执行个性化的手术计划。

小结

综上所述，很多因素都会对重建髋关节的最终生物力学功能产生显著影响，其中"股骨偏心距"和"下肢长度"的影响似乎最为显著。对于接受常规髋关节置换术的退行性疾病患者而言，髋关节前路手术具有独特优势，因为这种入路方式便于外科医生在术中对髋关节旋转中心、假体方向、股骨偏心距和腿长进行评估。除此之外，这种入路方式可以有效保留软组织。但是需要指出的是，这种手术方案亦存在一些局限性，尤需注意该手术在合并神经肌肉疾病或实质性畸形问题的病例中的适用性。

参考文献

[1] Bozic KJ, Kurtz SM, Lau E, Ong K, Vail TP, Berry DJ. The epidemiology of revision total hip arthroplasty in the United States. J Bone Joint Surg (American). 2009;91(1):128-33.

[2] Gwam CU, Mistry JB, Mohamed NS, Thomas M, Bigart KC, Mont MA, et al. Current epidemiology of revision total hip arthroplasty in the United States: National Inpatient Sample 2009 to 2013. J Arthroplast. 2017;32(7):2088-92.

[3] Matta JM, Shahrdar C, Ferguson T. Single-incision anterior approach for total hip arthroplasty on an orthopaedic table. Clin Orthop Relat Res. 2005;441(&NA):115-24.

[4] Sakalkale DP, Sharkey PF, Eng K, Hozack WJ, Rothman RH. Effect of femoral component offset on polyethylene wear in total hip arthroplasty. Clin Orthop Relat Res. 2001;388(388):125-34.

[5] Karachalios T, Hartofilakidis G, Zacharakis N, Tsekoura M. A 12- to 18-year radiographic follow-up study of Charnley low-friction arthroplasty. The role of the center of rotation. Clin Orthop Relat Res. 1993;296:140-7.

[6] Lecerf G, Fessy MH, Philippot R, Massin P, Giraud F, Flecher X, et al. Femoral offset: anatomical concept, definition, assessment, implications for preoperative templating and hip arthroplasty. Orthop Traumatol Surg Res. 2009;95(3):210-9.

[7] McGrory BJ, Morrey BF, Cahalan TD, An KN, Cabanela ME. Effect of femoral offset on range of motion and abductor muscle strength after total hip arthroplasty. J Bone Joint Surg. 1995;77(6):865-9.

[8] Krishnan SP, Carrington RWJ, Mohiyaddin S, Garlick N. Common misconceptions of normal hip joint relations on pelvic radiographs. J Arthroplast. 2006;21(3):409-12.

[9] Bourne RB. arthroplasty CHRTJo. Soft tissue balancing: the hip. Elsevier.

[10] Asayama I, Naito M, Fujisawa M, Kambe T. Relationship between radiographic measurements of reconstructed hip joint position and the Trendelenburg sign. J Arthroplast. 2002;17(6):747-51.

[11] Ajemian S, Thon D, Clare P, Kaul L, Zernicke RF, Loitz-Ramage B. Cane-assisted gait biomechanics and electromyography after total hip arthroplasty. Arch Phys Med Rehabil. 2004;85(12):1966-71.

[12] Krebs DE, Robbins CE, Lavine L, Mann RW. Hip biomechanics during gait. J Orthop Sports Phys Ther. 1998;28(1):51-9.

[13] Blount WP. Don't throw away the cane. J Bone Joint Surg. 1956;38-A(3):695-708.

[14] Jinno T, Koga D, Asou Y, Morita S, Okawa A, Muneta T. Intraoperative evaluation of the effects of femoral component offset and head size on joint stability in total hip arthroplasty. J Orthop Surg (Hong Kong). 2017; 25(1): 2309499016684298.

[15] Hirata M, Nakashima Y, Hara D, Kanazawa M, Kohno Y, Yoshimoto K, et al. Optimal anterior femoral offset for functional range of motion in total hip arthroplasty--a computer simulation study. Int Orthop. 2015;39(4):645-51.

[16] Delp SL, Wixson RL, Komattu AV, Kocmond JH. How superior placement of the joint center in hip arthroplasty affects the abductor muscles. Clin Orthop Relat Res. 1996;328(328):137-46.

[17] Konyves A, Bannister GC. The importance of leg length discrepancy after total hip arthroplasty. J Bone Joint Surg. 2005;87(2):155-7.

[18] Wylde V, Whitehouse SL, Taylor AH, Pattison GT, Bannister GC, Blom AW. Prevalence and functional impact of patient-perceived leg length discrepancy after hip replacement. Int Orthop. 2009;33(4):905-9.

[19] Bokshan SL, Ruttiman RJ, DePasse JM, Eltorai AEM, Rubin LE, Palumbo MA, et al. Reported litigation associated with primary hip and knee arthroplasty. J Arthroplast. 2017;32(12):3573-7.e1.

[20] Austin DC, Dempsey BE, Kunkel ST, Torchia MT, Jevsevar DS. A comparison of radiographic leg-length and offset discrepancies between 2 intraoperative measurement techniques in anterior total hip arthroplasty. Arthroplasty Today. 2019;5(2):181-6.

[21] Bitar YFE, Stone JC, Jackson TJ, Lindner D, Stake CE, Domb BG. Leg-length discrepancy after total hip arthroplasty: comparison of robot-assisted posterior, fluoroscopy-guided anterior, and conventional posterior approaches. PMID - 26046996. Am J Orthop (Belle Mead NJ). 2015;44(6):265-9.

[22] Debbi EM, Rajaee SS, Mayeda BF, Penenberg BL. Determining and achieving target limb length and offset in total hip arthroplasty using intraoperative digital radiography. J Arthroplast. 2020;35(3):779-85.

[23] Gililland JM, Anderson LA, Boffeli SL, Pelt CE, Peters CL, Kubiak EN. A fluoroscopic grid in supine total hip arthroplasty: improving cup position, limb length, and hip offset. J Arthroplast. 2012;27(8 Suppl):111-6.

[24] Herisson O, Felden A, Hamadouche M, Anract P, Biau DJ. Validity and reliability of intraoperative radiographs to assess leg length during total hip arthroplasty: correlation and reproducibility of anatomic distances. J Arthroplast. 2016;31(12):2784-8.

[25] Keršič M, Dolinar D, Antolič V, Mavčič B. The impact of leg length discrepancy on clinical outcome of total hip arthroplasty: comparison of four measurement methods. J Arthroplast. 2013;29(1):137-41.

[26] Sayed-Noor AS, Hugo A, Sjödén GO, Wretenberg P. Leg length discrepancy in total hip arthroplasty: comparison of two methods of measurement. Int Orthop. 2008;33(5):1189-93.

[27] Innmann MM, Maier MW, Streit MR, Grammatopoulos G, Bruckner T, Gotterbarm T, et al. Additive influence of hip offset and leg length reconstruction on postoperative improvement in clinical outcome after total hip arthroplasty. J Arthroplast. 2018;33(1):156-61.

[28] Lewinnek GE, Lewis JL, Tarr R, Compere CL, Zimmerman JR. Dislocations after total hip-replacement arthroplasties. J Bone Joint Surg. 1978;60(2):217-20.

[29] Jolles BM, Zangger P, Leyvraz PF. Factors predisposing to dislocation after primary total hip arthroplasty: a multivariate analysis. J Arthroplast. 2002;17(3):282-8.

[30] Nakashima Y, Hirata M, Akiyama M, Itokawa T, Yamamoto T, Motomura G, et al. Combined anteversion technique reduced the dislocation in cementless total hip arthroplasty. Int Orthop. 2014;38(1):27-32.

[31] Heckmann N, McKnight B, Stefl M, Trasolini NA, Ike H, Dorr LD. Late dislocation following total hip arthroplasty: spinopelvic imbalance as a causative factor. J Bone Joint Surg (American). 2018;100(21):1845-53.

[32] Lin TJ, Bendich I, Ha AS, Keeney BJ, Moschetti WE, Tomek IM. A comparison of radiographic outcomes after total hip arthroplasty between the posterior approach and direct anterior approach with intraoperative fluoroscopy. J Arthroplast. 2017;32(2):616-23.

[33] Maratt JD, Gagnier JJ, Butler PD, Hallstrom BR, Urquhart AG, Roberts KC. No difference in dislocation seen in anterior vs posterior approach total hip arthroplasty. J Arthroplast. 2016;31(9 Suppl):127-30.

[34] White RE, Forness TJ, Allman JK, Junick DW. Effect of posterior capsular repair on early dislocation in primary total hip replacement. Clin Orthop Relat Res. 2001;393(393):163-7.

[35] Charney M, Paxton EW, Stradiotto R, Lee JJ, Hinman AD, Sheth DS, et al. A comparison of risk of dislocation and cause-specific revision between direct anterior and posterior approach following elective Cementless total hip arthroplasty. J Arthroplast. 2020;35(6):1651-7.

[36] Steiger RN, Lorimer M, Solomon M. What is the learning curve for the anterior approach for total hip arthroplasty? Clin Orthop Relat Res. 2015;473(12):3860-6.

[37] Lee G-C, Marconi D. Complications following direct anterior hip procedures: costs to both patients and surgeons. J Arthroplast. 2015;30(9 Suppl):98-101.

[38] Investigators ATHAC, Bhandari M, Matta JM, Dodgin D, Clark C, Kregor P, et al. Outcomes following the single-incision anterior approach to total hip arthroplasty: a multicenter observational study. Orthop Clin North Am. 2009;40(3):329-42.

[39] Molloy DO, Munir S, Jack CM, Cross MB, Walter WL, Walter WK. Fretting and corrosion in modular-neck total hip arthroplasty femoral stems. J Bone Joint Surg (American). 2014;96(6):488-93.

[40] Nawabi DH, Do HT, Ruel A, Lurie B, Elpers ME, Wright T, et al. Comprehensive analysis of a recalled modular total hip system and recommendations for management. J Bone Joint Surg (American). 2016;98(1):40-7.

[41] Nagoya S, Kaya M, Sasaki M, Tateda K, Kosukegawa I, Yamashita T. Cementless total hip replacement with subtrochanteric femoral shortening for severe developmental dysplasia of the hip. J Bone Joint Surg. 2009;91(9):1142-7.

[42] Zhang J, Wang L, Mao Y, Li H, Ding H, Zhu Z. The use of combined anteversion in total hip arthroplasty for patients with developmental dysplasia of the hip. J Arthroplast. 2014;29(3):621-5.

[43] Queally JM, Abdulkarim A, Mulhall KJ. Total hip replacement in patients with neurological conditions. J Bone Joint Surg. 2009;91(10):1267-73.

[44] Büchler L, Tannast M, Siebenrock KA, Schwab JM. Biomechanics of the hip. In: Proximal femur fractures. 93. Springer International Publishing; 2017. p. 9-15.

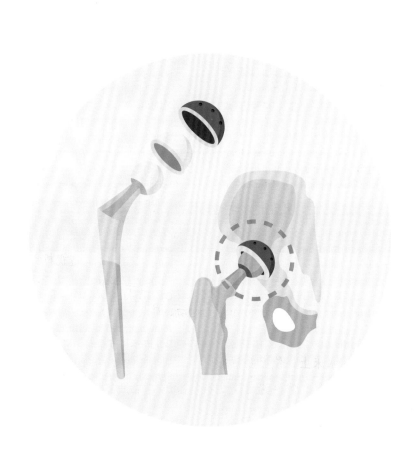

第四篇
前路技术及其衍

前路全髋关节置换术（AATHA）的变化有多大？ AATHA指的是手术入路方法，并使用它来植入髋关节假体。在世界各地，进行AATHA手术的细节各不相同。在美国，自2003年前路手术量开始增长以来，大多数AATHA都使用骨科专用手术床或控制下肢的手术床进行，同时也使用图像增强器（C臂、透视机）以帮助确认准确性。可能在欧洲，使用标准的OR手术床进行手术更为常见，这些手术需要更传统的髋关节生物力学检查（髋关节运动、软组织张力、骨性标志、触诊来判断腿部长度）。

在骨科专用手术床上，使用C臂的外科医生组中，我相信在方法上有足够的相似性来允许这种分组。本篇借鉴了这组外科医生的经验和专业知识。因此，它适用于读者/初学者从第二篇各章中把各部分技术结合起来。

我相信美国广泛采用骨科专用手术床和C臂的一个好处是自2003年以来不断发展和改进的一致可重复的AATHA技术。

第22章 前路手术技术：从Robert Judet 的工作到前路微创手术（AMIS®）

The Anterior Approach: From Robert Judet's Work to AMIS®
(Anterior Minimally Invasive Surgery)

Frédéric Laude 著

张 瑗 程治铭 译

众所周知，第一台髋关节前路手术源于一名德国外科医生 Carl Hueter，他于 19 世纪 70 年代就开始将该技术应用到了临床实践中[1]。并随着相关麻醉学技术的发展，人们针对不同关节手术的不同入路方式进行了广泛的尝试和探索。

对于髋关节手术而言，前路的"间隙"位于臀部肌群（由臀神经支配）和大腿肌肉（由股神经支配）之间，并且其已成为大多数关节外科手术的经典入路选择。Smith Petersen 是一位大部分外科生涯都在美国度过但具有挪威血统的外科医生[2]，其在推广髋关节前路手术中做出了非常重要的贡献，以至于如今只要提到这一肌肉间、神经间入路方式，人们就不由会在脑海中出现"Smith Petersen"这个名字。

在 20 世纪上半叶，在髋关节外科手术中，髋关节前路手术已成为一种最为常见的方法。而在那段时期，假体关节置换术还没有出现。在对《骨与关节外科杂志》*JBJS* 的历史记录进行查阅时，本研究发现了一个相当令人惊讶的事情，那就是当时已经成为后路手术"大师"的 Alexander Gibson 曾抱怨说"在美国，人们依旧缺乏对髋关节后路手术的理解"[3]。

20 世纪 30 年代，Henri Judet（1874—1943 年）设计了一种适用于开展大多数骨科矫形手术的特殊手术床（如图 22-1）。1947 年，Robert Judet（1909—1980 年）[4, 5] 及其兄弟 Jean Judet（1905—1995 年）利用其父亲开发的这种骨科手术床通过前路方式完成了一台髋关节手术[6]。但不幸的是，人们所用的首个丙烯酸材料的髋关节假体并没有达到预期效果，需要指出的是，尽管随着时间的推移，髋关节假体的材料已经发生了极大的变化，但是在实施所有髋关节外科手术时，Judet 兄弟依旧严格遵循 Hueter 提供的方法。

不过，在随后阶段的临床实践中，为避免股外侧皮神经发生医源性损伤，Robert Judet 逐渐进行了一些改进，其中"Hueter gaine"就是首批改进之一。通过采用这种技术，入路"路径"位于阔筋膜张肌的肌腹之中，而不是缝匠肌和阔筋膜张肌之间，这种改进可以使得切口向大腿外表面移动 3cm 或 4cm，从而可以有效保护大腿外侧神经不会受到医源性损伤。并且在不断的实践中，Judet 兄弟陆续开发了许多骨科矫形设备，并试图对父亲开发的骨科手术床进行改进，但这种距离其设计已有近 80 年历史的骨科手术床在一些巴

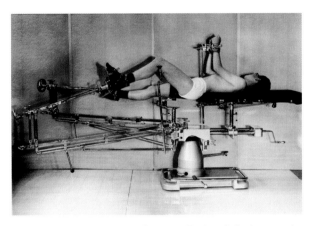

▲ 图 22-1　1947 年：经典 Judet 骨科手术床（Marzet），其可变形的平行四边形结构由 Henri Judet 设计于 30 年代末

黎外科医生依旧在使用。

在之后几年中，很多法国外科医生并没有将他们的成果发表在相关英文期刊当中。关于髋关节前路手术的首次有意义的公开出版是在 1985 年用法语发表[7]，并且当时这些成果并没有在外科杂志上发表。那么，为什么要发表一项关于 30 多年来每天都会例行完成的外科手术的研究呢？

并且在 20 世纪 60 年代，在 John Charnley 的推广及简单技术的支持下，人们更倾向于实施髋关节后路手术[8]。

Robert Judet 建立了一所真正的外科医学院"Garchoise school"，以附近一个靠近巴黎的小镇命名，而这所院校也成了法国创伤和整形外科的重要发源地。该学校每年都会举办一次学术大会，正是这些会议的开展，使得该领域得到了长足的发展。随着相关技术的发展，人们获得了一些开创性成果，其中就包括外固定器（尤其是髋关节假体）。并且第一个非骨水泥髋关节假体[9]和使用莫氏锥度的可拆卸股骨头[10]就起源于此。随着多年的实践，Robert Judet 开发了多种不同的模型，但不幸的是这些努力中却有一些并没有达到预期的结果。尽管反复的失败确实导致人们对 Garches 中髋关节假体植入的效果产生一定的怀疑，但是必须明确的是，任何一种技术的前期应用一定需要付出一定的代价。John Charnley[11, 12]

和位于巴黎的竞争对手"School of Cochin"（Merle d'Aubigné，Kerboull）的工作所具备的优势使得人们逐渐将目光从 Garches 开发的许多技术上转向了别处[13]。当时，作者还是"School of Cochin"的一名实习生，尽管在那里并没有发现像 Garches 一样存在的创造性天才，但作者从中确实发现了一种 Judet 兄弟缺乏的严谨态度和方法论。

毫无疑问，Robert Judet 最著名的学生是 Emile Letournel（1927—1994 年）[14]，其所作出的贡献彻底改变了髋臼和骨盆骨折的治疗策略。Emile Letournel[15] 不仅才华横溢，还工作勤奋，与 Robert Judet 相比，其工作态度明显要严谨得多，并且其还在髋关节假体方面投入了大量工作。

Emile Letournel 对 Garches 在关节置换术方面的所见所闻感到不足，并受到 Charnley 工作的影响，随后，Emile Letournel 及其朋友 Jean Lagrange 开发了首种现代髋关节假体[16]，并且在 20 世纪 80 年代，该假体在法国外科领域中确实取得了巨大商业成功。

除此之外，这名才华横溢的外科医生还基于其多年临床经验开发了一种现代骨科手术床（如图 22-2）。在 20 世纪 90 年代中期，在生产用于实施髋臼骨折手术的放射可透性骨科手术床的公司破产后，这种新型骨科手术床被发现适用于实施髋臼骨折手术，并且也使前路假体植入成为

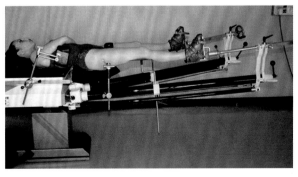

▲ 图 22-2　1982 年：Letournel 牵引台（Tasserit）（辐射透明）

可能。

在 1995 年，获得一台适合前路假体植入手术的新型骨科手术床基本不可能。因此那些有幸拥有这种骨科手术床的医生会小心翼翼，以确保其不会出现什么闪失；而对于没有拥有这种手术床的医生而言，他们只能选择使用后路手术，并且这种手术也已经成为一种可用于"通用关节手术"的黄金标准。需要指出的是，Letournel 开发的骨科手术床是 Joël Matta 骨科手术床的起源，Letournel 对其进行了改进，并推动这种手术床在美国临床环境中得到了广泛应用。

尽管作者很遗憾没有同已经在 1980 年去世的 Robert Judet 有过一面之缘，但是在 1989 年遇到过 Emile Letournel（其于 1994 年去世）。当时，作者立刻被其非常现代但要求又十分苛刻的外科手术愿景所吸引。对其他人而言尚属于十分复杂的事情，但其可以轻易做到，并能够做得很好。

尽管在培训中作者确实遇到过后路髋关节置换术，但是需要指出的是，作者对这种技术并不感兴趣。在髋关节假体置入过程中，存在最终会让人倾向于"遗忘"的"暴力"，而作为一名希望执行手部手术的年轻实习生而言，作者确实对这种技术一点也不着迷。

后来，尽管作者也遇到了一些可以实施十分"优雅"的后路手术的外科医生，但是那时我已经决定不再采用这种技术。并且作者还发现，这些采用后路手术的医生中的大多数人都可以很容易掌握前路手术的相关技术。并且只要坚持谨慎态度，那么前路手术将是一种最为"优雅"的手术。到了 1989 年，Emile Letournel 已经在骨科手术床上髋关节手术方面拥有 40 多年的经验。

Emile Letournel 不喜欢后路手术，在其诊所中，几乎所有的髋关节手术（主要涉及假体置入、截骨术和髋臼骨折治疗）所采用的手术床均为 Judet 手术床[17]。并且其还开发了一种特殊工具来翻修化脓性髋关节病变[18]，但在那时，由该技术导致的并发症主要包括骨水泥和聚乙烯源性肉芽肿。此时，非骨水泥假体尚处于初级阶段，

大多数翻修术的时候都与髋臼和远端骨水泥碎片相关。

前路手术在髋臼杯修复中的成功应用使作者深受该技术吸引，以至于作者甚至忘记了自己的初衷（即手部手术）。在手外手术及 Letournel 的教学中，作者始终保持着对软组织重要性的基本尊重，因为软组织是任何骨科矫形外科手术的基石。在前路手术中，总存在一个有趣而微妙地解剖事件。因此掌握相应的解剖学基础十分重要。由于作者本身并不强壮，并且也不希望依赖于助手来实施部分工作，因此如果能有一个能够操纵手术肢体的手术床，那么对于作者而言将具有重要意义。

在 20 世纪 90 年代，微创手术开始进入人们的视野。而微创手术的出现也是腹腔镜手术，以及主动关节镜手术时代带来的标志。

尽管 Emile Letournel 具有超前的眼光，并且其很快就配备了可以实施髋关节镜检查的所有设备，但不幸的是，命运并没有给他足够的时间来开展相关工作。因为 Emile Letournel 于 1994 年 8 月突然去世，当时作者还是其科室的一名年轻助理，令人惊讶的是后来作者竟被要求接替他的职位。于是，作者在 33 岁那年就已经成为巴黎最负盛名的科室之一的负责人，那时作者需要治疗大量的病例，并且其中确有一些病例十分棘手。

在经历长达几个月的紧张之后，作者只能与同为 Robert Judet 弟子的 Raymond Roy Camille 教授建立合作，并随后与其同事 Jean-Pierre Benazet 教授成了朋友[19, 20]，而 Jean-Pierre Benazet 教授则是致力于微创脊柱手术的研究。

到 1994 年，作者认为那时确有必要将这些原则应用到髋关节假体植入手术领域。对于 Emile Letournel 而言，微创手术是一个完全无法理解的概念，因为其从来都没有亲自关闭患者的切口。但是不可否认的是，微创技术可以使得切口更小、闭合更快、出血更少且可以让患者更容易下地走路。而前路手术方式则是一种可以实现上述目标的理想方案。尽管那时依旧缺乏理想的

牵引器和工具，但只要具备可以支配的东西，那么就可以利用该方案实施很多工作。所有辅助器械都可以进行后路手术，幸运的是，作为 Robert Judet 的优秀学生 Roy Camille 教授成功在骨科手术床上成功实施了髋关节假体植入手术。需要指出的是，这并不是 Hueter 提供的方法，而是 Watson Jones 提供的一种技术，这与后来的 Roetinger 方式非常相似[21]。

在对前路手术具有一定的经验之后，作者开始处理一些困难病例，其中就包括 Crowe Ⅲ型髋关节脱位和Ⅳ型髋关节脱位[22, 23]。在实习期结束之后，作者得到了一个无法拒绝且来自优秀机构的"offer"。但是在到达该机构之后，作者发现，那里缺乏可用于执行髋关节假体植入手术所需的骨科手术床。这是因为该机构的管理层并不想在这种骨科手术床上进行投资，并且市场上也无法购买到这种手术床。并且那时还没有出现 Joel Matta 骨科手术床[24]（图 22-3）。

尽管作者在缺乏合适骨科手术床可用的情况下确实完成了几台假体植入手术，但是也仅仅坚持了一段时间，因为在那种情况下，面对复杂的手术，作者和瘦弱的助手变得无计可施。因此为摆脱这一困局，作者决定自己开发一种牵引器，以获得一种可以发挥 Judet 骨科手术床功能的装置。

尽管作者并不是一名工程师，但还是设法利用焊接技术通过几根不锈钢管构造了一个简单的牵引系统。

并且作者通过小型组装获得了一个真正的 Judet 手术床。这种手术床具有良好的可变形功能，其能够使得患者下肢保持张力，且不依赖于下肢的空间位置。

对于 Judet 骨科手术床而言，这个可变矩形的中心之一为患者的股骨头，另一边是脚踝中心。而现代很多骨科手术床已经失去了这种设计理念，这也是一件相当不幸的事情。这张手术床（或者更确切地说，作者在 1997 年带到手术室的手术床的延伸部分）就是半张基于这一原则设计的手术床。患者另一条腿无法保持张力。并且这种手术床还具有易于运输和存放的优点（图 22-4）。

当时，其他人并没有注意到作者将这个"工艺品"带进手术室，因为当时的法规、标准和其他行政问题远没有今天那么严格。作者认为，如今这种事情将几乎不可能发生。

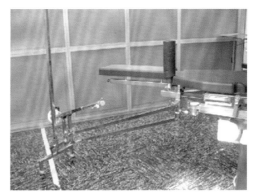
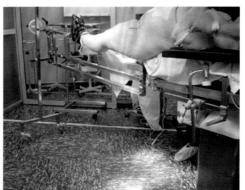

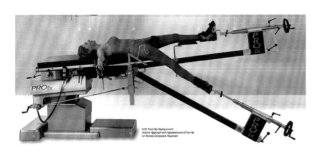

▲ 图 22-3 **Joel Matta** 设计的 **proFx（OSI）**骨科手术床：对骨盆骨折和 **THR** 完全透明；侧面挂钩结构有助于提升股骨

▲ 图 22-4 **1996 年：AMIS** 骨科手术床的第一次改进。牵引只作用于一侧。另一条腿的左腿没有牵引力。该骨科手术床只是一个复制品

尽管当时作者资历尚浅，缺乏固定的患者，但是作者与 Letournel 教授的一起努力确实得到了患者的认可，这让我深感自豪。

作者也认识到，有必要对该等器械进行持续改进，以使手术变得更加可靠，更具可复制性。为此，我从兽医外科领域获得了一些灵感。其中，一些为动物设计的牵引器（尤其是微型 Charnley 牵引器）确实对作者提供了重要帮助。

辅助手术工具依旧存在问题！当时，作者花费了很大的精力才让 Swiss group Sulzer 公司销售人员明白，他们生产的后路扩大手柄对我而言确实存在问题，但最终他们中的一人在没有告知其上级的情况下同意根据我的意愿改装拉刀绞盘。

尽管人们普遍认为，Richard Berger 开创了微创髋关节手术的先河[25]，但是作者并不认为这是一个事实，但是确实由于其于 2003 年的贡献使得许多外科医生重新开始关注前路手术方式。不过必须说明的是，在巴黎，很多外科医生（例如 Marc Siguier[26] 和作者本人）在过去的 10 年中一直在实施微创前路髋关节手术，只是很少有人会公开提及这件事。

当时包括作者在内的法国医生并不认为在英文期刊上发表自己的研究结果有什么意义，因为我们的关注点永远都是我们的患者。但是，Berger 发表的出版物确实在骨科矫形外科领域产生了非同寻常的影响，从那时起，所有制造商都开始听取该领域中知名外科医生的意见。当然在那时，作者还仅仅是已经年轻的法国外科医生，我当然没有美国知名外科医生的影响。但是作者已经成功与建立不久的 Medacta Swiss 实验室一起开发出了能够以优化、直接和可重复的方式进行前路手术所需的所有辅助设备。首先，作者必须向一家假体制造商说明需要一张性能优异的延长手术床，并且作者于 1997 年创造的延长手术床可进行复制，并可以进行改进。

幸运的是，这家假体制造商将其工作外包给了一个离作者诊所很近的承包商。因此作者可以

真正参与到该手术床的制造当中，因此顺理成章的，这家制造商提供的产品无论是在轻便实用方面，还是在容错方面都可以满足作者的需求。并且我还特别为负责这件事的护士设计了一张手术床。尽管这张手术床与 Robert Judet 的平行四边形手术床相比存在很大差异，但对于普通手术室医护人员而言，操作过程变得要直观得多（图 22-5）。2004 年，在多方合作的基础上，使得 AMIS®（前路微创手术）技术及其专用的先进器械得以相继出现，其中包括以下器械。

- 自固定式牵引器。
- 偏心髋臼打磨器和髋臼杯击打器。
- 45° 扩大拉钩。

在这些技术和器械的辅助下，前路手术被赋予更高的可重复性。

在过去的 15 年里，教学和实践极大地提升了外科医生的胜任力。对于对自己的能力尚存在怀疑且无法信心满满的执行手术的外科医生而言，培训将成为一个必不可少的环节。需要注意的是，"拥有技术诀窍"和"能够传播技术诀窍"之间存在着天壤之别。但是，许多外科医生对这种新的做事方式充满热情，作者必须首先感谢 André Gächter 医生。André Gächter 医生当时是

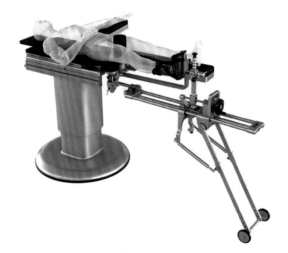

▲ 图 22-5 AMIS 骨科手术床（Medacta）；用户可以将其插入常规手术床中。下肢旋转可通过棘轮系统实现。伸展设置取消牵引功能以避免出现足部神经损伤

瑞士德语区 St. Gallen 医院的首席外科医生，多亏于其巨大的影响力，才使得该技术在瑞士和世界其他地区中得到实际应用。无论如何，作者必须承认的是，如果没有 Medacta 国际实验室的协助，以及相关教育的支持，我们根本不会获得这种成就。

作者发现，在初期确有必要就如何置入初级髋关节置换假体提供一定的指导，但是很多同事都会逐渐明白，前路手术并不局限于简单病例，一些复杂的病例（甚至是需要接受翻修术的病例）也可以通过前路手术进行治疗。该套仪器已经变得愈加高效。并且与 Judet 骨科手术床或 Letournel 骨科手术床相比，作者所开发的骨科手术床具有一定的优势，因为这种手术床还融合了一种在 20 多年前开发且名为"比基尼切口入路"的技术（自 2000 年以来，作者主要在肥胖症患者中进行该手术，在这种技术的支持下，关节囊松解量得到了显著减小，这是因为在 10 例患者中，9 例患者并不适合进行关节囊松解术 [27]），并且也可以得到一些专用的翻修设备，以及计算机技术的支持。

当前存在的一个矛盾点是，尽管使用骨科手术床的前路髋关节手术是一种最为古老的入路手术 [1]，但是其并不具有真正意义的现代史。大多数外科医生在其大学期间并没有学习到这一点，因此他们要么自费培训，要么通过奖学金进行短期培训。很多外科医生都通过其所治疗患者的并发症发生情况察觉到了这种方法的局限性。许多出版物报道了令人失望的术后结果，这种情况与培训不足的现实情况之间存在必然关联性。在过去的 15 年里，人们可以获得所期望的手术床。尽管它们的样式之间可能存在一定的差异，但是它们确实发挥了相应的作用。并且目前有关缺乏专业培训人员的问题正在得到解决，并且已经成为大学的一项重要工作。需要指出的是，患者更希望采用前路手术方式，因为这种入路方式能够满足他们越来越高的需求。如今的信息流无论是在规模上，还是在速度上都已经发生了巨大的发展。因此我们需要适应这一新环境，很明显，骨科手术床上实施的前路手术已经成为人们的一大关注点，并且在未来很长一段时间里会一直保持这种态势 [28]。

参考文献

[1] Rachbauer F, Kain MS, Leunig M. The history of the anterior approach to the hip. Orthop Clin North Am. 2009;40(3): 311-20.

[2] Smith-Petersen MN. Approach to and exposure of the hip joint for mold arthroplasty. J Bone Joint Surg Am. 1949;31A(1):40-6.

[3] Gibson A. Posterior exposure of the hip joint. J Bone Joint Surg Br. 1950;32-B(2):183-6.

[4] Robert Judet (1909-1980). Rev Chir Orthop Reparatrice Appar Mot. 1981;67(2):91-8.

[5] Boutelier P. Robert Judet. Chirurgie. 1994;120(11):11-8.

[6] Judet J, Judet R. The use of an artificial femoral head for arthroplasty of the hip joint. J Bone Joint Surg Br. 1950;32-B(2):166-73.

[7] Judet J, Judet H. Anterior approach in total hip arthroplasty. Presse Med. 1985;14(18):1031-3.

[8] d'Aubigne M, et al. Total prostheses of the hip. Rev Chir Orthop Reparatrice Appar Mot. 1967;53(8):803-8.

[9] Judet R. Total hip endoprosthesis made of porometal without cement anchoring. Z Orthop Ihre Grenzgeb. 1975;113(4): 828-9.

[10] Judet R, et al. A noncemented total hip prosthesis. Clin Orthop Relat Res. 1978;137:76-84.

[11] Charnley J. Total hip replacement by low-friction arthroplasty. Clin Orthop Relat Res. 1970;72:7-21.

[12] Charnley J. Long-term results of low-friction arthroplasty. Hip. 1982:42-9.

[13] Olsson E, Goldie I, Wykman A. Total hip replacement. A comparison between cemented (Charnley) and non-cemented (HP Garches) fixation by clinical assessment and objective gait analysis. Scand J Rehabil Med. 1986; 18(3):107-16.

[14] Johnson EE, et al. A tribute to Emile Letournel, MD (1927-1994). Clin Orthop Relat Res. 1995;310:281-2.

[15] Johnson EE. The life and contributions of Emile Letournel, MD, 1927-1994. J Orthop Trauma. 2019;33 Suppl 2:Sii-Siii.

[16] Lagrange J, Letournel E. The "L.L." total hip prosthesis. Int Surg. 1975;60(1):21-4.

[17] Letournel E. Fractures of the acetabulum. A study of a series of 75 cases. Clin Orthop Relat Res. 1961;1994(305):5-9.

[18] Letournel E. Trochantero-iliac coaptation. Treatment of suppurative total arthroplasty. Rev Chir Orthop Reparatrice Appar Mot. 1975;61 Suppl 2:115-9.

[19] Lazennec JY, et al. Possibilities of anterior approach to the lumbar spine by minimal retroperitoneal access. Anatomical bases. Technical principles and initial results. Chirurgie. 1997;122(8-9):468-77.

[20] Benazet JP, et al. Treatment of complete lumbar disk herniation by percutaneous discectomy. Chirurgie. 1991;117(1):59-67.

[21] Rottinger H. Minimally invasive anterolateral surgical approach for total hip arthroplasty: early clinical results. Hip Int. 2006;16(Suppl 4):42-7.

[22] Viamont-Guerra MR, et al. The direct anterior approach for total hip arthroplasty for severe dysplasia (Crowe III and IV) provides satisfactory medium to long-term outcomes. J Arthroplast. 2020;35:1642.

[23] Viamont-Guerra MR, Saffarini M, Laude F. Surgical technique and case series of total hip arthroplasty with the Hueter anterior approach for Crowe type-IV dysplasia. J Bone Joint Surg Am. 2020;102:99.

[24] Matta JM, Ferguson TA. The anterior approach for hip replacement. Orthopedics. 2005;28(9):927-8.

[25] Berger RA. Total hip arthroplasty using the minimally invasive two-incision approach. Clin Orthop Relat Res. 2003;(417):232-41.

[26] Siguier T, Siguier M, Brumpt B. Mini-incision anterior approach does not increase dislocation rate: a study of 1037 total hip replacements. Clin Orthop Relat Res. 2004;426:164-73.

[27] Mast NH, Laude F. Revision total hip arthroplasty performed through the Hueter interval. J Bone Joint Surg Am. 2011;93(Suppl 2):143-8.

[28] Anterior Total Hip Arthroplasty Collaborative, I., et al. Outcomes following the single-incision anterior approach to total hip arthroplasty: a multicenter observational study. Orthop Clin North Am. 2009;40(3):329-42.

第23章 因斯布鲁克的直接前路历史
The History of the Direct Anterior Approach in Innsburck

Michael Nogler 著

张　瑷　刘载阳　译

一、直接前路出现之前

1. 长切口前外侧经臀入路

Rudolf Bauer 教授在因斯布鲁克介绍了人工全髋关节置换术[1, 2]，早期他使用前外侧经臀入路，该入路于 20 世纪 70 年代和 80 年代发表文章并得以推广。此入路在中欧非常知名，是可媲美英美医生常用的后路的标准入路。"Bauer"入路理所应当成为因斯布鲁克骨科的唯一入路。应用于初次和翻修手术。而使用其他入路，如后侧入路，是十分罕见的情况，需要特殊的指征。因此，所有在因斯布鲁克接受过训练的医生都要接受仰卧位经臀入路的训练。作者也在 20 世纪 90 年代中期接受该入路的训练。当时传统的"Bauer"入路需 20~30cm 的皮肤切口。该入路需显露臀中肌和股外侧肌，并松解所有短的外旋转肌以获得良好的术野。一位高年资医生不止一次告诫作者："足够的术野显露才能看清所有结构，如果视野不好，继续扩大显露"。由于该地区所有的外科医生都是在因斯布鲁克接受培训的，他们都遵循同样的哲理，得到了相似的结果。

2. 出现的问题

当时已经发表了各种入路的优缺点，至今仍在文献中讨论。Bauer 教授偏好经臀前外侧入路的原因是其脱位率比后路低。而对臀中肌与股外侧肌结合部的肌肉缺损、大粗隆部的疼痛和一些轻微跛行均被认为是可以接受并忽略的。在作者所处的区域内，所有髋关节置换术后出现问题的患者都会听到，这不是关节置换引起的问题，必须接受。因为本地所有的关节医生都在作者的机构接受过训练，他们会从所有人那里听到同样的说法，并坚定相信。作者见过不少有以上这些的患者。作者也见过初次 THA 术后的患者脱位，虽然没有后路手术报道的那么多，但初次 THA 术后脱位需要闭合复位的患者每周都有，每个住院医生都非常熟悉，但在当下的直接前路（direct anterior approach，DAA）中却是例外。

3. 翻修中的肌肉损伤

通过 Bauer 入路进行的全髋关节置换术失败后也通过相同的入路进行翻修。所有的外科医生都接受训练均为仰卧位前外侧经臀入路进行翻修手术。行翻修手术时该入路需向外侧延伸，并切开股外侧肌，并将股外侧肌从背侧的筋膜上剥离。因此，根据 Wagner 的说法，可以用一个小的外侧开窗或一个大的前方开窗去显露股骨干外侧。

对于做过这样的翻修手术的医生来说，经臀入路行翻修术时，臀中肌和股外侧肌的前部经常看到严重损伤和脂肪变性。文献报道了使用这种入路后的肌肉变性的现象[3]。然而，尽管有这些发现，但大多数患者恢复良好，在初次全髋关节置换术后没有出现跛行，原因是足够的臀肌功能被保留，避免了臀肌缺损进一步的发展。而翻修手术后跛行更为常见，合理的解释是扩大显露造成了更严重的肌肉破坏。

4. 仰卧体位和无牵引床

如上所述，作者多于仰卧位进行全髋关节置换术。所有患者均置于标准手术床上，不使用特殊设备进行腿部定位。由于因斯布鲁克是一个传统骨科部门，除了假体周围骨折外，没有做急诊创伤手术，所以牵引床并不常用。如果确实需要从创伤科借来牵引床使用，作者的手术团队中没有人可以熟悉或舒服使用它。因此，作者从来没有想到使用任何牵引装置做关节置换术。

二、来自欧洲髋关节协会的启示（意大利巴维诺）

有了这方面的经验，作者坚信以好的方式完成髋关节置换是可能的，并专注于围绕导航设备和机器人的全关节置换支持的研究。计算机导航辅助骨科手术（CAOS）是作者研究小组的重点，对手术入路研究没有更深的兴趣。在一次 CAOS 会议上，作者被问及对微创全髋关节置换术的看法。作者以前从未听说过，因此没有答案。作者记得当时听到这个想法时有点惊讶，因为每个人似乎都像作者一样从 20 世纪 90 年代中期就开始研究机器人和导航。因此，尽管听起来不错，作者都没有真正考虑过微创这个话题，也只是还没有想到。对于颠覆性的想法，大多数人在不了解且在第一次听到它时，都是这样的反应。这可能需要一段时间，当这种反应变成"为什么没有人早想到它，因为它看起来如此自然，如此明显。"

2002 年 6 月，在意大利巴维诺举行的欧洲髋关节协会的会议上，作者遇到了这种情况。听 Richard Berger 开展关于双切口微创全髋关节置换术的讲座时，作者受到了冲击，并意识到需要立即着手解决这个问题，因此需要立刻把注意力集中在此。作者和 Martin Krismer 教授（作者科室主任）谈过，他与 Franz Rachbauer 教授肿瘤和关节置换小组的负责人。在会议剩下的时间里，作者讨论如何继续进行此项研究（图 23-1）。

三、针对不同概念的讨论

作者团队（本人在团队中资历较浅）一致认为，双切口和使用 C 臂进行全髋关节置换术对作者来说是不可接受的。这与作者目前的做法差别太大，作者在寻找一种小切口入路，而且必须是单切口。然而，更重要的是要一种真正保护肌肉的入路。保留肌肉结构和尽可能多地保护软组织并免受任何形式的损伤是微创的定义。切口的长度无疑很重要，但它与真正的软组织损伤相比是次要的。Franz Rachbauer 提出了使用 Smith-Petersen 入路的建议 [4]，这是一种众所周知的前侧入路。此间隙最早是由德国外科医生 Carl Hüter[5] 在 1880 年后期提出的，后来 Smith-Petersen 将其推广到髋关节和骨盆手术中。此入路是真正的肌肉间隙入路，因此可保护肌肉。经阔筋膜张肌外侧，缝匠肌和股直肌的间隔可以到达髋关节。作者认为这种入路的主要优点是真正的神经肌肉间隙入路，因为内侧的所有肌肉都是由股神经支配而所有外侧肌肉都是由臀上神经支配的。参考经臀入路的经验，作者特别希望避免对臀肌外展功能的损伤，在我看来，这是最重要的入路相关损伤，对患者有非常大的负面影响（图 23-2）。

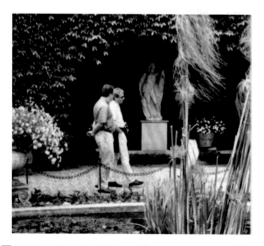

▲ 图 23-1 **Martin Krismer** 和 **Michael Nogler** 于 2002 年在意大利 **Baveno** 讨论微创髋关节概念

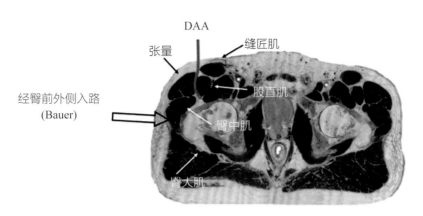

▲ 图 23-2　**Bauer 入路 vs. DAA**

四、与解剖系合作

因斯布鲁克有一个强大的解剖系。大体解剖实验室培训的学生非常优秀。在 Helga Fritsch 教授的带领下，骨科一直与本系进行着非常紧密且富有成效的合作。因此作者与 Helga Fritsch 教授合作，并开始了一系列的尸体操作，尝试探索利用髋关节前间隙进行髋关节置换的可能。

当时的经历与作者熟悉的髋部手术差别巨大。作者把切口保持在 9cm 左右，切口内又深又暗。常用的标准直拉钩影响了对切口内的观察，而所有的器械都没有角度或偏心距。作者从一开始就很清楚，虽然该入路的解剖结构很容易理解，但设计一套具有合适偏心距的器械清楚显露髋关节骨性结构是非常必要的（图 23-3）。

作者与长期伙伴 Stryker 公司（Mahwah，NJ，USA）展开合作，建立了几个实验室来设计开发需要的器械。为了获得显露，作者开发了一套弧形的拉钩，由当地的供应商定制并获得欧洲理事会认证，一直维持到现在还在使用。作者还发明了一个偏心铰刀柄并获得了美国专利。作者在设计手术工具的同时，查看了市场上可用的工具，并找到了一些适合使用的。最终确定了一套作者认为可行的组合（图 23-4 至图 23-6）。

五、首个病例

2003 年 1 月，作者准备好了进行第一次手术。在 Krismer 教授和 Franz Rachbauer 医生的带

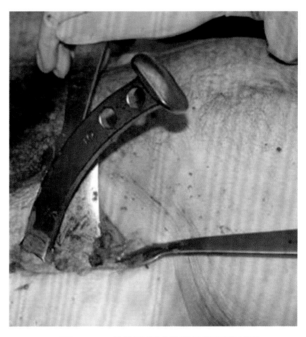

▲ 图 23-3　首次用标准仪器进行尸体试验

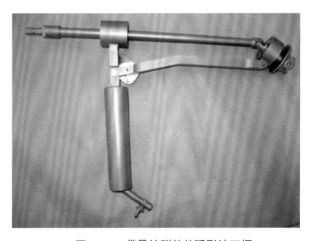

▲ 图 23-4　带导航附件的弧形铰刀柄

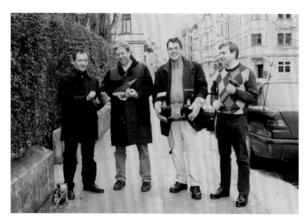

▲ 图 23-5　2002 年秋季第一尸体实验室的解剖大楼前。从右至左：Franz Rachbauer，Michael Nogler，Martin Krismer，Jose-Luis Mocetzuma de la Barrera（STRYKER）

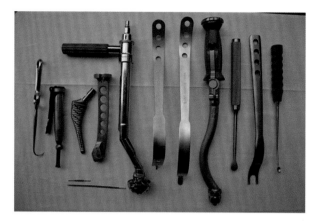

▲ 图 23-6　第一组工具

领下，作者植入了一个相对较长的直柄（omnifit，STRYKER）。手术进行了 2 个多小时，参与者都感到筋疲力尽。植入物位置良好，与作者习惯的标准入路相比，肌肉损伤是中等的。然而，在报道中他不确定这种努力是否合理。到了下午晚些时候，作者惊讶地发现，患者很容易就下床站起来了，而且几乎没有疼痛。这与他常规认知截然不同，所以作者决定继续使用 DAA。到 2003 年 2 月，作者在蓬特雷西纳 AFOR 会议上报道了 4 个成功病例，并从同事那里收到了非常积极的反馈。作者受到邀请展示手术技术，还有一些在因斯布鲁克当地的希望到手术现场参观。

六、更佳的器械和光线

尽管作者在患者身上观察到了立竿见影的效果，但深知器械和假体并不理想。作者觉得现在将 DAA 定义为一致性技术还为时过早。经过仔细考虑，作者认为带领的锥形柄是 DAA 的理想选择。Accolade I（Stryker）是股骨假体的一个选择。在髋臼杯侧半球形压配杯，如 Trident（Stryker），很方便使用。且植入臼杯的器械是可用的，有足够的弯曲和偏心距，甚至可以使用导航[6]。这些仪器由瑞士和新西兰的 OEM 公司生产，使用良好。锥形柄也显示出了直接的优势，更容易扩髓和植入。尽管如此，持柄器的并

不理想。它有前方偏心距，但作者的实验室研究表明，双向偏心距手柄有助于股骨柄植入和软组织保护。作者敦促合作伙伴 Stryker 为他们的持柄器设计了一个双向偏心距的手柄。最终获得成功，并于 2004 年初收到了器械，并于 2006 年发表了作者的设计和临床经验[7]。

作者从一开始就意识到术野昏暗的问题，额外的照明似乎是必要的。他为外科头灯取得了良好的进展。随后，作者换上了配有电池供电灯的外科头盔，既能提供光线，又能保护术者免受血液和碎片的伤害。

七、双偏心距和免牵引床

如前所述，作者提到了习惯在无牵引床上仰卧位做 THA。作者保持这个标准技术，不尝试使用牵引床。正如 DAA 技术的其他变化一样，在整个手术过程中股骨的准备技术要求更高。基于牵引床的技术专注于正确的杠杆臂和不同的腿部位置，以便将股骨近端尽可能地显露，尝试尽可能接近完全开放入路的术野显露，而作者的技术是避免这种情况的——将腿置于轻微内收、过伸和外旋状态，避免任何额外力量施加在下肢。作者用牵开器拉开伤口，通过大转子翘显露股骨近端，也不会过多松解后关节囊，更不想松解转子间沟的短外旋转肌。这种技术目的不是将股骨抬离切口，也不需要直达股骨髓腔的通道，而是在手术切口内将器械植入。基于快速而直接的理

念，有双向偏心距的铰刀柄（例如前侧和外侧偏心）作用显著，可以方便而快速地制备股骨髓腔。这种设计颇受欢迎，但也有人认为与直型打柄器不同的手感不同，这显而易见的。作者研究并发表了这种设计的机械性能，它给你一个稍微不同的手感，但都很好辅助手术完成[8]（图 23-7）。

八、教学与训练

学与教通常是相辅相成的，两者都是院校的核心职责。在 2003—2004 年，作者发展了核心步骤、改进了骨水泥和非骨水泥的假体选择和植入技术并继续开发器械。最终完善了手术技术，并将 DAA 定为全髋关节置换术的标准入路，供作者所在学科的髋关节外科医生实施一位年长的同事想要保持他的标准而除外。作者还决定只为住院医生培训 DAA。作者持续报道在 DAA 方面不断增长的经验，得到了更多世界各地想向作者学习的同事的兴趣和需求。因此作者决定启动一个正规的培训计划。由于 DAA 的课程必须主要与软组织相关，作者认为尸体训练应该是这类培训的核心。作者再次利用与解剖系的合作开拓了一门课程，包括授课部分、打印外科技术、尸体手术演示，以及参与者可以在尸体标本上练习技术的实践部分。由于这是首个 DAA 尸体标本课程，作者也认为必须证明我的想法不仅可以在标本上实施，也可以在手术室中实施。在大学医院的大力支持下，作者在一个手术室安装了视频系统。作者在课程中整合了两次现场手术的演示（图 23-8）。

第一次课程于 2004 年 4 月在因斯布鲁克举行。来自欧洲各地的 60 多名外科医生参加了这次课程，这次课程受到了热烈的欢迎。此后，作者已经在因斯布鲁克举办了 300 多期 DAA 课程，来自 56 个国家的 3500 多名外科医生参加了作者的课程，成为全球领先的 DAA 课程之一。此外，作者在世界各地的国际课程中培训了 5000 多名外科医生，在美国、亚洲、澳大利亚、南美洲和欧洲分享了 DAA 的故事（图 23-9）。

学习是教学的基础，教学也始终是一个学习的过程。在与其他外科医生的每一次互动中，作者也在实践中提高了理解和学习了知识，并将其引入因斯布鲁克 DAA 技术的概念中。在受邀协助的第一次手术中，作者从意大利罗马的 Cammarano 和 De Peppo 医生那里学到了在切口的近端使用黏合剂。这也成了作者接下来 20 年的标准技术（图 23-10）。

自 2019 年以来，ICJR 每年 2 月在因斯布鲁克举办年度国际 DAA 大师课程，得克萨斯州休斯敦是他们的第二个 DAA 中心，每年秋季开设 DAA 课程。

九、DAA 入路翻修

对于每一位髋关节外科医生来说，无论是使用后路还是任何形式的髋关节外侧入路，都可以

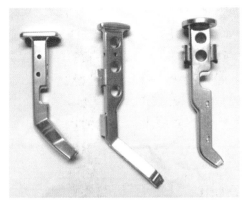

▲ 图 23-7　双偏心手柄 A、双偏心手柄 B、单偏心持柄器

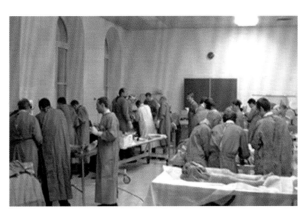

▲ 图 23-8　2004 年 4 月第一次 DAA 尸体训练

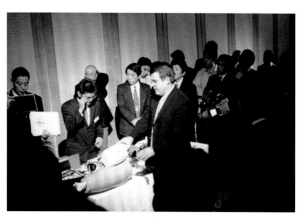

▲ 图 23-9　2004 年秋季日本首次 DAA 演示和培训

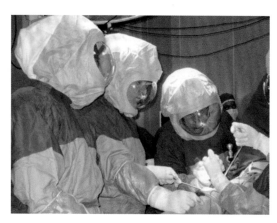

▲ 图 23-10　第一次与 Cammarano 和 de Peppo 医生合作 DAA 手术。2004 年 4 月，意大利罗马

将这些入路延伸到远端，通过它们进行翻修手术。在使用 DAA 的最初几年里，即使是最激进的 DAA 医生也一致认为 DAA 是主要的仅用于初次置换的入路。由于股神经的神经纤维在小粗隆的内侧向外侧走行，因此不可能直接向远端延伸。然而，经过 3 年经验积累，作者认为通过 DAA 做臼杯翻修是完全可行的。作者从简单的内衬更换开始，没有遇到明显的困难，并在 2006 年迅速开始通过 DAA 进行全髋臼翻修。下一步自然是尝试从近端翻修股骨假体，这在某些情况下是成功的，在柄无法从近端取出时，作者会切换到外侧入路。

尽管如此，作者仍然清楚地记得第一个翻修病例，用外侧延伸切口的 DAA 对一位女性患者进行了翻修，她在初次置换 3 周后的一次事故中髋部骨折。作者打开原 DAA 切口，向外侧延长，作者后来称之为 "lazy S" 弧形切口，延伸到股外侧肌，再到股骨干。它可以成功地重建她的股骨并用长柄翻修系统更换假体。作者可以证明，即使是复杂的全髋关节翻修术也可以用延伸的 DAA 入路进行。自 2012 年以来，作者已经发表了相关综合技术及其在翻修、骨折和感染中的应用 [9-14]。

十、DAA 旅程

DAA 只是一个髋部手术的入路，然而，世界各地的许多外科医生在 20 年的职业生涯中致力于发展、学习和培训 DAA，将其作为现有入路中一个更好选择。一开始，作者面临的兴趣和反对一样多。作者必须不断地证明，尝试新事物是安全的，是可以接受的。近年来，使用 DAA 入路已不再是问题，作者可以在讨论该入路时将重点放在患者的获益上。就个人而言，作者坚信这些努力是值得的，并已经改变了世界上成千上万患者的生活，不仅仅是 DAA 本身，还有对微创的持续讨论。20 年前作者在 THA 中切除了多少组织，而现在作者以最小损伤，尽可能保留软组织，相比而言，作者相信在过去的几十年里已经对此产生了一些影响。作者很自豪能够成为众多敬业的 DAA 外科医生中的一员。

参考文献

[1] Bauer R, Spitzer G. Operative Zugangswege in Orthopädie und Traumatologie. 2nd ed; 1990.

[2] Bauer R, Kerschbaumer F, Poisel S. Operative Zugangswege in Orthopädie und Traumatologie; 1986.

[3] Pfirrmann CWA, Notzli HP, Dora C, Hodler J, Zanetti M. Abductor tendons and muscles assessed at MR imaging after total hip arthroplasty in asymptomatic and symptomatic patients. Radiology. 2005;235:969-76. https://doi. org/10.1148/radiol.2353040403.

[4] Smith-Petersen M. A new supra-articular subperiosteal approach to the hip joint. J Bone Joint Surg Am. 1917;15:592-5.

[5] Hueter C. In: Hueter C (Hrsg) Grundriss der Chirurgie.: Fünfte Abteilung: Die Verletzung und Krankeiten des Hüftgelenkes, neunundzwanzigstes Kapitel. Leipzig: Vogel, Leipzig; 1883.

[6] Nogler M. Navigated minimal invasive total hip arthroplasty. Surg Technol Int. 2004;12:259-62.

[7] Nogler M, Krismer M, Hozack WJ, Merritt P, Rachbauer F, Mayr E. A double offset broach handle for preparation of the femoral cavity in minimally invasive direct anterior total hip arthroplasty. J Arthroplast. 2006;21:1206-8. https://doi. org/10.1016/j.arth.2006.08.003.

[8] Putzer D, Mayr E, Haid C, Hozack W, Nogler M. Force transmission in offset broach handles used for hip replacement: comparison of three different designs. Hip Int. 2013;23:187-92. https://doi. org/10.5301/HIP.2013.10730.

[9] Krismer M, Nogler M. Revisionsendoprothetik des Hüftgelenks : Der anteriore Zugang. Orthopade. 2017;46:121-

5. https://doi.org/10.1007/s00132-016-3376-0.

[10] Nogler M, Mayr E, Krismer M. Der direkte anteriore Zugang in der Revisionshüftendoprothetik. Oper Orthop Traumatol. 2012;24:153-64. https://doi. org/10.1007/s00064-011-0113-z.

[11] Thaler M, Dammerer D, Leitner H, Lindtner RA, Nogler M. Mid-term follow-up of the direct anterior approach in acetabular revision hip arthroplasty using a reconstruction cage with impaction grafting. J Arthroplast. 2020;35:1339-43. https://doi. org/10.1016/j.arth.2020.01.004.

[12] Thaler M, Lechner R, Dammerer D, Leitner H, Khosravi I, Nogler M. The direct anterior approach: treating periprosthetic joint infection of the hip using two-stage revision arthroplasty. Arch Orthop Trauma Surg. 2020;140:255-62. https://doi.org/10.1007/s00402-019-03317-1.

[13] Thaler M, Dammerer D, Krismer M, Ban M, Lechner R, Nogler M. Extension of the direct anterior approach for the treatment of Periprosthetic femoral fractures. J Arthroplast. 2019;34:2449-53. https://doi. org/10.1016/j.arth.2019.05.015.

[14] Nogler MM, Thaler MR. The direct anterior approach for hip revision: accessing the entire femoral diaphysis without endangering the nerve supply. J Arthroplast. 2017;32:510-4. https://doi.org/10.1016/j. arth.2016.07.044.

第24章 标准手术床直接前路 – 苏黎世
The Direct Anterior Approach on a Standard Table in Zurich

Hannes A. Rüdiger　Michael Leunig　**著**
张　瑷　刘载阳　**译**

一、DAA 的合理性

几十年来，瑞士现代髋关节手术的先驱们一直使用直接外侧也称为经臀入路（direct lateral，DL）作为全髋关节置换术的标准技术。尽管脱位率和翻修率较低，但直到今天仍存在一些主要的问题，包括部分负重的必要性、持续的外展肌无力和跛行。因此，DL 方法在 20 世纪 90 年代末和 21 世纪初已经不再流行。

虽然瑞士的一些高手术量的关节中心采用后路，但一些外科医生正在研究前路，包括Watson-Jones 技术（如 Roettinger[1]）和直接前路（direct anterior approach，DAA，　即 Hueter[2]）。主要的教学医院选择了 DAA，因为它是一个真正的肌肉、血管、神经间隙的入路。此外，关节脱位率较低，且仰卧位下假体更易定位。这与行业创新需求共同推广了该技术，使得 DAA 在瑞士的迅速普及。根据瑞士国家关节置换登记系统 SIRIS，初级全髋关节置换的 DAA 比例使用率从 2015 年的 42% 上升到 2020 年的 53%。

虽然在 DAA 中使用牵引床或腿架获得了一些初步经验，但在标准手术床台上的技术逐渐流行。对于许多关节外科医生来说，这种姿势更接近他们的习惯。此外，双侧下肢都可以自由活动，便于稳定性和腿长测试。由于术中使用各种

标志结合功能测试，除外因髋臼巨大缺损需要复杂的重建或髋臼旋转中心需重新定位，或术中出现并发症及翻修手术，术中透视不是必需的。

二、患者体位和铺单

患者被置于标准手术床上，大转子平面是可以显露的，使髋关节过伸，以便在股骨扩髓时更好地显露。

在通过 DAA 进行的全髋关节置换术中，术侧下肢可能需要变换多个位置，以便于股骨和髋臼的显露，功能测试和确认最佳假体植入位置。这样的体位可能需要改变手术床的高度和角度，无意中会产生因铺单而污染的风险。因此，人们为 DAA 提出了各种复杂的铺单系统 [3-5]。这种技术通常需要准备好双侧下肢，铺设多层手术单，并且在每次升降肢体或手术床时持续使用无菌单连接。在大量的 DAA 实践中，作者注意到这种复杂的准备和铺单程序延长了手术时间，需要有经验的人员，增加了手套污染的风险，并使手术过程中术侧腿的操作和腿长检查更加困难。

针对上述问题，作者在 2011 年设计了一种新型的 DAA 手术准备及铺单方案，花费时间大大减少，且可悬垂双腿，并易于护士和住院医生重复，所需人员较少（3 人 vs. 5 人），便于腿部定位和腿长评估。为了评估该技术的优势，作者

比较了两种铺单技术的手术准备时间、总手术时间、浅表或假体周围关节感染风险和成本。

作者的铺单技术，类似于用于髋部骨折或牵引床 DAA 所用的水平铺单，需要一体成型的 U 形不锈钢框架（图 24-1），在患者摆体位前，通过标准连接夹将其连接到手术床的近端（手术关节的近端）。由于框架的近端固定，当腿降低时，它不会改变位置，因此不会干扰铺单，手术操作，或控制下肢。

当患者就位，双下肢着抗血栓袜（低于膝关节），后将患者带入手术室（operating room，OR）。手术部位（大腿的近端一半），用醇基聚维酮碘进行消毒。此区域以外的其他皮肤均未消毒。聚维酮碘干燥后，将两块 80cm×145cm 的抗菌手术贴膜（Ioban 2，3M，Maplewood，MN）贴在患处。然后，铺防水一次性手术单（517cm×290cm，定制）（Promedical AG，Glarus，Switzerland）。这个"Schulthess"无菌单以手术切口的中心，有一个 35cm×20cm 的透明黏合剂层。事实上，在切口部位涂上三层透明手术贴膜，以实现对包括伤口边缘在内的皮肤的可靠保护，这在股骨扩髓时尤为重要。先将视窗粘贴固定，再展开其余的无菌单，多余的部分塞在手术床的边缘和 U 型钢框架之间。然后用无菌夹子将手术单夹在钢架上。远端 2/3 的无菌单是透明的，可以充分显露双下肢。

手术床和框架之间多余的无菌单允许降低手术床远端，并控制双腿进行股骨显露和功能测试，而不会有手术部位污染的风险。外科医生还可以通过透明的视窗清楚地观察到腿长。在手术结束时，可以快速撤除手术单。

铺单时间和成本的评估

为了评估铺单系统的准备时间和成本效益，作者回顾了 2008—2014 年由本院的一位医生进行 THA 手术的 756 例患者队列。该队列包括 448 例接受上述"新铺单系统"的患者，与 308 例使用传统织物手术单的患者进行比较[4]。

在作者医院，患者被带进手术室时已经置于手术床上并麻醉完毕。术后，患者从麻醉中苏醒后离开手术室后。手术人员记录患者进入手术室的时间、切开皮肤的时间、手术过程的持续时间及患者离开手术室的时间。检索所有患者的数据，准备和铺单时间定义为患者进入手术室和切开皮肤之间的时间间隔，为了说明因多年 DAA 经验积累而减少手术时间的影响，计算了两组用于铺单的手术时间比例（铺单时间除以总手术时间）。计算与时间减少相关的成本节约，作者确定每台 DAA 手术每分钟手术时间的成本约为 51.5 美元。文献报道北美的每分钟手术时间的成本为 62 美元[6]。

关于术中结果，与传统铺单（47.67±13.2min）相比，使用新型铺单系统的时间减少了 30%（33.5±13.0min；$P<0.0001$）。尽管主要作者在研究期间减少了手术时间（新铺单：22.08%，传统铺单：26.72%，$P<0.0001$），但这种时间减少也降低了分配给准备和铺单的时间在总手术时间中的百分比。两组患者人口学资料、伴随疾病或感染发生率均无显著差异（未见具体数据）。常规铺单组各发生 1 例早期和 1 例晚期 PJI 需进行翻修，1 例浅表感染经清创冲洗康复。新铺单组发生 2 例早期 PJI，经清创灌洗并更换了髋臼内衬和股骨头感染控制。

至于节省成本，尽管新铺单系统的价格略高（27.24 美元），作者计算出新铺单技术在本院每例患者节约了 693.76 美元。在北美，作者确定该技术每台 DAA THA 可节约 840.76 美元。

从这些数据中得出结论，新的铺单技术显著减少了术中整体手术准备时间，同时改善了术侧下肢的操作和长度评估。此外，这种铺单技术的实现成本更低，需要的手术人员数量更少，易于学习，而且不会增加继发浅表或深部感染的风险。这种技术避免了使用织物手术单，因手术单是透明的，可让外科医生在整个手术过程中清楚地看到双腿的位置和关系。

三、皮肤切口

Hueter 入路的经典皮肤切口是纵向的，与阔

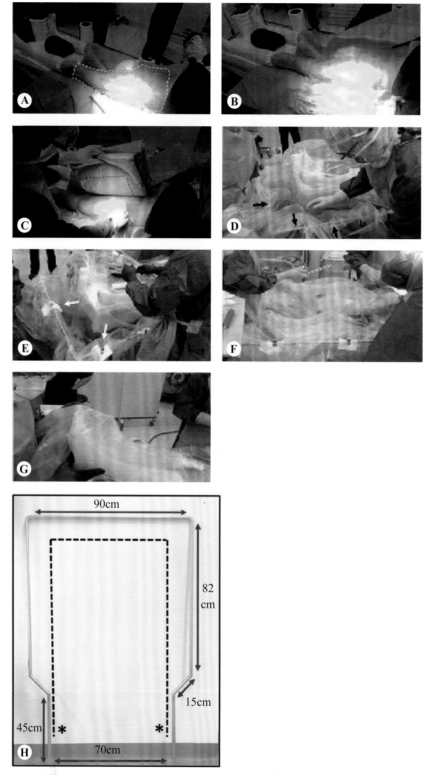

▲ 图 24-1　作者的铺单技术：手术部位消毒，覆盖双层手术贴膜

A 和 B. 铺单，无菌单在术区上方有透明的视窗。C. 无菌单的远端透明部分用夹子固定到框架上。D 和 E. 多余的部分放置在无菌单和手术床之间，允许自由移动双腿。F. 这种铺单技术允许腿的自由定位（图 A 至 D），G. 并且由于术区无菌单透明，可以直观地评估腿长。H. 金属框架固定在手术床的近端。这样手术床就可以分开（即降低肢体位置），而框架保持水平并保持无菌单覆盖。

筋膜张肌的纤维方向一致。它起始于髂前上棘的稍远端和外侧并指向腓骨头的稍外侧。对于初次髋关节置换来说，长度8～10cm通常就足够了。

由于这个切口垂直于兰格（Langer's）皮肤张力线，且与腹股沟的剪切力方向一致，所以切口瘢痕的美容效果通常不佳。因此，作者在2013年引入了一个沿着腹股沟皮肤褶皱的横向"比基尼"切口，可以通过屈髋来识别[7]。切口长度通常小于8cm，位于髂前上棘外侧，以避免靠近股外侧皮神经。在阔筋膜张肌浅筋膜水平，入路如下所述，与皮肤切口类型无关。

在一项对964例通过DAA进行全髋关节置换术的患者的对照随访研究中，作者发现比基尼切口不影响植入物的位置，也不增加股外侧皮神经感觉障碍的风险，而瘢痕满意度优于标准纵向切口[8]。

四、入路

对于DAA，髋关节处于中立位。为了减少屈髋肌肉的紧张，可以在膝下放置一个可移动衬垫，使臀部轻微弯曲。沿阔筋膜张肌的肌纤维方向纵向切开阔筋膜张肌的筋膜，阔筋膜张肌肌腹向外侧牵开，可触摸到转子前结节。用Cobb骨膜剥离器分开，可见前方关节囊的近端，并分离臀小肌。在这个间隙放置一个钝Hohmann拉钩，第二个锋利的Hohmann拉钩放置于大转子囊内，平股外侧肌。使用Cobb剥离器，作者沿着髂关节囊肌下方的关节囊绕股骨距放置钝性Hohmann牵开器将直肌和髂关节囊肌向内侧牵开。为防止瘢痕形成和异位骨化，应避免髂关节囊肌与关节囊之间的广泛剥离。

旋股外动脉到股直肌的一些小穿支电凝。切开无名筋膜，用Cobb剥离器于关节囊前脂肪组织中将旋股外动脉的分支显露。将这些血管电凝和（或）结扎。然后去除关节囊前脂肪，显露出由股直肌和髂囊肌的内侧、股中间肌远端和臀小肌与阔筋膜张肌外侧组成的三角形内的关节囊。将臀小肌的近端与外侧关节囊分离。然后在大转子旁放置一个Hohmann拉钩以牵开阔筋膜张肌外侧。如果髋关节僵硬，则切断股直肌返折头，以促进股直肌的内侧回缩。

1. 切开关节囊

采用倒T型切开关节囊，保留连接在髋臼前壁内侧上大块关节囊。从股直肌返折头的稍外侧切开关节囊，沿着臀小肌的最前方纤维或的粗隆结节稍内侧延伸，从粗隆结节开始，沿着股中间肌起点的前方转子间线延伸至股骨距。为了更好地显露，内侧的三角形关节囊瓣可以缝合固定。然后将关节囊的外侧与大转子的内侧分离，露出股骨颈的基底部。然后Hohmann拉钩由颈部囊外置于颈部囊内。行股骨段"楔形"截骨，取下约1cm的骨块。或者，单次截骨后使用取头器将股骨头脱位。

2. 松解

作者在髋臼准备前完成股骨松解，因为股骨在关节囊松解后更易向后外侧牵拉，这有利于髋臼显露。为了完成关节囊的松解，将腿摆成四字位（即外旋伴轻度髋关节屈曲）。第一步，将耻股韧带从转子前间线中部和后内侧向小转子方向松解，允许最大的外旋。第二步，外侧松解，将外侧关节囊瓣与大转子内侧进一步分离。外旋时，将骨钩置于股骨颈截骨部位，向前牵拉以收紧后外侧关节囊。根据松解的程度，联合腱（即闭孔内肌和孖肌）和外侧关节囊可能被松解，但梨状肌肌腱很少被松解，闭孔外肌腱通常被保留，因为松解这两个结构改善股骨显露作用不大，但这些肌腱对髋关节的后方稳定很重要。

3. 髋臼显露

在髂前下棘内侧放置一个大的弧形Hohmann拉钩（"easy rider"）。这个拉钩的尖端被推到盂唇和髋臼前壁的关节囊之间。由于拉钩的尖端靠近股血管和神经，因此在此操作过程中要小心。内侧的关节囊瓣可以保护股直肌。在股骨下后壁周围放置一个大Hohmann拉钩，向外侧和背侧推股骨。关节囊的耻股部由小粗隆切开至髋臼横韧带。将一个长而窄的Hohmann拉钩放在泪滴周围。有时，切开下方关节囊至泪滴可改善视野。

4.髋臼准备

切除盂唇更好地显露髋臼边缘。为了使臼底及其边缘清晰可见，将枕部切除。偏心髋臼锉可以避免与损伤比基尼切口外侧软组织（阔筋膜张肌）和皮肤，因此可以帮助避免过度的前方磨锉。现在可以根据手术医生的喜好开始髋臼磨锉。作者用大直径髋臼锉开始磨锉，以提高打磨同心度（通常比试模杯尺寸小 2～4mm）。第一次磨锉是正对泪滴内侧方向向下磨到臼底。在髋臼内陷时，作者应避免将磨锉至臼底，防止臼杯过深和使本已脆弱的髋臼内侧底变薄。然后逐级增加髋臼锉的尺寸，按照最终髋臼杯的方向磨锉。为了防止髋臼前后壁变薄（和变短），必须避免过多向前或向后磨锉。比较髋臼前、后半圆到泪滴台阶，可以很好地指示磨锉的前后位置。如果这两个台阶是对称的（或两者完全平坦），髋臼旋转中心一般处于良好的前后位置（图 24-2）。然后用一个偏心的杯持杯器来击入臼杯。使用如下标志来确认臼杯的最佳位置：①中心孔来判断臼杯的深度；②朝向持杯器柄 [外展水平面上，柄与髂前上棘连线成 38°～45°；臼杯前倾是柄与水平面（地板）之间的角度]；③臼杯外侧缘与髋臼对臼杯外展角的特殊关系；④臼杯内侧边缘与泪滴之间的关系；⑤试模头（135° 试模颈）的截面与内衬的前倾角和外展角的关系。臼杯前缘被骨性髋臼包容对于避免髂腰肌肌腱的疼痛至关重要，且髋臼周围骨赘需要切除。在绝大多数情况下，如果臼杯前上半圆放置于正确的位置，臼杯后下半圆会超出髋臼缘。置入并拧紧髋臼螺钉后，取出所有拉钩。

5.股骨准备

患侧下肢放置于 4 字位。在股骨截骨端后壁内侧放置一把弯曲的 Hohmann 拉钩。在股骨距处使用骨钩，将股骨向前牵拉。在大粗隆后，臀小肌和臀中肌之间的裸区域放置一个双尖 Hohmann 拉钩以推动股骨进一步向前。只有当股骨活动充分时，下肢才能过伸。如果股骨活动不充分，则必须增加关节囊的松解。

在过伸途中，避免因大转子卡在髋臼后壁而引起骨折是十分关键的。为了股骨颈截骨时更好的显露，需要对侧下肢来辅助过伸。在某些情况下（特别是通过 DAA 的翻修股骨侧），需通过向近端延伸入路以获得更好的股骨显露：将阔筋膜张肌从髂前上棘和髂嵴前方剥离。然后根据制造商的指南使用有角度的或偏心的手柄进行股骨扩髓。当下肢呈 4 字位（膝关节接近 90° 屈曲，胫骨与地面平行），股骨处于标准的外旋转位置时，即可准确评估股骨开髓方向的前倾。

作者会评价股骨假体旋转中心，以及"外科医生视角的下肢不等长和偏心距"试验技术。

6.关闭切口

植入臼杯和股骨假体后，复位髋关节，手术床恢复到中立位。然后用 2～4 条可吸收缝合线闭合前方关节囊，缝合修复被切断的股直肌反折头。然后，闭合阔筋膜张肌的筋膜，使用可吸收倒刺线缝合皮肤。

五、手术护理

患者在手术当天就可以活动，允许双拐辅助下的完全负重，直到达到安全的步态。限制 6 周内屈髋不超过 90°，以获得最佳的软组织愈合。

六、DAA 翻修

通过 DAA 行翻修手术在选择合适病例的情况下是可行的。该入路有几大优点：患者为仰卧位，因此骨盆位置更为标准化。这使得假体定位及术中透视更容易。DAA 为肌间隙入路，大多数后结构包括后方关节囊和短外旋肌群在多数情况下可以保留。此外，在考虑到无菌问题时，DAA 可以同时对双侧进行操作，而不需要重新摆体位和铺单。作者将 DAA 入路多用于单独臼杯翻修和指征合适股骨侧翻修。

七、病例 1：近端延长 DAA 入路翻修髋臼

髋臼侧翻修，特别是前壁缺损、髂前下棘周

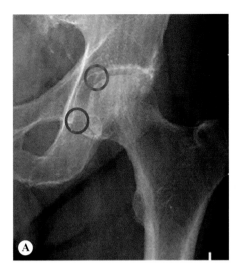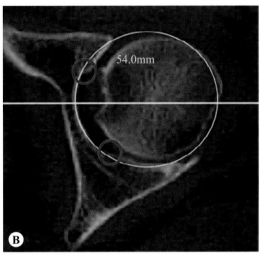

▲ 图 24-2 应以髋臼缘来确定最后一次磨锉的最佳位置。**A.** 髋臼锉到泪滴的距离（红圈）有助于估计外侧位置。臼顶（紫色圈）有助于估计上/内侧位置。例如，在有髋臼内陷的情况下，需要在臼顶处预留骨性台阶，而在大多数其他情况下，髋臼磨锉应完全使该区域平整。**B.** 左髋旋转中心轴向 CT 扫描。为了估计髋臼锉的前后位置，前方半圆的骨台阶（前红圈）应与后面的相应台阶对称。在大多数情况下，在最后一次磨锉之后，两个台阶都应完全平整

围的巨大缺损或髋臼中央缺损，通常可以通过 DAA 很好地进行翻修。而后柱缺损、坐骨巨大缺损或骨盆环中断则有相当大的挑战，可能通过后路或经臀入路更容易进行。

59 岁的男性跑步爱好者，在髋关节表面置换术后 9 年出现腹股沟疼痛进行性加重（图 24-3）。虽然活动范围正常，但他表现出髂腰肌肌腱刺激症状。X 线片显示假体无松动或骨溶解迹象，髋臼杯外展角正常。血清钴水平为 1137 nmol/L。去金属伪影 MRI 显示巨大软组织囊性病变符合金属磨屑不良反应。通过 DAA 入路进行全髋关节的翻修。由于软组织病变明显延伸到前壁周围，为了更好地显露，作者将 DAA 入路向的内侧延伸：髂前上棘 V 形截骨，髂肌沿髂骨行骨膜下剥离，便于腹股沟韧带和缝匠肌向内侧牵开。这能很好地观察前下髂前下棘和股直肌及其反折头的肌腱。股直肌反折头可以松解，用以充分显露髋臼前壁和耻骨外侧。然后切除假瘤，并将表面置换翻修为全髋关节置换。用经骨缝线将股直肌肌腱重建于髂前下棘，用 3.5 mm 螺钉固定髂前上棘截骨块。

八、病例 2：双侧 DAA 入路手术（右侧：初次置换；左侧：自体植骨、髋臼翻修）

71 岁女性，外院左侧 THA 术后 3 年，出现右髋疼痛加重和左腿进行性缩短（图 24-4）。X线片显示左侧臼杯内陷，臼底空洞样变，包容性骨缺损但髋臼环完整。右髋关节骨关节炎。

由于症状是双侧的，左侧臼底缺损需要植骨，作者选择在一期干预双侧病变：首先，一次麻醉，先行右侧进行全髋关节置换，再行左侧臼杯翻修。右侧股骨头用作左侧髋臼底骨缺损移植物。然后，在不需要额外的螺钉固定的情况下，植入初级压尺杯，并与髋臼环紧实嵌合。由于髋臼旋转中心的重新定位具有挑战性，建议在这种情况下使用术中透视。双侧手术都是通过 DAA 入路进行的，在双侧手术中不需要重新摆体位、铺单。这种双侧一期手术策略可保证最佳移植物（非冷冻自体移植物）的使用。

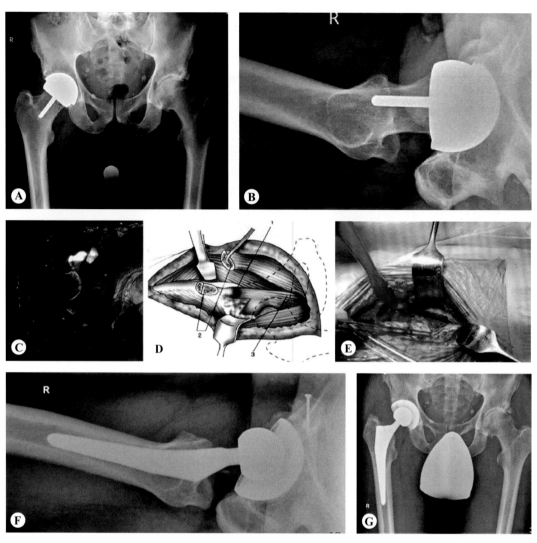

▲ 图 24-3　59 岁男性，髋关节表面置换后金属碎屑不良反应（**ARMD**）（**A~C**）。为显露髋臼前壁前方的病变，行髂前上棘截骨并与腹股沟韧带起点和缝匠肌内侧一起牵开（**D，E**）。植入全髋关节假体后，复位并用 **3.5mm** 螺钉固定髂前上棘

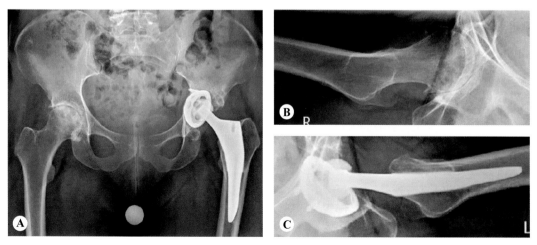

▲ 图 24-4　71 岁妇女。**X** 线片显示右髋骨关节炎，左髋臼杯移位。在一次麻醉中，先行右侧髋关节置换，后行左侧臼杯翻修，右侧股骨头用作自左侧臼底自体植骨。使用术中透控制左侧臼杯位于位置（**D**）

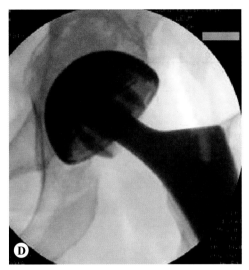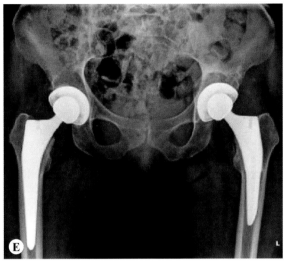

▲ 图 24-4（续）　**71** 岁妇女。**X** 线片显示右髋骨关节炎，左髋臼杯移位。在一次麻醉中，先行右侧髋关节置换，后行左侧臼杯翻修，右侧股骨头用作自左侧臼底自体植骨。使用术中透控制左侧臼杯位于位置（**D**）

参考文献

[1] Bertin KC, Rottinger H. Anterolateral mini-incision hip replacement surgery: a modified Watson-Jones approach. Clin Orthop Relat Res. 2004;(429):248-55.

[2] Hueter C. Grundriss der Chirurgie. 2nd ed. Vogel, F.C.W; 1883.

[3] Keggi KJ, Huo MH, Zatorski LE. Anterior approach to total hip replacement: surgical technique and clinical results of our first one thousand cases using non-cemented prostheses. Yale J Biol Med. 1993;66(3):243-56.

[4] Lovell TP. Single-incision direct anterior approach for total hip arthroplasty using a standard operating table. J Arthroplast. 2008;23(7 Suppl):64-8.

[5] Bender B, Nogler M, Hozack WJ. Direct anterior approach for total hip arthroplasty. Orthop Clin North Am. 2009;40(3):321-8.

[6] Macario A. What does one minute of operating room time cost? J Clin Anesth. 2010;22(4):233-6.

[7] Leunig M, Faas M, von Knoch F, Naal FD. Skin crease 'bikini' incision for anterior approach total hip arthroplasty: surgical technique and preliminary results. Clin Orthop Relat Res. 2013;471(7):2245-52.

[8] Leunig M, Hutmacher JE, Ricciardi BF, Impellizzeri FM, Rudiger HA, Naal FD. Skin crease 'bikini' incision for the direct anterior approach in total hip arthroplasty: a two- to four-year comparative study in 964 patients. Bone Joint J. 2018;100-B(7):853-61.

第 25 章　联合标准手术床与机械腿部固定架的技术

A Hybrid Technique with a Standard Table and Mechanical Leg Holder

Joshua C. Rozell　Dimitri E. Delagrammaticas　Raymond H. Kim　**著**

赖天宇　孙文佳　林文韬　林飞太　林文韬　冯尔宥　**译**

前路髋关节置换术凭借其早期康复、微创性和软组织保护等优点而广受欢迎。该入路保留了正常髋关节生物力学中所需要的后方关节囊、外旋肌群和外展肌群，这有助于降低术后脱位风险。保留由外展肌、臀大肌和张力肌组成的髋关节三角肌有助于早期功能恢复和减轻髋关节外展无力[1, 2]。通常情况下，前路是在仰卧位下进行的，手术中仰卧位骨盆在三维空间中合适的定位对于确定髋臼杯位置至关重要。尽管目前对于髋臼的外展角与前倾角的目标值尚未标准化[3]，但前路可保持骨盆位置的稳定性，这便于使用透视了解假体的位置。

前路髋关节置换术可以使用或不使用骨科手术床，就本章目的而言，我们主要讨论标准手术床。标准手术床的好处包括节省成本，在整个手术过程中不需要无菌区域外的助手重新固定下肢体位，以及能够在下肢自由悬垂的情况下对其稳定性和长度进行临床评估。不管是否使用骨科手术床，都可用于术中透视[4, 5]。专用手术床有助于增加髋关节的外展并减少其内收，而标准手术床则允许更多的内收和更少的外展。两种方式的优劣根据手术入路、手术的类别（如需要延长髋臼侧还是股骨侧显露，或者两者都需要，或者翻修手术）、解剖变异性，或植入物和患者的因素的不同而不同。

使用标准手术床进行初次手术和翻修手术时，患者取平卧位，耻骨联合放置于手术床弯折处上方。一旦弯折处被放下，这就有利于股骨侧的显露。患者应卧于手术床的居中位置，以减少透视视野中床架的重叠。最后，非手术侧下肢应该置于无菌区域中，以便能够接触到足部和踝关节来评估下肢的长度。在股骨侧显露期间，非手术侧下肢应放置于外科支架上，以便手术侧下肢内收。或者，将非手术侧下肢固定在定位臂上。在近端，无菌区域覆盖应延伸至髂骨上方，以便在需要时延长切口。在股骨体位的准备过程中，为了便于股骨的抬高，可以将一叠外科巾包裹成一个圆柱体，类似于苏打水瓶的大小放在股骨近端略外侧和近端的下方。

当患者处于手术床中合适的位置时，定位臂就会被固定在床上，放置于胫骨中段的水平上，处于"初始"状态并相互平行。当定位臂调整到起始位置时，呈现出 S 形态（图 25-1）。起始位置有利于铺巾。无菌覆盖套件包含腿部固定器的

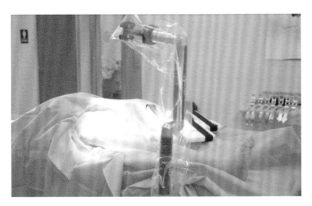

▲ 图 25-1　起始位置

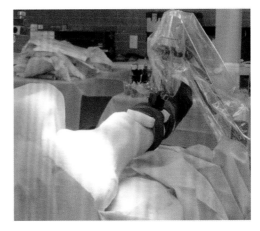

▲ 图 25-2　手术前足的放置位置

衬垫、用于将衬垫固定到手术侧腿部的绷带及无菌洞巾。将第一层无菌套套在定位臂上，一直延伸到与手术床的连接处，第二层洞巾包裹在定位臂的底部，密封接口，保证无菌铺巾。

腿部固定器的衬垫置于患者的术侧大腿上，衬垫有可延展的背衬，以帮助将其固定到金属支架上。包装上也有标记和方向提示，以正确放置衬垫并塑形。衬垫沿着腿部的轮廓环绕，并在无菌金属支架下固定到位。衬垫的远端环绕患者足部的背侧。Velcro 环包裹在腿部和足部，将腿部固定器固定到位。然后将 Coban 粘贴在衬垫上，以进一步固定，需避开快速连接装置，防止遮挡该接口。

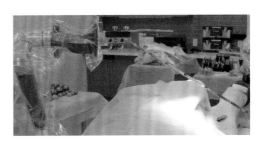

▲ 图 25-3　对侧定位臂

将腿部固定器的适配器通过使用螺钉放置于定位臂上，定位臂便可准备放在腿上。通过挤压手柄，可以释放定位臂并允许多个角度的自由操作。定位臂通过快速连接装置连接到腿部支架，其中定位臂的两个连接位置可用于连接前部和内侧。手臂最初连接到前侧适配器（图 25-2），并在股骨准备过程中转移到内侧适配器，以便在手术时，获得足够的腿部外旋。

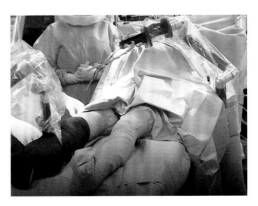

▲ 图 25-4　铺巾后位置

第二个定位臂可以连接并覆盖在手术床对侧的骨盆水平位置，以便于在需要时进行无辅助手术，或者也可以安全地固定非手术腿。定位臂上装有一个牵引器耦合器，以便连接两个牵引器支架（图 25-3）。当站在手术侧时，外科医生可以完全控制两个定位臂，以促进手术的无缝衔接操作（图 25-4）。

切开皮肤时，保持腿部中立位并略弯曲髋关节（图 25-5），在皮肤切开后，对侧定位臂可将拉钩固定在皮肤上。一旦外科医生松开定位器上的手柄，定位臂就会以最小限度的切换锁定空间。拉钩柄部可以连接到耦合器，一个在近端方向，另一个在远端。第一个拉钩沿股骨颈上方放置在阔筋膜张肌下方，第二个拉钩位于股骨颈下段的内侧，两个拉钩都可以由对侧定位臂以适当

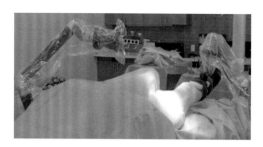

▲ 图 25-5　皮肤切开前

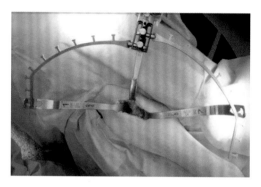

▲ 图 25-6　股骨颈截骨前

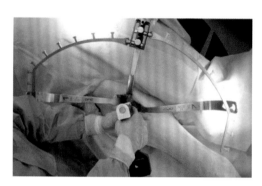

▲ 图 25-7　股骨颈截骨

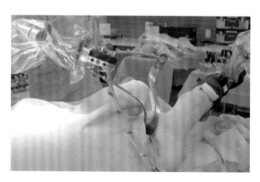

▲ 图 25-8　髋臼侧显露

的的张力固定。第三个拉钩通常沿着股直肌下方的髋臼前缘放置，以便在关节囊切开前充分显露髋关节（图 25-6）。必须小心放置这个拉钩以避免对股神经造成损伤。Yoshino 等最近进行了一项尸体研究，根据一条从髂前上棘穿过髋臼中心所绘制的连线，将髋臼划分为 360°。他们发现，在 0°～150° 时距髋臼缘 16.6～33.2mm，在 90° 时最接近股神经[6]。随后基于外科医生的习惯进行关节囊切开术或关节囊切除术，必要时可通过透视来验证股骨颈截骨的位置（图 25-7）。截骨后，同侧定位臂可移动到轻微牵引和外旋的位置，以便于取出股骨头（如果进行 "napkin ring" 截骨，则取出股骨颈的中间段）。

一旦摘除股骨头，需注意髋臼下方和后方拉钩的放置，后方拉钩位于髋臼和股骨大转子之间（图 25-8），对股骨颈切除高度的评估是至关重要的，因为剩余太多股骨颈会使髋臼显露困难，术中应保证后方关节囊可视，这表明显露充分。可以通过同侧定位臂施加一些纵向牵引和外旋，以帮助髋臼磨锉器的插入和取出，必要时可使用术中透视中确定髋臼磨锉角度和深度。

当植入髋臼杯和内衬后，移除拉钩，腿部置于股骨侧准备的位置。首先将手术床调整为 "Trendelenburg" 位，然后降低床尾，以便于腿部后伸。腿上的牵引拉钩及定位臂被移除，将下肢处于 4 字位，以确认股骨内侧的关节囊松解完全达到小粗隆的水平。在确认上述松解部分完成后，腿部回到中立位置，并且非手术侧腿需要弯曲并固定在附加的定位臂上，以便让手术侧腿部内收。手术侧腿的快速连接装置转移到内侧附

件，以引导后伸、外旋和内收（图 25-9）。

紧接着放置拉钩以便于股骨侧扩髓（图 25-10），一个钝性拉钩被放置在股骨颈的后内侧，对侧定位臂将其固定在适当的位置。然后将隆起放置在股骨近端，以利于股骨从切口处抬起。第二个宽拉钩放置在外展肌和大转子后面的股骨之间，以牵开阔筋膜张肌并且松解上方关节囊，进一步使股骨近端从切口处显露出来。如果需要，可以使用骨钩将股骨近端从切口中拉出来，有利于松解上方关节囊。此外，如果阔筋膜张肌张力

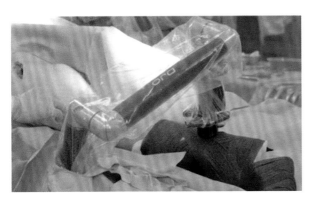

▲ 图 25-9 股骨显露时下肢的位置

较大，术者可以将切口延伸至髂前上棘并松解部分肌肉附着点。一旦股骨侧充分显露，股骨磨锉就可以以标准的方式开始。股骨的充分显露是十分重要的，因为这可避免器械和磨锉器在植入和取出的过程中不会剐擦到切口近端的皮肤，从而预防术后伤口问题。如果拉钩妨碍磨锉，可在此过程中将其重新定位或移除，然后通过手术床对侧的助手辅助拉钩。

当适当大小的磨锉器磨锉完毕，就可以安装试头和试颈。取出牵引器，腿部从远端的快速连接装置中松开。这使得外科医生既可以复位髋关节，也可以通过活动度和透视的方式检查腿部长度。透视和临床稳定性测试应考虑到腿部长度和偏移量的适当恢复，同时还应验证假体的位置和大小。最后进行髋关节脱位，移除试模，安装

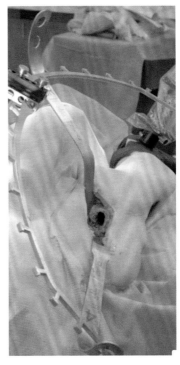

▲ 图 25-10 磨锉时股骨近端的显露

真体。

前路已被证明具有陡峭的学习曲线[7, 8]，与其他入路相比，该入路报道的并发症包括股骨骨折、假体周围感染和伤口破裂[9, 10]的发生率更高。然而，对于已经超越学习曲线的外科医生，加上使用高效和实用的定位装置，可以减少手术时间、失血量，并最终减轻并发症。

参考文献

[1] Taunton MJ, Mason JB, Odum SM, Springer BD. Direct anterior total hip arthroplasty yields more rapid voluntary cessation of all walking aids: a prospective, randomized clinical trial. J Arthroplast. 2014;29(9 Suppl):169-72.

[2] Kreuzer S, Matta JM. Single incision anterior approach for total hip arthroplasty: Smith-Peterson approach. In: O'Connor MI, editor. Limited incisions for total hip arthroplasty. 1st ed. Rosemont: AAOS; 2007.

[3] Abdel MP, von Roth P, Jennings MT, Hanssen AD, Pagnano MW. What safe zone? The vast majority of dislocated THAs are within the Lewinnek safe zone for acetabular component position. Clin Orthop Relat Res. 2016;474(2):386-91.

[4] Matta JM, Shahrdar C, Ferguson T. Single-incision anterior approach for total hip arthroplasty on an orthopaedic table. Clin Orthop Relat Res. 2005;441:115-24.

[5] Lovell TP. Single-incision direct anterior approach for total hip arthroplasty using a standard operating table. J Arthroplast. 2008;23(7 Suppl):64-8.

[6] Yoshino K, Nakamura J, Hagiwara S, Suzuki T, Kawasaki Y, Ohtori S. Anatomical implications regarding femoral nerve palsy during a direct anterior approach to total hip arthroplasty: a cadaveric study. J Bone Joint Surg Am. 2020;102(2):137-42.

[7] de Steiger RN, Lorimer M, Solomon M. What is the learning

curve for the anterior approach for total hip arthroplasty? Clin Orthop Relat Res. 2015;473(12):3860-6.

[8] Meermans G, Konan S, Das R, Volpin A, Haddas FS. The direct anterior approach in total hip arthroplasty: a systematic review of the literature. Bone Joint J. 2017;99-B(6):732-40.

[9] Aggarwal VK, Elbuluk A, Dundon J, Herrero C, Hernandez C, Vigdorchik JM, et al. Surgical approach significantly affects the complication rates associated with total hip arthroplasty. Bone Joint J. 2019;101-B(6):646-51.

[10] Pincus D, Jenkinson R, Paterson M, Leroux T, Ravi B. Association between surgical approach and major surgical complications in patients undergoing total hip arthroplasty. JAMA. 2020;323(11):1070-6.

第 26 章　作者在直接前路手术的进步历程

My Continuous Evolution in Using Anterior Approach

Stefan W. Kreuzer　著

沈凯魏　陈辉璜　林文韬　冯尔宥　译

2003 年，在学习 Joel Matta 医生的 5 个手术病例后，我开始了直接前路髋关节置换术（direct anterior approach，DAA）的旅程。第一次接触 DAA 是观察他所使用的 Matta 床，这个过程很有意义，使我期待着 DAA 作为未来日常手术中的主要方式而带来的巨大潜力。私下里，我保持温习 DAA 笔记的习惯，毫不犹豫地使用 DAA 与 OSI ProFx 床进行了第一个病例，那是我行医生涯的转折点，此后，我就一直在患者身上开展 DAA。

我的实践始于 OSI ProFx 床，因为它是当时常用的 DAA 手术床之一。与目前开展的病例相比，首次 DAA 手术花费了很长时间，然而，结果是相当满意的，患者表现出良好术后临床疗效。第二例 DAA 病例是在第一例后 2 天内完成，患者告诉我，她在手术后 4 天就能 "走" 进教堂，而不需要使用任何辅助设备。我被告知，她的步态看起来非常正常，以至于朋友认为她没有接受过髋关节手术。这个故事不知何故在社区中流传，并最终在当地晚间新闻上播出，也是对我开展 DAA 的一次激励。

虽然早在 2003 年，有关 DAA 的临床数据和术后随访数据有限，但早期进行的病例及其满意的结果让我相信，DAA 将成为髋关节置换领域一种改变游戏规则的手术方式。接下来的一年

里，在完成重建关节置换术随访后仅仅两年，我就将接受治疗的患者数量从每年 50 人增加至 170 人。从那时起，我已经进行了 6000 多例 DAA 髋关节置换术，手术量已经开展到每年超过 1000 多例关节置换术。从我的同事那里收到的早期评价，特别是那些不熟悉 DAA 的同事，他们担心向患者推广前路手术的营销成本很高。然而，我的经历截然不同，所有患者都是由初级保健医生和其他既往有 DAA 髋关节置换满意疗效经验的患者推荐。患者通常会对手术后的快速恢复感到惊讶，因为许多人之前与其他接受不同方法髋关节置换术的家庭成员有过交流，他们不得不在康复上花费几个月时间。

在 DAA 髋关节置换过程中，我经历了四个不同的阶段。第一阶段，我花费大量的时间思考入路和评估手术的不同方面包括显露，关节囊处理，铰锉髋臼，以及髋臼杯位置的合理安放、股骨的处理，降低并发症发生率，物理治疗和术后护理。我专注于如何放置切口的正确位置，软组织的保留，阔筋膜张肌的正确处理，以及适当的松解帮助增加股骨活动范围。此外，手术方式改进了铰刀技术，加入了 C 臂来协助确认铰刀和臼杯的位置。随着我改进了松解和骨水泥黏结技术，股骨扩髓技术也变得更清晰、高效。通过构想出使用 C 臂来提高预测腿长的准确性，以及获

得骨盆前后位 X 线片的方案，我在 DAA 髋关节置换术中的提高仍在持续。在前 100 例中存在一个显著的学习曲线，此后，手术时间和并发症发生率显著减少。

第二阶段，我开始利用前沿的技术，如计算机导航和机器人技术。为了进入这一阶段，我运用计算机导航取代 C 臂，但植入后仍需要骨盆前后位 X 线片。同时，我还开始用导航工具建立偏移量的测量，以进一步提高髋关节中心解剖重建的准确性。这些改良的结果进一步提高了我们对最佳植入位置、腿长重建和适当偏移的把握。

通过显著增加需要髋关节置换的年轻患者的治疗数量，我进入了 DAA 髋关节置换的第三阶段。为了在这一人群中取得更好的结果，我探索了更适合这一群体的各种假体植入物，以适应更活跃的术后生活方式。具体来说，我开始为年轻患者使用髋关节表面置换和股骨颈保留，以及陶瓷对陶瓷轴承表面假体。我的决定是基于文献证据，这些研究证据表明，年龄和 BMI 匹配的队列显示，在高活动水平患者中，表面置换和颈部保留假体能带来更好的表现。这一阶段，我不再使用骨水泥固定式假体，取而代之的是压配式假体。我能够通过 DAA 进行更复杂的翻修，包括股骨柄翻修和髋臼杯重建，最终过渡至完全的前路翻修。

我对 DAA 髋关节置换术发展的第四阶段开始于进一步改善疼痛方案，缩短住院时间，以及将住院模型迁移到门诊全关节置换术方法。95%以上的原发性髋关节和翻修髋关节患者只在医院待了一晚，现在我已经在门诊手术中心做了 450 多例前髋关节置换术，平均住院时间只有 6h。由于 COVID-19 大流行，我现在采用一种方案，将 70% 的住院病例在同一天出院。此外，我开始吸取大量关于髋臼功能位置的新知识，以及脊柱对骨盆运动和髋关节稳定性的影响。这一时期，我已经使用优化的定位系统（OPS，Corin Inc，USA）结合计算机导航进行了 1000 多例手术，以进一步优化患者特定的髋臼倾斜和前倾目标。我继续扩大复杂翻修手术的适应证，目前，我通过前路进行了超过 99% 的复杂的初次和翻修全髋关节置换术。尽管髋关节骨水泥在第三阶段减少了，但我已经恢复了对 C 型股骨患者的髋关节骨水泥治疗，我预计该骨水泥假体的比例在未来几年内会增加。

在我开展 DAA 髋关节置换过程中，也开始通过使用名为 Proximie 的新平台，利用教育直播手术来为关节外科领域做出贡献。同时，开始实施一个 3D 虚拟手术室（Medoptic TM-Immertec），以进一步延伸影响范畴，教授 DAA 的技巧给其他髋关节外科医生和他们的手术团队。我的目标是改善临床结果，并进一步扩大 DAA 在髋关节置换病例中的运用。

我接触 DAA 髋关节置换术的旅程有趣且有意义，鼓励所有外科医生探索这种方法来治疗他们的患者。我一直感谢 Joel Matta 博士鼓励我在 2003 年开启这段旅程。

第五篇
关于基础的争论（赞成还是反对）

　　关于前路手术方法的差异，某些变化被反复提出，认为是必要的，或者至少是有益的或无益的。据我观察，外科医生经常"固守"自己的方法和思维。理想情况下，我们应该保持开放的心态，接受事实和逻辑，以便将 AA 推向积极的方向。这里提出的正反两种观点是为了让读者去做这件事。

第27章 前路骨科手术床与标准手术床的对比研究

The Orthopedic Table Versus the Standard OR Bed for the Anterior Approach

Nicholas H. Mast　Michael Nogler　Michael Leunig　著

梁　灯　徐志标　孙文佳　林文韬　林飞太　冯尔宥　译

一、骨科手术床

外科医生在进行髋关节手术时，一个常见的误解是与骨科手术床的使用相关。在过去50年的骨科手术中，典型的北美髋关节手术是在专用手术床上进行的，包括在一个大型的、有时笨重的手术床上进行髋关节固定或股骨髓内钉手术（chick table）。这些工作床通常被称为"骨折床"或"牵引床"，因为它们主要被使用在需要牵引来减轻骨折移位的重要操作。

在国际上，使用"骨折床"和透视机是为创伤医生保留的。通常，骨科医生在不同的中心进行手术时是没有使用这样的工具的。在许多地方，创伤和骨科通常是分开的，因为骨折手术是创伤或普通外科的一个分支，而骨科主要致力于重建工作。不同情况下对手术设备的需求都大不相同，因此缺少技术之间的融合。

20世纪，随着骨科前辈们进行髋臼骨折手术时对手术床功能需求的增加，法国引入了一种不同的"骨科手术床"，由此诞生了移动梁的概念，除了允许常规的髋关节内收和外展外，还允许髋关节的屈伸活动。Judet手术床是最早实现此功能的骨科手术床之一（图27-1），最新的型号（Tasserit、Gron、FR）采用碳纤维复合材料，可用于术中透视。这种手术床更适合于髋关节置换术技术，但由于该手术床及其常用部件难以获取，它们在全球范围内的使用率很低。

多年来，这些较新的"骨科手术床"一直用于治疗复杂创伤，如骨盆环和髋臼骨折。除了法

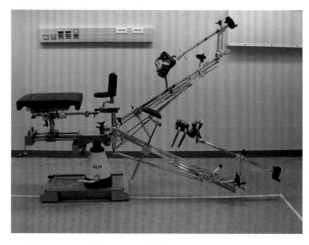

▲ 图 27-1　原始 Judet 工作床与活动梁的照片，注意大腿后面位置的凸起，可用于在手术过程中升高或降低股骨

照片由 Joel Matta 提供

国之外，这些手术床很少用于关节置换术中。就其自身而言，对于关节置换术来说，这些第一批手术床除了在大腿后面提供一个适当的隆起装置来增加伸展髋关节的功能之外，并没有提供更多的东西。然而，在 21 世纪初，人们对这些手术床进行了改造，在手术床上安装了一个股骨钩，将其连接到手术床侧面的升降机上（图 27-2）。这一改进使医生们能够在没有压迫周围软组织的情况下，独立提起股骨进行显露。这有利于手术显露，并取代了一个经常被要求用股骨钩抬高股骨的手术助手。

现代"骨科手术床"是一项有目的性的伟大工程。它的设计具有更小的占地面积、更耐用的部件、更好的透光性，以及具有在手术过程中抬起股骨和（或）四肢的电源控制开关。Hana 手术床（瑞穗 OSI）是前路手术中具有现代功能的原型手术床。现在一系列令人眼花缭乱的手术床和适配器均可在市场上获得，这帮助了外科医生在早期医学前辈倡导的理念下进行前路手术。

目前在所用的"骨科手术床"与前几代的"骨折床"或"牵引床"有天壤之别。牵引是其功能之一，但在前路髋关节置换术中牵引却可以说是最不重要的。该手术床在髋关节手术中的功能与目前肩部手术中常用的肢体定位器相似。

没有人会争辩说，使用 Mc Connell 手臂定位器进行的肩部手术与手术助手协助进行的手术有什么不同；然而，这些四肢定位器在复杂肩关节手术中将发挥更为重要的作用。需要指出的是，这些"四肢定位器"替代了手术助手，并减少了外科医生的工作量。虽然技术上的"变通办法"允许将技术应用于标准手术床，但它们放弃了骨科手术床提供的一些好处。

前路手术床最常见的好处是使骨盆和四肢的位置标准化，使对髋关节的操作更具可重复性，便于术中透视的使用，使术中对植入物的定位控制更加可靠，以及减少对手术助手的需求，使手术的总成本更经济。

在患者仰卧位下进行手术是前路相对于侧入

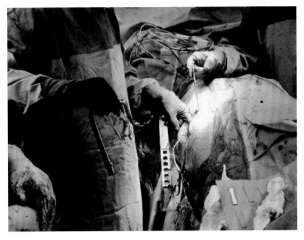

▲ 图 27-2 大约 2001 年用于骨科手术床的原始股骨钩的照片
图由 Joel Matta 提供

路的好处之一，当患者处于仰卧位时，该手术床有助于髋臼假体在轴向平面上的正确定位，并且可以很容易地控制骨盆的屈曲和伸展及轴向旋转。这一优势同样适用于采用标准手术床和骨科手术床的技术。然而，利用骨科台的碳纤维悬臂结构所提供的更高的透射率，可以采用大大改进"放射学"标准水平。骶骨和耻骨联合中心可以在 X 线片上通过控制髋关节的屈曲和伸展来对齐，从而提高对术中对骨盆位置的判断。在体表标志不清晰的情况下（如肥胖、复杂的原发性、创伤后畸形和翻修情况），这可以帮助到外科医生。手术医生可能会认为，当使用骨科手术床时安装烦琐，但医护人员和外科医生经过适当的培训，我们发现情况正好相反。例如，许多在标准手术床上执行前路的外科医生必须进行无菌准备并将四肢包裹起来；但当使用骨科手术床时，一旦患者正确地被放置在手术床上，通常只需要在术野范围内进行无菌准备。

当在骨科手术床上进行手术时，髋关节手术入路得到改善。以这种方式，手术床起到了"无声助手"的作用，在手术过程中，四肢可以被操纵和固定在适当的位置，以便于术野的显露。骨科手术床以一种非常标准化的方式展开，在展开的部分阶段，某些位置是优先的。（图 27-3 至图

27-5）详细说明了所使用的各种位置。由于骨科手术床和四肢位置有利于术野的显露，因此可以根据病例需要调整术中松解范围，从而最大限度地减少手术创伤，并最大限度地减少假体潜在的不稳定性。

在复杂的初次手术和翻修手术时，骨科手术

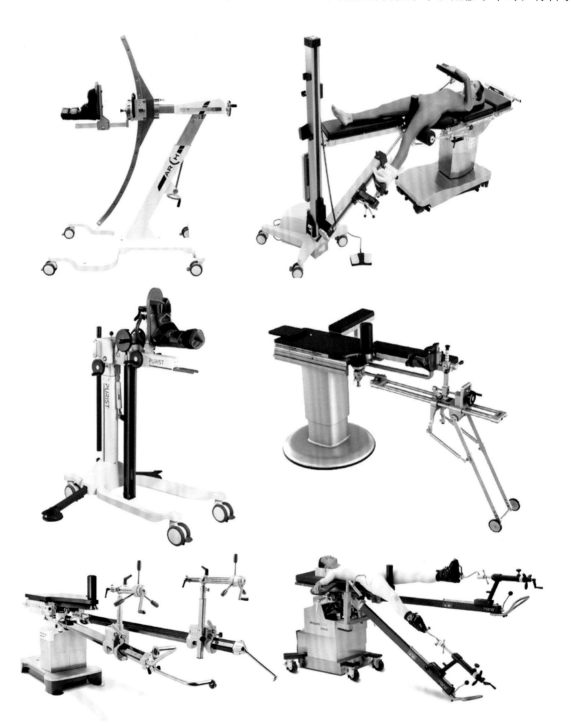

▲ 图 27-3　已发售的适用于前路入路髋关节置换的骨科手术床和手术床适配器的当前设计图像。从左上角开始，"arch table"（Innovative Orthopedic Technologies）、"Condor MedTec"、"RotexTable®"、"Purist table extension"（Innovative Orthopedic Technologies）、"Medacta table extension"（Medacta International, Switzerland）、Maquet "Yuno" table（Getinge AB）、"Hana" table（Mizuho OSI, Union City, CA），如图右下角所示

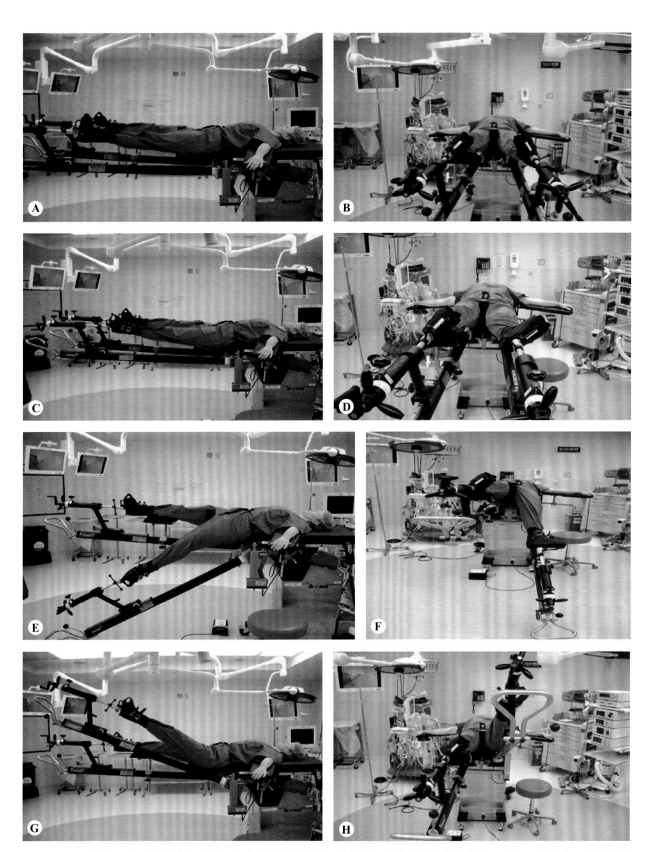

▲ 图 27-4　通常而言，在骨科床上进行前路手术时使用的 **4** 个位置。这些按顺序称为位置 **A** 到 **D**。这些在下文中进行了描述。底部看到的位置 **D** 通常用于髋关节翻修手术或必须在假体或股骨颈 "上方" 工作的情况

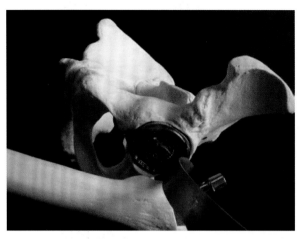

▲ 图 27-5　牵开器放置如"d"形状允许外科医生在髋关节翻修手术期间"越过"股骨颈假体的"顶部"工作

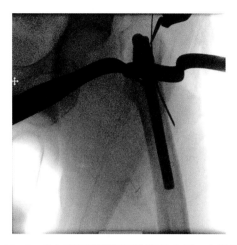

▲ 图 27-6　术中可见弹簧骨刀穿出骨皮质。在进行复杂的或翻修的关节成形术时，这种放射学控制是有帮助的。这种控制通过骨科手术床来实现

床改善的透视控制提高了植入物位置的可靠性。术中透视能显示骨盆正位片、骨盆 45° 斜位，以及手术和非手术的股骨整体，有助于复杂的重建（图 27-6）。

　　反对这项技术的大多数人认为这个手术床妨碍了对肢体长度的直接临床评估。通常，有人认为测量肢体长度的最好方法是通过手动触诊内踝，我认为通过使用术中 X 线片或透视检查，可以让术者对植入物位置的微小变化更加敏感。例如，整体偏移量的改变会影响对患者肢体长度的感知。对于评估和重建偏移量来说，通过手动触诊来判断是十分困难的。然而，随着骨科手术床和透视所提供的可控性，可以更精确地重建该参数。

　　在使用骨科手术床和手术床扩展功能的那些人中，另一个常见的争议是，骨科手术床将会给手术增加不必要的费用。如果您不将劳动力作为成本考虑，这是正确的。人们不能忽视，骨科手术中的主要费用是其雇用的熟练劳动力。在标准手术床上，采用前路手术方式的典型外科医生需要 2 个手术助手。一名医生助理或手术助手可以很容易地计算出一年内骨科手术床的费用。从手术的总成本和骨科手术床的使用寿命中摊销来看，就手术的人工成本而言，可以显著节省花销。

　　从根本上说，我不认为在标准手术床上或在骨科手术床上进行的前路手术方法有什么不同。但是，骨科手术床展现出了一些令人信服的优势。我相信业界内将因此采用骨科手术床技术，并成为下一代髋关节外科医生的首选技术。

二、应用创伤手术床行 DAA

　　上文中的外科医生对骨科和创伤外科牵引床的使用史提供了精彩概述。我在髋关节置换术中不使用牵引床（我有时会用它来做其他手术）。我能用的唯一一张手术床是我们创伤外科的手术床，它的侧重点是创伤，但它做了它应该做的事——如果我愿意的话，它可以举起下肢，分散髋部的受力。

　　然而，在过去的 20 年里，我一直在讨论前路髋关节置换术中专用手术床的使用。并且我非常确信，我已经听到并给出了辩论双方关于使用各种专业骨科手术床的所有理念。我的同事 Mast 已经讨论了其中的大部分，并且他是对的，使用牵引床有很大的好处，因为在标准的手术床上做直接前路手术有很大的好处。那些标准手术床的支持者指出标准手术床成本更低，占用空间更小，安装速度更快。反对者则提出了针对该设备的潜在不足，如脚踝潜在的牵引力问题或测试髋

关节稳定性的困难。

我不想再重述所有赞成和反对的论点，这样的争论已经进行过无数次，并且将采用前路式的外科医生分成了两派——使用专用手术床的与不使用专用手术床的。这通常也适用于我们的外科专业，虽然一种或另一种方法的纯粹主义者试图说服我们所有人只使用他们各自的技术，但我们仍然使用不同的方式来进行相同的手术。

如果你有机会去参观同事在他们的手术室做他们所做的事情，那么你将学到的一件事，就是把一件事做好可以有不同的处理方式。唯一真正重要的是这个方法是否对患者的治疗有帮助。这一点在不同的 DAA 技术中得到了验证。无论我们使用牵引床还是标准手术床，与其他方法相比，它们都是有效的，它们都对我们的患者是有利的。执行 DAA 技术方法的多样性证明了一个事实，即有多种方法可以成功地进行 DAA 技术。

一名外科医生是否使用专门的手术床，是由多种因素造成的，比如他的出身——创伤外科或成人重建医学，又或者运动医学，他与谁一起培训，他使用了什么，他与哪家公司合作。此外以下因素也包含在内：如是否真的想采用 DAA 技术或来自当地医生的压力，又或者希望昂贵的工具能让他的生活变得更轻松。当然，在特定环境中可用的助手数量及其成本是在那里放置一张可以托举下肢的手术床而不是人的实质性原因。

最近，美国得克萨斯州路易斯维尔市的 DJO Surgical 公司开发了一种"台式腿架"，将标准的手术床变成了可以容纳东西的手术床，并试图融合两个手术床的一些优点，解决了"下肢固定"的问题。也许是一种妥协？我们需要吗？不，我们不需要。这两种方式都有效，所以让我们保留它们，但不要太执着于它们中的任一种。使用标准手术床是不错的选择，你可以快速设置一个可靠和标准化的位置，术中透视不会受到妨碍，并且你不必花费 1s 的时间来测试稳定性。手术也会因此进行得很顺利。

虽然我非常同意 Mast 博士所说的大部分内容，但我完全不同意他的说辞："我不认为在标准手术床或骨科手术床上进行的前路手术有什么不同。"这并不完全正确。每当使用牵引床时，杠杆臂被用来抬起股骨近端，以此创造出几乎"正常"的显露，并允许外科医生使用直立的器械。非手术床使用者根本不会打算进行这种近端显露。他们能够接受股骨近端仍在切口深处。他们调整自己的技术和器械，为下面的股骨做准备。我同意 Mast 博士关于这一情况的观点，即这两种方法在正确的人手中都能很好地发挥作用，但这种差异需要外科医生有不同的心态和不同的器械。

对初学者来说：这两项技术都很有效。

选择一个并正确学习该项技术。从导师处学习，并在开始时重复导师的做法。在做第一个病例之前，不要改变技巧，只要练习你所学到的东西。不要将不同的技术混合在一起。在一项成熟的技术中，每一个步骤都有其重要性，不能轻易省略或改变。这也意味着你应该寻找一种适应你所处环境的技术。如果你永远不会把这张手术床放进你的手术室，那你就没有理由在一张漂亮的手术床上学习一项技术。

作为对 Mast 博士总结的回应，我认为这些技术并没有什么不同——他们是不同的。如果他真的这么想，他就不会断定骨科手术床会因为一些令人信服的优势而被业界内采用。我相信我们的 DAA 领域将继续分支——这完全没有问题——或者对我们这些非手术床外科医生来说可能没有问题，因为我们没有手术床可供出售。

享受 DAA 手术并以一种或另一种方式将其提供给您的患者——他们将不胜感激。

无专用手术床进行 DAA 的窍门和技巧

外科医生应该改变自己对手术入路的期望。虽然都是相同的切口，但在没有专用手术床的情况下进行直接前路手术时，应该预计股骨近端将保持在伤口的深处。任何诸如松解外旋肌群的建议都忽略了这一事实。在外科医生接受了这一点之后，其他一切都几乎是自然而然的。在不松解的情况下于切口深处准备股骨时，你需要做以下内容。

1. 首先切开股骨腔的近端，腾出空间来操作第一把扩髓器——一个弯曲的刮匙对此非常有帮助。

2. 从可用的最小扩髓器开始。

3. 使用双偏移扩髓器手柄。

4. 手动推入扩髓器，直到它们与股骨完全对齐。

5. 让另一只手放在大腿上，用你的本体感觉获得正确的方向。

6. 用股骨撬支撑好股骨近端，但不要用它来撬起股骨。

7. 使腿处于外展、外旋、髋关节过伸 40° 左右。

8. 保持膝盖伸直，以获得股四头肌最小的张力。

三、应用标准手术床进行 DAA

在法国 Judet 兄弟最初的描述中，直接前路（direct anterior approach，DAA）行全髋关节置换术（total hip arthroplasty，THA）是在骨折床上进行的。过去二十年来，随着 DAA 的广泛应用，尤其是在美国和瑞士，人们认为这种方法只能使用一个专用的手术床。据瑞士国家联合登记处 SIRIS 报告，在瑞士，DAA 已成为目前最广泛使用的 THA 方法，2019 年达到 50%，其占比将继续增加[1]。使用专用手术床（一些人称之为"腿托"）至少部分归因于植入物制造商的营销活动，这些制造商不仅试图销售植入物，还试图销售包括特殊手术床、牵开器、手术技术和植入物在内的"完整解决方案"。

然而，与在牵引床（或腿托）上行 DAA 相比，标准手术床上进行 THA 的 DAA 在瑞士越来越受欢迎。几个医学中心（及本章的第一作者）最初使用基于腿托的 DAA THA 技术，后来由于其独特的优势和简单性，转换为基于标准手术床的方法。在下文中，我们将概述 DAA 在标准手术床与骨科手术床上的一些具体优势。

这项技术与标准手术床的关键区别在于，两条腿都没有固定在腿托/牵引装置中。这使得两个髋关节在术中可以轻松且无限制地活动，允许术中进行功能性软组织张力和稳定性评估，以及下肢长度评估。虽然可以在牵引床上评估前关节稳定性，但在大多数设备上，如果不是不可能的话，也很难评估后关节稳定性。虽然理论上可能，但只有少数外科医生将腿从牵引装置上移除，以便使用我们的技术尽可能进行相同的评估（腿长除外）。基于腿托技术的支持者认为，功能测试是被高估的，因为如果从解剖学上重建髋杯、腿长和偏移量，就可以实现关节稳定性，所有这些因素都可以通过术中透视（如使用越来越复杂的分析软件进行图像增强）来控制。

我们强烈反对这种推理，只要术中成像仅限于二维（即前后投影），就无法评估重要参数，因此，无法全面评估关节功能。最重要的"被忽视"参数包括股骨柄扭转、关节外撞击（例如，骨盆转子或坐骨股骨）、跨关节软组织张力或髋臼旋转中心的前后定位。所有这些方面都不是基于简单的前后图像的重建评估能够达成的。然而，这些因素中的每一个单独或其任何组合都可能导致关节不稳定。我们对所有病例都进行常规术中功能测试，以便可以准确测试关节假体稳定性和下肢长度。

股骨颈的前倾角可以在膝盖弯曲约 90°、下肢摆 4 字时进行评估，这是大多数使用腿托装置手术床难以或不可能达到的位置。或者，一些使用腿托装置进行 THA 的外科医生可以使用股骨颈截骨水平的后皮质检查假体柄的前倾情况。然而，虽然这一技巧可能允许对患者自身股骨颈的前倾进行解剖重建，但它不能对所有病例精确定位（如对于患者自身股骨颈的前倾过大的患者，股骨颈前倾角的重建可能被低估）。

下肢长度差异（LLD）（参考 Leunig /Rüdiger 的第 29 章：LLD 手术观点）仍然是决定患者满

意度的关键因素，也是医疗事故索赔的主要原因。在我们看来，有 2 种（或 3 种）工具可以最大限度地降低 LLD 的风险：术前规划、术中测试及必要时的术中成像。虽然术前规划（通常在标准 AP 骨盆视图上进行）和术中成像可以充分准确地评估髋关节水平的长度，但通常不考虑髋关节远端影响 LLD 的因素。这些因素包括天生的解剖学不对称性（如胫骨和 / 或股骨长度的差异）、功能性 LLD（如关节纤维性收缩）、创伤后 LLD（如骨折愈合后长骨的缩短）等。如果在没有固定装置的基础上两条腿都很容易触及，那么所有这些因素都是可以评估的。透明的无菌敷贴可以通过触诊帮助评估内踝 LLD，还可以直接视诊评估内踝和脚跟。

值得注意的是，与使用腿托技术相比，以我们的技术对仰卧于标准手术床的患者进行手术时，不排除甚至不损害术中成像的使用（或成像分析软件的使用）。通常我们进行初次 THA 的标准原则不包括在每一个病例使用图像增强器，但我们偶尔会在复杂的病例下使用此工具（如翻修、复杂畸形或术中并发症）。

要将基于腿托的技术转换为标准手术床的技术，需要的实际手术入路技术没有根本性的改变。虽然有人认为，相比于基于腿托的技术，标准手术床上的 DAA 需要更充分地松解关节囊（主要是后外侧），但我们既不认同这观点，也没有找到可以衡量不同技术松解程度的定量数据。并且我们不认为关节的可视化在这 2 项技术之间有区别。

目前我们进行一例 THA 手术通常有一名外科医生、一名外科实习生、一名医学生和一名洗手护士进行。然而，由于我们是一个培训中心，与其他（私人）医院相比，我们在手术协助方面受到的限制较少。然而，我们不认为 DAA 标准手术床比基于腿托的技术需要更多的手术人员。标准手术床技术可有一名外科助理，或者通过其他人使用各种类型的牵引器代替外科的护理。相比之下，使用标准手术床的技术不需要经过培训的手术室技术人员在手术期间操作手术床，因此可能会减少手术期间涉及的工作人员数量。

虽然 DAA 可以在标准的不可折叠的手术床上进行，但我们更喜欢可折叠的手术床，这种手术床的关节位于大转子水平，允许髋关节过伸。这允许更"直截了当"地到达股骨干，并可以进行一个小范围的松解。然而，过度的过伸可能会导致屈髋肌的软组织张力增加，阻碍显露关节。将胫骨定位在对侧腿下方（而不是上方），通常可以改善股骨通路。

鉴于医保系统面临的经济压力不断增加，我们认为，只要避免对结果做出妥协，就应该首选最具成本效益的技术。由于标准手术床通常比较简单，并且在所有外科设施中都可用，因此在开始使用基于标准手术床的技术时，没有初始成本。将患者放置在腿托装置上更耗时，因此成本更高。避免了与腿托装置特别相关的并发症，如踝关节骨折和压疮，这些并发症通常不会在国家全髋关节置换术登记处发现。

综上所述，在从腿托的技术转变而来后，我们认为手术入路本身并没有明显不同。然而，与基于腿支架的技术相比，标准手术床技术具有重要优势。这些包括更容易和更快的患者定位、术中评估前后关节稳定性、下肢长度和关节活动范围，可以避免专用手术床的高额成本。如果需要，标准手术床技术不会影响术中成像的使用。综上所述，在进行直接前路髋关节置换术时，很难主张使用腿托手术床。

参考文献

[1] Swiss National Hip & Knee Joint Registry. Report 2020. www.swiss-medtech. ch/news/siris-report-2020.

第 28 章　前路髋关节囊的处理：关节囊保留与切除术

Handling the Hip Capsule with the Anterior Approach: Repair Versus Capsulectomy

Tania A. Ferguson　Raymond H. Kim　著

肖　垚　孙文佳　林文韬　林飞太　冯尔宥　译

一、前路全髋关节置换术关节囊保留术

前路全髋关节置换术中我倾向保留（有时加固）关节囊，原因如下。

• 术中保留髋关节囊能够允许手术操作及拉钩显露术野在关节囊内进行，防止术中对髋关节周围肌肉组织（特别是前侧肌群）造成损伤或破坏。它本身也能够充当一个拉钩起到保护作用，防止其上覆盖的股直肌、髂腰肌受到损伤。

• 术后，关节囊可在前侧肌群跟关节内环境形成持续的屏障，这对术后保护肌肉筋膜的完整性很重要，它能够防止髋臼前缘的骨质与肌肉发生粘连，以及防止在髋关节运动过程中出现的肌肉卡压。依我个人经验而言：当关节囊不完整时，上述情况，尤其是在年轻患者群体中，可导致长期的髋关节前部疼痛。

• 虽然不常见，但具有独特的解剖学或生理学特征的患者可能会受益于与髋关节囊封闭相关的稳定性。

例如，对于患有过度活动综合征，如 Ehlers-Danlos 综 合 征（Ehlers-Danlos syndrome，EDS）和一些先天性髋关节发育不良的患者，可能会受益于保留关节囊所带来的对关节脱位的约束，偶尔甚至会通过关节囊折叠来增加稳定性。

为了达到以上的益处，关节囊的处理技术是至关重要的，我们必须避免破坏肌肉和前方关节囊之间的关系。我的技术已经能够确保在手术收尾过程中，在不破坏髋关节前侧肌群和前方关节囊，以及解决关节囊挛缩和病理增厚的情况下，修复好关节囊。

1. 关节囊的显露与切除

关节囊保留的获益取决于在切开之前精确的牵拉和关节囊显露。虽然在行关节囊切开术时，髋关节前方肌群（缝匠肌、股直肌和髂腰肌的关节囊起点）需要向内侧牵拉以显露关节囊，但我力争在几乎不破坏髋关节前方关节囊与肌肉关系的情况下达到切开的效果。

在上 / 外侧关节囊和臀小肌之间放置窄形 Cobra 拉钩，向外牵拉阔筋膜张肌和臀小肌，并在股直肌反折起始点附近显露上方关节囊。在我早期的手术生涯中，下一步是在远端和内侧位置放置一个提拉器，以调动前方关节囊的肌肉组织，从而方便第二个 Cobra 拉钩放置在内侧关节囊上（图 28-1）。这一手法很好地在关节切开前

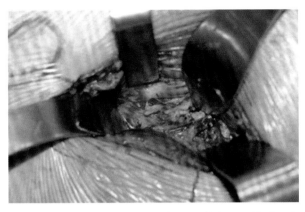

▲ 图 28-1　将 Cora 髋臼拉钩放置于前方肌肉筋膜和关节囊之间来显露关节囊，这种技术会干扰肌肉和关节囊之间的关系

充分地显露了前方关节囊，但其代价是破坏了关节囊 – 肌肉界面。

为了尽量减少或消除这些肌肉和前方关节囊

之间关系的干扰，我现在不在前方关节囊上方放置一个拉钩。而在将细的髋臼拉钩置于后外侧髋臼缘的后外侧下之后，在股直肌最外侧边缘下放置细的 Hohmann 拉钩。这个拉钩反映股直肌边缘刚好接近关节囊。另外，可以在内侧使用 Hibbs 拉钩来抬高 / 提拉股外侧肌（图 28-2A），使显露的关节囊，刚好能够进行 L 型关节囊切开术（图 28-2B）。然后用牢固的缝合线标记前方和侧方关节囊，将拉钩放置在关节腔内（图 28-2C）。接着将患者的下肢外旋，使关节囊沿转子间线从外侧上升到内侧，同时直视下观察股外侧肌起点和关节囊周围血管（能够轻易地电凝）。最后将下肢恢复到中立位，用细 Cobra 拉钩代替细霍曼拉钩，为下一步的手术做准备。

2. 髋臼的显露

在术野和拉钩之间留置空间的好处能够在接

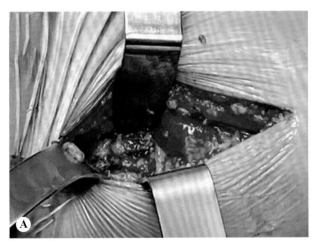

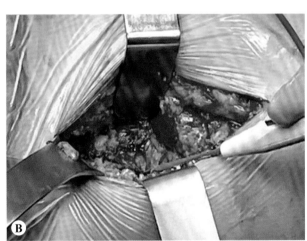

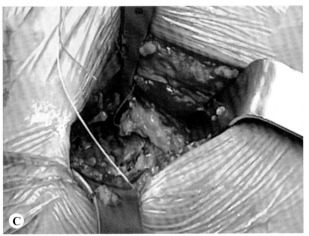

◀ 图 28-2　A.Hibbs 拉钩提拉股直肌外侧缘，使其与关节囊分离，显露出关节囊以便行关节囊切开。B. 关节囊头侧端的切开是在髂前下棘的侧方进行的，在前粗隆间线的外侧，继续向远端平行于股骨颈—大粗隆前结节方向切开。C. 当头侧关节囊切开后，可以在股骨颈下方的关节囊内放置一个髋臼拉钩，然后关节囊沿粗隆间线从外侧向内侧拉开

下来髋臼的显露过程中体会到。无论选择何种拉钩和放置方式，髋关节囊的保留都能使外科医生保护关节周围肌肉免受手术损伤（图 28-3）。

我的技巧是将一个窄的 Cobra 拉钩放在髋臼唇外侧的中后缘，但都在髋关节囊内。将弯曲的 Hohmann 拉钩小心地放置在关节囊和髋臼唇之间的远端髋臼前缘，注意保持尖端在骨上，以避免关节囊穿孔或损伤其上覆盖的髂腰肌和关节外软组织，或者（最好）可以同时将关节囊撑开器放置在前侧和后外侧关节囊内。这种拉钩的好处是能够自我维持，避免髋关节前方肌肉的破坏或损伤，并在扩髓和髋臼假体插入时提供回缩力。

3. 总结

综上所述，我更倾向于在手术过程中通过保留关节囊来保护髋关节周围的肌肉组织。我相信只要在整个手术过程中妥当地处理好关节囊，那么在操作区与显露的肌肉组织之间形成保护屏障是有好处的。对于患有结缔组织病的患者（如 EDS 或马方综合征），我相信通过缝合关节囊来加固关节囊及调整关节囊周围纤维对加强关节囊的稳定性是有益的。

二、前路全髋置换术关节囊切除术

在前路全髋关节置换术，髋关节和股骨颈的显露需要首先行关节囊切开。对于关节囊理想的处理方法，以及在手术中是否应该修复或切除前方髋关节囊，目前仍存在争议。关节囊切除术有利于股骨和髋臼的显露，并且可以减少手术时间，但从理论上来讲，持续的关节囊缺如可能会导致患者髋关节前侧不稳定 [1]。髋关节由 3 个主要纤维韧带（髂股韧带、坐骨股韧带和耻骨韧带）来加强，每个纤维囊韧带在稳定关节方面发挥不同的功能作用 [2, 3]。髂股韧带在前路全髋置换术后最容易发生不稳定的体位，即外旋和外展时加固关节囊。坐骨股韧带插入髋臼边缘后下方的坐骨上，并附着在股骨粗隆间后线，以在内旋和屈曲时加强囊。耻骨股韧带插入耻骨上支，与髂股内侧韧带和坐骨股下韧带汇合，插入股骨 [4, 5]。虽然这些韧带是身体中最稳定的，但它们在直接前路全髋关节置换术后的作用尚未确定。

在髋臼和股骨准备中，有必要对关节囊进行有序的特定松解。然而，即使在松解后，无论是关节囊肥厚还是由于切开位置的结果，有时也会妨碍视野和（或）限制股骨的活动。残留的关节

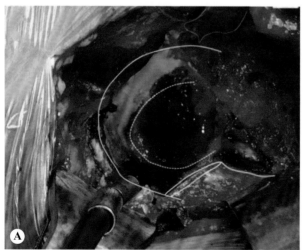 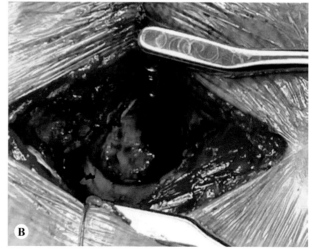

▲ 图 28-3　用于显露髋臼拉钩完全置于关节囊皱褶内，不会破坏关节囊表面肌肉群。**A.** 放置窄形 Hohmann 拉钩于后下方的关节囊内，另将一改良或弯曲的窄形 Hohmann 置入髋臼前角下方。**B.** 一种新型的关节囊拉钩，可作为一个撑开器放置于前方及后外侧关节囊瓣膜之间

囊回缩将会带来问题，前方关节囊切除术确保了关节囊充分松解，以及需要通过回缩关节囊来保证视野的情况不再发生。此外，由于直接从股骨近端松解，关节囊不太可能得到真正意义上的解剖修复，而前路翻修的经验往往显示，关节囊甚至在初次手术后一周就会出现瘢痕修复。在经前路翻修的情况下，肥厚的关节囊瘢痕使股骨的活动和显露比初次手术时困难得多，并且难以清楚地界定正常关节囊的层次。因此，在这种情况下，关节囊切除术可以提高效率和促进显露。

通过保留后方关节囊和附着在股骨上的外旋肌，结合最佳的股骨颈部长度和偏心距，患者仍然可以获得适当的软组织张力和稳定性，而无须保留或修复前侧关节囊。此外，残留的关节囊或不适当的张力可能会导致术后活动范围受限或软组织撞击风险的增大。目前评估这两种方法的临床试验正在进行[6]。通过解剖标志、术中稳定性测试、透视和（或）其他辅助技术验证正确放置的髋关节假体，可以降低脱位的风险。如果关节假体位置不佳或软组织张力不适当，即使关节囊修复再好，也不能提供足够的限制预防髋关节前脱位。

参考文献

[1] McLawhorn AS, Christ AB, Morgenstern R, Burge AJ, Alexiades MM, et al. Prospective evaluation of the posterior tissue envelope and anterior capsule after anterior total hip arthroplasty. J Arthroplast. 2020;35(3):767-73.

[2] Bedi A, Galano G, Walsh C, Kelly BT. Capsular management during hip arthroscopy: from femoroacetabular impingement to instability. Arthroscopy. 2011;27(12):1720-31.

[3] Martin HD, Savage A, Braly BA, Palmer IJ, Beall DP, Kelly B. The function of the hip capsular ligaments: a quantitative report. Arthroscopy. 2008;24(2):188-95.

[4] Telleria JJ, Lindsey DP, Giori NJ, Safran MR. A quantitative assessment of the insertional footprints of the hip joint capsular ligaments and their spanning fibers for reconstruction. Clin Anat. 2014;27(3):489-97.

[5] Geoffrey KC, Jeffers JRT, Beaule PE. Hip joint capsular anatomy, mechanics, and surgical management. J Bone Joint Surg Am. 2019;101(23):2141-51.

[6] https://clinicaltrials.gov/ct2/show/NCT02121964.

第29章 前路中腿长和偏心距的判断：临床评估与透视

Judging Leg Length and Offset with the Anterior Approach:
Clinical Evaluation Versus Fluoroscopy

Michael Leunig　Juan C. Suarez　著

谢　杰　杨俊骁　王浩一　译

一、腿长差异和股骨偏心距：外科医生的观点

全髋关节置换术（total hip replacement，THR）是骨科中最成功的手术，甚至被称为世纪手术（Ian Learmonth）。虽然大多数患者在 THR 后有很高的满意度，但在一些患者中，尽管疼痛和功能有显著改善，但他们仍然不满意。THR 后，由于转子侧向而导致的腿长差异（leg length discrepancy，LLD）和转子疼痛并不少见。虽然 LLD 可以使用临床和影像学方法进行量化，但很难将转子疼痛与增加的偏心距联系起来。然而，这两种情况常常同时出现。然而，如果发生 LLD 或转子疼痛，患者通常会质疑这是如何发生的，并且不信任外科医生的工作质量。尽管超过 10mm 的较大差异甚至可能导致医疗事故后果，但即使是较小的差异也会让患者非常不满意，就算其余的程序进行得很好并且患者没有疼痛。外科医生应始终避免告诉患者难以获得足够的稳定性，因此需要腿部延长。

为什么会出现问题？在大多数所谓的原发性髋关节骨性关节炎（osteoarthritis，OA）病例中，关节炎过程会导致大量关节间隙丢失，大多数与 OA 相关的髋关节疼痛患者，尤其是偏心关节间隙变窄的患者都有 LLD，患侧下肢长度更短。内侧 OA 患者很少会因 OA 而表现出髋关节长度显著缩短。虽然这可能是大多数患者的规律，但是，由于肌肉挛缩，一些患者可能在关节炎阶段停留更长时间。此外，许多患者确实存在一些预先存在的腿长差异，在进行 THR 时也需要考虑这些差异。

复杂的患者在腿长和偏心距方面如何治疗？一般来说，女性患者由于其解剖学特性更容易对其腿长和偏心距不满意。这主要是因为她们的骨盆更小，如果两个髋关节中心之间的距离更近，LLD 引起的骨盆倾斜会更明显。此外，与男性患者相比，女性的肌肉也更容易松弛。发生 LLD 和偏移问题的危险信号是身材矮小（<160cm）、髋臼尺寸小（<48mm）而不能使用 32mm 的股骨头、髋内翻及腰背部退行性病变，例如，脊柱侧弯、脊柱融合、股骨颈骨折或 AVN 患者。特别的挑战包括 Perthes 病（股骨头软骨炎，髋关节软骨病，股骨头无菌性坏死，股骨头缺血性坏死等），其髋部在放射学上显著缩短。由于必须避免骨盆大

转子撞击，这些髋关节过长的风险增加。

术中透视是一种低成本且易于使用的技术，用于改善包括腿长和偏心距在内的植入物定位。尽管直接可视化髋关节植入物具有潜在优势，但透视并没有提供任何功能信息，我们在手术期间更倾向于对髋关节进行功能学评估。在下文中，我们将描述如何在不常规使用 C 臂的情况下以高精度执行 DAA THR 以正确定位组件。在翻修时或术中植入物定位仍有不确定性时，我们始终可以选择使用 C 臂。

为了避免特别是由于 LLD 和偏心距问题引起的不满意，术前计划 / 模板是必不可少的。Benjamin Franklin 的说法也适用于髋关节手术："如果你没有计划，你就是在计划失败。"

第 1 步：在术前咨询中，询问患者感知的腿长，以及他们是否感觉到差异是很重要的。如果这符合关于 LLD 的临床表现并且在 OA 侧更短，则不太可能出现问题。然而，由于他们的外展肌无力和随后的跛行，患者经常认为他们的 OA 腿太短，但仍有可能不是这种情况，可能其腿长本身存在差异，有时是还得注意是否是由于外伤及脊柱侧弯导致的骨盆倾斜。

第 2 步：如果患者的感觉与您在临床上发现的不同，可能会要求进行 CT 或 EOS（用于评估脊柱侧弯的理想全身视图）测量来解决该发现。

第 3 步：知情同意书需要表明 LLD 和转子疼痛问题，但只有在出现医疗事故问题时才有帮助。

第 4 步：术前模板是假设预期植入物尺寸和位置及腿长变化的关键。

对于模板，应使用无旋转的正确拍摄的前后位视图（尾骨和联合应对齐），如果可能的话，拍摄时髋关节 / 腿应适度内旋。在 OA 髋关节中，内旋通常是不可能的，因此骨盆前部将处于外旋状态。这将导致对股骨骨盆偏心距的误解。因此，一些外科医生使用 CT 来模拟他们的髋关节，而我们通常不这样做。非关节炎侧可用于评估偏心距，如果双髋都患有关节炎，则必须假设偏心距大于 X 线片。对于确定股骨旋转，大转子的外观是有帮助的，它应该看起来像一个小尖端而不是非常宽的内侧。最近，我们小组研究了转子双轮廓征，以帮助判断股骨旋转（图 29-1）。今天，大多数使用数字模板软件程序，可以轻松地进行髋臼和股骨的定位 / 尺寸调整。根据临床评估的信息，可以计划不改变髋关节长度，或者像大多数术前上关节间隙丢失的患者一样，轻度延长（3～5mm）。更罕见的是，需要在模板上进行更多的加长。缩短更困难，因为失去软组织张力可

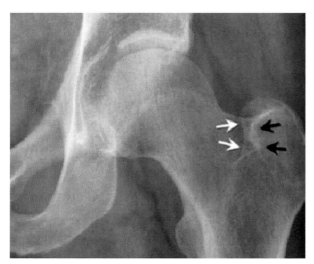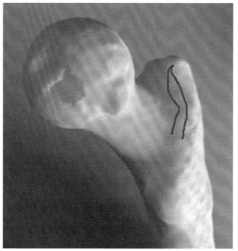

▲ 图 29-1　转子双轮廓：大转子后内侧尖端可见的两条轮廓表示股骨投影（即旋转）。如果这两个轮廓重叠或非常接近，则不太可能低估股骨偏心距

能会使髋关节更加不稳定。在更严重的缩短的情况下，必须保证不会潜在地破坏稳定性，或者必须使用双动全髋等能提供更多稳定性的髋关节系统。如果您已经对髋关节进行了模板化（计划），请测量可以在手术期间复制的距离，如小转子和耳轴的上边界，或者假体柄的外侧肩部和大转子的尖端或外部闭孔足迹。

第二个关键问题是手术技术。作为入路，我们更喜欢不使用牵引床的直接前路（direct anterior approach，DAA）。患者仰卧在一张普通的手术床上，可以选择在髋关节下方弯曲手术床。仰卧位可以接触到髂前上棘（arthrior superior iliac spine，ASIS）和双腿（图 29-2）。甚至在为患者悬垂之前触诊 ASIS 和内踝或跟骨。现在可以比较术前信息（患者感知和临床测量的腿长）和麻醉中的发现。在手术过程中，可以注意到软组织的质量。与女性相比，男性通常更僵硬，需要更多的关节囊松解。逐步进行松解，与

梨状肌和闭孔外肌相比，关节囊和短外旋肌的松解更频繁，梨状肌和闭孔外肌很少甚至从不松解，也无助于显露。将松解保持在最低限度从而增加稳定性，尤其面对女性患者，她们往往是偏松的。

为了获得股骨旋转中心的最佳位置，术前模板是必不可少的。股骨长度使用多个标志来评估，包括：①小转子基部与髓腔挫或柄的耳轴尖端之间的距离；②柄肩与股骨颈前外侧基部的关系；③梨状窝中闭孔外肌的止点[1]。试模就位的情况下检查腿长是有帮助的。由于患者处于仰卧位并且双腿在透明布单下是自由的，因此可以通过评估内踝水平准确地检查腿长。由于骨盆可能在手术过程中发生了移动，因此触诊两个 ASIS 有助于判断骨盆倾斜度。这是该技术在不使用牵引床的情况下的一个重要优势，如果腿固定在保持/牵引装置中，将显著降低该试验的可行性。颈部类型（即偏心距，CCD）的选择基于术前模

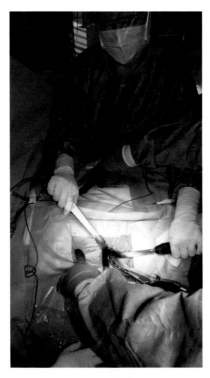
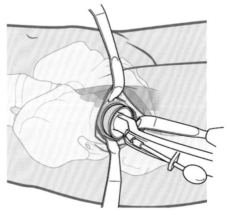

▲ 图 29-2　在臼杯定位和腿长测试时，外科医生必须注意在手术过程中可能发生的额状面上的骨盆旋转（如股骨头取出时）。触诊两个髂前上棘（左图），必要时矫正骨盆旋转。可以根据臼杯植入器相对于两个 ASIS（用于外展）和工作台（用于杯前倾）之间的假想线来估计杯的方向

板和术中经关节张力、稳定性和腿长。

试模

DAA 在标准手术床上的仰卧位置与我们的悬垂系统相结合的主要优势是双腿可用于试验。为了前部稳定性，我们将腿过度伸展至 10°～15°，并对股骨进行外旋。值得注意的是，在基于 CT 的碰撞模型和一些罕见的不稳定临床病例中观察到，大转子与坐骨的冲突可能导致轻度髋关节屈曲和外旋时的前部不稳定（个人交流 Moritz Tannast，Fribourg/Switzerland）。为了检测后部稳定性，不同程度的屈曲和内旋术侧下肢。通过比较可以通过透明的无菌单可以看到和触到膝部或双侧踝部的对齐程度来评估腿长（图 29-3）。必须考虑并使用 ASIS 来判断骨盆倾斜度。我们通常使用 135° 颈干角的颈部搭配试验球头，通过球头的赤道来最终检查臼杯的方向（图 29-4）。赤道与髋臼衬垫对齐。为此，必须使股骨略微屈曲和内旋以校正股骨前倾和髋臼前倾。

通过术前模板和术中与解剖标志的比较，可以很好地判断模板延长的执行情况。术中使用 Shuck 测试评估软组织张力，但更多的是 ROM 动作和髌骨、踝关节和（或）脚跟的触诊用于验证正确的长度。偏心距更难以直接评估，但再次

使用模板化植入物后恢复的软组织张力将有助于为患者提供最佳解决方案。

在软组织张力过高而难以复位的情况下，可能存在下肢过长、植入物偏心距太大或两者兼而有之。在过伸位外旋关节不稳定的情况下，不是联合前倾角太大，就是软组织张力太小（腿太短）导致不稳定。如果屈曲和内旋不稳定，植入物位置可能不正确。我们并不主张通过增强软组织张力和延长腿部来增加髋关节稳定性。在这里，它对评估组件的对齐非常有帮助。即使没有 C 臂，也可以使用相对于髋臼开口的 135° 试验颈，如果它们共面或有轻微的内侧开口，那么髋臼外展不会过度。这类似于 Wyatt 等介绍的原生髋关节的 FEAR 指数[2]。

总而言之，坚持这些原则使得我们的大多数患者能够对偏心距和腿长，964 例患者的脱位率约为 0.3%[3]。

二、DAA 中 LLD 和偏心距的透视

恢复腿长是全髋关节置换术的重要组成部分。有多种描述的评估腿长的术中技术。全髋关节置换术的后路或外侧入路的缺点之一是术中腿长评估不准确。侧卧位在临床和影像学上都限制

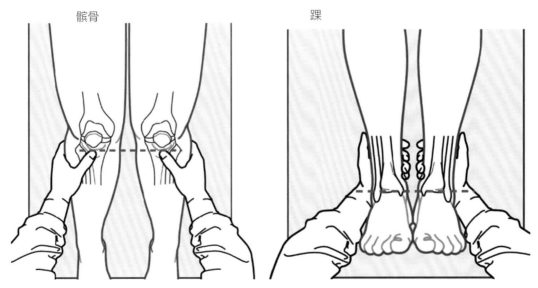

▲ 图 29-3 髌骨和踝关节，通过透明无菌单很容易看到和触摸，用于判断腿长。这始终与软组织张力和 THR 稳定性相结合

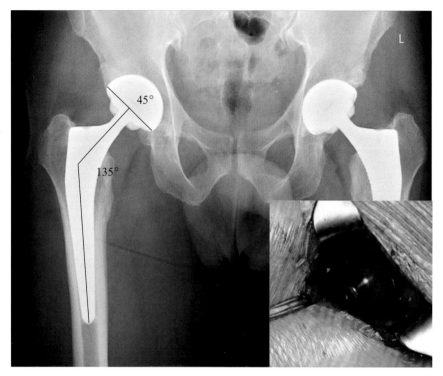

▲ 图 29-4　臼杯对线可以通过使用 135°CCD 颈部的试验头赤道与聚乙烯边缘的关系来估计。如果将腿置于大约 15° 的屈曲（以纠正髋臼前倾）和 15° 的内旋（以纠正股骨前倾），则试验头的赤道应与假体衬垫的边缘完全对齐

了正确的腿长评估[4]。髋关节和膝关节屈曲和极度内收妨碍了准确的临床评估。此外，在患者处于侧位时获得可靠的 X 线片可能是麻烦且不可预测的。前路全髋关节置换术的主要优势之一是仰卧位，可以进行一致的体格检查和影像学检查，有助于评估腿长。

评估 DAA THA 术中腿长的最准确方法仍存在争议[5]。使用标准手术床的前路支持者通常利用体格检查来判断腿长。通常，使用双下肢的内踝作为参考，以评估重新建立计划的腿长。尽管这种技术有其优点，但由于多种原因，内踝的关系可能不准确。患者体位、骨盆倾斜度、膝关节屈曲挛缩、膝关节和踝关节畸形都会影响两个内踝的关系。因此，在踝关节上瞄准相同的距离可能不是髋关节准确解剖延长的真实表示，并且可能导致意外的临床相关腿长差异。尽管如此，"无牵引床"的 DAA THA 仍然可以方便地在术中检查稳定性和软组织张力，这有助于确定腿长的

变化。

或者，X 线透视可以更准确地评估术前腿长差异和手术期间实现的实际变化。研究表明，在 DAA THA 中使用术中透视可提高恢复腿长和偏心距的准确性[6]。已经描述了几种通过 X 线片评估腿长的方法。

术前模板建立了一个拟定计划，以实现预期的腿长。该计划提供了关于臼杯放置的信息、预期的旋转中心，以及柄尺寸和高度，这反过来又决定了股骨颈距离小转子的截骨长度和从大转子尖端到假体肩部的距离。术中计划的执行应接近计划的延长，这可以通过术中透视来确认。

坐骨下线或下泪珠线及其与股骨特定解剖位置的关系，最常见的是小转子的上方或大转子的尖端，通常用于评估腿长。这种技术受到 X 线不对称和股骨外展 / 内收和旋转差异的限制（图 29-5 和图 29-6）。然而，这些关系仍然可以成功地用于确定从术前到术后的变化。重要的是在手

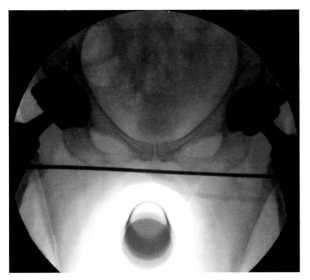

▲ 图 29-5　描述坐骨下线和与小转子的关系作为腿长的量度

术时和进行截骨之前获得此测量值，并将其与试模就位时进行比较。这可以帮助量化从术前到术后的变化。仅在试模就位时使用这种技术可能会提供错误的信息。已经开发了诸如 Ortho Grid® 等支持技术，以提高在评估腿长和偏心距变化时使用这些关系的准确性（图 29-7）。

　　或者，使用覆盖技术比较正常对侧与术侧髋关节可以提供有关腿长和偏移差异的信息。只要重叠图像是彼此的镜像，考虑到骨盆旋转和股骨外展 / 内收变化，这种技术就可以提供对腿长和偏心距的准确评估。这种由医学博士 Joel Matta 推广的技术可以通过打印图像并将它们折叠并评估股骨轮廓的关系来实现 [7]（图 29-8）。类似地，术前图像与试模就位后的图像进行重叠也可用于评估腿长和偏心距的变化。当两幅图像相似时，可以获得更高的准确性。诸如 VELYS® 数字导航之类的支持技术允许这种同侧覆盖并考虑了股骨外展和内收的差异（图 29-9）。

　　THA 前路的一个优点是仰卧位，这有利于透视的利用。透视已被证明可以改善组件定位并重建腿长和偏心距。已经报道了各种评估术中腿长的放射照相方法。尽管并非没有限制，但具有不断发展的使能技术的射线照相技术有望提高一致性。

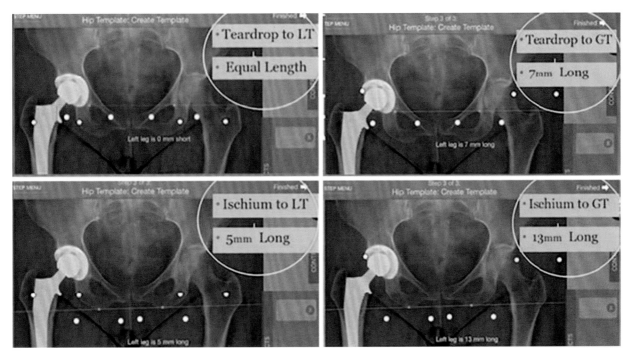

▲ 图 29-6　展示了在同一 X 线片上使用坐骨下线或泪滴线作为腿长测量值的不一致性

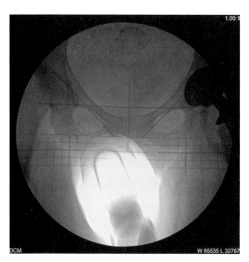

▲ 图 29-7　演示使用 **Ortho Grid** 进行腿长评估，利用平行于下泪珠线的网格线及其与小转子的关系

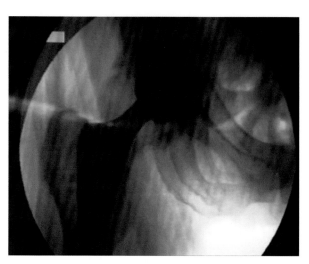

▲ 图 29-8　展示了用于评估腿长的对侧覆盖技术

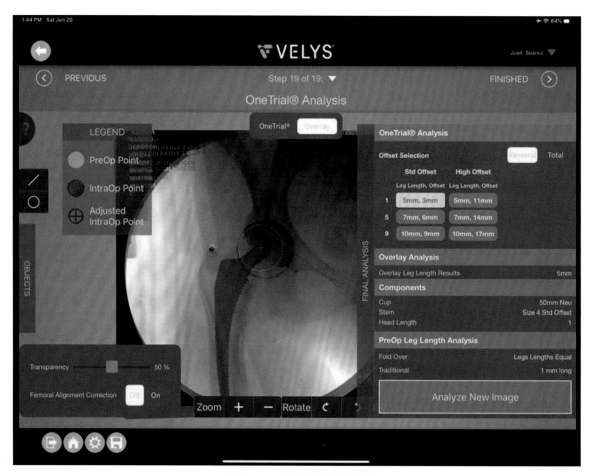

▲ 图 29-9　演示同侧覆盖技术

参考文献

[1] Rudiger HA, Fritz B, Impellizzeri FM, Leunig M, Pfirrmann CW, Sutter R. The external obturator footprint as a landmark in total hip arthroplasty through a direct anterior approach: a CT-based analysis. Hip Int. 2019;29(1):96-101.

[2] Wyatt M, Weidner J, Pfluger D, Beck M. The Femoro-Epiphyseal Acetabular Roof (FEAR) index: a new measurement associated with instability in borderline hip dysplasia? Clin Orthop Relat Res. 2017;475(3):861-9.

[3] Leunig M, Hutmacher JE, Ricciardi BF, Impellizzeri FM, Rudiger HA, Naal FD. Skin crease 'bikini' incision for the direct anterior approach in total hip arthroplasty: a two- to four-year comparative study in 964 patients. Bone Joint J. 2018;100-B(7):853-61.

[4] Herisson O, Felden A, Hamadouche M, Anract P, Biau D. Validity and reliability of intraoperative radiographs to assess leg length during total hip arthroplasty: correlation and reproducibility of anatomic distances. J Arthroplast. 2016;31:2784-8.

[5] Bingham J, Spangehl M, Hines J, Taunton M, Schwartz A. Does intraoperative fluoroscopy improve limb-length discrepancy and acetabular component positioning during anterior total hip arthroplasty? J Arthroplast. 2018;33:2927-31.

[6] Martin J, Masonis J, Mason J. Anatomic total hip component position is more reproducible with the direct anterior approach using intraoperative fluoroscopy. Arthroplasty Today. 2020;6:777-83.

[7] Matta J, Shahrdar C, Ferguson T. Single-incision anterior approach for total hip arthroplasty on an orthopedic table. Clin Orthop Relat Res. 2005;441:115-24.

第30章 骨盆倾斜对前路的影响
Does Pelvic Tilt Change Anything with the Anterior Approach?

Michael J. Taunton　Joel M. Matta　著

谢　杰　杨俊骁　马天亮　译

一、脊柱骨盆平衡

脊柱骨盆平衡作为脱位的危险因素，已成为许多讨论和调查的话题[1-3]，但其复杂的评估和动态特性使其成为临床难以解释的情境。与后路相比，由于可以维持髋关节后方结构的完整性，髋关节前路已经降低不稳定的风险。此外，前部肌肉组织没有被切开，从而提高了术后前部稳定性。这些因素使人们不禁发问，什么时候需要重现脊柱骨盆平衡？

脊柱骨盆平衡异常通常会导致全髋关节置换术（total hip arthroplasty，THA）周围的植入物或骨结构相互撞击。因此，撞击是脱位本身最常见的原因[4]。Brown等在228例初次THA患者的队列中，发现脊柱骨盆失衡的患病率为62.3%，脊柱骨盆运动减少的患病率为34.2%，同时罹患脊柱骨盆失衡和脊柱骨盆运动减少的患病率为22%[5]。此外，固定脊柱骨盆时，THA的稳定性对植入物的位置特别敏感[6]。在坐位时，固定脊柱骨盆平衡的脱位患者其髋臼杯通常具有较小的功能外展角和功能前倾角。鉴于这些观点，我们看到所有THA外科医生在进行任何THA时都必须注意植入物位置和骨盆倾斜度，无论采用何种入路。

为了讨论脊柱骨盆平衡，我们必须首先定义骨盆前倾和后倾。脊柱骨盆平衡的评估通常使用至少两张侧位脊柱骨盆X线片进行，一张为站立位，另一张为坐位[7]。骨盆倾斜角定义为水平线与耻骨联合上缘和骶岬连线的夹角。在骨盆前倾中，骶尾交界处位于耻骨联合的颅侧，导致骨盆倾斜角较大（前倾）（图30-1A）。在骨盆后倾时，骶尾结合部位于耻骨联合的尾部，导致骨盆倾斜角更小（后倾）（图30-2A）。

前路的外科医生可能更关心伸直和外旋时稳定性。在生物力学模型中，THA可以依赖骨盆后倾的方式减少无冲击外旋。当存在超过20°的骨盆后倾时，需要将臼杯前倾角调整至<20°以防止功能性外旋（30°）时的撞击[8]。这对于前路外科医生很重要。在处理骨盆后倾的患者时，保持髋臼前倾角接近10°可能是可取的，当然，外科医生应该检查外旋时的撞击。还需要注意的是，从术前到术后，脊柱骨盆对线的变化可能非常小[9]，但松解屈曲挛缩会改变整体运动范围。

仅从前后位骨盆X线片确定骨盆倾斜的替代方法将简化该过程，并且已有相关报道[10]。一种方法是利用从耻骨联合到骶尾关节（PSCD）的距离，因为它们在空间中的前后关系允许估计骨盆倾斜。我们小组发现，脱位概率增加与骨盆后倾增加之间存在直接关系。我们最近发现，骨盆后倾较大的患者（图30-2B），尤其是那些在前

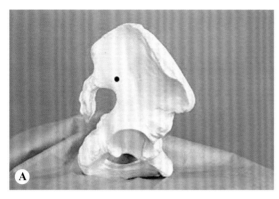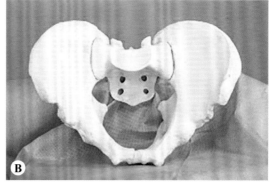

▲ 图 30-1　骨盆前倾，即骶尾交界处，位于耻骨联合的颅侧
A. 导致骨盆倾斜角较大，B. PSCD 为正值

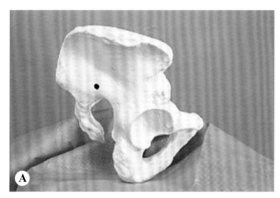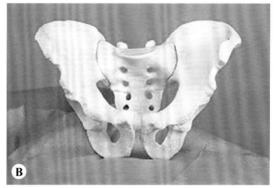

▲ 图 30-2　骨盆后倾，即骶尾交界处，位于耻骨联合的尾部
A. 导致骨盆倾角较小，B. PSCD 为负值

后位 X 线片上耻骨联合高于骶尾交界处的患者（PSCD＜0），与正常患者相比，其脱位概率几乎是他们的 9 倍。这一发现很容易在常规的影像上识别，外科医生应该意识到它的含义。对每种临床情况（如肥胖畸形和脊柱侧弯）的完整讨论超出了这个简短观点的范围，但绝不能低估它们的重要性。最近的一些其他综述详细介绍了脊柱骨盆平衡的综合评估策略，我建议每位 THA 外科医生对其进行复习[3, 7]。

总之，脊柱骨盆平衡是进行直接前路 THA 的重要临床因素，就像在其他入路中一样。外科医生应全面了解病史并进行详细的体格检查。如果标准 X 线片、患者病史或体格检查表明脊柱骨盆平衡可能存在异常，则可能需要进行额外检查。这可能导致外科医生改变植入物选择和（或）

植入物位置的手术计划。

二、骨盆倾斜点对位

鉴于目前正在进行的关于骨盆倾斜评估和变化的所有讨论和调查，外科医生可能会问：我错过了什么吗？我的患者是否因为在计划手术时没有考虑骨盆倾斜而出现问题？

下面的论点是：骨盆倾斜不要紧！你可能会问，"哇，真的吗？！"好吧，我有点夸大事实，因为几乎任何事实都伴随着一些例外。然而，真正的问题是，关于骨盆倾斜，一些参考资料和权威机构让事情变得过于复杂。在实践中，标准的思维和方法的形成要走很长的路，在忽略骨盆倾斜的同时将涵盖超过 95% 的病例。

骨盆倾斜通常与骨盆前平面有关，该平面由

髂前上棘和位于耻骨肌前外侧的耻骨结节决定。它可以测量为骨盆前平面和身体 y 轴之间或骨盆前平面和冠状平面之间的角度。如果冠状平面与耻骨结节前的 ASIS 成一定角度，则骨盆倾斜被定义为正，反之，耻骨结节后的 ASIS 则骨盆倾斜为负。

考虑两个原则：①髋臼组件的正确放置是相对于身体的纵坐标轴（x 轴、y 轴和 z 轴）或相对于身体的平面（横向、冠状和矢状）而不是相对于到骨盆（骨盆前平面或髋臼标志）；②骨盆倾斜（腰椎灵活性）有体位变化（仰卧、站立、坐姿）的患者脱位的风险较小，而骨盆倾斜固定的患者（非常僵硬或融合的腰椎）有较高的脱位风险。

关于原则①，用于临床最终评估和判断髋臼定位方法的测量髋臼旋转位置（外展和前倾）的金标准是术后前后位 X 线片或前后位髋关节 X 线片。拍摄此 X 线片时，X 线垂直于患者的长轴并垂直于身体的冠状面。在这种情况下，个体的骨盆平面可能是正的，也可能是负的，或者平行于冠状面；然而，骨盆倾斜 / 平面不是测量的一个因素。外展和前倾由髋臼边缘投射的椭圆的形状和方向表示，与骨盆方向无关。这种测量技术

正确吗？我会说是的，因为重要的是髋臼相对于身体和股骨的髋臼旋转位置（acetabular rotational position，ARP）。髋关节假体的运动和无撞击取决于股骨假体和臼杯的关系，而不是臼杯与骨盆的关系（图 30-3 和图 30-4）。

关于原则②，当临床髋关节的运动发生时（大腿和躯干之间的角度）骨盆倾斜的变化会减少髋关节的运动。当一个骨盆倾斜功能正常的人坐着时，骨盆倾斜变得更加消极。这种倾斜变化减少了髋关节的屈曲角度，从而降低了撞击和不稳定的风险。对于腰椎僵硬或融合的患者，坐位时不会发生正常的骨盆倾斜变化，因此髋关节运动必然更大，撞击和不稳定的风险更高。

关于原则①的要点是，不同的患者将具有基线阳性或阴性骨盆倾斜度，这可以在术前 X 线片上表现出来。然而，这些差异不会改变外展和前倾的方法论或目标值。这基本上意味着"骨盆倾斜无关紧要"。

此外，如果术前 X 线片显示站立、仰卧和坐姿 X 线片之间的骨盆倾斜度发生变化，则 X 线片显示出正常的骨盆倾斜表现和有利的表现。骨盆倾斜随患者体位而变化的事实表明腰椎的预期柔韧性，并且不会改变外展和前倾的目标值。骨

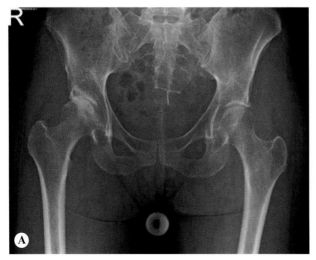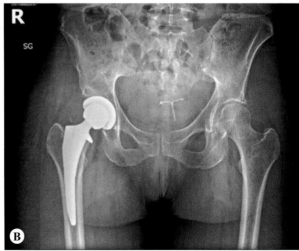

▲ 图 30-3　50 岁女性骨盆正倾斜的术前和术后 AP 骨盆视图，由 AP 骨盆外观证明：闭孔的上下尺寸较低，尾骨靠近联合。使用 VELYS® 导航评估臼杯在仰卧位时外展角 43°，前倾角 23°

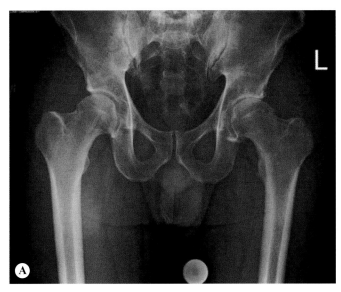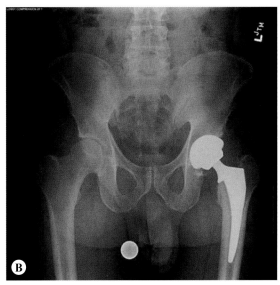

▲ 图 30-4　56 岁男性骨盆负倾斜的术前和术后 AP 骨盆视图，由 AP 骨盆外观证明：闭孔具有较高的上下尺寸、尾骨和联合重叠。使用 **VELYS**® 导航评估臼杯在仰卧位时外展角 **43°** 前倾角 **23°**

盆倾斜的正常变化"无关紧要"。

　　读者应该认识到关于臼杯目标位置的术语存在混淆。在本章和 Ferguson/Matta 在第 3 章中所述，关于手术技术和关于髋臼定位的章节，髋臼位置被定义为相对于身体纵坐标轴和平面的 ARP。我会说这是使用最广泛的定义，也是最容易概念化和使用的定义。另外，一些计算机导航系统用于髋臼定位参考的是臼杯相对于骨盆前平面的位置而不是相对于身体的位置。如果使用骨盆前平面作为参考，骨盆正倾斜的患者将需要一个具有更大外展角和前倾角的臼杯，而将臼杯放置在与负倾斜骨盆相关的位置时则相反（外展角和前倾角较小）。为了保持简单和准确，请忽略患者特定的骨盆倾斜度，并将臼杯相对于身体放置。

　　我开始讨论"骨盆倾斜无关紧要"，我承认它有点延伸了事实。该规则的例外情况主要是骨盆倾斜不变的患者。非常僵硬和融合腰椎的患者其骨盆倾斜度没有变化。在这种情况下，患者骨盆倾斜的确切程度无关紧要，骨盆倾斜缺乏正常变化会增加撞击和不稳定的风险。脊柱僵硬的患者有一个"较小的窗口"或外展角和前倾角的安

全区，以避免产生撞击和不稳定。我自己的做法是稍微增加脊柱僵硬患者的外展角和前倾角，并考虑使用双动头。

　　前路髋关节外科医生还应该考虑到对骨盆倾斜的重视主要来自后路髋关节外科医生，他们遇到的脱位问题主要归咎于髋臼位置不一致和外旋肌群的离断。专注于骨盆倾斜不会解决这些与后路相关的其他问题。

　　对于前路髋关节外科医生，常规的多次术前 X 线检查以评估骨盆倾斜及其位置变化是否会对结果产生积极影响，并且在时间、成本和患者辐射方面是否合理？根据上述推理和我自己患者的脱臼发生率，我会说不。目前，没有对骨盆倾斜或其变化进行术前测量，我自己的脱位发生率在每 1000 次髋关节置换手术中 1～2 次。我确实看到的问题是脊柱明显异常的患者。对所有患者的骨盆倾斜术前评估，以及相关的患者特定髋臼位置进行前瞻性评估能否降低这种脱位的发生率？如果是这样，统计显著性需要哪些数字？

　　我对前髋外科医生的建议是，对于大多数患者来说，忽略骨盆倾斜并将臼杯相对于身体（其轴和平面）放置。最好在手术期间使用 C 臂来定

位和确认臼杯位置。一方面，对于少数腰椎可能非常僵硬的患者，可以通过站立、仰卧和坐姿进行评估。如果功能性 X 线片显示倾斜没有变化或非常有限的变化，这是值得关注的。另一方面，如果已知存在较长的脊柱融合，例如，通过手术将 L_1 融合到 S_1 或强直性脊柱炎病例，则没有理由拍摄 X 线片来评估骨盆倾斜的变化，因为骨盆倾斜是已固定，无法更改。

那么有多少患者需要对骨盆倾斜进行术前评估？我会说不到 5%。

参考文献

[1] Malkani AL, et al. Total hip arthroplasty in patients with previous lumbar fusion surgery: are there more dislocations and revisions? J Arthroplasty. 2018;33(4):1189-93.

[2] McKnight BM, Trasolini NA, Dorr LD. Spinopelvic motion and impingement in total hip arthroplasty. J Arthroplasty. 2019;34(7S):S53-6.

[3] Ike H, et al. Spine-pelvis-hip relationship in the functioning of a total hip replacement. J Bone Joint Surg (Am Vol). 2018;100(18):1606-15.

[4] Miki H, et al. Detecting cause of dislocation after total hip arthroplasty by patient-specific four-dimensional motion analysis. Clin Biomech. 2013;28(2):182-6.

[5] Carender CN, et al. The prevalence of abnormal spinopelvic relationships in patients presenting for primary total hip arthroplasty. Arthroplast Today. 2020;6(3):381-5.

[6] Esposito CI, et al. Total hip arthroplasty patients with fixed spinopelvic alignment are at higher risk of hip dislocation. J Arthroplasty. 2018;33(5):1449-54.

[7] Luthringer TA, Vigdorchik JM. A preoperative workup of a "hip-spine" total hip arthroplasty patient: a simplified approach to a complex problem. J Arthroplasty. 2019; 34(7S): S57-70.

[8] Sato T, et al. Effects of posterior pelvic tilt on anterior instability in total hip arthroplasty: a parametric experimental modeling evaluation. Clin Biomech. 2013;28(2):178-81.

[9] Blondel B, et al. Pelvic tilt measurement before and after total hip arthroplasty. Orthop Traumatol Surg Res. 2009;95(8):568-72.

[10] Tannast M, et al. Estimation of pelvic tilt on anteroposterior X-rays - a comparison of six parameters. Skelet Radiol. 2006;35(3):149-55.

第31章 骨性标志、X线片和计算机导航在前路臼杯植入中的应用

Getting Correct Cup Position with the Anterior Approach: Bony Landmarks Versus x-ray Versus Computer Guidance

Michael Nogler   Friedrich Boettner   Timothy P. Lovell   著

谢 杰 刘冠志 刘启蒙 译

一、骨性标志

直接前路的特点之一是手术通常在患者仰卧位进行。对于已经学会以这种方式进行髋关节置换术的外科医生来说，没有任何改变。然而，特别是对于那些在侧卧位接受后路训练的外科医生，让患者处于仰卧位则显得有些奇怪。在直接前路（direct anterior approach，DAA）关节置换术中讨论臼杯的位置可能归咎于大多数转至DAA的外科医生之前都接受过后路的训练。显然，无论我们如何改变患者体位，髋臼的位置及其解剖结构都是相同的，只是外科医生看待它的方式不同。对于不熟悉仰卧位的外科医生，建议使用X线片引导来确认正确的定位。有大量文献描述了如何实现术中C臂透视的正确方向。

在Innsbruck的教学中，我们更多地关注对髋臼解剖和骨盆位置的理解。至关重要的是，在手术之前，最好是在我们消毒之前，仔细研究患者的X线片，并将臼杯位置模板化。在此步骤中，重要的是要确定计划的磨锉深度与泪滴的关系，因为泪滴是髋臼马蹄窝的底部。同样重要的是确定臼杯下缘相对于泪滴征下缘的位置。在髋臼中，此为横韧带。结合这些信息及整个手术过程中屏幕上X线片的模板测量，外科医生应该对臼杯的放置有一个清晰的概念。

仰卧位的优点之一是很容易触诊髂前上棘和耻骨联合。因此，可直接骨盆入口平面，并可用于复位臼杯的方向，尤其是前倾角。我们在手术过程中多次触诊这些骨性标志。髋关节脱位并完成股骨颈截骨后，定位横韧带和马蹄窝底部也很重要。这将指导臼杯的深度和倾斜度。这两个标志将在整个臼杯植入过程中保持不变。与模板无关，在没有骨缺损的情况下，髋臼边缘定义了髋臼的原始方向。即使经过模板测量的臼杯位置为与自然髋臼方向不同，髋臼边缘也可以作为计划臼杯位置的参考。虽然马蹄窝、横韧带和髋臼缘是局部骨性标志，骨盆入口平面可作为臼杯前倾角的参考。患者的纵轴易于估计，也可以作为臼杯外展角的参考。如果臼杯与所有这些标志配准，则可以进行植入。如果不是，则需要重新检查所有骨性标志，直到它们与所需的位置配准。

虽然C臂成像可以帮助确定臼杯与局部标志的关系，但我们认为髋臼植入装置的手柄与骨盆入口平面和患者纵轴的关系同样重要。两者的结

合将有助于正确放置臼杯并最大限度地减少 X 线透视。尽管如此，X 线片还是有助于确定臼杯的位置。

导航和机器人技术需要特殊的硬件支持。两位作者都广泛使用了这两种系统。导航主要关注简单的 3D 臼杯放置，而机器人技术确实改善了 3D 可视化并允许更个性化的臼杯放置。对于两者来说，他们的臼杯定位基于 3D 数据，而不是标准 X 线片的 2D 信息。进行术前 CT 并进行骨盆三维。这允许外科医生在三维空间中规划臼杯位置。这与我们使用基于 X 线片的模板所做的不同，需要一些额外的经验，但它使我们能够控制臼杯定位的所有方面，并为未来带来巨大的潜力，正如我们希望的那样，它允许进行更加个性化的模拟患者的解剖结构，以及基于骨质量、骨撞击和脊柱骨盆平衡的位置调整。

总之，我们认为无须 X 线片或计算机引导即可实现出色的臼杯放置。对于处于学习曲线早期的外科医生而言，患者处于仰卧位的术中 X 线片可能会提供更高水平的保证。基于 CT 的导航和机器人技术可提供基于术前计划的臼杯位置的最高精度和效果。

二、X 线片

最佳的臼杯定位对于降低脱位和髂腰肌撞击的风险，以及避免过度的聚乙烯磨损和植入物撞击非常重要。已经描述了许多不同的方法来确定前路全髋关节置换术中正确的髋臼假体位置。

髋臼假体定位的安全区被认为是 $40° \pm 10°$ 的外展角和 $15° \pm 10°$ 的前倾角。错误的位置可导致异常接触（撞击）、增加聚乙烯磨损和脱位[1]。必要时可根据入路、骨盆倾斜或脊柱骨盆活动度降低等因素来调整这些目标值。

1. 基于解剖标志

当患者处于仰卧位时，可以根据骨盆前平面的骨性标志放置髋臼假体。该平面由可触及的髂前上棘和耻骨结节组成。然而，在识别这些解剖标志时因为患者解剖结构的差异或手术床上的不

正确体位而导致一点点差错，也可能导致最终臼杯对齐不准确[2]。

或者，Archbold 等报道了一种基于髋臼横韧带确定髋臼假体术中位置的技术。在连续 1000 例髋关节置换术中，使用该技术可实现 0.6% 的低脱位率[3]。

2. 利用 C 臂成像

前路的一个优点是患者的仰卧位可以使用 C 臂来调整假体位置[4]。在 12 英寸（30.48cm）C 臂机显示器上测量臼杯倾斜度时，必须考虑视差。Boettner 和 Rueckl 建议在术中 C 臂机测量倾斜角时添加 5° 的校正度数[5]。该度数可能因 C 臂型号而异。此外，Boettner 和 Zingg 报道了一种使用 C 臂倾斜角测量髋臼前倾角的技术[6]。臼杯外展角为 40°、C 臂倾斜角 30°，真正的臼杯前倾角为 20°。这允许相对简单地确定外展角和髋臼假体前倾角，并且用这种技术测量的平均前倾角比用 CT 测量的前倾角大 0.2°（范围 –3.0～3.1）。使用这种技术的臼杯 100% 处于安全区，平均外展角为 40.8°，平均前倾角为 18.4°[7]。

或者，软件可用于处理图像并根据参考点将手术侧与正常对侧进行比较，或根据多个术中 C 臂图像恢复 AP 骨盆图像（Radlink®，ElSegundo，CA；Jointpoint® DePuy Orthopaedics，Inc，Warsaw，IN）。使用该软件提高了臼杯定位的准确性和精确度，手术时间仅适度增加[8]。

或者，可以在 C 臂上放置一个网格，直接校正视差，并允许在该校正后的图像上测量组件对齐（OrthoGrid®，Salt LakeCity，UT）。

3. 导航：系统

计算机导航系统由无菌区内的摄像机、探头和跟踪器，以及无菌区外的工作站显示器组成。术中，工作站计算摄像机和跟踪器之间的 3D 位置关系，并在工作站显示器上实时提供此信息[9]。外科医生绘制左右髂前上棘和耻骨联合；该系统的摄像头可以根据探针在髂嵴上的位置来确认并识别骨盆平面。在髋臼磨锉期间，可以在髋臼磨锉手柄上放置一个额外的跟踪器，并且在工作站

显示器上显示前倾角和外展角[4]。将术中位置与术后 X 线片进行比较，93% 的 X 线片上测得的前倾角和外展角在术中导航测量值的 10° 范围内[9]。

标准导航系统的替代品是基于参考平面的光学对准（Intelljoint®，Kitchener ON，Canda）或无菌区内的小型计算机，根据解剖标志确定臼杯位置的系统（OrthoAlign®，AlisoViejo，CA）。

4. 机器人髋关节置换术

现代机器人髋关节置换术基于术前 CT 图像。这些图像用于创建骨盆的 3D 模型，术中可根据表面映射识别骨盆的位置。使用探针来确定骨盆的位置，机械臂在髋臼磨锉和假体植入期间相对于骨盆进行定位（MAKO®，StrykerHowmedica，Kalamazoo，MI）。机器人 THA 提高了髋臼组件定位的准确性，但可能增加患者额外的辐射暴露[10]。

三、计算机导航

众所周知，正确的髋臼组件定位是髋关节置换术中最困难但最关键的事情之一[11]。虽然仰卧直接前路显著提高了我们获得合适的臼杯位置的能力，包括使用术中透视[12]，但仍然需要改

进。最近的研究表明，从站立到坐着的患者的骨盆倾斜度存在很大差异，这被认为是导致脱位的重要原因，即使是在期望的"安全区"内的患者也是如此[13]。使用无影像或基于 CT 的机械臂辅助 THA 来辅助髋臼部件定位并不是一个新概念，并且已被证明可有效提高准确性[14]。最近对于基于 CT 的机械臂辅助 THA 组件定位有了新的突破，允许个性化组件定位，包括考虑每个患者在站立和坐姿之间骨盆倾斜的变化。这将在下文中讨论。

为了帮助外科医生优化每位患者的部件定位，术前进行从骨盆顶部到膝关节的 CT。每位患者还拍摄了站立和坐姿的脊柱骨盆交界处的侧位 X 线片，并记录了每位患者的骨盆倾斜或骶骨倾斜度。随后重新格式化 CT，以允许对特定患者的解剖结构进行 3D 建模。然后可以对髋臼和股骨部件进行极其详细的术前计划，包括允许每个部件在 6° 自由度内改变位置（图 31-1）。每个组件都可以在横断面、冠状面和矢状面上进行评估。被磨锉的骨量也清晰可见。

然后将特定患者从站立到坐下时骨盆倾斜的

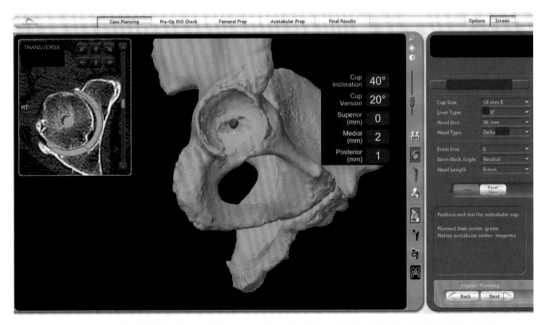

▲ 图31-1 术前计划允许在所有6°自由度内改变髋臼组件的位置（见黄色椭圆内的箭）

变化纳入模型，然后外科医生可以看到当个体从仰卧到站立再到坐时髋臼组件外展角和前倾角的变化（图31-2）。其次，该软件允许外科医生在术前将特定患者假体植入后的髋关节置于一系列的运动中，并检查组件与组件和骨与骨撞击的区域（图31-3）。这包括所有姿势，包括外展和外旋，以及屈曲和内旋，再次结合特定患者在站立和坐姿之间骨盆倾斜的变化。最后，外科医生可以修改组件的位置、尺寸，甚至系统（即双重移动性），以帮助在站立和坐位时独有的骨盆倾斜度变化的患者，最大化其无撞击的运动范围。

术中将3个探针置于同侧髂前上棘中，并在其上连接阵列探头。摄像机可以看到阵列及外科医生手持的探针。显露后，外科医生将探头的尖端接触到骨盆和股骨的各个部位，计算机将这些与患者特定的 CT 相关联。然后可以在股骨颈上精确地标记术前计划的截骨面。髋臼磨锉由机械臂辅助，该机械臂由触觉边界控制，根据术前计划的型号使用一个磨锉进行髋臼磨锉。然后，机械臂帮助外科医生以非常高的准确度将髋臼部件放置在术前计划的位置[15]，还可以评估股骨部件的前倾角。复位后的髋关节长度和偏心距可以与术前同侧髋关节及对侧髋关节进行比较（图31-4）。

机械臂辅助全髋关节置换术提高了我们将髋臼部件准确放置在预定位置的能力，并且与手动病例相比，已被证明具有改善的短期结果[16, 17]。需要进一步的研究来确定这种短期改善是否会长期持续。

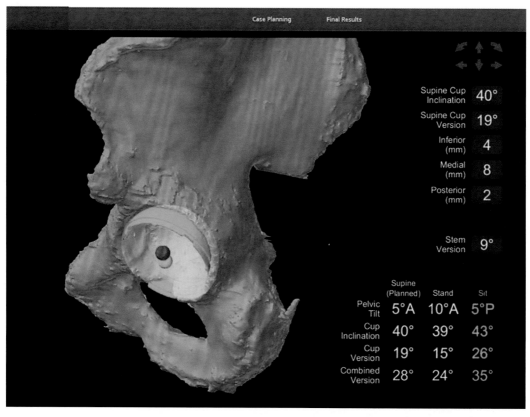

▲ 图 31-2　当患者从仰卧到站立到坐姿时，髋臼组件的外展角和前倾角的变化

骨撞击　　　　　　　　　　　　　　内衬撞击

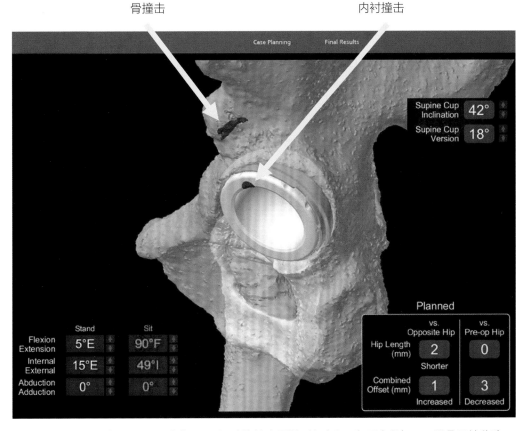

▲ 图 31-3　屈曲（90°）和内旋（49°）时的撞击区域（红色），为了清晰起见，股骨已被移除

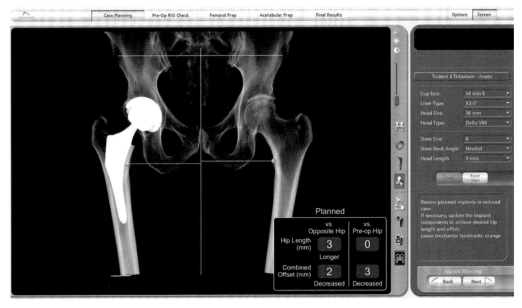

▲ 图 31-4　复位后的下肢长度和偏心距可以与术前，以及对侧髋关节进行比较

参考文献

[1] Herrlin K, Selvik G, Pettersson H, Kesek P, Onnerfält R, Ohlin A. Position, orientation and component interaction in dislocation of the total hip prosthesis. Acta Radiol. 1988;29(4):441-4. PMID: 3408605.

[2] Wolf A, DiGioia AM 3rd, Mor AB, Jaramaz B. A kinematic model for calculating cup alignment error during total hip arthroplasty. J Biomech. 2005;38(11):2257-65. https://doi. org/10.1016/j. jbiomech.2004.09.033. Epub 2004 Nov 11. PMID: 16154413.

[3] Archbold HA, Mockford B, Molloy D, McConway J, Ogonda L, Beverland D. The transverse acetabular ligament: an aid to orientation of the acetabular component during primary total hip replacement: a preliminary study of 1000 cases investigating postoperative stability. J Bone Joint Surg Br. 2006;88(7):883-6. https://doi.org/10.1302/0301-620X. 88B7.17577. PMID: 16798989.

[4] Parvizi J, Benson JR, Muir JM. A new mini-navigation tool allows accurate component placement during anterior total hip arthroplasty. Med Devices (Auckl). 2018;11:95-104. https://doi.org/10.2147/MDER. S151835. PMID: 29606894; PMCID: PMC5868583.

[5] Rueckl K, Alcaide DJ, Springer B, Rueckl S, Kasparek MF, Boettner F. Intraoperative measurement of cup inclination using fluoroscopy requires a correction factor. Arch Orthop Trauma Surg. 2019;139(11):1511-7. https://doi.org/10.1007/ s00402-019-03168-w. Epub 2019 Apr 1. PMID: 30937525.

[6] Zingg M, Boudabbous S, Hannouche D, Montet X, Boettner F. Standardized fluoroscopy-based technique to measure intraoperative cup anteversion. J Orthop Res. 2017;35(10):2307-12. https://doi.org/10.1002/jor.23514. Epub 2017 Mar 29. PMID: 28075046.

[7] Boettner F, Zingg M, Emara AK, Waldstein W, Faschingbauer M, Kasparek MF. The accuracy of acetabular component position using a novelmethod to determine anteversion. J Arthroplast. 2017;32(4):1180-5. https://doi.org/10.1016/j. arth.2016.10.004. Epub 2016 Oct 12. PMID: 27839959.

[8] Hamilton WG, Parks NL, McDonald JF 3rd, Pfefferle KJ. A prospective, randomized study of surgical positioning software shows improved cup placement in Total hip arthroplasty. Orthopedics. 2019;42(1):42-7. https://doi. org/10.3928/01477447-20190103-02. PMID: 30658003.

[9] Bradley MP, Benson JR, Muir JM. Accuracy of acetabular component positioning using computer-assisted navigation in direct anterior total hip arthroplasty. Cureus. 2019; 11(4): e4478. https://doi. org/10.7759/cureus.4478. PMID: 31249755; PMCID: PMC6579332.

[10] Kayani B, Konan S, Ayuob A, Ayyad S, Haddad FS. The current role of robotics in total hip arthroplasty. EFORT Open Rev. 2019;4(11):618-25. https://doi.org/10.1302/2058-5241.4.180088. PMID: 31754468; PMCID: PMC6851528.

[11] Grammatopoulos G, Alvand A, Monk A, Mellon S, Pandit H, Rees J, Gill H, Murray D. Surgeons' accuracy in achieving their desired acetabular component orientation. J Bone Joint Surg. 2016;98(17):e72.

[12] Slotkin E, Preetesh P, Suarez J. Accuracy of fluoroscopic guided acetabular component positioning during direct anterior total hip arthroplasty. J Arthroplast. 2015;30(Suppl. 1):102-6.

[13] Phan D, Bederman SS, Schwarzkopf R. The influence of sagittal spinal deformity on anteversion of the acetabular component in total hip arthroplasty. Bone Joint J. 2015;97-B:1017-23.

[14] Xu K, Li Y, Zhang H, Wang C, Xu Y, Li Z. Computer navigation in total hip arthroplasty: a meta-analysis of randomized controlled trials. Int J Surg. 2014;12:528e533.

[15] Nodzo SR, Chang CC, Carroll KM, Barlow BT, Banks SA, Padgett DE, Mayman DJ, Jerabek SA. Intraoperative placement of total hip arthroplasty components with robotic-arm assisted technology correlates with postoperative implant position: a CT-based study. Bone Joint J. 2018;100-B(10):1303-9.

[16] Perets I, Mu BH, Mont MA, Rivkin G, Kandel L, Domb BG. Current topics in robotic-assisted total hip arthroplasty: a review. Hip Int. 2020;30(2):118-24.

[17] Jerabek S, Cohen R, Levine A, Cruz A, Scholl L. Robotic-assisted total hip arthroplasty yields enhanced surgical and clinical outcomes compared to manual hip arthroplasty using the same implant system. EPiC Series in Health Sciences, vol. 3; 2019, p. 206-9, CAOS 2019. The 19th Annual Meeting of the International Society for Computer Assisted Orthopaedic Surgery.

第 32 章　前路全髋关节置换术的股骨柄选择：外科医生观点

Stem Choice for Anterior Approach Total Hip Arthroplasty: Surgeon Perspectives

Atul F. Kamath　Jonathan Yerasimides　Michael Nogler　William G. Hamilton
Stefan W. Kreuzer　John L. Masonis　著
谢　杰　刘冠志　张哲瑜　译

一、前路全髋关节置换术的骨水泥适应证和技术

与世界其他地方的使用率相比，骨水泥关节置换术在北美可能未得到充分利用。在骨科医生的培训中，北美骨水泥髋关节置换术的理念、技术和教学也没有很好的传承给下一代。无论在初次和翻修中采用何种入路，骨水泥关节置换术的正确使用和适应证的选择在髋关节置换术外科医生的"武器库"中仍有一席之地。正确地将骨水泥关节置换术用于骨量差的患者或老年患者，有望降低股骨假体松动和假体周围骨折的发生率。当某些人批评 DAA 包括其股骨假体松动和（或）假体周围骨折等并发症时，需要意识到这不是因为手术入路的原因，而是由于股骨显露技术和安全执行该入路所需的训练太少。同样，并发症可能不仅与在采用任何新技术相关的患者中采用学习曲线有关，而且在我看来更多的与在骨质量较差的患者中采用非骨水泥固定不匹配有关。

在我的实践中，骨水泥初次关节置换术的使用仅限于那些骨质量差的患者［骨质疏松症和（或）Dorr C 型髓腔］和（或）老年患者（通常超过 75 岁）、某些适合全髋关节或半髋关节置换术的髋部骨折患者、特定的关节置换术患者、某些髓腔不匹配和（或）股骨近端畸形的患者、特定的炎症性关节病和（或）既往放疗 / 病理性区域，以及在进行有感染史的关节翻修术时如果需要首选抗生素骨水泥。我必须说，使用带颈领的压配磨锉柄（如 DePuyCorail、DePuyActis 柄）已经消除了绝大多数患者对骨水泥固定的需求，因为它具有出色的记录，基本上适用于所有骨骼类型，以及压配磨锉技术的骨骼友好性 / 保护性，它不依赖于其他类型的假体柄需要严格的皮质骨固定。压配磨锉理念必然允许松质骨外套，这提供了压配磨锉的手术安全性，并且与相同的无领设计相比，带领的股骨柄增加了轴向和旋转稳定性。

我喜欢通过前路进行骨水泥固定，因为这样就能够股骨近端周围的骨水泥袖套。这不仅允许置入适量的骨水泥袖套放置，而且因为股骨近端开口的出色可视化，能够就假体的版本和深度进行调整。同时，通过将股骨伸展、内收和外旋以

将股骨近端开口置入手术区时形成相对垂直的方向，因此骨水泥在髓腔中的分布也更好。

精细的手术技术对于骨水泥关节置换术是必不可少的。足够的股骨显露对于股骨柄轨迹很重要。我喜欢将骨水泥股骨柄置于中立或轻微外翻（取决于柄几何形状）的目的，因此与股骨髓腔的共线轴很重要。适当的股骨显露也有助于骨水泥技术的应用，如加压和马领（股骨柄封）的使用。我的股骨技术与入路无关，一般包括以下手术技巧和技术。

- 拥有所有可用骨水泥的工具，例如，长尖头冲洗器和骨水泥喷嘴等。

- 始终提醒麻醉人员您正在进行骨水泥操作；如果对患者来说是安全的，我提倡控制性低血压。

- 请注意，股骨柄允许通过将最终柄固定得更深或更突出来进行最终长度的细微调整。试模时标记髓腔锉深度；同样，在试模阶段后标记髓腔锉的最终型号以根据最终股骨柄调整型号。

- 不要破坏松质骨层：如果可能的话，力求在周围形成 2~3mm 的松质骨层。

- 使用骨水泥限制器很重要。

- 我更喜欢用肾上腺素浸泡过的海绵擦干髓腔，而不是过氧化氢，以避免理论上的氧毒性。

- 我更喜欢加热柄部（如在 60℃ 生理盐水浴中）及骨水泥，以改善交联；在骨水泥成团时使用。

- 在进行骨水泥灌注时将儿科吸引器放入髓腔；当您开始逆行填充髓腔时，一旦吸引器不再吸出东西，就取出吸引器。

- 在每个连续步骤中使用加压器及拇指压在股骨距上以持续加压；您可能会看到从股骨近端的滋养孔中挤出的脂肪；保持压力对于高质量的水泥衬套和防止脂肪回渗入界面很重要。

- 我在股骨近端的肩部区域涂抹一些额外的骨水泥，以增强旋转稳定性；这也是标准骨水泥技术经常遗漏的区域。

- 在水泥完全硬化之前，不要移动或试验股骨柄；用刀片测试硬化；在 21℃ 和 40% 湿度下，

发热的骨水泥的硬化时间约为 7min。

二、股骨柄

我首选的股骨柄是 Zimmer Biomet Avenir Complete™。它是一个矩形横截面，羟基磷灰石的全涂层柄。这种类型的股骨柄已有 30 多年的临床历史，在美国已被前路髋外科医生广泛使用超过 15 年。Avenir Complete™ 是一个现代化版本，解决了与原版相关的问题，如颈部长度、远端固定和缺少颈领。

首先，假体颈长已缩短，以解决传统股骨柄被认为颈部的问题。除了缩短颈部外，还添加带有 126.5° 颈干角的第三种偏心距选择。对我来说，作为一名前路髋关节外科医生置换术的，这是该植入物的关键设计之一。我的目标始终是重建患者的自然解剖结构。最近有多项解剖研究显示股骨平均颈干角介于 125°～127°，这引出了一个问题：为什么我们的股骨柄没有改变以适应正常的解剖结构？我的观点是髋关节置换术并不依赖现代技术来重现解剖结构。我们植入假体，通过解剖标志检查腿长，感受软组织的张力，然后关闭切口。前路改变了我们看待腿长和偏心距的方式。我们花时间进行透视叠加，或者设计计算机程序，来向我们展示这些参数的毫米级差异。只有 2 个标准或高偏心距的颈部选项使我们重建自然解剖结构变得困难。拥有颈部内翻的假体可以简化手术，因为这可以让我通过对大多数患者进行相似的股骨颈截骨并使用相近的颈部角度来调整腿长。计算起来很简单，在所有型号假体中，标准和高偏心距的假体的水平偏心距均相差 6mm，腿长相同。而在保持相同的偏心距的情况下，髋内翻和高偏心距的假体其腿长最终将相差 6mm。除了传统的标准和高偏心距选择外，通过拥有髋内翻颈干角，我有能力重建臀部的自然解剖结构和生物力学。

其次，全涂层羟基磷灰石股骨柄的成功历史可以追溯到几十年前。旧版本的部分缺点是柄的总长度和远端固定的问题，尤其是在 Dorr A 型

股骨髓腔中。远端固定、全涂层股骨柄是一个非常难以处理的问题，因为植入物没有松动，但仍会导致大腿疼痛。修复这种类型的失败是困难的，因为植入物很好地固定在股骨中，如果不截骨就无法翻修。该股骨柄在远端变窄以避免远端固定的问题。通过对股骨柄的远端外侧进行倒角处理，它允许股骨柄在固定之前先在近端进行填充，从而为近端骨生长和长期成功提供更好的机会。股骨柄的总长度也缩短了，使其成为中长股骨柄。我个人不支持在前路髋关节置换术中使用流行的短柄。由于显露困难，它们已被推广使用从而外科医生更容易地准备股骨。不幸的是，现在我们发现与标准长度的柄相比，短柄的下沉、松动和断裂的发生率增加。我 9000 多次前路髋关节置换术的经验与其他人的发现相似。我过去曾尝试过短柄，但对失败和翻行的发生率并不满意。我更相信学习良好的股骨显露并使用标准长度的假体。这种假体是由拥有 3 种关节置换入路的外科医生所组成的。它不是设计成短的或专门用于前路的，因此，它是我的首选。

最后，这种假体最具争议的特征也许是有领或无领的选择。关于是否使用颈领，让两边的外科医生都非常坚定地持有自己的观点。我个人的偏好是非骨水泥的有领股骨柄。由于其股骨准备和植入的便捷性，锥形楔形股骨在过去的几十年中，已成为最受欢迎的股骨柄设计，因为它易于制备和植入。这些假体的早期报道来自髋关节置换术，术后早期可以保证负重。在允许完全负重之前，这些股骨柄被给予骨长入的时间。现在我们正处于一个立即负重和更快恢复的时代。在我看来，这就是为什么最近的论文显示与其他设计相比，这些假体的下沉和术后早期骨折和失败的发生率增加。我在自己的实践中也看到了这一点，因此改用有领植入物。事实证明，有领的股骨柄比无领的股骨柄提供更好的即时稳定性。它们可以承受更大的垂直和水平力，防止下沉和失败。我不同意股骨柄可能需要下沉才能获得稳定性的观点。股骨柄离开手术室时应该具有稳定

性，因为稳定才会促进骨长入，从而促进长期生存。然而，对于那些喜欢无领的人来说，这种股骨柄也有各种尺寸和偏心距的选项。

由于上述原因，Zimmer Biomet 的 Avenir Complete™ 是我首选的股骨柄。在几十年的应用中，形状和羟基磷灰石涂层具有出色的临床效果。拥有髓内翻颈干角的选择可以让我重现患者的自然解剖结构，并简化我重新创建长度和偏心距的难度。最后，我更喜欢带颈领的假体，以降低我的下沉风险，并提高全髋关节置换术长期成功所需的重要的初始稳定性。

三、前路股骨柄的选择

1. 总则

对于全髋关节置换术（total hip arthroplasty，THA）的直接前路（direct anterior approach，DAA），必须使用专用的器械，同时也建议使用专用假体。DAA 的磨锉轨迹和插入路径并不总是与患者的体型、股骨显露，以及患者的股骨近端解剖结构相匹配。特别是在肌肉发达的男性和肥胖患者中，对于没有经验的新手来说，股骨的显露可能具有挑战性。然而，所有类型的股骨柄均可用于 DAA THA。增加近端松解 [如阔筋膜张肌（tensor fascia lata，TFL）的松解] 可直接显露股骨干，从而能够植入所有设计假体。对于柄的形状、应用于重建的负载模式、柄材料和骨水泥或非骨水泥柄，也不存在手术入路相关的限制。

根据 Mont[1] 的分类，所有类型的股骨柄都可以用于 DAA。单楔形柄和双楔形柄通常近端有涂层，常用于 DAA。

如果外科医生想改变入路，我们建议首先更换植入物和器械，以掌握它们的使用方法。在使用新的植入物和器械进行 20～50 次手术后，再改变手术入路。

在关节翻修术中，所有类型和设计的假体都可以通过 DAA 的肌间隔植入。阔筋膜张肌的近端松解增加了股骨的显露，并在翻修病例中提供了直接进入股骨腔的通道。因此，DAA 可以

实现模块化股骨柄、股骨近端置换和全股骨置换。因此，松解阔筋膜张肌在髂前上棘（anterior superior iliac spine，ASIS）的止点远端约1cm，并用股骨牵开器拉开。这样可以在外旋肌保持不变，股骨阔筋膜位于相同的位置的情况下，直接进入股骨髓腔。在手术结束时，部分松解的阔筋膜张肌远端部分可以很容易地通过缝合线重新连接到其近端部分。

在翻修时，有报道称带颈领股骨柄与无颈领股骨柄之间、非骨水泥型柄与骨水泥型柄之间，以及长股骨柄与短股骨柄之间，没有显著性差异[2]。

2. 骨水泥型股骨柄

一些报道显示使用带有传统长度的组合柄在DAA取得了成功。除此之外，不同长度的骨水泥柄不会影响股骨假体的定位。最后，带角度的骨水泥股骨柄的引入并未影响骨水泥套的质量、范围或厚度[3, 4]。

3. 股骨柄设计

短股骨柄是DAA的一个可靠的选择，但绝对不是强制性的。短股骨柄的目的是为了在高BMI患者或微创入路中更容易植入。这些股骨柄已被文献证明具有稳定、可靠的固定和与标准长度股骨柄等效的结果[5, 6]。然而，仍有一个问题：短股骨柄的长期临床结果到底如何？因此，作者认为带有DAA的短股骨柄并不优于用于THA的正常股骨柄。此外，大多数短股骨柄需要非常独特的手术技术才能获得与其他类型股骨柄相当的临床结果。使用形态学优化的组合型锥形股骨柄代替短柄可减少假体下沉并将松动风险降至最低。与角肩股骨柄相比，一些股骨柄设计，如解剖型或楔形柄，在磨锉和植入过程中具有优势。如果股骨柄的外侧是弯曲的或具有钝角，则植入过程更容易。

4. 短股骨柄

肩角型直股骨柄不适用于原发性THA中的DAA。有罕见的数据报道显示，与后路相比，DAA和前外侧入路的肩角型至股骨柄的翻修率更高[7]。由于股骨显露和磨锉的质量较差，股骨

柄的形状可能是导致初学者出现股骨假体偏移的一个重要原因。缺乏经验的外科医生可能会将具有突出侧肩的股骨柄置于轻微内翻位置。为了防止股骨内翻，我们建议术前进行准确的模板测量，股骨磨锉期间，使用刮匙、咬骨钳、锉刀等工具去除大转子区域的部分骨质。

尽管为DAA植入带有近端肩部的柄是可能的并且显示出良好的效果，但我们的建议是使用没有侧肩部的楔形或解剖型柄。

5. 股骨柄长度

如上所述，所有尺寸的股骨柄都可以经松解DAA植入。然而，在初次THA中可以释放外旋肌群，但应避免TFL和切口。

因此，根据作者的观点，一些设计理念更适合DAA，而且从技术角度来看，特定的股骨柄设计将允许更容易磨锉和假体植入，从而实现假体的对齐。此外，在磨锉和植入过程中可以避免诸如TFL等肌肉损伤。

最近的报道还表明，较短的股骨柄可降低DAA THA期间TFL损伤的风险[8]。男性和BMI增加的患者对TFL的损害更大。对于BMI增加的患者，可以考虑使用较短的股骨柄，以限制对TFL的损害。

具有较短股骨柄（而不是短股骨柄）的较短插入距离更容易实现植入物定位。这种股骨柄的长度约为15cm，显示出极好的结果。

四、评论：三锥度、有领、HA涂层非骨水泥型股骨柄（Actis、Depuy Synthes）

长期存活率良好的关节产品，为全髋关节置换术选择合适的股骨柄似乎很简单。然而，使用几十年前的来自单中心单个外科医生的报告的假体生存率可能不是衡量产品性能的最佳衡量标准。股骨柄的"性能"需要满足许多标准，假体生存率只是其中一项。其他需要考虑的标准包括插入的难易程度、初始稳定性、对假体周围骨折的抵抗力、骨结合，以及包括大腿疼痛发生率在内的临床表现。这篇评论将说明为什么我认为满

足当今患者需求的最佳非骨水泥柄是较短、锥度、有领、HA 涂层的柄，拥有可以轻松从前路植入的几何外形。Actis stem*（DePuy Synthes, Warswaw, IN）是此类产品之一（图 32–1）。

虽然前路可以很好地显露股骨近端，但要直接进入股骨髓腔可能具有挑战性，因此很难植入更长、更直的股骨柄。因此，股骨柄的特定设计特征可以帮助股骨柄从前路植入。相对较短的股骨柄使股骨准备和植入更容易。假体近端外侧肩部的去除也方便了假体植入，避免了去除大转子骨质和侧放股骨柄的需要。此外，如果有一个假体的设计允许外科医生在手术中只使用磨锉工具来准备髓腔，那么这将使得假体植入过程更加简便。Actis 股骨柄的其他有用功能包括一个插入功能，该功能具有一定角度可以使持柄器更容易地连接和操作，以及包含混合锯齿的髓腔锉。Actis 髓腔锉内外侧为切割功能的锯齿，而前后侧的锯齿可以压配松质骨，而不是去除松质骨。这有助于保护股骨柄周围的松质骨包裹，从而增强其旋转稳定性。

虽然较短的设计不是该产品独有的，但长度足够短，可以使所有患者都更容易植入。此外，

缩短的长度有助于避免股骨柄"卡"在狭窄的髓腔内。众所周知，干骺端和骨干宽度之间的不匹配称为香槟股骨（Dorr A 型），会导致股骨柄在填充干骺端之前在髓腔中获得固定。如果发生这种情况，可以使用锥形、半柔韧的铰刀对髓腔进行扩大，以防止远端固定，直到它在干骺端获得骨固定。Actis 柄不像"颈部保留"股骨柄那么短，这种设计虽然很有吸引力，但可能不具备在术后即刻进行完全负重和活动所需的初始稳定性。

对初始稳定性很重要的一个特征是股骨柄的几何形状。作为最广泛使用的设计之一，扁平、平行边、锥形钛柄已使用了数十年，成功率很高。这种股骨柄设计也有利于在前路中使用，但也遇到了一些问题。已经报道了下沉、骨长入失败和假体周围骨折等问题。因为这种设计主要依赖杆的内外侧压力获得稳定性，所以杆的旋转稳定性可能不是最佳的。一些研究表明双锥度柄可以获得更好的旋转稳定性，因为它的前后侧和内外侧均能获得压配。较高的初始稳定性可以提高骨长入的速率并减少早期假体周围骨折。扁楔形锥度和双锥度设计都可以成功，但根据我的经验，双锥度设计赋予的稳定性更可靠，并可以获

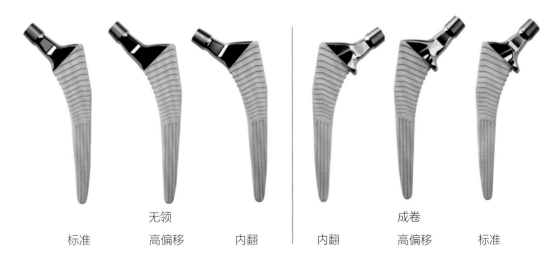

无领　　　　　　　　　　　　　成卷

标准　　高偏移　　内翻　　　内翻　　高偏移　　标准

▲ 图 32–1　Actis 股骨柄（DePuy Synthes, Warsaw, IN）。三锥度、带领、近端多孔涂层、远端喷砂、全 HA 涂层

*. 披露：作者（WGH）是一名顾问，从 DePuy Synthes 公司获得全髋关节产品的特许权使用费，包括本评论中描述的股骨柄

得更理想的结果。

可能对初始稳定性最重要且最具争议的设计特征是颈领。从历史上看，锥形非骨水泥型股骨柄是无领的。这被认为可以让股骨柄找到其最佳稳定性的位置，稍微下沉直到股骨柄锁定到位。无领设计的倡导者认为，有领可以阻碍这种细微的下沉并限制了骨长入。事后看来，这个结论似乎不仅站不住脚，而且与促进稳定和向骨长入的原理相反。只要使用适当的磨锉技术正确准备髓腔，添加颈领可以帮助提高初始稳定性，减少微动，从而提高骨整合率。此外，让假体柄下沉可能会导致可以说是最恐怖的早期并发症，即 Vancouver-B 型假体周围骨折。颈领可以防止下沉并降低这种可怕并发症的发生率。现代加速康复方案对股骨柄施加的巨大负荷，几十年前可能在较小负重下可以稳定的股骨柄现在受到早期运动的影响，而导致了不理想的临床预后。最近的一些研究表明，颈领是较低翻修率的独立预测因素。

最后，允许骨整合的植入物表面也有助于改善临床结果。几乎所有非骨水泥假体在柄的近端部分都有一个骨长入表面，Actis 柄也不例外。钛烧结珠覆盖股骨柄的近端部分，为骨长入提供主要表面。该股骨柄还在股骨柄的剩余远端部分进行喷砂处理，该表面允许骨长上。整个股骨柄部涂有经临床验证的羟基磷灰石涂层，以增强早期骨长入。通过在股骨柄上提供更分散的骨附着区域，股骨近端的承重力可以更生理性分布，从而获得更高的稳定性、更少的应力遮挡和更少的潜在的大腿疼痛。

Actis 股骨柄的所有这些设计特征都具有可靠的现实意义，可促进临床结果和表现。早期的临床应用已经展现出这些改进的设计特征所带来的令人振奋的临床结果。但是仍然需要精心设计的临床研究和注册登记，来证明该假体的大规模应用是否可以获得设计师和工程师所期望的结果。

五、我对植入物选择的看法

在我与患者的交流中，我总是讨论 3 个话题。这些话题包括前路的好处、每位患者最佳的假体选择和这种选择的理由，以及最合适的假体摩擦界面的选择。股骨柄的选择对于减少术后并发症至关重要。

在我多年的实践中，我治疗过不同年龄的患者，但是需要全髋关节置换术的年轻患者数量显著增加。这些人通常更活跃，预期寿命更长，因此我必须选择更适合这些患者特定生活方式和期望的植入物。具体来说，我们开始为年轻患者使用陶瓷轴承表面的髋关节表面置换和颈部保留植入物。

最初，我的患者对髋关节表面置换假体表现出兴趣，因此，我开始使用这些植入物通过直接前路（DAA）进行 THA 手术。我非常有兴趣将 DAA THA 的好处与使用表面置换的额外好处结合起来，因为它有助于维持股骨颈的血液供应并降低缺血性坏死的风险。然而，通过前路进行髋关节表面置换非常具有挑战性。因此，我将注意力转移到了保留颈部的植入物上。具体来说，我们开始使用 Mini Hip™（Corin Inc，UK），一种羟基磷灰石涂层的颈部保留植入物。颈部保留植入物的主要优点是保留骨量、股骨近端的生理负荷，以及保持与生物力学优势相关的生理股骨形态和股骨偏心距[9]。

在多次植入颈部保留植入物后，我们进行了回顾性审查，比较 3 种植入物类型（表面置换、颈部保留和传统）的临床结果。尽管无论选择何种植入物，所有前路髋关节置换术患者都表现出显著的术后改善，但我们观察到与传统植入物相比，接受颈部保留植入物治疗的患者的临床改善显著[10, 11]。这些研究的结果，以及文献中的其他发现进一步鼓励我们继续使用保留颈部的股骨柄来治疗我们的患者，特别是那些年轻的患者。目前，在我的实践中，我们已经完成了超过 2000 例使用颈部保留型股骨柄治疗的病例，患者的临床效果非常好。

尽管有上述好处，外科医生在 DAA THA 中使用颈部保留植入物时应保持谨慎，因为在使用这些植入物时存在一些挑战，手术团队应做好充分准备来解决这些问题。第一个挑战是由保留的股骨颈引起的，与使用传统植入物相比，这些保留股骨颈的患者增加了髋臼准备和显露的难度。为了解决这个问题，我调整了手术方法，将髋臼锉单独插入再原位连接髋臼锉。髋臼外杯也从颈部上方进入髋臼窝，然后在原位连接到臼杯植入器上。这些手术方法的修改也被用于使用传统双锥柄治疗的病例。第二个挑战与扩髓技术有关，因为在保留股骨柄的情况下，颈部骨折的风险增加；因此，我们开发了一种压配和切割相结合的股骨扩髓技术，以进一步避免颈部骨折。有时，必须在股骨颈周围放置环扎线，从而使患者在 6 周内进行负重。最后，颈部保留植入物的库存是一个问题，因为可用的尺寸有限（目前只有 7 种股骨尺寸）；因此，这种植入物选择对于具有极端解剖尺寸的患者可能不是最佳选择。更具体地说，对于髋臼内陷的患者，保留颈部的股骨柄可能不是最佳选择。为避免术中并发症，如果骨质量欠佳、术中发现明显骨折或股骨偏心距较术前计划明显增加，我们始终将传统植入物作为备选方案。

总而言之，我们使用以下步骤来选择合适的股骨柄。我们在 75 岁及以上的患者中使用骨水泥柄，除非是骨质量极佳的患者。我们在 60—75 岁患者中使用传统的双锥形或完全涂层的 CORAIL 型股骨柄，除非他们的活动项目包括跑步。最后，保留颈部的股骨柄仅用于预计活动量较大的 BMI<35kg/m² 的年轻患者（<60 岁）。该组中活跃个体的定义是进行比高尔夫球强度更大的运动的患者。

六、Medacta 股骨柄的前路进行全髋关节置换术

又名：股骨解剖适配

1. 观点

许多非骨水泥股骨柄（和一部分的骨水泥股骨柄）在全髋关节置换术（THA）中显示出中长期的成功[12-14]。根据其发展的时间顺序，这些柄设计用于髋关节后侧和外侧手术入路。随着前路（AA）THA 越来越受，这些假体虽然因为其既往"记录"而被继续使用，但在前路手术的实用性方面，这些假体的设计细节引起了一些新的关注和审视。细微的股骨柄（和器械）设计变化可以对软组织保护、对齐准确性和防止股骨插入性骨折产生重大影响。或许更重要的是，最近文献的增加突出了两个主要问题：①在骨质量不佳（Dorr C 型）患者中使用非骨水泥型股骨柄假体后，其假体周围骨折的发生率增加；②股骨干骺端 - 股骨干直径比例大（Dorr A 型）患者的无菌性股骨假体失败的发生率增加[15-17]。

由于包括 Frederick Laude 博士（法国巴黎）在内的多位外科医生的临床研究和设计，Medacta 在股骨假体针对 AA THA 的形态设计方面拥有悠久的历史。在过去 10 年中，Medacta 扩大了其对前路的投入，包括开发为该入路设计的多个股骨柄。

为了满足每种股骨形态（Dorr 分型）的独特需求，Medacta 开发了一个专注于股骨近端"形态匹配"的产品组合。该系统允许外科医生重建股骨解剖结构并提供可靠的非骨水泥固定。

2. Dorr A 型股骨

Dorr A 型股骨有两个主要的设计考虑因素：较短的股骨柄设计和股骨干骺端的锥形几何形状。Medacta 的股骨假体组合在该领域具有三个主要选择：

(1) SMS——"Short Medacta 股骨柄"提供梯形横截面几何形状，并迅速变细以避免骨干间固定。该股骨柄在 Dorr A 型和 Dorr B 型股骨中最有用。

(2) Minimax——该股骨柄同样是近端固定，并迅速变细，以避免骨干间固定。Minimax 的另一个独特设计是带前倾角的股骨颈。对于左 / 右股骨柄选项，自带 15° 的前倾角。

(3) Dorr A 型股骨最保留骨量的选择是保留颈部的 MPress 股骨柄。基于颈部保留股骨柄的

悠久历史，MPress 股骨柄利用 Dorr A 型股骨中的高质量股骨近端骨质。

3. Dorr B 型股骨

Dorr B 型股骨的 Medacta 股骨柄选择包括干骺端固定和骨干间–骨干固定。股骨柄选项包括：

(1) Masterloc——Masterloc 是一种扁平的锥形柄设计，大量文献证实这种类似刀片的设计可以有可靠的干骺端固定。

(2) Quadra——Quadra 系统用作 Medacta 的"常规长度"的主要股骨柄类型。它有一个缩小的侧肩，以便于通过 AA 植入。Quadra P 系统是这款股骨柄的最新版本，其近端是羟基磷灰石（mectagrip）的等离子喷涂层，以增强摩擦稳定性和骨整合。Quadra 系统的独特之处在于，骨水泥型的 Quadra C 股骨柄设计拥有抛光的锥形柄用于骨水泥固定，其所使用的股骨扩髓系统与非骨水泥型的 Quadra H 和 Quadra P 股骨柄相同。这种双重扩髓系统允许在术中轻松地从非骨水泥股骨固定转换为骨水泥股骨固定。

(3) Medacta AMIS 股骨柄是对 Quadra 的改进，专门用于 AA THA。AMIS 与 Quadra 近端横截面几何形状相同，但其近端侧肩更小，股骨柄远端更短。这些特性使 AMIS 股骨柄非常"前路友好"。秉承 Quadra 传统，AMIS 股骨柄还具有抛光水泥版本，并已用于初次固定和翻修固定。

4. Dorr C 型股骨

Dorr C 型股骨的固定方式一直受到非骨水泥和骨水泥固定的支持者的争议。最近的文献记录了在 Dorr C 型股骨的非骨水泥股骨固定中具有较高的假体周围骨折率。然而，有许多文献记录了该类患者中成功的非骨水泥型固定。总体而言，作者更喜欢 Dorr C 型股骨的骨水泥型固定方式，因为它的可靠性和较低的假体周围骨折风险。某些特殊病例可能更适合非骨水泥固定（如某些严重的肺部疾病中，肺脂肪酸栓塞可能有害）。出于这个原因，可以使用非骨水泥固定方式。

(1) Quadra C——该股骨柄采用抛光锥形设计，使用相对较小的水泥袖套。

(2) Quadra P Collared——该股骨柄是"传统长度"锥形股骨柄设计，采用等离子喷涂和 HA 涂层（mectagrip）。带领的选项是股骨柄设计的最新补充，专为 Dorr B 型和 Dorr C 型股骨创建，其中股骨柄的额外旋转稳定性有助于限制回退。

5. 翻修股骨柄的选择

随着前路 THA 的大幅增加，无疑会有需要翻修的病例，并且在翻修中利用前路的神经/肌肉间隙的优点也引起了广泛兴趣。随着 M-Vizion 股骨翻修柄的开发，Medacta 解决了这些股骨翻修问题。这种双体锥形带孔模块化系统涵盖 180～305mm 的股骨柄长度。重要的是，该翻修柄的器械是在考虑前路的情况下开发的。这有助于防止撞击 ASIS 并允许进行模块化股骨准备。

6. 总结

股骨形态匹配用以解决原发性 THA 的需求，因此诞生了最适合特定股骨髓腔解剖结构的股骨柄。

无论对以前已经证明成功的植入物的修改有多么"微小"，临床随访的结果终将证明这种新设计的成功。

参考文献

[1] Khanuja HS, Vakil JJ, Goddard MS, Mont MA. Cementless femoral fixation in total hip arthroplasty. J Bone Joint Surg Ser A. 2011;93(5):500-9.

[2] Panichkul P, Bavonratanavech S, Arirachakaran A, Kongtharvonskul J. Comparative outcomes between collared versus collarless and short versus long stem of direct anterior approach total hip arthroplasty: a systematic review and indirect meta-analysis. Eur J Orthop Surg Traumatol. 2019. https://doi.org/10.1007/s00590-019-02516-1.

[3] Siguier T, Siguier M, Brumpt B. Mini-incision anterior

approach does not increase dislocation rate: a study of 1037 total hip replacements. Clin Orthop Relat Res. 2004. https://doi.org/10.1097/01. blo.0000136651.21191.9f.

[4] Mayr E, Krismer M, Ertl M, et al. Uncompromised quality of the cement mantle in Exeter femoral components implanted through a minimally-invasive direct anterior approach. J Bone Joint Surg Ser B. 2006. https://doi.org/10.1302/0301-620X. 88B9.17538.

[5] Gustke K. Short stems for total hip arthroplasty: initial experience with the Fitmore™ stem. J Bone Jointt Surg Ser B. 2012. https://doi. org/10.1302/0301-620X. 94B11.30677.

[6] Molli RG, Lombardi AV, Berend KR, et al. A short tapered stem reduces intraoperative complications in primary total hip arthroplasty. Clin Orthop Related Res. 2012;470(2): 450-61.

[7] Janssen L, Wijnands KAP, Janssen D, et al. Do stem design and surgical approach influence early aseptic loosening in cementless THA? Clin Orthop Relat Res. 2018. https://doi.org/10.1007/s11999.0000000000000208.

[8] Frye BM, Berend KR, Lombardi AV, et al. Do sex and BMI predict or does stem design prevent muscle damage in anterior supine minimally invasive THA? Clin Orthop Relat Res. 2015. https://doi.org/10.1007/s11999-014-3991-1.

[9] Rajakulendran K, Field RE. Neck-preserving femoral stems. HSS J® [Internet]. 2012 [cited 2013 Apr 25];8(3):295-303. Available from: http://www. pubmedcentral.nih.gov/articlerender.fcgi?artid=3470665&tool=pmcentrez&rendertype=abstract.

[10] Malanka SJK, Dettmer M, Pourmoghaddam A, Veverka M, Kreuzer SW. Comparison of patient-reported outcomes of total hip arthroplasty between a neck-preserving short-stem implant and a conventional neck-sacrificing implant. J Hip Surg. 2019;03(02):078-85.

[11] Dettmer M, Pourmoghaddam A, Kreuzer SW. Comparison of patient-reported outcome from neck-preserving, short-stem arthroplasty and resurfacing arthroplasty in younger osteoarthritis patients. Adv Orthop. 2015;2015:1-7.

[12] Kim YH, Park JW, Jang YS. Long-term survival (up to 34 years) of retained cementless anatomic femoral stem in patients <50 years old. J Arthroplast. 2021;36(4):1388-92. https://doi.org/10.1016/j. arth.2020.10.055. Epub 2020 Nov 1. PMID: 33223411.

[13] Kim YH, Park JW. Long-term outcomes of ultra-short metaphyseal-fitting anatomic cementless femoral stem in total hip arthroplasty with ceramic-on-ceramic articulation for young patients. J Arthroplast. 2019;34(10):2427-33. https://doi. org/10.1016/j.arth.2019.04.036. Epub 2019 Apr 22. PMID: 31200989.

[14] Ateschrang A, Weise K, Weller S, Stöckle U, de Zwart P, Ochs BG. Long-term results using the straight tapered femoral cementless hip stem in total hip arthroplasty: a minimum of twenty-year follow-up. J Arthroplast. 2014;29(8):1559-65. https://doi.org/10.1016/j.arth.2014.02.015. Epub 2014 Feb 13. PMID: 24656056.

[15] Cidambi KR, Barnett SL, Mallette PR, Patel JJ, Nassif NA, Gorab RS. Impact of femoral stem design on failure after anterior approach total hip arthroplasty. J Arthroplast. 2018;33(3):800-4. https://doi. org/10.1016/j.arth.2017.10.023. Epub 2017 Nov 11. PMID: 29137901.

[16] Meneghini RM, Elston AS, Chen AF, Kheir MM, Fehring TK, Springer BD. Direct anterior approach: risk factor for early femoral failure of cementless total hip arthroplasty: a multicenter study. J Bone Joint Surg Am. 2017;99(2):99-105. https://doi. org/10.2106/JBJS.16.00060. PMID: 28099299.

[17] Macheras GA, Lepetsos P, Galanakos SP, Papadakis SA, Poultsides LA, Karachalios TS. Early failure of an uncemented femoral stem, as compared to two other stems with similar design, following primary total hip arthroplasty performed with direct anterior approach. Hip Int. 2020;14:1120700020940671. https://doi. org/10.1177/1120700020940671. Epub ahead of print. PMID: 32662662.

第33章 Hueter 前路髋关节表面置换术

Hip Resurfacing Arthroplasty Using the Hueter-Anterior Approach

Niall P. McGoldrick Paul E. Beaulé 著

张 瑷 聂丕明 译

一、概述：现代髋关节表面置换术的发展历程

髋关节表面置换术已有悠久的历史，最早可追溯到 20 世纪中期。早期的尝试包括 Smith Petersen 使用由有机玻璃和钴铬钼合金制成的铸造假体关节置换术，以及 Wile 使用的不锈钢股骨假体关节置换术，两者在很大程度上都没有取得成功。后来的探索者出现在 20 世纪 60 年代和 20 世纪 70 年代，Charnley 尝试了采用聚四氟乙烯（Teflon）作为关节界面的关节置换术，Freeman 介绍了一种金属 - 聚乙烯双杯髋关节置换术，结果也都难以令人满意[1]。

20 世纪 90 年代，金属 - 金属关节界面的重新引入，成为现代髋关节表面置换的复兴时期。McMinn 公司首先推出了 McMinn 髋关节假体（Corin，Circencester，UK），紧接着推出了 Birmingham 髋关节假体（BHR，Smith & Nephew，Tennessee，USA）。Harlan Amstutz 公司推出了 Conserve Plus 髋关节假体（MicroPort Orthopaedics，Memphis，Tennessee，USA）。2 家公司的假体目前仍在临床中使用，包括非骨水泥型髋臼假体和短柄的骨水泥股骨假体，并且在设计理念上也相似。值得注意的是，BHR 髋臼假体表面有羟基磷灰石涂层压配，而股骨假体没

有涂层。Conserve Plus 股骨假体表面有金属微粒烧结的多孔结构和厚达 1mm 的骨水泥鞘[2]，但也有非骨水泥涂层的股骨假体可供选择，这两种假体都取得了成功，文献报道其 10 年生存率为 96%～99%[3-5]。

这些假体的初步成功促进了更多金属 - 金属髋关节假体被引入市场，包括广泛使用的解剖型假体 [anatomical surface replacement，ASR，Depuy（Johnson & Johnson），New Jersey，USA]。然而，ASR 假体表现不佳，并在 2010 年被召回。与其他假体相比，ASR 假体的壳体更接近亚半球形，径向间隙更小，产生的边缘载荷会导致假体脱位、边缘金属磨损和假体失效[6]。再加上过多的软组织显露，以及 ASR 召回后对磨损金属颗粒不良反应的担忧。在过去的 10 年里，骨科界限制了髋关节表面置换的手术指征，同时限制其仅由大容量患者的医疗中心或手术医生开展。

尽管如此，髋关节表面置换术仍然是晚期骨关节炎年轻患者高吸引度的选择。患者术后髋关节功能良好，满意度高。它的优点包括：股骨骨量保留多、能维持髋关节的正常生物力学、脱位风险低、股骨应力遮挡少、易于翻修[7]。此外，合适的患者（男性、年龄＜60 岁，无明显髋臼发育不良）加上假体的精准植入，现代金属 - 金属髋关节表面置换术后患者的功能评分比 THA 患者

高，脱位率低[8]。因此，ASR 的失败表明假体的设计理念和生物力学对术后良好的髋关节功能是非常重要的。有研究表明，<60 岁的男性患者可选择髋关节表面置换，而女性则是相对禁忌证[9]。

二、Hueter 前路的基本原理

髋关节表面置换术成功的关键是对股骨头血供的保留[10]。股骨头血管损伤会显著增加骨坏死的发生，继而导致股骨颈骨折和关节置换手术的失败[11]。尽管股骨颈骨折的确切机制尚不清楚，但文献检索和现有证据强烈表明，股骨头颈交界处的骨坏死和（或）创伤可能是其始动因素[11, 12]。同时，股骨颈骨折也是短期内金属 - 金属关节置换手术早期失败的主要因素[7, 13]。值得注意的是，考虑到骨坏死的因素，第 1 代金属 - 聚乙烯髋关节表面置换手术大多数是通过前路完成的。也就是说通过关节囊外经转子间截骨，或者前路，或者侧方入路向前脱位髋关节[10]。但是，后路是目前最常用的手术入路，也是绝大多数关节手术医生最熟悉的入路，能相对容易和安全地显露股骨和髋臼[14, 15]。然而，由于髋短外旋肌群的损伤，股骨头的主要血供受到直接损伤，即旋股内侧动脉升支被阻断。因此，人们在手术时进行了改良，保留了股骨颈周围包绕的软组织，以保留部分股骨头血供[16]。相反，前外侧入路理论上避免了这种特殊的并发症，但以髋外展肌的广泛松解为代价[17]。

倾向于后路的手术医生认为，由于存在所谓的股骨头骨内血供，骨坏死的风险很低[18]。然而，动物模型和骨关节炎活体内的研究都证实，旋股内侧动脉升支对股骨头的骨外血供和股骨头颈交界处的支持血管都是非常重要的[19-22]。

因此，最佳的髋关节表面置换手术入路需保留股骨头血供，同时尽量减少对关节周围软组织解剖结构的损伤。多项研究证实，前脱位的正常和骨关节炎的股骨头都能维持股骨头的血供[20, 21, 23]。在本章中我们将利用骨科手术体位床，介绍一种安全有效的髋关节表面置换术入路——Hueter 前路。它不仅能减少软组织的损伤，也是唯一真正经"神经间"进入髋关节的入路。并通过术中透视确定假体的位置，同时保护股骨头血供免受损伤[14]。

三、股骨头血供的解剖应用

股骨近端的血管解剖在教科书和原始文献中均进行了详细的描述[24, 25]。旋股内侧动脉（medial femoral circumflex artery，MFCA）是股骨头负重区的主要供血动脉，也是关节医生最重视的血管。骨骺内侧动脉通常仅供应中央凹附近的区域，而旋股外侧动脉（lateral femoral circumflex artery，LFCA）分支的供应也很有限[26]。Dewar 等在最近一项对 10 具新鲜尸体的研究中发现，旋股内侧动脉是股骨头血供的重要来源。注射造影剂后，定量磁共振成像（MRI）和计算机断层扫描（CT）能清晰地显示旋股内侧动脉、旋股外侧动脉和支持动脉的走行与分布。手术解剖也进一步证实了这些血管在关节囊外、关节囊内和骨内的分布。有研究证实，旋股内侧动脉供应股骨头 82% 的血供，剩下部分由旋股外侧动脉供应[25]。同时发现股骨颈大部分的血供（67%）也由旋股内侧动脉供应，旋股外侧动脉主要供应股骨头前下方。Gautier 等研究发现，这些血管沿股骨颈后上方的 3～6 个滋养孔进入股骨头，距软骨层的平均距离为 6.5mm[24]，骨内血管距同一软骨层的平均距离为 5.3mm[24]。由此可见，股骨头截骨的深度对关节表面置换术的影响是非常明显的，股骨头的过度磨锉可能危及和损害这些血管，增加骨坏死的风险。

四、髋关节表面置换术的适应证

1. 适应证

关节表面置换术最适于年龄 60 岁以下、活动量大、健康的男性骨关节炎患者[9]。虽然存在争议，但是资深专家认为该手术也适于特定的女性患者。已有文献证实，年龄在 40—50 岁、患有功能受限的退行性疾病且股骨头大小至少为

48mm 的女性患者，术后效果与男性患者相当[27]。然而，随着最近陶瓷 - 陶瓷关节界面的引入，更多的女性患者将从中受益。

2. 禁忌证

髋关节表面置换术的绝对禁忌证包括：股骨头或颈部的严重囊性变、隐匿性肾脏疾病患者、既往有金属过敏者。相关禁忌证包括：髋臼和（或）股骨发育不良，因为这可能会影响最佳尺寸假体的选择和植入。

五、患者体位和手术显露

麻醉生效后，患者仰卧位于骨科手术床。在作者医院使用的是 Hana（Mizuho OSI，USA）和 ROTEX 手术床。患者骨性突起的部位使用软垫保护，以免被压伤。在整个手术过程中轻微牵拉对侧肢体，使骨盆保持水平。从髂前上棘外下方 1～2cm 处开始，沿阔筋膜张肌纤维走行方向，以大转子的中心，朝向腓骨头，做长 10～12cm 略斜行手术切口，比常规全髋关节置换手术切口略长。仔细分离皮下组织，显露阔筋膜张肌，沿手术切口方向切开阔筋膜张肌表面的筋膜，用手指或手术刀尾部钝性分离开。如果操作正确，阔筋膜张肌与股直肌之间脂肪带将清晰可见。用宽的眼镜蛇拉钩横向外牵开阔筋膜张肌，分离股直肌筋膜，可见旋股外侧血管升支，仔细解剖、分离并结扎旋股外侧动脉升支，注意操作不慎时会导致大出血。向内牵开股直肌，显露并切开 Letournel 筋膜，显露覆盖在关节囊前方的脂肪垫，并用纱布擦去。这种脂肪垫结构中通常有较多的血管组织，建议使用电刀切除。将钝的 Hohmann 拉钩放入股骨颈的内下方和上方，显露前方关节囊。切除前外侧关节囊，松解部分股直肌反折头，显露整个髋关节。这时需切除盂唇和髋臼前缘的骨赘以免影响关节脱位。

手术医生和巡回护士配合完成股骨头脱位。首先，巡回护士升高手术床，手术医生在无牵引的情况下将 Weber 勺插入髋臼并放在股骨头内侧，当 Weber 勺抵在髋臼前壁向外撬动股骨头

时，外旋下肢，脱位股骨头。脱位后阔筋膜张肌和股直肌的张力将变得更小。然后，用电刀或剪刀进一步游离关节囊内下方，完成股骨松解。最后，将患肢稍放低，抬高股骨，无须牵引和旋转，极度外旋下肢，将股骨头移到手术区域。

虽然这种方法通常不需要再松解其他肌肉，但需注意的是，许多关节表面置换的患者都是年轻、活动量大的男性患者，他们髋部和骨盆周围的肌肉组织发达，对于那些股直肌比较发达的患者，可能需要将阔筋膜张肌从髂嵴起点处松解 1～2cm，以便于显露股骨头。

六、股骨头的准备

在显露髋臼之前，首先准备股骨头是非常有必要的，因为它能让外科医生更容易看到髋臼，并能防止股骨滑落入髋臼。利用球径仪测量股骨头的大小（图 33-1）。测量仪以 2mm 的规格增加，并与股骨假体尺寸相对应。在很多情况下，精准测量是非常重要的，它能指导骨赘和某些情况下潜在凸起的切除，这对准确识别股骨头颈轴和假体位置至关重要。同时，如果股骨头假体测量偏大，则需要加大髋臼的磨锉与之匹配。反之，如果股骨头假体测量偏小，则可能导致股骨骨量切除过多而形成切迹，增加术后股骨颈骨折和支持血管损伤的风险。在大多数的髋关节表面置换术中，髋臼假体的大小是由股骨头决定的，通常在直径上大 6mm。

确定股骨假体大小后，参考股骨颈内下方将导丝插入头颈轴的中部[28]。因为前路专用器械使用不方便，这个步骤必须徒手完成。股骨头中央凹上方 10～15mm 的位置可作为导丝插入的参考点。如果定位准确，股骨假体将与股骨颈内下方平齐，同时保护好支持带血管，避免股骨切迹形成。定位后，用测角仪测量股骨假体的颈干角（图 33-2）。通常股骨假体的颈干角要比自然角度大 5°～10°，即股骨假体的颈干角为 140°，避免髋内翻畸形。

使用圆柱形磨钻、弧顶切除器、倒角磨钻等

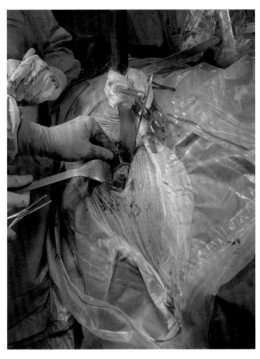

▲ 图 33-1 使用球形头规测量合适股骨头型号

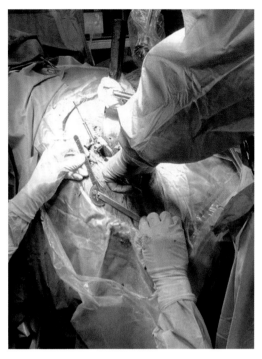

▲ 图 33-2 使用量角器测量颈干角

器械完成股骨头准备，然后安装试模假体。任何残留的骨嵴或骨赘都应用咬骨钳或骨刀清除干净，确保假体完全匹配（图 33-3）。值得注意的是，仅需清除引起撞击的骨赘，因为过多的骨切除会显露松质骨，导致股骨颈在承重时应力上升和骨折可能。当试模与股骨头完全匹配时，用无菌手术标记笔在股骨头上做好标记，确保最终植入的假体完全匹配。

股骨头假体有骨水泥型和非骨水泥型两种。髋臼假体安装完毕后可植入股骨头假体。股骨头磨锉后需使用脉冲冲洗干净，并彻底晾干。如果选择骨水泥假体，需考虑假体和股骨之间的间隙，当间隙为 1mm 或更大时，可考虑使用高黏度骨水泥；当两者贴合紧密时，可考虑使用低黏度骨水泥。同时，需注意骨水泥过度渗透进入松质骨，以及在硬化过程中高温对骨内血管热损伤的风险。

七、髋臼的准备

患肢放回中立位、外旋，显露髋臼。将一把

弯的 Hohmann 拉钩放在髋臼的前内侧壁，有经验的医生喜欢使用 SPIDER（Single Port Instrument Delivery Extended Reach，TransEnterix，Durham，NC，USA）来固定这个拉钩，因为它更有利于助手将组织向后牵拉。将另外一把直的 Hohmann 拉钩放在髋臼后壁拉紧内侧关节囊，并用电刀松解开。这时可将处理好的股骨头小心地从后上方牵开至外展肌深面（图 33-4）。

按常规操作，使用偏心髋臼锉完成髋臼准备。髋臼磨锉的位置需参考原始的解剖位置。特别要注意避免外展角过大，因为这样会导致假体点过度受力和过度磨损。也需要避免髋臼杯突出前壁刺激邻近的腰大肌肌腱。然后将髋臼磨锉至合适大小。由于每次更换磨锉都会有损伤邻近软组织的风险，因此建议将磨锉脱卸在髋臼窝，手动取出。大多数假体都是压配设计，在实际情况中，许多患者有硬化骨，这时需要比假体大小多磨锉 1mm，以确保假体与髋臼完全匹配。最后，安装试模并确定假体的稳定性。因为最终植入的假体是整块的，手术医生在学习曲线早期易犯的

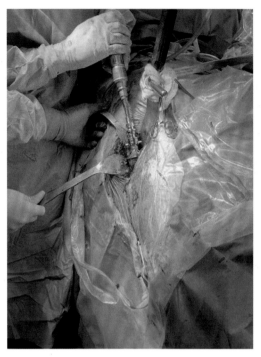

▲ 图 33-3　使用"降落伞"磨锉磨平股骨颈截骨处

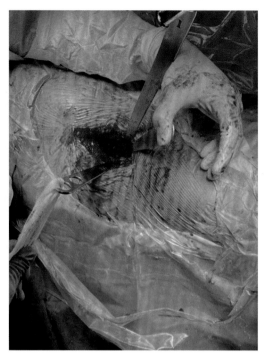

▲ 图 33-4　髋臼显露

一个技术错误就是假体不完全"坐入"（seating）。避免这种错误的方法之一，就是使用无菌标记笔在试模完全匹配时标记假体击入的深度，这样有助于最终髋臼假体的精准植入。髋臼假体最终的前倾角为 15°，外展角为 40°，并采用 McGoey 法评估假体的稳定性。患者为仰卧位，透视方便，因此可采用术中透视来确认假体的位置。术后 X 线片检查确认假体位置满意（图 33-5 A 和 B）。

八、术后康复

通过现代多模式镇痛方案，很多髋关节表面置换手术患者可纳入日间手术。患者术后可早期活动和负重，血栓栓塞疾病的预防按常规处理。术后 12 周骨长入假体后，可考虑恢复体育运动或剧烈活动。

九、临床效果

目前，世界上绝大多数金属-金属髋关节表面置换使用的假体是混合型 BHR 假体或 Conserve Plus 假体。Conserve Plus 假体有混合型

和非骨水泥型两种。最近有学者对这些假体的中远期生存率进行了研究。Ford 等发现，BHR 假体 5 年生存率为 97.2%（95%CI 94.7%～98.5%），10 年生存率为 93.8%（95%CI 88.8%～96.7%）[29]。在这项研究中，患者术后平均改良的 Harris 髋关节评分（mHHS）和 UCLA 评分较术前显著改善（$P<0.001$）。当与 THA 相比时，BHR 组患者术后 UCLA 评分高于 THA 组（$P<0.001$），且保持术后关节高活动度的可能性更大（61% vs. 20%；$P<0.001$）。

Amstutz 对 1321 个髋关节的研究发现，Conserve Plus 假体 15 年总体生存率为 89.4%（95% CI 86.8%～91.4%）[30]。男性特发性骨关节炎患者假体的 15 年生存率高于女性患者，分别为 94.5% vs. 82.2%（$P= 0.001$）。

此外，虽然全髋关节置换术越来越多地用于年轻患者，但最近的研究表明，关节表面置换术可能更有利改善这些年轻患者的步态[31, 32]。Wiik 等研究表明，髋关节表面置换术后患者的步态改善明显，与健侧几乎无区别[31]。有意思的是，作

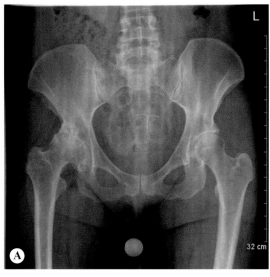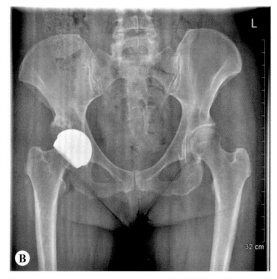

▲ 图 33-5　**A.** 45 岁女性患者，右侧症状性髋关节骨性关节炎的术前 **X** 线片；**B.** 陶瓷对陶瓷表面髋关节置换术后的 **X** 线片

者确实观察到关节置换术后患者在上坡时的蹬地力量减弱，这可能与后路手术和臀大肌的松解与修复相关。由于目前尚无关于前路髋关节表面置换术后患者步态的分析报道，在前路手术患者中是否也会出现蹬地无力的情况，还有待研究。

十、未来展望

金属碎片引起的不良反应已经得到了广泛的关注，这使得人们对关节表面置换替代界面的研究产生了新的兴趣。虽然这些新设计假体的长期临床效果仍需完全证实，但是在未来的几年里，关节表面置换界面的选择将会越来越多。

高交联聚乙烯的磨损是导致关节翻修的原因之一。Pritchett 在一项 8 年的中期随访研究中发现，术中所用的高交联聚乙烯内衬和氮化钛涂层非骨水泥股骨头假体，其术后 8 年的生存率为97%[33]。目前，更新的表面置换假体的进一步测试正在进行，包括一种金属 - 聚乙烯假体和两种陶瓷 - 陶瓷假体[34-36]（图 33-6）。

十一、经验与教训

• 髋关节表面置换最适于年龄 40—60 岁，活动量大的年轻男性患者。

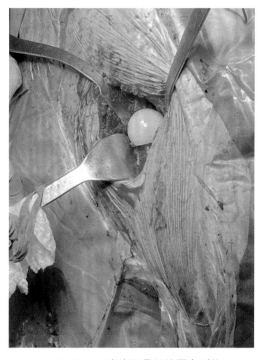

▲ 图 33-6　陶瓷股骨假体固定到位

• 避免过度磨锉股骨头，以保护股骨头的支持血管。

• 术中可考虑使用无菌标记笔，辅助髋臼和股骨假体的植入。

• 患者取仰卧位，操作方便，建议行术中透视确保假体位置准确。

参考文献

[1] Charnley J. Surgery of the hip-joint: present and future developments. Br Med J. 1960;1(5176):821.

[2] Beaulé PE, Matar WY, Poitras P, Smit K, May O. 2008 Otto Aufranc Award: component design and technique affect cement penetration in hip resurfacing. Clin Orthop Relat Res. 2009;467(1):84.

[3] Mehra A, Berryman F, Matharu GS, Pynsent PB, Isbister ES. Birmingham hip resurfacing: a single surgeon series reported at a minimum of 10 years follow-up. J Arthroplast. 2015;30(7):1160.

[4] Matharu GS, McBryde CW, Pynsent WB, Pynsent PB, Treacy RB. The outcome of the Birmingham Hip Resurfacing in patients aged < 50 years up to 14 years post-operatively. Bone Joint J. 2013;95-B(9):1172.

[5] Pailhe R, Matharu GS, Sharma A, Pynsent PB, Treacy RB. Survival and functional outcome of the Birmingham Hip Resurfacing system in patients aged 65 and older at up to ten years of follow-up. Int Orthop. 2014;38(6):1139.

[6] Langton DJ, Jameson SS, Joyce TJ, Hallab NJ, Natu S, Nargol AV. Early failure of metal-on-metal bearings in hip resurfacing and large-diameter total hip replacement: a consequence of excess wear. J Bone Joint Surg Br. 2010;92(1):38.

[7] Shimmin A, Beaulé PE, Campbell P. Metal-on-metal hip resurfacing arthroplasty. J Bone Joint Surg Am. 2008;90(3):637.

[8] Lingard EA, Muthumayandi K, Holland JP. Comparison of patient-reported outcomes between hip resurfacing and total hip replacement. J Bone Joint Surg Br. 2009;91(12):1550.

[9] Society CA. The Canadian Arthroplasty Society's experience with hip resurfacing arthroplasty. An analysis of 2773 hips. Bone Joint J. 2013;95-B(8):1045.

[10] Beaulé PE, Campbell P, Lu Z, Leunig-Ganz K, Beck M, Leunig M, Ganz R. Vascularity of the arthritic femoral head and hip resurfacing. J Bone Joint Surg Am. 2006;88 Suppl 4:85.

[11] Campbell P, Beaulé PE, Ebramzadeh E, Le Duff MJ, LeDuff M, De Smet K, Lu Z, Amstutz HC. The John Charnley Award: a study of implant failure in metal-on-metal surface arthroplasties. Clin Orthop Relat Res. 2006;453:35.

[12] Zustin J, Sauter G, Morlock MM, Rüther W, Amling M. Association of osteonecrosis and failure of hip resurfacing arthroplasty. Clin Orthop Relat Res. 2010;468(3):756.

[13] Della Valle CJ, Nunley RM, Raterman SJ, Barrack RL. Initial American experience with hip resurfacing following FDA approval. Clin Orthop Relat Res. 2009;467(1):72.

[14] Benoit B, Gofton W, Beaulé PE. Hueter anterior approach for hip resurfacing: assessment of the learning curve. Orthop Clin North Am. 2009;40(3):357.

[15] Jacobs MA, Goytia RN, Bhargava T. Hip resurfacing through an anterolateral approach. Surgical description and early review. J Bone Joint Surg Am. 2008;90 Suppl 3:38.

[16] Steffen RT, De Smet KA, Murray DW, Gill HS. A modified posterior approach preserves femoral head oxgenation during hip resurfacing. J Arthroplast. 2011;26(3):404.

[17] Martinez Gomez A, Grammatopoulos G, Beaulé PE. Contemporary surgical approaches for hip resurfacing. Ann Joint. 2020;5:9.

[18] Freeman MA. Some anatomical and mechanical considerations relevant to the surface replacement of the femoral head. Clin Orthop Relat Res. 1978;134:19.

[19] Beaulé PE, Campbell PA, Hoke R, Dorey F. Notching of the femoral neck during resurfacing arthroplasty of the hip: a vascular study. J Bone Joint Surg Br. 2006;88(1):35.

[20] Beaulé PE, Campbell P, Shim P. Femoral head blood flow during hip resurfacing. Clin Orthop Relat Res. 2007;456:148.

[21] Khan A, Yates P, Lovering A, Bannister GC, Spencer RF. The effect of surgical approach on blood flow to the femoral head during resurfacing. J Bone Joint Surg Br. 2007;89(1):21.

[22] Amarasekera HW, Costa ML, Foguet P, Krikler SJ, Prakash U, Griffin DR. The blood flow to the femoral head/neck junction during resurfacing arthroplasty: a comparison of two approaches using Laser Doppler flowmetry. J Bone Joint Surg Br. 2008;90(4):442.

[23] Steffen R, O'Rourke K, Gill HS, Murray DW. The anterolateral approach leads to less disruption of the femoral head-neck blood supply than the posterior approach during hip resurfacing. J Bone Joint Surg Br. 2007;89(10):1293.

[24] Gautier E, Ganz K, Krügel N, Gill T, Ganz R. Anatomy of the medial femoral circumflex artery and its surgical implications. J Bone Joint Surg Br. 2000;82(5):679.

[25] Dewar DC, Lazaro LE, Klinger CE, Sculco PK, Dyke JP, Ni AY, Helfet DL, Lorich DG. The relative contribution of the medial and lateral femoral circumflex arteries to the vascularity of the head and neck of the femur: a quantitative MRI-based assessment. Bone Joint J. 2016;98-B(12):1582.

[26] Sevitt S, Thompson RG. The distribution and anastomoses of arteries supplying the head and neck of the femur. J Bone Joint Surg Br. 1965;47:560.

[27] Smith AJ, Dieppe P, Howard PW, Blom AW, Wales NJRfEa. Failure rates of metal-on-metal hip resurfacings: analysis of data from the National Joint Registry for England and Wales. Lancet. 1759;380(9855):2012.

[28] Harty M. Symposium on surface replacement arthroplasty of the hip. Anatomic considerations. Orthop Clin North Am. 1982;13(4):667.

[29] Ford MC, Hellman MD, Kazarian GS, Clohisy JC, Nunley RM, Barrack RL. Five to ten-year results of the Birmingham

Hip Resurfacing implant in the U.S.: a Single Institution's Experience. J Bone Joint Surg Am. 2018;100(21):1879.

[30] Amstutz HC, Le Duff MJ. The mean ten-year results of metal-on-metal hybrid hip resurfacing arthroplasty. Bone Joint J. 2018;100-B(11):1424.

[31] Wiik AV, Lambkin R, Cobb JP. Gait after Birmingham Hip Resurfacing: an age-matched controlled prospective study. Bone Joint J. 2019;101-B(11):1423.

[32] Gerhardt DMJM, Mors TGT, Hannink G, Van Susante JLC. Resurfacing hip arthroplasty better preserves a normal gait pattern at increasing walking speeds compared to total hip arthroplasty. Acta Orthop. 2019;90(3):231.

[33] Pritchett JW. Hip resurfacing with a highly cross-linked polyethylene acetabular liner and a titanium nitrie-coated femoral component. Hip Int. 2018;28(4):422.

[34] Treacy RBC, Holland JP, Daniel J, Ziaee H, McMinn DJW. Preliminary report of clinical experience with metal-on-highly-crosslinked-polyethylene hip resurfacing. Bone Joint Res. 2019;8(10):443.

[35] Cobb J, Halewood C, Wozencroft R, Logishetty K, Jeffers J, Clarke S. H1 anatomic ceramic hip resurfacing: results of a 20 patient safety study. In: International Society of Technology in Arthroplasty Annual Meeting. London, UK. 2018.

[36] De Smet K. New materials for hip resurfacing: why choose ceramic? In: International Society of Technology in Arthroplasty Annual Meeting. London, UK. 2018.

第六篇
翻修手术

随着原发性 THA 的前路越来越受重视，我从 AA 反对者那里听到，"好吧，我们看到 AA 初次 THA 是可能的，但翻修手术呢？当需要翻修时，您仍然需要后路或侧路等可伸展入路。"本部分将消除该声明中包含的误解，并演示使用 AA 进行翻修的功能和优点。

对于那些有多年后路或外侧入路经验的人来说，当他们被告知后路和外侧入路不是髋关节可延伸路时，可能会产生反应。这些入路沿股骨干可延伸远端，但对于显露无名骨不能延伸近端，因为近端入路受臀上神经走行限制。另外，前路是真正的髋关节可延伸的入路，因为它沿着神经间平面，因此可以伸展显露无名骨和股骨。由于这种可扩展能力，我在开始将 AA 用于主要入路之前至少 10 年就开始在某些 THA 手术中使用 AA。因此，对我来说，使用 AA 进行复习为 AA 初次打开了大门，而对初次 AA 的掌握越来越多，进一步增加了翻修 AA 的适应证。

我的观点是，大量髋臼骨缺损出现的翻修主要是前柱缺损，往往不被认识到这一点。这些骨缺损涉及前壁和骨盆边缘的一段（图1）。对于这种情况，后路入路的解决方案是忽略缺损，并努力将白杯附着在剩余的后、上、下骨上。我相信，AA 对无名骨的增强显露将为髋臼翻修带来新的更好的方法和植入物，而本部分将代表这一进化的开始。

最有力的理由是使用 AA 进行翻修是为了获得与 AA 治疗初次 THA 相比后路和外侧入路相同的优势。仰卧位有利于麻醉，也有利于判断杯位和腿长。髋臼和股

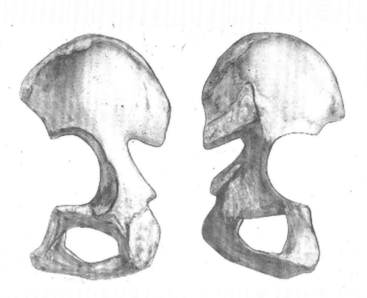

▲ 图 1　需要翻修 **THA** 的常见髋臼骨缺损示意图。该缺陷在骨盆前后 **X** 线片上表现为杯状突出，但主要局限于前柱，没有前壁和骨盆边缘的一部分

骨骨标志通常也会因翻修手术而受损，因此 C 臂准确确认臼杯位、腿长和偏移量的能力变得更加重要。

　　对于我做的或本篇作者做的大多数病倒，AA 已经成为翻修的首选。然而，一个"完全"的髋关节外科医生应该熟练掌握所有标准的髋关节入路。本部分涉及使用 AA 进行翻修；然而，对于特定的翻修病例，特殊的软组织、骨和植入物问题及以前的切口可能使 AA 方法不如其他方法理想。

第34章 前路全髋关节翻修手术的显露方法和截骨术

Revision Surgery Exposure Techniques for the Anterior Hip Approach, Including Osteotomies

Anthony T. Carter 著

张 瑷 李 杰 译

一、要点

全髋关节翻修术的手术方法选择取决于多种因素，包括对畸形和缺损的评估、外科医生的经验水平和初次置换采用的手术方式。外科医生应该具备驾驭所有手术方法的能力，并从中选择适合患者的最好方法。

• 临床 / 手术风险——精准的术前计划对于确定结构缺损至关重要。

• 直接前路（direct anterior approach，DAA）的优点包括：利用真正的神经肌肉解剖平面、有限的软组织剥离、减少术后防脱位限制，降低术后脱位率。全髋关节翻修术使用的 DAA 是一种扩大的 DAA，通过 Smith-Peterson 切口向近端伸展的基础上联合髂翼截骨术可以扩大近端显露，而切口向远端的延伸则可以保证转子截骨术实现。

• 患者处于仰卧位便于术中透视的使用，有助于提高假体安装方位的判断。

• 临床 / 手术陷阱——复杂的初次和翻修手术的 DAA 学习曲线有些陡峭。外科医生应根据自身的经验来决定是否使用它。该手术方式在需要进行后壁髋臼重建操作的情况下并不适用。

二、显露

手术显露是全髋关节置换术的关键，尤其是复杂初次手术和翻修手术[1]。对解剖结构的彻底理解便于实现术中显露充分。传统上，便于实现股骨截骨术的后路手术一直是全髋关节翻修术的主要手段。其很容易提供股骨和髋臼的广泛显露。然而，广泛的软组织剥离、截骨不愈合和高达 28% 的术后脱位发生率[2, 3]，会导致患者术后恢复的延迟。全髋关节置换术的直接前路入路已成为一种真正的神经和肌肉平面的手术入路，有助于加速患者的术后恢复和增强人工关节稳定性[4-6]。许多外科医生正将其应用范围从普通初次手术扩大到复杂初次手术，甚至应用于复杂的股骨侧和髋臼侧的翻修手术中[7-11]。表 34-1 列出了前路全髋关节翻修术的潜在的优势和劣势。在传统 DAA 解剖显露的基础上（图 34-1），该术式可以向近端和远端进行扩展以广泛显露髋臼、骨盆前柱、骨盆的内外表面，甚至可以实现从股骨延伸到膝盖显露（图 34-2 和图 34-3）。术中可以根据需要通过截骨术来增加术中显露，包括髂翼截骨术或髂前上棘滑移术增强髋臼侧显露，也可以通过大转子延长截骨术（extended trochanteric

表 34-1 前路 THA 翻修术的优势
• 低脱位率
• 实时透视用于帮助移除假体、股骨准备、肢体长度和偏移的恢复、截骨计划和臼杯位置判断
• 仰卧体位
• 降低大转子骨折的风险
• VTE 风险降低
• 减少术后防脱位体位限制
• 更快的早期恢复

THA. 全髋关节置换术；VTE. 静脉血栓栓塞症

osteotomy，ETO）等方式来实现股骨柄的取出。扩大显露技术可以在困难初次置换手术中使用，同样也可以在髋臼侧或股骨侧翻修手术中需要移除植入物时或者假体周围骨折中使用[12]。

三、前路 THA 翻修术的缺点

• 股骨侧操作困难，需要向近端延伸显露。

• 不正确的远端延伸可能导致股外侧肌去神经支配。

• 股外侧皮神经损伤。

• 难以处理转子、骨干骨折情况。

• 难以治疗外展肌腱病变。

• 增加手术时间。

• 增加失血量。

• 增加伤口并发症风险。

　　大多数情况下，前路人工全髋关节翻修术可以通过常规的技术方法完成，只需最少的额外释放就能够实现。通过髋部真正的神经肌肉间平面

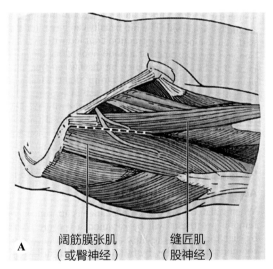
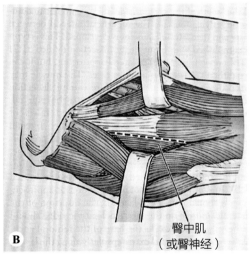

A：阔筋膜张肌（或臀神经）　缝匠肌（股神经）
B：臀中肌（或臀神经）

▲ 图 34-1　用于直接前路手术的浅层（A）和深层解剖（B）间隔的示意

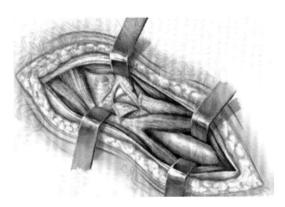

▲ 图 34-2　近端和远端延伸暴露方法的示意

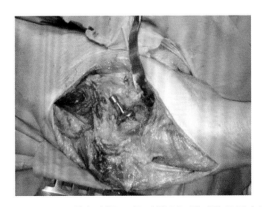

▲ 图 34-3　尸体解剖显示的近端和远端延伸显露方法

完成操作，该术式对于保护因前次手术受损的肌肉组织很有价值，同时也可以保护臀上动脉和臀下神经。如果先前手术没有将后方关节囊与短外旋肌群结构破坏，该入路还可以维持它们功能的完整性（图 34-4）。

如有必要，通过向近端和远端都可延伸可以增加术区显露，延伸的程度取决于多种因素，包括以下几点。

- 初次手术方法——前路或后路。
- 假体的类型和位置。
- 要移除的股骨柄类型和固定程度，要插入的股骨柄的类型。
- 骨折的类型。

与初次 DAA 一样，重要的是制订好手术计划和切口延伸的方法。皮肤切口也要预先做好延伸的准备。切开显露最先见到的是浅层间隔，由臀上神经和缝匠肌股神经支配的阔筋膜张肌构成。深层间隔则是在张肌或臀小肌组成，由臀上神经和股直肌神经支配。

近端，皮肤切口可沿髂嵴延伸至标准 Smith-Peterson 入路，远端切口可略微向后弯曲并向下延伸至股骨中部，甚至可以到达膝盖（图 34-5 和图 34-6）。

如果患者之前仅有过后路手术史，则初始显露与初次直接前路手术基本相同。组织平面较易识别和分离。关节囊可能出现严重的增厚，就算

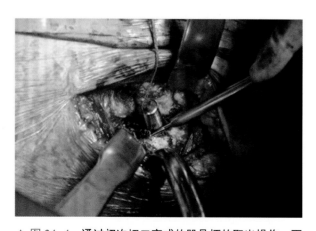

▲ 图 34-4 通过初次切口完成的股骨柄的取出操作。不需要延长皮肤切口，也不需要额外的肌肉释放

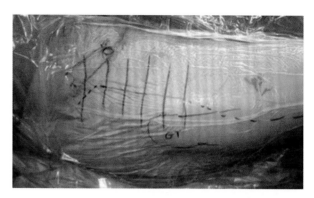

▲ 图 34-5 皮肤标记主体切口手术位置（实线）和根据需要可能执行的近端和远端延伸切口（虚线）

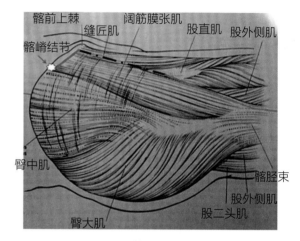

▲ 图 34-6 潜在软组织延伸示意

是从之前的后路手术切口进入，也需要进行关节囊的广泛分离和切除。如果患者初次置换术是前路，那么重新识别浅筋膜和深筋膜平面则至关重要。

阔筋膜张肌平面可能有瘢痕组织附着，进而导致筋膜不易与肌肉分离。这可能需要使用电刀小心地从筋膜上剥离覆盖的瘢痕纤维组织（图 34-7）。

由于关节周围挛缩和阔筋膜张肌的瘢痕，关节脱位通常非常困难。阔筋膜张肌必须从髂前上棘附着点处进行部分松解。通常需要使用原位脱位技术完成脱位操作。对腿部施加内旋的纵向牵引力，球头与臼杯之间出现部分间隙（图 34-8），之后便敲击球头，球头则从股骨柄锥度中脱出并被推入杯中。球头脱落之后，将股骨进一步牵引

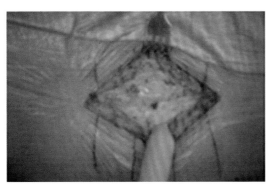
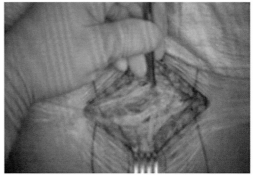

▲ 图 34-7　阔筋膜张肌可能与上方的筋膜粘连非常严重，尤其是既往有过前路手术史。小心、细致地从筋膜表面释放肌肉，可以防止肌肉损伤并增强显露

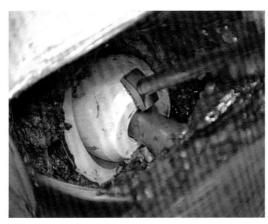
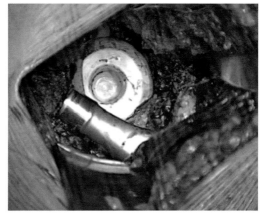

▲ 图 34-8　原位取出股骨头有助于手术显露，尤其是当髋关节脱位存在困难时

外旋以使头部与颈部彻底分离。

　　然后将软组织张力进一步松解，将关节囊细致彻底地松解到股骨后缘，之后便松解外旋肌群，从闭孔内肌开始，之后是梨状肌。和初次置换中操作方法一样，将瘢痕挛缩的耻股韧带充分释放到小转子部位，这个松解对于股骨侧操作很重要。彻底松解增厚的上方关节囊（图 34-9）。需要力争保留外旋肌群，但在必要时也以有限的松解它们。如果需要额外的显露，阔筋膜张肌在髂嵴附着点处有限的松解释放可以显著增强股骨的活动度，这项操作在完全松解释放关节囊和旋转肌后仍感到显露困难时可以考虑（图 33-10）。

　　阔筋膜张肌近端的松解还允许股骨更向后放松，显露外侧髂骨和髋臼，便于植入髋臼组件（图 34-11）。将股骨略微向外弯曲和外旋转

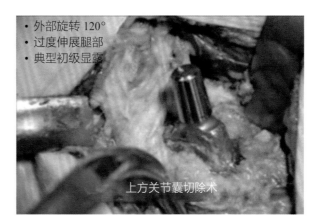

• 外部旋转 120°
• 过度伸展腿部
• 典型初级显露

上方关节囊切除术

▲ 图 34-9　上方关节囊通常增厚明显，完全切除对于有效的股骨显露至关重要

80°～90°，可以实现在无牵引条件下柄的颈部落在髋臼后面，增加术区显露。

　　如果需要更广泛的显露，通过将阔筋膜张肌

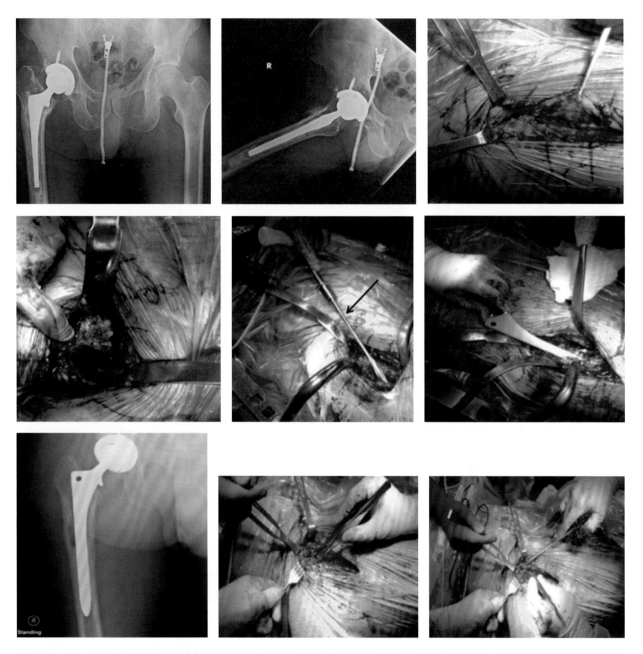

▲ 图 34-10　骨水泥柄下沉伴疼痛松动的病例。阔筋膜张肌的释放有助于股骨活动度的恢复，便于股骨柄和骨水泥的取出，以及更换了长柄。术中仅使用了常规的关节囊和外旋肌群松解，并没有使用远端延伸显露操作

完全从髂嵴松解的方法来实现，可以释放到臀小肌前缘以完全显露髂骨外翼，该操作是在常规入路基础上进行髂腹股沟入路延伸。操作过程中注意保护旋股外侧动脉升支的神经血管蒂（臀上动脉深支），同时注意保护臀上神经，该神经从髂前上棘到髋外侧轴线上，在上、中间 1/3 的交界处进入肌肉。必须小心保留阔筋膜张肌的腱性部

分以供以后修复。

如果需要超过最小限度的阔筋膜张肌的松解，则可以进行髂翼截骨术。该操作提供了髋臼和骨盆近端显露及股骨近端的显露。它从神经和肌肉间隔进行操作，以最小的软组织松解实现结构稳定性，减少术后体位限制，使得骨 - 骨界面更容易愈合。切口沿髂嵴近端进行，通常将切口

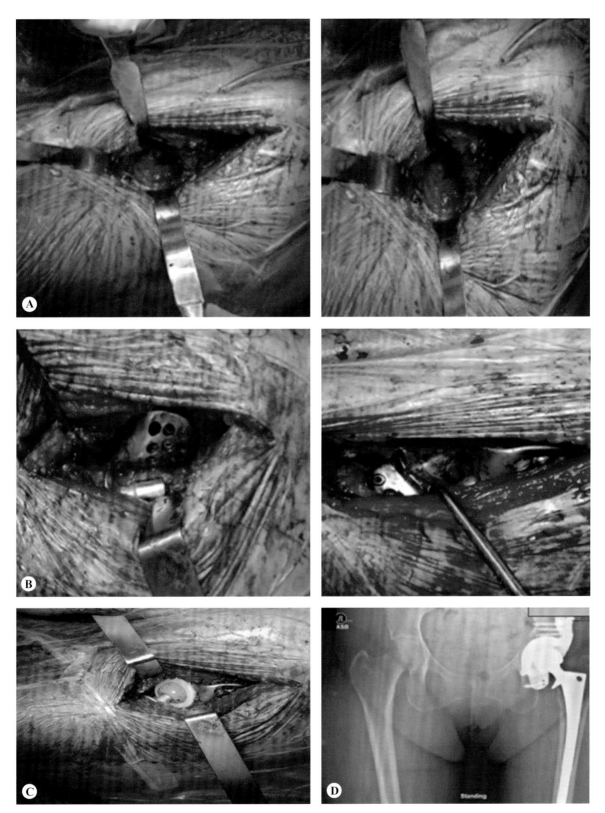

▲ 图 34-11　**A.** 近端皮肤伸展和 **2 ～ 3cm** 阔筋膜张肌的释放提供了髋臼侧和髂翼的广泛显露。注意不要分离臀小肌。**B.** 股骨颈通常会在髋关节轻微屈曲和旋转约 **90°** 的情况下位于髋臼后壁的后方。**C.** 典型的三角形区域。**D.** 术后 **X** 线片

延伸至髂嵴下方，以避免因衣服摩擦而引起手术瘢痕的刺激性疼痛（图 34-12）。识别髂前上棘后，将切口从髂前上棘沿髂嵴向后方延伸 4～5cm。腹斜肌在髂骨板内侧骨膜下形成返折（图 34-13）。可以标记腹股沟韧带和缝匠肌，也可以标记腹斜肌内侧骨膜下返折处，或者可以在髂前上棘前缘进行 Wafer 截骨术，留下缝匠肌和腹股沟韧带的骨性附着物以供修复重建使用。充分标记这群肌肉组织和韧带结构，并沿着髂骨翼的内侧表进行解剖。如果需要进一步从骨盆内侧显露髋臼，可以进一步松解股直肌的直头。将髂骨截骨块设计完成后，使用钻头在髂骨上进行预钻孔（2～3 个钻孔），从髂前上棘后约 2cm 开始进针并向后深入。使用摆锯，从髂前上棘和髂前下棘之间的髂嵴下方约 3cm 的髂骨内板开始进行截骨（图 34-14），垂直髂骨结节上下摆动，延伸长度约 5cm。截骨形状可以是新月形或直线形。应注意截骨的时候不要穿透髂骨外层并造成覆盖在上面的臀肌或神经血管束的损伤。然后用弧形骨刀完成截骨术操作，实现髂骨翼和其上附着的阔筋膜张肌的活动（图 34-15）。这个操作实现了阔筋

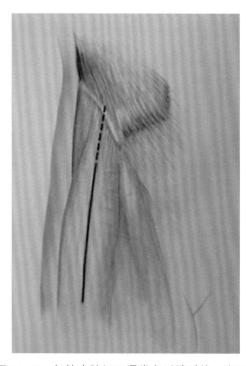

▲ 图 34-12 初始皮肤切口通常向近端延伸。这可以在一条直线上或在髂嵴下方的后方，以防止疼痛的瘢痕

膜张肌的完全游离，而外展肌没有任何软组织剥离，极大增强了进入髋臼、骨盆和股骨近端的能力（图 34-16）。截骨块应长 5～8cm，在最后使

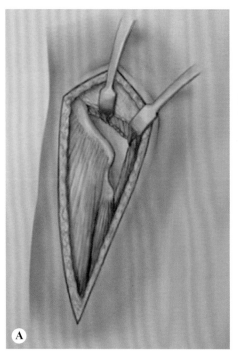

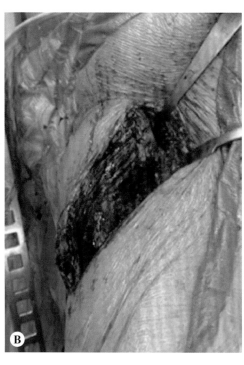

◀ 图 34-13 A. 髂嵴腹斜肌的骨膜下反射示意。B. 腹斜肌反射进入髂内壁的术中照片

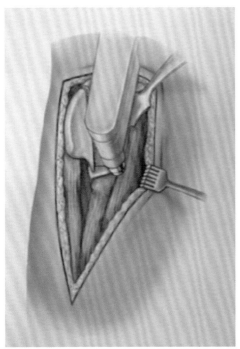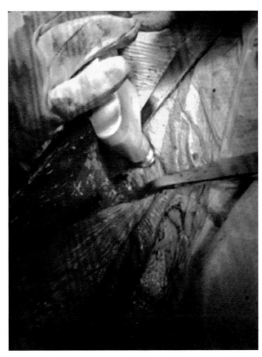

▲ 图 34-14　髂翼截骨示意及术中照片

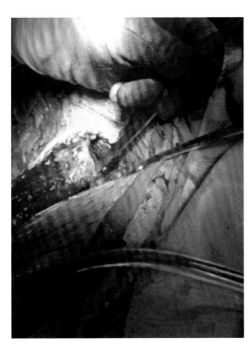

▲ 图 34-15　使用骨刀完成截骨术以尽量减少对外展肌的损伤

用 2 或 3 颗螺钉将截骨块重新固定回髂骨上（图 34-17），并重建腹部肌肉组织的腱膜，以及缝匠肌和腹股沟韧带结构（图 34-18 至图 34-20）。

切口的远端延伸也很容易完成，这可以进一步便于股骨侧的操作，并且可以与股骨截骨术相结合，以帮助显露和去除假体，同时也有利于进行远端固定或假体周围骨折固定操作。远端切口的扩展方法与常用的后路手术的远端延伸方法基本相同（图 34-21）。

在远端延伸切口的皮肤和皮下组织切口后，髂胫束就被显露出来（图 34-22）。在切口长度允许条件下可向远端切开髂胫束，注意保护阔筋膜张肌附着在髂胫束上的肌腹结构（图 34-23）。

臀大肌肌腱是重要的标志物，可以很容易地识别（图 34-24）。此时股骨侧切口的远端延伸可以通过简单的股外侧肌下入路来完成，操作过程中应小心地将股外侧肌从股骨剥离（图 34-25）。

这种延伸操作可以实现整个股骨的显露。用于帮助显露或帮助移除假体的几种股骨截骨术均可以在这种显露状态下实现。股骨近端的任何解剖操作都应注意保护该部位肌肉的神经血管。股神经支配股四头肌，位于股骨相对较高的水平[13]（图 34-26）。该区域的任何解剖或截骨术都需要

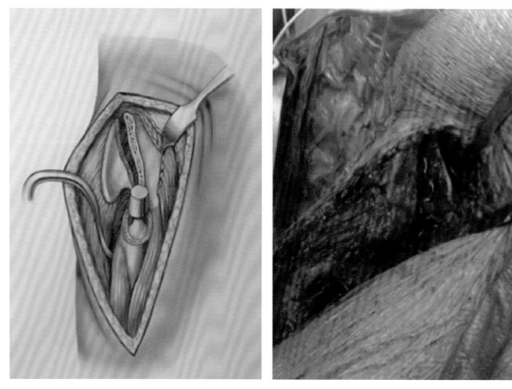

▲ 图 34-16　截骨完成后的示意和术中照片。随着髂骨的侧向翻转和股骨的近端抬高，使得股骨近端开口器和股骨柄可以直接线性进入股骨近端

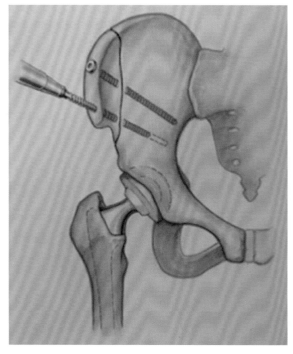

▲ 图 34-17　用 2～3 枚（6.5～7.0）螺钉固定预先留有钻孔的髂嵴

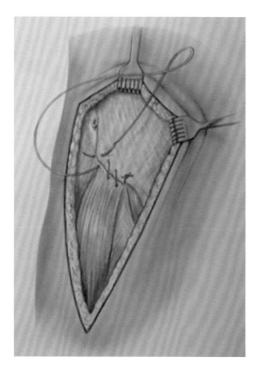

▲ 图 34-18　骨膜下缝合修补术示意

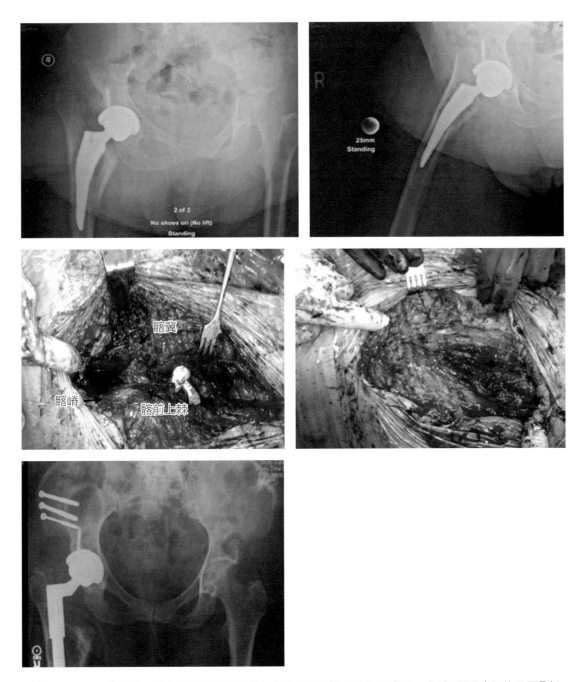

▲ 图 34-19　68 岁女性，术中使用髂翼截骨术，全髋关节置换术后约 10 个月，术后 2 周发生假体周围骨折，未引起足够重视，接受了保守治疗。本次入院后她主诉患肢明显的缩短，使用助行器进行有限行走时会出现明显的疼痛。由于股骨渐进性的缩短和患肢髂嵴宽度较大，在股骨侧翻修术中进行了髂骨翼截骨术，术后效果良好

保护这种神经支配（图 34-27）。直接前路的一个显著优势是能够在截骨过程中使用透视检查骨刀、铰刀的位置，并制订和调整股骨周围截骨术的范围。根据需要移除或植入的股骨柄的类型，存在多种截骨方式的选择，包括以下几种。

- 股骨切开术（侧切术）。
- 改良前路截骨术。
- 远端皮质窗。
- 大粗隆延长截骨术（extended trochanteric osteotomy，ETO）。

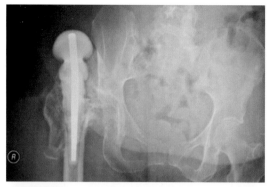
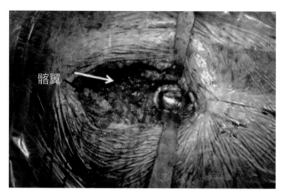
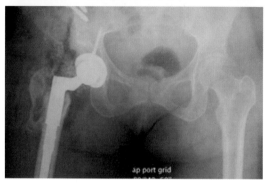

▲ 图 34-20　70 岁女性，髋关节占位器植入术后 9 个月，放置占位器 2 周后发生了脱位。她从一家疗养院到本院，主诉右髋疼痛、无法行走，基本上只能坐轮椅。查体发现她的腿已经出现严重缩短，右髋屈曲固定于 65°～70°，不能旋转，任何右髋被动活动都会诱发中度疼痛。该患者还在术中接受了髂翼截骨术，仅将切口向近端延伸，以便放置人工关节假体，手术效果很好

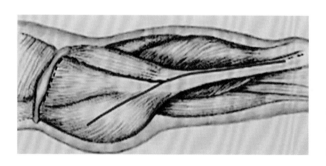

◀ 图 34-21　手术入路远端延伸示意。红线代表常用的后路，而蓝线代表前路。2 种入路在髂胫束起始部相交

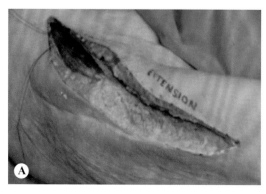
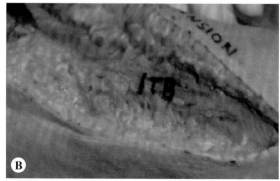

▲ 图 34-22　A. 切口的远端延伸最初指向后方，然后沿着股骨中线进行。B. 识别髂胫束的远端延伸特写

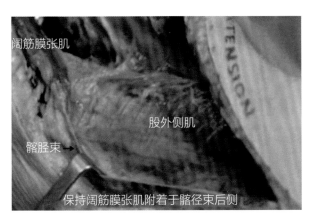

▲ 图 34-23　髂胫束向远端分开，使阔筋膜张肌附着在髂胫束的后束带上。该操作可以直接显露股外侧肌

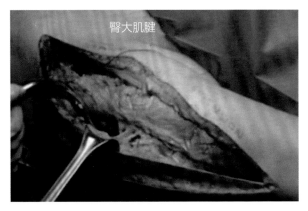

▲ 图 34-24　直接显露股骨外侧。臀大肌腱是一个可靠的标志

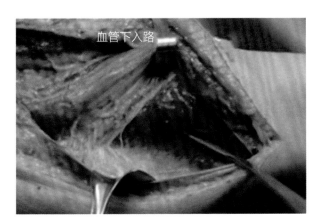

▲ 图 34-25　整个股骨外侧的大范围显露

如果仅仅需要最低程度的额外显露，如近端固定型刀片状股骨柄，可以使用简单的股骨截骨术辅助取出股骨柄。操作中将大腿稍微伸展并外旋，注意保护股骨近端的神经血管神经，沿着股骨内侧用铅笔尖高速磨钻或微型矢状锯进行股骨侧方劈开，这样就可以直接取出固定良好的股骨柄。之后植入更长的股骨柄并在近端使用线缆捆扎固定，这种操作不会破坏伸肌结构（图 34-28和图 34-29）。这种截骨术仅能产生 2～3mm 的股骨开口，操作中应避免股骨近端发生完全性骨折。

与传统 ETO 相比，改良的前路截骨术特别有用，它具有几个方面的优点，包括更便于从前方操作、保护截骨片段的血供、保护大转子 / 外展肌结构，并且可以轻松地完成线缆环扎固定。

然而，该方式能够直接进入的股骨柄的外侧和远端是有限的。截骨远端范围可以通过术中透视实现精确的测量，有助于移除固定良好的股骨柄（图 34-30）。

近端股骨外侧肌被切开并向前剥离，远端通过股骨外侧肌下入路显露股骨的外侧，可以通过连续钻孔或使用摆动锯进行股骨截骨。股骨截骨方向应从外侧向内侧完成，注意保护股骨距近端5cm 范围内的股骨神经血管，注意保护大转子和外展肌（图 34-31）。

远端皮质开窗也有助于移除远端固定的股骨柄，通常在已经进行过近端股骨柄松解操作之后进行。透视可用于确定外侧皮质窗口开窗的部位，该部位通常位于股骨柄尖的远端，并从股骨柄尖部向近端延伸 2～3cm。通过扩大主切口或通过单独的远端切口进行股骨远端皮质骨开窗操作（图 34-32）。

骨窗通常由高速磨钻连续钻孔制成，将其边缘打磨圆滑以防止后期负重后出现骨折断裂（图34-33）。

骨刀或高速磨钻可以帮助移除远端固定的股骨柄（图 34-34）。

也可以在股骨柄上开一个孔，以便将股骨柄逆行从髓腔拔出（图 34-35）。

外侧皮质片可以使用简单的线缆环扎固定修复（图 34-36）。

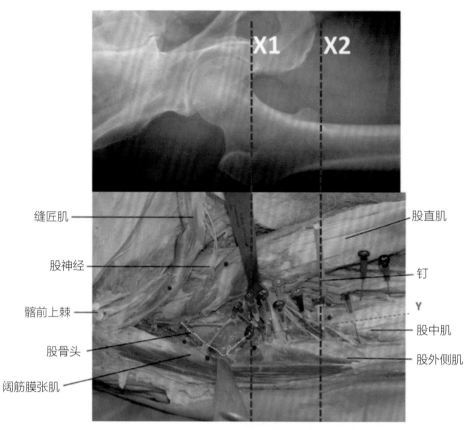

▲ 图 34-26 股神经在股骨近端和内侧支配股外侧肌和中间肌。该区域的创伤，无论是直接的还是间接的，如线缆环扎操作，都可能导致神经血管损伤

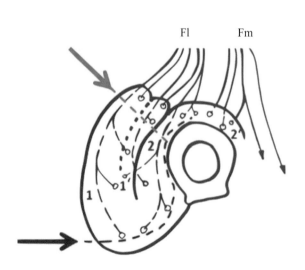

▲ 图 34-27 股外侧肌的远端显露应该横向抬起肌肉以避免损伤神经，如红色所示

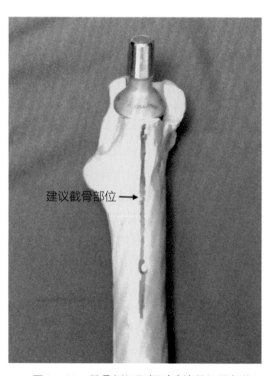

▲ 图 34-28 股骨侧切取柄时建议的切开部位

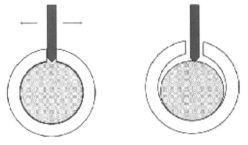

▲ 图 34-29 股骨侧切时可以使用长而宽的骨刀轻轻地撬开股骨近端，注意不要用力过猛导致骨折

当需要更多显露来移除固定良好的股骨柄时，可以进行直接前路的 ETO 操作。它是在后路翻修手术中常用方法的进一步改良。截骨术是在从前到后的方向上进行的。开始时，大腿处于中立位或略微向外旋转以进行初始显露。股外侧肌被分开或挡向一侧，使用摆锯摆出前后向的痕迹。截骨区域的远端股骨可以用锯子或高速磨钻开槽，腿部轻微内旋并进行股外侧肌下的剥离，

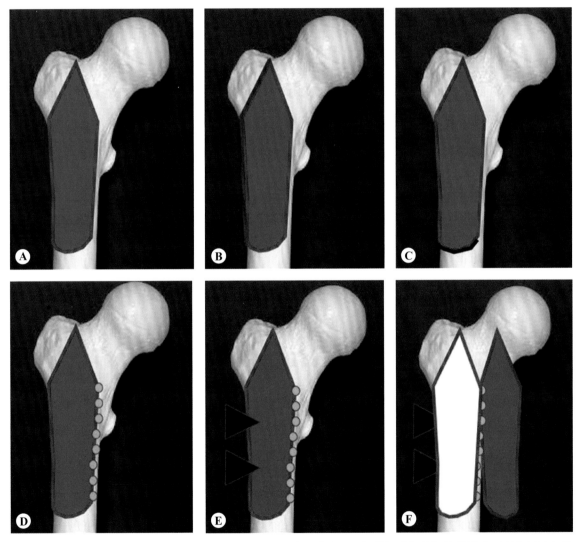

▲ 图 34-30 A. 改良前路截骨术建议的截骨部位。B. 蓝线描绘了用矢状锯进行的初始截骨术。股外侧肌向前剥离以显露股骨前外侧。小心避开大转子，截骨骨片不应太薄，以免在活动过程中断裂。C. 黑线表示使用矢状锯或高速磨钻进行的圆弧形切割，以防止裂口的扩展。D. 股骨外旋 90°，在前内侧连续钻孔，注意保护该区域的神经血管束。应注意不要将截骨延伸到过于偏内侧而侵犯股骨距。E. 黑色箭头表示骨刀的方向，这些骨刀指向前内侧以小心抬高前部截骨片。F. 截骨完成，实现了股骨近端假体的充分显露，同时保留外展肌、股骨距和截骨片的血液供应

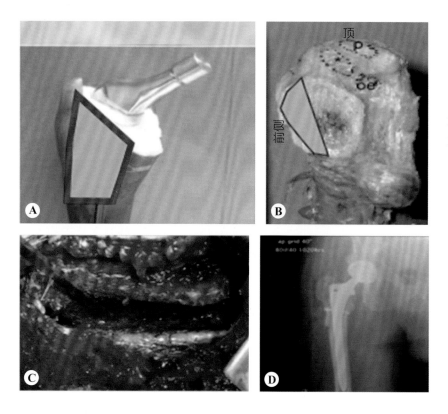

◀ 图 34-31 **A.** 改良前路截骨术操作示意。**B.** 术中前段隆起且柄外露的照片。**C.** 注意大转子和股骨距的保护。还要注意截骨片的厚度。**D.** 单个线缆环扎固定截骨片的术后 **X** 线片

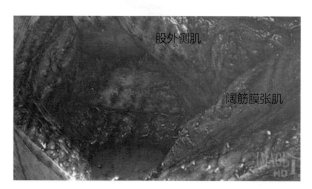

▲ 图 34-32 远端延伸切口下完成的股外侧肌下入路操作

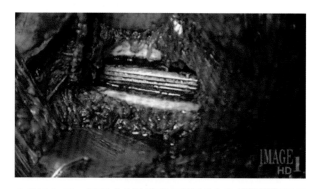

▲ 图 34-33 已完成的远端开窗截骨术和远端股骨柄显露

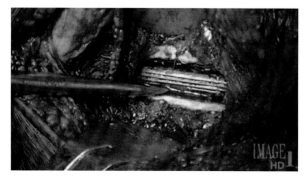

▲ 图 34-34 显露远端股骨柄

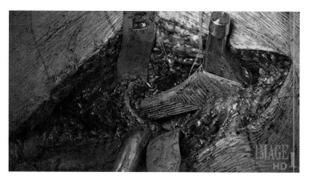

▲ 图 34-35 逆行拔出股骨柄

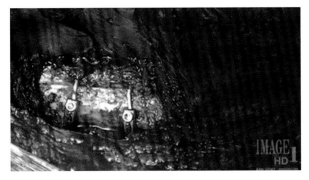

▲ 图 34-36　线缆捆扎修复截骨窗口

向前部和后部略微弧形切割以减少骨折发生的机会。使用线缆环扎于截骨部位远端 1cm 处，以防止在髓腔准备期间发生骨折。然后可以最大限度地向内旋转大腿，以便使用连续钻孔或摆锯截开后部截骨部位。ETO 通常是掀开股骨外侧的 1/3，

应注意不要产生太薄的碎片，以免在操作过程中发生骨折。用摆锯按照从前方到后方的顺序小心的进行截骨操作，保留外展肌在大转子的后部片段上（图 34-37）。

ETO 操作完成后就可以实现股骨柄的移除。操作完成后截骨块使用标准的线缆环扎进行重建。

综上所述，直接前路手术切口在近端和远端均具有可伸展性，可以成为全髋关节翻修术的首选方法。大多数情况下可以保持基本操作不变并且不影响结构稳定性。与初次前路手术方法一样，细致的准备和有条不紊的操作是成功的关键。选择性使用近端或远端截骨术有助于实现良好的手术显露，应根据需要明智地使用这些截骨方法以获得期望的结果。

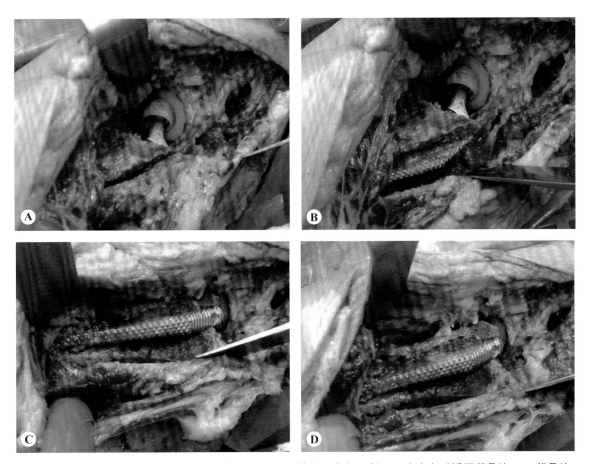

▲ 图 34-37　**A.** 在股外侧肌显露后，初始截骨采用从前向后定向切割。**B.** 小心向后撬开截骨块。**C.** 截骨块应大致位于股骨外侧 **1/3** 处，以防止出现截骨片的破碎。**D.** 取出股骨柄

参考文献

[1] Kurtz S, Ong K, Lau E, et al. Projections of primary and revision hip and knee arthroplasty in the United States from 2005-2030. J Bone Joint Surg Am. 2007;89:780-5.

[2] Alberton GM, High WA, Morrey BF. Dislocation after revision total hip arthroplasty: an analysis of risk factors and treatment options. J Bone Joint Surg Am. 2002;84:1788-92.

[3] Sporer SM, Paprosky WG. Revision total hip arthroplasty: the limits of fully coated stems. Clin Orthop Relat Res. 2003;417:203-9.

[4] Berend KR, Lombardi AV Jr, Seng BE, Adams JB. Enhanced early outcomes with anterior supine intermuscular approach in primary hip arthroplasty. J Bone Joint Surg Am. 2009;91:107-20.

[5] Matta JM, Shahrdar C, Ferguson T. Single incision anterior approach for total hip arthroplasty on an orthopaedic table. Clin Orthop Relat Res. 2005;441:115-24.

[6] Restrepo C, Parvizi J, Pour AE, Hozack WJ. Prospective randomized study of two surgical approaches for total hip arthroplasty. J Arthroplast. 2010;25:671-9.

[7] Mast NH, Laude F. Revision total hip arthroplasty performed through the Hueter interval. J Bone Joint Surg Am. 2011;93 Suppl 2:143-8.

[8] Manrique J, Chen AF, Heller S, Hozack WJ. Direct anterior approach for revision total hip arthroplasty. Ann Trans Med. 2014;2:100.

[9] Molenaers B, Driesen R, Molenaers G, Corten K. The direct anterior approach for complex primary total hip arthroplasty: the extensile acetabular approach on a regular operating room table. J Arhroplasty. 2017;32:1553-9.

[10] York PJ, Smarck CT, Judet T, Mauffrey C. Total Hip arthroplasty via the anterior approach: tip and tricks for primary and revision surgery. Int Orthop. 2016;40(10):2041.

[11] Nogler MM, Thaler MR. The direct anterior approach for hip revision: accessing the entire femoral diaphysis without endangering the nerve supply. J Arthroplasty. 2017;32:510.

[12] Thaler M, et al. Extension of the direct anterior approach for the treatment of periprosthetic femoral fractures. J Arthroplast. 2019;34(10):2449-53.

[13] Grob K, Monahan R, Gilbey H, Yap F, Filgueira L, Kuster M. Distal extension of the direct anterior approach to the hip poses risk to neurovascular structures: an anatomical study. J Bone Jt Surg. 2015;97:126-32.

第 35 章　直接前路的复杂股骨侧翻修
Complex Femoral Revision Using the Direct Anterior Hip Approach

Kris Alden　著

张　瑷　张　珺　译

本章的目的是展示直接前路（direct anterior approach，DAA）在复杂股骨翻修全髋关节置换术（revision total hip arthroplasty，RTHA）中的实用性。随着 DAA 在过去的 15 年里获得了更广泛的接受，探索前路 RTHA 技术和器械将提高其更广泛的应用。DAA 外科医生普遍希望 DAA 在初次关节置换术中的大量益处可以应用于翻修关节置换术人群。特别是，可以改良 DAA 的技术从而可以获得延伸的股骨显露，进而来克服许多 RTHA 的挑战，包括先天性畸形、骨缺损、既往存在的植入物、股骨柄取出和假体周围骨折。讨论这些技术，并进一步确定需要避免的潜在困难，将有助于促进 DAA 更广泛地应用于股骨翻修关节置换术。本文描述了 RTHA 手术中使用 DAA 的指征、手术解剖、股骨翻修技术和并发症，以说明成功的前路翻修手术的主要组成部分。

一、适应证

用于初次 DAA THA 的保留肌肉和组织的神经间隙解剖平面，亦可应用于 RTHA，并取得了成功[1]。存在大的腹部脂肪翳（通常是 BMI 较高的患者）的患者，由于软组织大量重叠，可能会造成普遍的挑战，其可导致术后伤口发炎、浅表感染，并可能需要伤口冲洗和清创。与任何髋关节手术入路一样，肥胖和大的脂肪翳都可能导致伤口问题。然而，在严重肥胖的情况下，与其他手术入路相比，DAA 下应针对潜在的伤口问题和浅表感染采取更加细致的安全保护措施。此外，对于采用不同入路（如后路或侧方入路）进行初次髋关节置换术的患者，前路翻修术并非禁忌证。它有潜在的优势，特别是神经肌肉间隙剥离的使用，早期步态生物力学恢复，可以增强术后的肌肉功能，改善关节的稳定性，并加快RTHA 后的恢复。然而，在 RTHA 手术中，股骨显露比其他手术入路更具挑战性。但考虑到能给患者带来的更好的康复和增强的手术疗效时，潜在的困难值得投入更多精力去克服。DAA，通过其延展的手术显露，提供无可比拟的显露股骨的通路，从而进行股骨部件的翻修。然而，最初的手术显露、股骨松解、股骨近端截骨术和股骨柄植入可能需要额外的努力，且与其他 RTHA 技术有很大的不同。

二、切口和手术入路

如果前次关节置换采用的 DAA，那么同样的切口应该纳入 RTHA 手术中。如果使用其他的入路，那么传统的 DAA 切口（通常是距离髂前上棘远端 1cm，外侧 3cm）可以使用[2]。通过新的组织平面进行解剖有助于进行 RTHA 手术，而对于前次关节置换术中使用了不同的入路时，DAA 并不是禁忌。切口和浅表的剥离可沿着阔筋膜张肌（tensor fascia lata，TFL）方向向远端延长 10cm，并小心保护股外侧皮神经。

一般来说，在 RTHA 情况下，如果前次手术也通过 DAA 入路进行，由于过度瘢痕形成和原始的肌间隙明显粘连，寻找并解剖阔筋膜张肌 - 缝匠肌间隙是困难的。DAA 浅表的手术平面利用了由臀上神经（superior gluteal nerve，SGN）支配的 TFL 和由股神经（femoral nerve，FN）支配的缝匠肌之间的间隙。一旦创建了 TFL- 缝匠肌间隙，剩余的解剖部分与初次 DAA 基本相似。更深的近端 DAA 剥离利用了由臀上神经支配的臀小肌和由股神经支配的股直肌之间的间隙。DAA 的进一步远端延伸利用股外侧肌（股神经支配）和半膜肌（坐骨神经支配）间隙进行深处显露。在发现并识别髋关节囊后，可以进行标准的关节囊切开术。此外，在 RTHA 术中，为了充分显露，多余和过度的髋关节囊通常需要广泛地切除。如果显露仍然困难，可以进行切口的远端延伸实现进一步的显露。此外，如 Kennon 等[3] 所述，在大腿近端中矢状面使用外侧切口，也可以方便显露股骨，从而进行 RTHA 手术部分手术操作。切口的远端可沿着中矢状平面延伸到膝关节平面，并可用于进行包括股骨近端置换术的大范围的股骨翻修术[4]。

三、股骨翻修

当通过 DAA 进行股骨翻修时，实现充分的显露对于防止股骨粗隆骨折或脱位等并发症至关重要。在手术侧骨盆下方放置软垫或使用特殊的前路髋关节手术床可以便于髋关节伸展，促进股骨近端的抬高，从而利于操作股骨近端。与初次 DAA 髋关节置换术一样，股骨适当的松解、内收、伸展和充分的外旋将提供股骨近端操作空间，从而使得任何股骨柄均可以用于 RTHA 手术。切口远端延伸和股外侧肌劈开将获得股骨显露，进而可实现线缆捆绑、开放复位内固定或移除股骨柄所需的扩大股骨粗隆截骨术（extended trochanteric osteotomy，ETO）[5]。侵入性更小的技术，如前方皮质开窗已经被开发出来，以便于股骨柄取出而无须进行 ETO[6]。

四、髋关节脱位和股骨头取出

在 RTHA 中有两种公认的股骨头取出技术。如果股骨头较小，通过放置一把骨钩于轴颈部，进行牵引并外旋可获得髋关节脱位。

脱位后，股骨处于过伸和内收位置，使用顶头器使股骨头脱离轴颈（图 35-1）。

对于股骨头较大或显露较困难的情况下，第

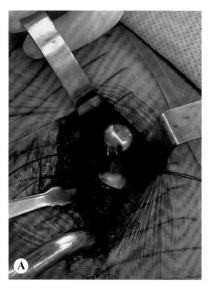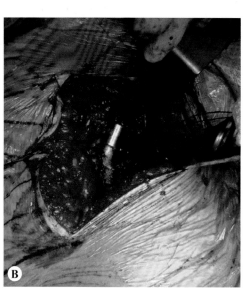

◀ 图 35-1　**A.** 在 **DAA RTHA** 手术中，股骨假体脱位且股骨头完好无损。**B.** 随后将股骨头从轴颈部取出

二种技术更加实用。在脱位前，对股骨进行牵引，以在头－髋结构中提供空间。通过髋关节的轻微内旋，顶头器可以将股骨头从轴颈处剥离，从而获得足够的空间进行牵引。将股骨头留在原位可获得进行股骨部件脱位的额外的空间。随后，可以从髋臼内衬中取出股骨头。

五、DAA 股骨翻修软组织松解

在外旋 90° 并过伸脱位的髋关节后，可松解后方软组织，以利于股骨的抬高和进一步所需的显露。

由于前次关节置换手术后方关节囊通常存在增生，其阻碍股骨近端抬高。分步松解后方关节囊和相关韧带结构得以提供股骨近端的操作空间，这样可降低大转子骨折的风险。以下软组织松解应逐步进行：坐股后韧带、髂股上韧带、耻股骨前 / 下韧带和联合腱（闭孔内肌和孖肌）。最后，在显露较困难的病例中（如严重畸形、肌肉发达的患者或骨盆较宽的患者），股骨的操作空间可能会受到限制。在这些患者中，当需进行股骨髓腔铰锉成形和（或）植入较长的股骨部件时，通常可将阔筋膜张肌近端从髂前上棘上松解

3～4cm，以提供急需的股骨近端显露。将阔筋膜张肌的腱性部分直接从髂嵴剥离 3～4cm，之后可以通过间断缝合进行肌腱修复，并进一步降低 RTHA 过程中肌肉损伤的风险。

六、股骨柄取出

一旦获得股骨近端操作空间，可以使用一系列工具来取出股骨柄，包括纤细的高速磨钻和柔性薄片骨刀来打破骨 / 假体界面。某些情况下尽管股骨柄是肉眼下松动的，通常仍需要小心地将假体肩部的骨头清除以去除股骨柄。此外，从股骨植入物的肩部移除阻挡的骨质将降低骨柄移除过程中股骨大粗隆骨折的风险（图 35-2）。一旦股骨近端充分释放且股骨柄足够松，可使用取出装置可以安置在轴颈部以实现股骨柄取出。

七、股骨截骨术

股骨截骨术（如 ETO 术），是取出固定良好的羟基磷灰石涂层或多孔全涂层股骨柄的必要技术。特别是在感染的情况下，以辅助股骨显露，从而去除植入物。截骨术的价值在于骨对骨界面的可重复性愈合，只要受累区域的血供得到保

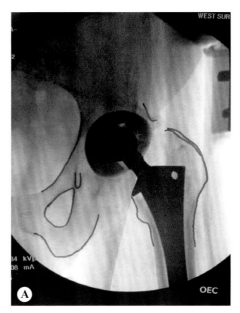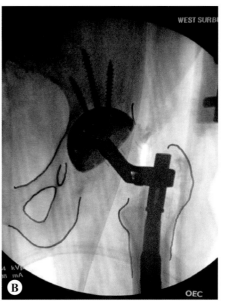

▲ 图 35-2 **A.** 翻修术前在术前 X 线片上勾画出松动的臼杯和股骨柄的骨性标志轮廓。**B.** 随后的翻修臼杯和组配式翻修股骨柄假体近端试模术中 X 线片，以评估腿部长度和偏心距

留。然而，尽管 ETO 术后使用了线缆捆扎修复，潜在的并发症依然存在，包括术中股骨骨折[7]、外展肌功能不全[8]、大转子骨折[9]和术后柄松动[10]。因此，更小的骨破坏技术已被开发出来，以减少术后并发症的风险[11]。由于操控空间和修复技术受限，在 DAA 髋关节翻修术中使用标准的 ETO 往往很困难。在许多情况下基于前方截骨的经股骨（Wagner）截骨术[12]可被用于显露股骨髓腔，包括移除多孔全涂层柄和矫正严重的股骨前弓畸形。Wagner 截骨术的方向和大小都有所不同。这个截骨术是在矢状面进行的截骨[13]，其包括股骨近端前外侧 1/3，并将股骨骨块向前翻转。截骨（ETO 或经股骨截骨）的长度和横截面截骨位置取决于植入物的长度，并由外科医生临场决定。在一些研究中显示经股骨截骨术的愈合率为 95%～100%[14-17]。外科医生在使用转子间截骨术时，无论采用哪种技术，都应该清楚臀肌和股肌肌群的神经支配，将其保持在前方或外侧，以获得理想的股骨近端截骨部位（图 35-3）。

截骨术后，有几种转子固定技术可用，包括线缆固定、线缆钢板系统和非金属聚合物线缆系统。它们有共同的优缺点，包括固定失败导致骨不连，特别是对于体积大的钢板系统，往往会导致植入物部位疼痛，通常需要将其移除。尽管存在这些潜在的局限性，股骨粗隆截间骨术在

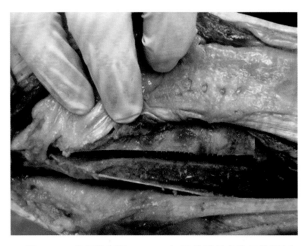

▲ 图 35-3　基于外侧的 **Wagner** 经股骨截骨术的尸体解剖，演示将股骨近端前外侧 **1/3** 返折显露股骨柄以将其取出

RTHA 术中的股骨显露非常有用。在 DAA 操作中，需要保护好闭孔内肌和梨状肌的完整性，其提供了一个对抗臀肌的稳定性力量，进而防止股骨前外侧迁移。因此，由于较高的愈合率，线缆钢板固定系统可避免越过大转子。ETO 的修复通常在翻修股骨柄植入后进行。

可在股骨近端的多个部位进行开窗和股骨皮质切开术，以帮助清除骨水泥、显露断裂的假体或进一步破坏多孔股骨假体的骨长入界面。最好用微小的矢状面摆锯进行股骨皮质切开术，以减少骨折风险和进一步的骨丢失。在使用开窗截骨时，需保留剥离骨块的肌肉附着的完整性，之后可以使用标准线缆固定技术将其恢复和固定。同样的，股骨切开术的骨块的修复也可以使用钢丝或钛缆进行环扎固定。

八、植入物选择

RTHA 股骨植入物的选择主要取决于骨缺损、剩余骨的质量、畸形程度和翻修手术的指征。由于骨溶解、应力遮挡、感染或既往翻修而导致的股骨骨丢失应指导植入物的选择，而不是入路。有多种分类系统可以指导外科医生在处理股骨[18, 19]内和周围不同程度的骨缺损的时候做出最佳选择。通过使用上述技术可以直接获得股骨操作空间，植入物的选择不应基于髋关节的手术入路。术前计划对于评估股骨近端缺损的类型和程度、腿长的差异，以及确定跨过缺损骨所需的植入物的大小和类型至关重要。通常使用简单的 X 线片就可以帮助指导决定植入物的选择，而且很少需要计算机断层扫描（CT）。可以使用磁共振成像（MRI）来评估金属 - 金属关节、软组织完整性和外展肌肌肉组织。植入物选择的首要目标包括保留剩余的股骨骨量储备，重建髋关节生物力学、翻修假体的稳定性和肢体恢复等长。植入物的选择各不相同，在某些情况下可使用初次假体，骨水泥固定型股骨柄，打压植骨，一体化或组配式结合的股骨柄。组配式锥形槽状柄用于有显著的骨丢失[20-22]时有多个优势。这些股骨柄

包含股骨远端（即骨干）贴合，跨股骨近端骨缺损的固定，以及改变近端部件以优化腿部长度、偏心距和髋关节稳定性。这些股骨柄的成功使用需要精确的骨干皮质锥形扩髓，因此需要适当的股骨显露。适当的按步骤的手术松解股骨近端是必要的，以避免接触髂嵴和保护阔筋膜张肌肌肉组织免受术中损伤。因此，如上所述，松解阔筋膜张肌肌腱可以易于使用骨干铰刀和放置 190mm（或更长）的股骨柄。

九、术中透视

试验复位以评估髋关节稳定性，以及腿长和髋关节偏心距，可以很容易地通过术中成像如透视进行。这种直接评估的方式减少了腿部长度不等的风险，并通过适当恢复偏心距减少了脱位风险。

参考文献

[1] Mast NH, Laude F. Revision Total hip arthroplasty performed through the Hueter interval. J Bone Joint Surg Am. 2011;93(Suppl 2):143-8.

[2] Bender B, Nogler M, Hozack WJ. Direct anterior approach for total hip arthroplasty. Orthop Clin North Am. 2009;40:321-8.

[3] Kennon R, Keggi J, Zatorski LE, et al. Anterior approach for total hip arthroplasty: beyond the minimally invasive technique. J Bone Joint Surg Am. 2004;86-A Suppl 2:91-7.

[4] Manson TT, Moskal JT. Proximal femoral replacement using the direct anterior approach to the hip. Instr Course Lect. 2020;69:53-66.

[5] Younger TI, Bradford MS, Magnus RE, Paprosky WG. Extended proximal femoral osteotomy. A new technique for femoral revision arthroplasty. J Arthroplast. 1995;10(3):329-38.

[6] Park CH, Yeom J, Park JW, Won SH, Lee YK, Koo KH. Anterior cortical window technique instead of extended trochanteric osteotomy in revision total hip arthroplasty: a minimum 10-year follow-up. Clin Orthop Surg. 2019; 11(4): 396-402.

[7] Mardones R, Gonzalez C, Cabanela ME, Trousdale RT, Berry DJ. Extended femoral osteotomy for revision of hip arthroplasty: results and complications. J Arthroplast. 2005;20(1):79-83.

[8] Huffman GR, Ries MD. Combined vertical and horizontal cable fixation of an extended trochanteric osteotomy site. J Bone Joint Surg Am. 2003;85(2):273-7.

[9] Charity J, Tsiridis E, Gusmao D, Bauze A, Timperley J, Gie G. Extended trochanteric osteotomy followed by cemented impaction allografting in revision hip arthroplasty. J Arthroplast. 2013;28(1):154-60.

[10] MacDonald SJ, Cole C, Guerin J, Rorabeck CH, Bourne RB, McCalden RW. Extended trochanteric osteotomy via the direct lateral approach in revision hip arthroplasty. Clin Orthop Relat Res. 2003;417:210-6.

[11] Kim YM, Lim ST, Yoo JJ, Kim HJ. Removal of a well-fixed cementless femoral stem using a microsagittal saw. J Arthroplasty. 2003;18(4):511-2.

[12] Wagner H. [Revision prosthesis for the hip joint in severe bone loss]. Orthopade. 1987; 16(4):295-300.

[13] Werner SD, Satterly T, Skakun W, Jacofsky DJ. The transfemoral approach to revision total hip arthroplasty. In: Callaghan JJ, Rosenberg AG, Rubhas HE, Clohisy JC, Beaule PE, Della Valle CJ, editors. The adult hip: hip arthroplasty surgery, vol. 2. 3rd ed. Ch 105. Philadelphia, PA: Wolturs Kluwer; 2016. p. 1268-74.

[14] Fink B, Grossmann A, Schubring S, Schulz MS, Fuerst M. A modified transfemoral approach using modular cementless revision stems. Clin Orthop Relat Res. 2007;462:105-14.

[15] de Menezes DFA, Le Béguec P, Sieber H-P, Goldschild M. Stem and osteotomy length are critical for success of the transfemoral approach and cementless stem revision. Clin Orthop Relat Res. 2012;470:883-8.

[16] Nozawa M, Shitoto K, Mastuda K, Maezawa K, Yasuma M, Kurosawa H. Transfemoral approach for revision total hip arthroplasty. Arch Orthop Trauma Surg. 2002;122:288-90.

[17] Fink B, Oremek D. The transfemoral approach for removal of well-fixed femoral stems in 2-stage septic hip revision. J Arthroplasty. 2016;31:1065-71.

[18] D'Antonio J, McCarthy JC, Bargar WL, Borden LS, Cappelo WN, Collis DK, Steinberg ME, Wedge JH. Classification of femoral abnormalities in total hip arthroplasty. Clin Orthop Relat Res. 1999;296:133-9.

[19] Valle CJ, Paprosky WG. Classification and an algorithmic approach to the reconstruction of femoral deficiency in revision total hip arthroplasty. J Bone Joint Surg Am. 2003;85-A Suppl 4:1-6.

[20] Kwong LM, Miller AJ, Lubinus P. A modular distal fixation option for proximal bone loss in revision total hip arthroplasty: a 2- to 6-year follow-up study. J Arthroplast. 2003;18:94-7.

[21] McCarthy JC, Lee JA. Complex revision total hip arthroplasty with modular stems at a mean of 14 years. Clin Orthop Relat Res. 2007;465:166-9.

[22] Paprosky WG, Aribindi R. Hip replacement: treatment of femoral bone loss using distal bypass fixation. Instr Course Lect. 2000;49:119-30.

第36章 直接前路（Hueter）下的全髋关节股骨侧翻修

Femoral Revision Total Hip Arthroplasty Using the Direct Anterior (Hueter) Approach

Frédéric Laude　Maria-Roxana Viamont-Guerra　著

张　瑗　张　珺　许中华　译

随着人口老龄化和初次髋关节置换应用于更年轻更活跃的患者[1-3]，髋关节翻修数量逐年增加。髋关节翻修术被认为是一种技术要求较高的手术，因此选择最合适的手术技术至关重要，这些技术要尽可能多地做到软组织保护和骨量保留[4]。

大多数外科医生熟悉全髋关节翻修的后路或外侧入路；然而，直接前路（direct anterior approach，DAA），也称为 Hueter 入路，也是一种可以成功实现髋关节翻修术的方法。尽管DAA被认为比其他两种方法更具挑战性，但它是一种侵入性较小且解剖结构保存的技术[5-7]。不损害肌肉组织是一个极具价值的优势。

在髋关节翻修术中如何实现理想的股骨柄设计以保存更多的骨量，目前还没有共识。长柄习惯上被用于髋关节翻修术，特别是需要远端固定的手术，因为它可以在近端骨量较差的股骨提供稳定性[8-10]。然而，长柄会增加术中风险，如股骨骨折，股骨远端承受负荷，近端应力遮挡及股骨柄断裂[11-15]，所有这些情况都会减少将来可能的翻修术的骨量储备。为了避免这些不良并发症，也为了保存股骨干骨量和维持近端负荷以恢复干骺端骨量，一些外科医生已经开始使用初次股骨柄用于髋关节翻修术，并取得了令人满意的结果[11, 16-23]。为了尽可能地保存软组织和骨量，本章节主要目的是以下几点。

- 描述通过 DAA 进行髋关节置换股骨侧翻修的手术技术及必要时的延伸方法。
- 报道资深外科医生通过 DAA 使用比取出的柄更短的初次柄进行股骨翻修的经验。

一、外科技术

要通过 DAA 实施髋关节翻修术，需要有对该入路丰富的经验、高效和训练有素的团队及合适的工具，这非常重要。

1. 手术体位

患者仰卧在骨科牵引床上，这有助于股骨显露和术中透视，并确保仅需一名洗手助手就足够。

消毒范围从肋缘以下一直到同侧膝关节水平，这样术中必要时可向近端和远端进行切口延伸。消毒后的区域进行常规的铺巾。

2. 切口和手术入路

如果初次髋关节置换术是通过其他入路施行

的，在通过 DAA 入路进行髋关节翻修手术时，需尽量避免以前受损的软组织再遭受一次手术创伤。切口位于阔筋膜张肌（tensor fascia lata，TFL）肌腹部，起于髂前上棘（anterior superior iliac spine，ASIS）以外以远约 2cm 处，斜行走行约 10cm（图 36-1）。

若之前采用的是 Hueter 切口，则必须使用相同的切口。这种情况下可能会存在过多的瘢痕组织；因此，必须特别注意，以确定正确的浅层肌肉间隙（在阔筋膜张肌和缝匠肌之间），同时不要损伤股外侧皮神经（lateral femoral cutaneous nerve，LFCN）。用一把小号自动静态牵开器来绷紧软组织非常有助于寻找到好的平面。

将阔筋膜张肌筋膜在靠真正间隙的稍外侧劈开，走行与肌肉纤维相一致，以保护股外侧皮神经纤维。接着术者使用手指在该处尽可能的朝近端和远端进行滑动，从而将阔筋膜张肌肌腹从筋膜中释放出来。此时可看到股直肌肌腹，在外侧打开其前方筋膜，使用自动静态牵引器将股直肌肌腹拉向内侧。通常旋股外侧动脉在前次 DAA 髋关节置换术时已被结扎。

在髋关节翻修术中，常规切开股直肌的返折头腱性部分。这有助于更好地显露髂骨的上外侧表面和髋臼边缘的前部，可被用作骨性标志。

显露关节囊后，切开前方关节囊，如果需要，可逐步松解外侧和后方关节囊。逐步的关节囊松解很重要，因为在手术中可能需要额外的活动度，特别是股骨外旋活动，以便于进入髋臼和适当的股骨髓腔显露。作者在初次置换术中很少或不做松解，但在翻修手术中，松解的范围通常更加广泛。股骨需要获得自如的活动，以避免骨折，特别是大转子骨折。关节囊松解不足是导致结构显露不良和股骨骨折的最常见原因。

3. 股骨头假体取出

股骨头假体必须在手术开始时即取出。牵引台是该操作的一个有用的工具。对术侧肢体施加轻微的牵引力，在股骨头假体和衬垫之间形成操作空间。朝着内侧方向锤击股骨头假体的下方，

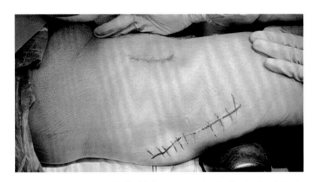

▲ 图 36-1　DAA 翻修前方切口。之前的后路用蓝色标记

直到股骨头假体松动并掉落到内衬里。接着髋关节外旋，从内衬中取出假股骨头假体。

4. 股骨翻修

（1）股骨柄取出：虽然在 DAA 中髋臼显露相对简单，但股骨显露可能更加困难和棘手。

如果股骨柄是松动的且易于取出，则无须考虑复杂的策略，但仍必须注意保护大转子。由于许多股骨柄有一个突起的肩部，在取出股骨柄时，这部分会压迫并导致大转子骨折。这种骨折并不严重，因为在 DAA 术后，大转子上的所有肌肉附着都保持完整，而且骨折块也不会移位。与此不同的是，在后路中，如果大转子骨折块没有固定，则其倾向于向前移动；而在经臀肌入路中，其倾向于向后移动。在 DAA 中，这种骨折甚至可以不用复位固定。作者在初次髋关节置换术中如果遇到这种问题就是这样操作的，并且在翻修手术中也没有很大的不同。

但为了避免这类问题，最好在取柄之前彻底清理股骨柄肩部的外表面。在这个地方通常是些轻度硬化的骨质量，建议用咬骨钳、刮匙或圆形凿将其去除。如果股骨柄是骨水泥固定的，同样不要犹豫地开始清理骨水泥，以创造足够的空间。可以使用传统的股柄取出器来取柄，但作者偏好使用由 Fabian Kalberer 医生（Kantonsspital Winterthur，Switzerland）和 Medacta International 医生（Castel San Pietro，Switzerland）开发的系统，其非常适用于 DAA（图 36-2）。

如果股骨柄是后倾的，这并不罕见，它会造

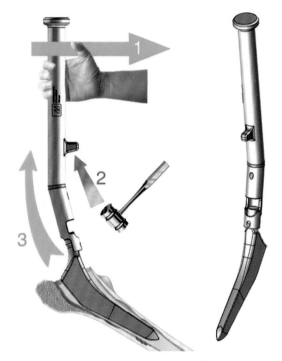

▲ 图 36-2　**Kalberer** 拔出器。术者按箭 **1** 方向握住近端拔出器，使用锤子向上敲打箭 **2** 位置，往箭 **3** 位置拔出股骨柄，从而降低股骨大转子骨折风险

成一些麻烦，因为将取出器放置在股骨颈变得不可能或非常困难。由于颈部一直处于过度内旋位置，强行去放置股骨柄取出器只会导致股骨螺旋骨折。如果在术前评估中对股骨柄的角度有任何疑问，作者认为有必要进行 CT 来进行测量。

取出一个骨整合良好的非骨水泥柄对任何入

路来讲都是难以处理的，外科医生在某些情况下进行股骨截骨术并不少见。很明显在 DAA 中这种情况会变得更加复杂，而如果术者在这方面没有经验，那么在实施该操作前必须仔细考虑！就个人而言，作者对通过 DAA 进行复杂病例的手术越来越不犹豫，但 30 年的经验让作者知道了这种手术的局限性。通过 DAA 翻修固定良好的股骨柄可能需要使用部分或更复杂的股骨截骨术。作者将描述自己发展出的两种技术，其并不真的需要入路的延伸。如果操作得当，这两种技术均可做到无损伤且不损害周围的软组织。

（2）创伤更低的股骨截骨术：首先介绍的技术是"自行车技术"，借鉴于常规自行车座杆的固定方式（图 36-3D）。使用窄往复锯和长骨刀，在股骨矩处以股骨柄颈部为轴进行简单的内侧纵行截骨（图 36-3A 和 B）。

这种技术可能需要额外的远端显露，从而避免股外侧肌的血管和神经，其就位于小转子下方。在大多数情况下，只需在股外侧肌下滑动5～7cm 就足够了。将下肢处于过伸位是无用的，因为前方软组织会张力增加而可能受损。使用牵引床将下肢单纯的处于完全外旋而无过伸的体位。为了使该操作更安全，应要求操作牵引床的人将股骨推向髂骨。这样就可以在不增加切口大小的情况下在股骨上方 7～8cm 处完成操作。

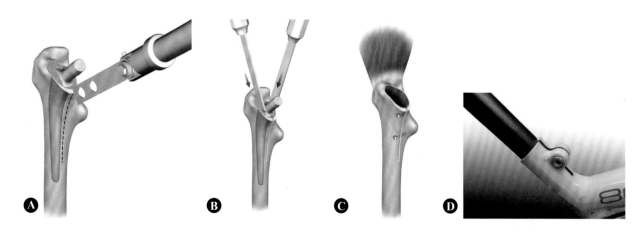

▲ 图 36-3　**A.** 自行车技术：沿股骨干在股骨矩处进行内侧纵行截骨。**B.** 使用长而窄的骨刀来松动股骨柄。**C.** 接着，如果骨厚度好，使用 **1～2** 枚皮质骨螺钉固定截骨处。**D.** 自行车座椅柱的固定机制，该技术的名称由此而来

这种在股骨上部 3～7cm 的纵向截骨术使骨具有一定的柔韧性，使得薄的长骨刀可以在假体的各个面上移动，并最终将其取出。只有在这个时候，才有必要伸展髋部，把腿朝地面放下。

取出股骨柄之后，使用 1～2 颗 3.5mm 皮质骨拉力螺钉在小转子水平处将内侧股骨截骨部位牢固的复位固定（图 36-3C）。如果骨质量不适合螺钉固定，则很有可能使用钢丝环扎固定。

另一种技术方案是大转子骨术（从内侧进行大转子截骨），该操作可在髋关节脱位后处于外旋过伸位时的髋关节内部完成。截骨由往复锯和用弧形骨刀完成操作。截骨位置起于股骨柄肩的外侧，在股骨颈和大转子的连接处水平。理想情况下，应形成一个 V 形截骨（图 36-4A），后进行简单的骨块复位，并提高术后的稳定性。很重要的是截骨线应尽可能地垂直，因为截骨线越垂直，骨折块复位和固定就更加容易（图 36-4B）。太水平的截骨线会导致骨不连。可使用一把弧形骨刀在股骨干上尽可能远的继续朝远端切割以越过股骨脊，该操作甚至不需要彻底完成，这样可在大转子下部保持铰链连接。这种大转子截骨术

的主要优点是臀肌和股外侧肌不受损伤，并完好地附着在大转子上，如此血供得到保存增加了最终的稳定性。

当大转子游离后，股骨干可以很轻易地活动，这样可改善柄的显露和取出（图 36-4C）。这种从内部进行的大转子截骨术使得股骨获得的活动度令人印象深刻，如果将患肢从牵引床上卸下，术者将获得股骨髓腔的完美视野。使用这种方法，可以植入长的股骨柄，取出远端骨水泥碎片以防感染。

由于大转子周围软组织完好无损，因此其前后运动将受制约，且之后也无移位的倾向。因此，术者在手术最后可选择不固定大转子截骨部位，因为截骨块会很容易回到正确的位置上且很容易愈合。然而，为了镇痛的目的，可以在手术结束时使用 1～2 圈钢丝将截骨块环扎固定（图36-4D）。

(3) 入路远端延长：在复杂病例中，这两种技术可以结合起来使用（图 36-5）。但是，如果需要剥离一个大的股骨前部骨瓣，以移除远端固定良好的股骨柄，则应进行大转子延长截骨术

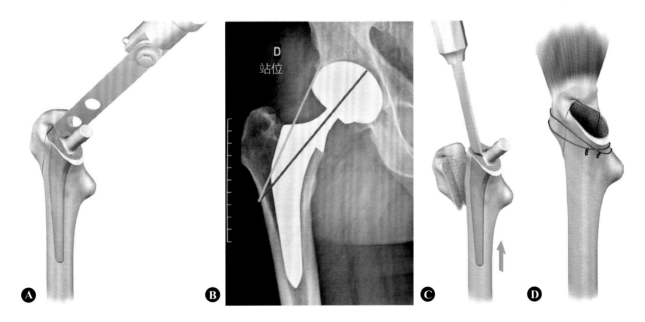

▲ 图 36-4　**A.** 通过前路进行 **V** 形截骨。患肢处于过伸位。**B.** 截骨线必须尽可能垂直。可在术前 **X** 线片上通过股骨柄颈部来确定最佳的截骨角度。**C.** 使用牵引床将股骨干推出切口之外。甚至可将脚从牵引架上放下以真正帮助完成该操作。**D.** 在手术最后，截骨处可留着不固定，但为了镇痛，最好用 **1～2** 圈钢丝环扎固定大转子

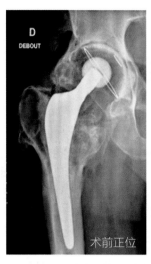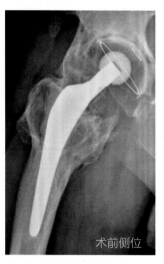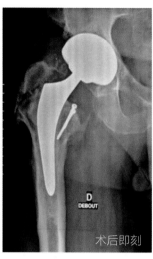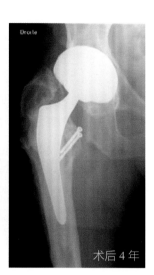

术前正位　术前侧位　术后即刻　术后 4 年

▲ 图 36-5　杯松动但股骨柄假体后倾超过 15°。为取出此柄，必须进行大转子内部截骨术切开术。我们也使用自行车技术来取出股骨柄。两种技术在复杂病例中可联合起来使用

（ extended trochanteric osteotomy，ETO ）。为此，有必要向下延伸切口。

DAA 切口向大腿中线外侧远端延伸（图 36-6A ）。通过将下肢外展，减少阔筋膜的张力，可给术者提供更好的视野。将阔筋膜在其前 1/3 处向远端劈开，一直到必要的股骨的显露为止。随后，可根据术者的偏好和需要显露的股骨范围，将股外侧肌从肌间隔从后向前牵起或顺其肌纤维从中间劈开。采用旋转法也是可取的。下肢内旋可进入股外侧肌的后部。必须注意供应股外侧肌的穿支血管，必须将其结扎以减少出血（图 36-6B ）。

另一种完成股骨远端显露方法是，沿着扪及的股骨后缘单独做一个外侧入路。建议在两个切口之间建立一个 5～7cm 的皮肤桥。在远端进行显露并将阔筋膜劈开，与标准的股外侧入路相似。

远端延伸完成后，股外侧肌被拉离股骨少10cm，以显露股骨外侧和前方皮质（图 36-6C ）。ETO 的长度应在术前根据柄的长度规划好（图36-6D 和 E ）。使用标记画出截骨线，用摆锯垂直和水平截开股骨前外侧皮质。接着使用细钻头在股骨后外侧皮质钻一排孔，作为后方铰链。将骨刀插入前外侧截骨处，从前往后地撬动并掀开截骨块（图 36-6F ）。如此即显露了股骨柄的前侧、外侧和后侧。重要的是要保持附着在大转子和股

骨干截骨块上的肌肉袖套完整性。在移除股骨柄植入新的股骨柄之后，必须将 ETO 截骨处环扎固定（图 36-6G 和 H ）。

二、股骨柄翻修技术的演化

在过去的 20 年里，THA 的假体得到了相当大的发展。为了不损害骨量，摩擦界面和股骨柄的设计已经有了大幅度的改进。新型聚乙烯和陶瓷界面更耐磨损，造成更少的骨溶解，最小的磨损和磨损颗粒。同时，初次股骨柄进一步缩短，并给出了令人满意的结果 [24-28]。因此，作者发现在前路翻修术中，使用比去除的股骨柄更短的初次柄是特别有趣的。

在取出一个标准的骨水泥股骨柄之后，大多数外科医生会清除所有骨水泥套、髓腔塞和远端髓腔硬化骨，从而有造成假道、穿孔或股骨骨折的风险。然而，如果使用比移除的股骨柄更短的初次柄，则没有必要移除髓腔塞或远端硬化骨，从而减少这些危险的步骤。这简化了手术过程，并减少了并发症的风险。

在清理完股骨髓腔后，必须进行仔细的骨量评估，我们有两种选择。

• 在骨缺损轻微、骨质量良好的病例中，可以使用非骨水泥短柄进行翻修，因为其能够实现足够的

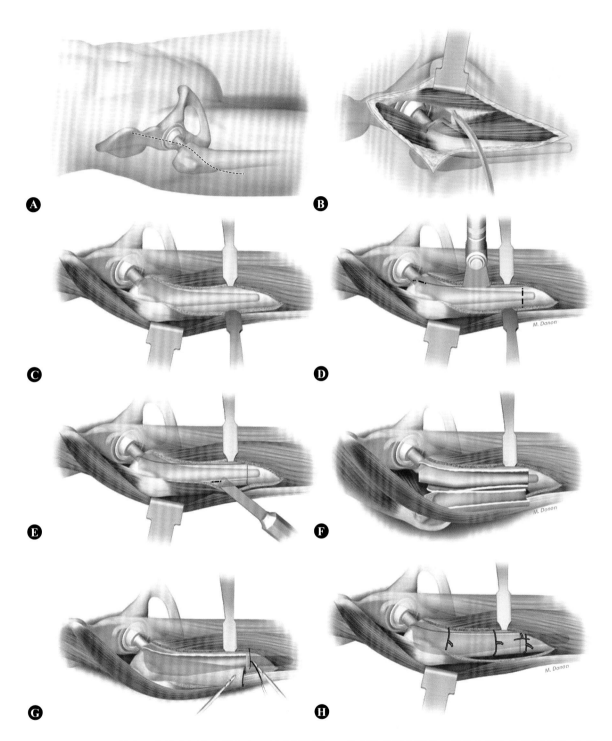

▲ 图36-6　**A.** 沿着大腿中线外侧方向进行切口的必要延伸。**B.** 发现并保护好股外侧肌的血管和神经很重要。**C.** 将股外侧肌从股骨的前外侧处剥离可保护该肌肉的血供。肌肉被推向内侧。**D.** 使用摆锯进行第一步的前方截骨。**E.** 后方使用长而窄的骨刀进行截骨以保存肌肉附着。**F.** 截骨处被掀开，保留后方铰链。**G.** 取出股骨柄，在截骨面远端预捆一圈钢丝，一个长的新股骨柄可以被植入。**H.** 使用牵引床绷紧软组织，使用术中透视控制调整肢体长度和偏心距。**ETO** 处使用 **2～3** 圈钢丝环扎固定

初始稳定性（压配）和干骺端固定（图 36-7A 至 D）。

• 在广泛骨缺损、股骨近端畸形或骨质量差的病例中，可以设想使用打压植骨进行重建，并用骨水泥固定一个比取出的股骨柄更短的柄，留下骨水泥栓和远端水泥。这种重建技术通过在股骨髓腔内使用颗粒骨打压植骨，提高骨的内在质量，并使骨水泥更好的鳞状化，随后介绍到（图 36-8A 至 G）。

三、若干手术经验

2010—2017 年，一位资深外科医生使用比取出假体更短的假体柄通过 DAA（AMIS®，前路微创手术）对 45 个髋关节（42 名患者）进行了 THA 翻修术。该队列由 24 名女性（26 髋）和 18 名男性（19 髋）组成，年龄 64.5±9.5 岁，BMI 为 25.1±4.0 kg/m²。THA 翻修的原因是 37 髋为无菌性松动（82%）、4 髋为假体周围关节感染（9%）、2 髋为假体周围骨折（4%）和 2 髋为关节不稳定（4%）。

22 个髋关节（49%）只进行了单独的股骨柄翻修，23 个髋关节（51%）进行了髋臼杯和股骨柄翻修。23 个髋关节（51%）采用骨水泥柄固定，22 个髋关节为非骨水泥柄固定（49%）。为了便于股骨柄取出，3 名患者需行辅助手术：2 例股骨粗隆截骨术（4%）和 1 例大转子截骨结合"自行车技术"。关于假体，24 髋（53%）使用抛光的 AMIStem®（Medacta International，Switzerland）初次骨水泥柄和打压植骨技术进行翻修，而 21 髋（47%）使用羟基磷灰石全涂层的 AMIStem®（7 髋，16%）或 MiniMax®（14 髋，31%）（Medacta International，Switzerland）初次非骨水泥柄进行翻修（图 36-9）。

在 THA 翻修术中，所有骨水泥假体（24 髋，100%）和一些假体与宿主骨之间存在间隙的非骨水泥假体（10 髋，47%）使用了颗粒化骨移植。

关于康复，允许患者在无辅助行走前用拐杖部分负重行走 3~6 周。所有患者接受低分子量肝素治疗 3~6 周，作为常规血栓预防。

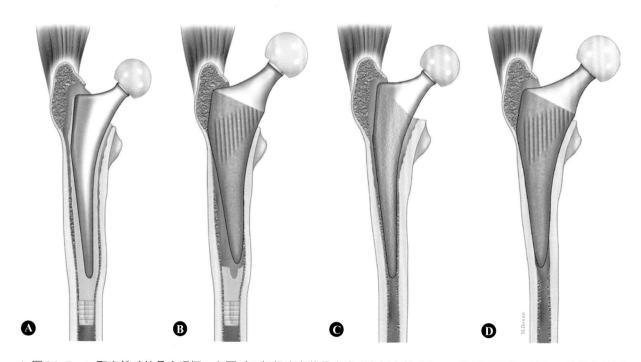

▲ 图 36-7 A. 取出松动的骨水泥柄。必要时可行粗隆内截骨术或"自行车技术"。B. 骨质量满意，植入一款稳定且短于原柄的非骨水泥柄。远端骨水泥和骨栓无需清理。C. 取出松动的非骨水泥柄。C 和 D. 骨质量保留好，植入一款稳定且短于原柄的非骨水泥初次柄。无需过度清除骨髓使长柄通过

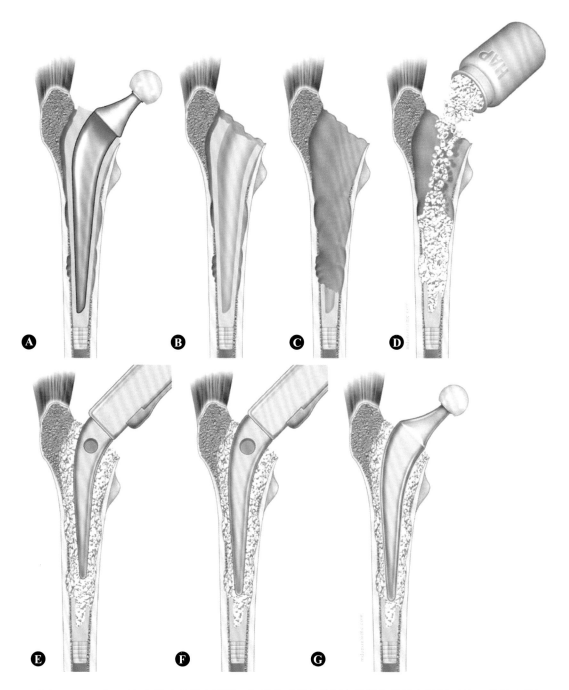

▲ 图 36-8　**A** 和 **B.** 取出松动的骨水泥柄。如果骨质量条件不允许植入非骨水泥柄，则可采用打压植骨和植入骨水泥柄的重建方案。**C.** 如果远端骨栓或骨水泥固定良好则无需清除。**D** 至 **G.** 颗粒骨在髓腔内逐渐塑型（**D** 至 **F**），并新植入一款短于原柄的骨水泥初次柄（**D** 至 **G**）

在 45 髋（42 名患者）中，有 4 髋（4 名患者）失访。一个髋关节（1 名患者）由于股骨柄松动在 13 个月后进行了再次翻修，这与术中第一次翻修时未固定的股骨距裂缝有关；另一个髋关节（1 名患者）因肢体长度不等在 1 个月后再次手术

更换股骨头。

5 个髋关节（5 名患者）出现术中并发症：1 例股骨距小裂缝，用 orthoCord 钢丝固定；3 例股骨骨折，其中 2 例仅用环扎钢丝固定，1 例用转子钢板、螺钉和环扎钢丝进行固定；1 例大转子

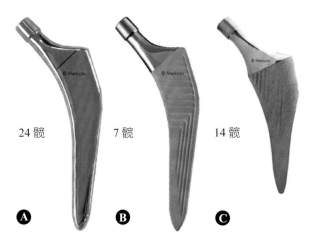

24 髋   7 髋   14 髋

▲ 图 36-9 用于 DAA 入路翻修 THA 的股骨柄。A. 抛光柄 AMIStem®。B. 羟基磷灰石全涂层柄 AMIStem-P®。C. 全钛离子喷涂柄（MectaGrip®）和羟磷灰石涂层柄 MiniMax®

无移位骨折未治疗。3 个髋关节（3 个患者）出现术后并发症，未行假体再翻修：1 例短暂性神经功能缺陷，2 例脱位行闭合复位。

最终 40 髋（40 个患者）的随访时间为 3.5±1.9 年（范围 1.1～8.1 年）。他们的改良 Harris 髋

关节评分（mHHS）从 50.9±12.7 分提高到 87.9±16.0 分，其中 28 名患者（30 髋，75%）反馈在 THA 翻修术后非常满意（表 36-1）。唯一一名进行了髋关节再翻修术的患者在术后 2 年时进行了评估，mHHS 为 100。

THA 翻修术后影像学评估，观察到 4 例髋关节骨重塑，3 例髋关节骨皮质肥大，4 例假体下沉＜2mm，1 例下沉＜4mm。在骨水泥假体中，1 例出现远端骨水泥骨折，而在 3 例骨与骨水泥界面和 3 例骨水泥与假体界面观察到不到 4 个 Gruen 区的厚度＜2mm 的透亮线。在非骨水泥柄中，1 例髋关节具有渐进式应力遮挡，但所有股骨柄均具有良好的骨整合。6 例髋关节出现 I 级异位骨化，1 例髋关节出现 II 级异位骨化。末次随访时未发现骨溶解、松动或骨折的迹象（图 36-10 至图 36-12）。

四、讨论

通过 DAA 行 THA 在巴黎有着悠久的传统。

表 36-1 最终队列的临床结果									
	最终队列（40 髋）			骨水泥柄 RTHA（20 髋）			非骨水泥柄 RTHA（20 髋）		
	均数±标准差	中位数	范 围	均数±标准差	中位数	范 围	均数±标准差	中位数	范 围	P 值
随访时间(年)	3.5±1.9	2.6	（1.1～8.1）	4.0±2.1	3.8	（1.2～8.1）	2.9±1.4	2.4	（1.1～6.5）	0.204
mHHS										
翻修前	50.9±12.7	51	（32～81）	46.5±11.8	45	（32～68）	55.2±12.3	57	（33～81）	0.035
翻修后	87.9±16.0	94	33～100）	87.0±18.6	94	（33～100）	88.8±13.3	96	（52～100）	0.912
改善	37.0±19.0	39	（-21～65）	40.5±21.9	47	（-21～65）	33.5±15.3	32	（3～61）	0.070
术后满意度										
非常满意	30（75.0%）			15（75.0%）			15（75.0%）			
满意	8（20.0%）			4（20.0%）			4（20.0%）			
失望	2（5.0%）			1（5.0%）			1（5.0%）			

RTHA. 翻修全髋关节置换术；mHHS. 改良 Harris 髋关节评分

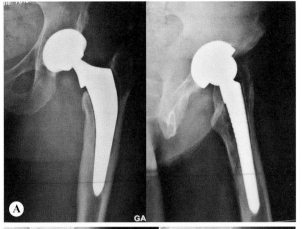

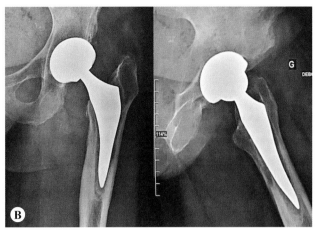

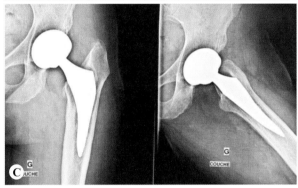

◀ 图 36-10　通过 DAA 进行 THA 翻修的术前（A）、术后 2 个月（B）和术后 2 年（C）的左髋（Paprosky Ⅱ）X 线片，使用短于原柄的股骨柄

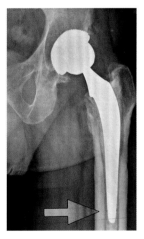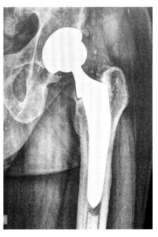

▲ 图 36-11　通过 DAA 进行 THA 翻修的术前（A）、术后 2 个月（B）和术后 5 年（C）的左髋（Paprosky Ⅱ）X 线片，使用短于原柄的股骨柄，该技术无需清除原股骨柄远端骨水泥

对于师从 Letournel 或 Robert Judet 的外科医生来说，Hueter 入路一直是髋关节置换术的"金标准"。随着微创技术的发展，DAA 再次兴起并在巴黎以外的地方流行。

在美国，DAA 已被一些外科医生使用。Keggi 和 Kennon[29] 已经提出了一系列通过 DAA 进行无牵引床的 THA 翻修。他们首次发布通过 DAA 进行 THA 翻修。与我们的主要技术差异在于我们系统地使用了牵引床。一些外科医生已经表明，牵引床不是 DAA 进行 THA 的必要部件 [30-33]。这可能适用于初次 THA，但在 THA 翻修时，为了正确固定下肢以便于显露，牵引床似乎是必不可少的。此外，翻修时牵引台减少了手术时间，并且大大简化了助手的工作。我们在牵引床上的经验越多就越有用，尤其是在出现术中困难时。

在 THA 翻修术的骨量保留上，使用初次柄能获得令人满意的结果，并成为一种更有吸引力的实践 [11, 16-23]。此外，使用短于取出柄的股骨柄，特别是通过 DAA，效果更好，因为外科医生不需要积极地进行远端骨处理和骨栓清除。

关于软组织保护，DAA 提供了一些优于其

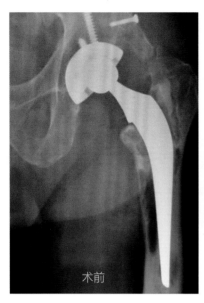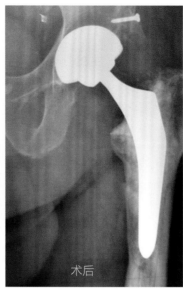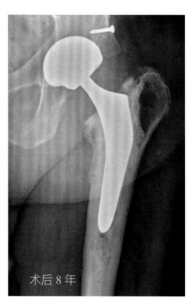

术前　　　术后　　　术后 8 年

▲ 图 36-12　通过 DAA 进行 THA 翻修的术前（A）、术后 1 个月（B）和术后 8 年（C）左侧髋关节（Paprosky Ⅲ A）的 X 线片，使用短于原柄的股骨柄。采用异体骨移植和骨水泥填充重建股骨

他方法的优势，如减少疼痛、恢复时间和脱位率[15-22]，主要因为它是一种微创方法，可以保留神经间和肌肉间平面[23]。通过 DAA 进行的初次 THA 已证明具有良好的结果[24-26]。对于单独的衬垫更换或界面失败翻修，手术显露与初次关节置换术相似，术后恢复也相当。此外，通过 DAA 进行髋臼杯翻修也取得了令人满意的结果[27-29]。然而，几乎没有通过 DAA 进行股骨翻修的评估结果[29]。

如果股骨假体翻修需要更长的翻修柄，则不建议采用这种方法，特别是如果外科医生没有足够的 DAA 经验时。如今，我们能够处理复杂的病例，但我们也认为，在 THA 翻修术的后路手术中具有良好经验的外科医生应该继续采用这种方法，特别是如果没有大量的翻修经验时。

如果股骨柄发生明显的后倾，需要意识到，如果不进行转子截骨术，可能无法取出股骨柄，因此，在考虑 DAA 之前，应评估术前 CT。如果后倾＞15°，应讨论入路选择问题。

如果骨缺损在 Paprosky 分型中为 Ⅱ 型或 Ⅲ型，则可通过 DAA 进行股骨植骨。Ⅳ 型骨缺损是该方法的禁忌证，而 Ⅲ 型缺损应逐案讨论。

随着经验的积累，我们对自己的技术越来越有信心，目前我们的大多数翻修都使用 DAA 和短柄进行，即使患者最初采用的后路手术。

小结

尽管 DAA 途径下的 THA 尚未广泛应用于髋关节外科医生的常规手术，但由于有更快的功能恢复和康复方面的优势，THA 的普及率正在提高。我们的目的是通过本章提供通过 DAA 进行 THA 翻修术的方法和技巧，包括在某些情况下可能使用的扩大入路。此外，我们在资深外科医生的经验中注意到这种技术结果令人满意，特别是使用比取出柄更短的股骨柄。外科医生在选择将 DAA 进行 THA 翻修纳入自己的临床实践之前，在 DAA 方面积累足够的经验是至关重要的。

参考文献

[1] Kurtz S, Ong K, Lau E, Mowat F, Halpern M. Projections of primary and revision hip and knee arthroplasty in the United States from 2005 to 2030. J Bone Joint Surg Am. 2007;89(4):780-5.

[2] National Joint Registry for England W, Northern Ireland and the Isle of Man. 15th Annual Report. In. 2018.

[3] Australian Orthopaedic Association National Joint Replacement Registry. Annual Report: Hip, Knee & Shoulder Arthroplasty. In. 2019.

[4] Kerboull L. Selecting the surgical approach for revision total hip arthroplasty. Orthop Traumatol Surg Res. 2015;101(1 Suppl):S171-8.

[5] Mast NH, Laude F. Revision total hip arthroplasty performed through the Hueter interval. J Bone Joint Surg Am. 2011;93 Suppl 2:143-8.

[6] Manrique J, Chen AF, Heller S, Hozack WJ. Direct anterior approach for revision total hip arthroplasty. Ann Transl Med. 2014;2(10):100.

[7] Goldberg TD, Torres A, Molli R. Femoral component revisions in direct anterior approach. EC Orthopaedics. 2016;4(3):518-26.

[8] Gabor JA, Padilla JA, Feng JE, Schnaser E, Lutes WB, Park KJ, et al. Short-term outcomes with the REDAPT monolithic, tapered, fluted, grit-blasted, forged titanium revision femoral stem. Bone Joint J. 2020;102-b(2):191-7.

[9] Ngu AWT, Rowan FE, Carli AV, Haddad FS. Single 3 degrees tapered fluted femoral stems demonstrate low subsidence at mid-term follow-up in severe bony deficiency. Ann Transl Med. 2019;7(23):725.

[10] Herry Y, Viste A, Bothorel H, Desmarchelier R, Fessy MH. Long-term survivorship of a monoblock long cementless stem in revision total hip arthroplasty. Int Orthop. 2019;43(10):2279-84.

[11] Cavagnaro L, Formica M, Basso M, Zanirato A, Divano S, Felli L. Femoral revision with primary cementless stems: a systematic review of the literature. Musculoskelet Surg. 2018;102(1):1-9.

[12] Bugbee WD, Culpepper WJ 2nd, Engh CA Jr, Engh CA Sr. Long-term clinical consequences of stress-shielding after total hip arthroplasty without cement. J Bone Joint Surg Am. 1997;79(7):1007-12.

[13] Busch CA, Charles MN, Haydon CM, Bourne RB, Rorabeck CH, Macdonald SJ, et al. Fractures of distally-fixed femoral stems after revision arthroplasty. J Bone Joint Surg Br. 2005;87(10):1333-6.

[14] Krishnamurthy AB, MacDonald SJ, Paprosky WG. 5- to 13-year follow-up study on cementless femo-ral components in revision surgery. J Arthroplast. 1997;12(8):839-47.

[15] MacDonald SJ, Rosenzweig S, Guerin JS, McCalden RW, Bohm ER, Bourne RB, et al. Proximally versus fully porous-coated femoral stems: a multicenter randomized trial. Clin Orthop Relat Res. 2010;468(2):424-32.

[16] Stigbrand H, Ullmark G. A 3- to 18-year follow-up of revision total hip arthroplasty with impacted bone allografts and cemented Lubinus SP II stem. Clinical, radiographic, and survivorship analysis with comparison to the literature. J Arthroplast. 2017;32(9):2810-4.

[17] Petrie MJ, Harrison TP, Buckley SC, Gordon A, Kerry RM, Hamer AJ. Stay short or go long? Can a standard cemented femoral prosthesis be used at second-stage Total hip arthroplasty revision for infection following an extended trochanteric osteotomy? J Arthroplast. 2017;32(7):2226-30.

[18] Gastaud O, Cambas PM, Tabutin J. Femoral revision with a primary cementless stem. Orthop Traumatol Surg Res. 2016;102(2):149-53.

[19] Tetreault MW, Shukla SK, Yi PH, Sporer SM, Della Valle CJ. Are short fully coated stems adequate for "simple" femoral revisions? Clin Orthop Relat Res. 2014;472(2):577-83.

[20] Pinaroli A, Lavoie F, Cartillier JC, Neyret P, Selmi TA. Conservative femoral stem revision: avoiding therapeutic escalation. J Arthroplast. 2009;24(3):365-73.

[21] Howie DW, Wimhurst JA, McGee MA, Carbone TA, Badaruddin BS. Revision total hip replacement using cemented collarless double-taper femoral components. J Bone Joint Surg Br. 2007;89(7):879-86.

[22] Kelly SJ, Incavo SJ, Beynnon B. The use of a hydroxyapatite-coated primary stem in revision total hip arthroplasty. J Arthroplast. 2006;21(1):64-71.

[23] Khanuja HS, Issa K, Naziri Q, Banerjee S, Delanois RE, Mont MA. Results of a tapered proximally-coated primary cementless stem for revision hip surgery. J Arthroplast. 2014;29(1):225-8.

[24] Jia F, Guo B, Xu F, Hou Y, Tang X, Huang L. A comparison of clinical, radiographic and surgical outcomes of total hip arthroplasty between direct anterior and posterior approaches: a systematic review and meta-analysis. Hip Int. 2019;29(6):584-96.

[25] Wang Z, Hou JZ, Wu CH, Zhou YJ, Gu XM, Wang HH, et al. A systematic review and meta-analysis of direct anterior approach versus posterior approach in total hip arthroplasty. J Orthop Surg Res. 2018;13(1):229.

[26] Rodriguez JA, Deshmukh AJ, Rathod PA, Greiz ML, Deshmane PP, Hepinstall MS, et al. Does the direct anterior approach in THA offer faster rehabilitation and comparable safety to the posterior approach? Clin Orthop Relat Res. 2014;472(2):455-63.

[27] Sariali E, Leonard P, Mamoudy P. Dislocation after total hip arthroplasty using Hueter anterior approach. J Arthroplast. 2008;23(2):266-72.

[28] Siguier T, Siguier M, Brumpt B. Mini-incision anterior

approach does not increase dislocation rate: a study of 1037 total hip replacements. Clin Orthop Relat Res. 2004;426:164-73.

[29] Kennon R, Keggi J, Zatorski LE, Keggi KJ. Anterior approach for total hip arthroplasty: beyond the minimally invasive technique. J Bone Joint Surg Am. 2004;86-A Suppl 2:91-7.

[30] Bender B, Nogler M, Hozack WJ. Direct anterior approach for total hip arthroplasty. Orthop Clin North Am. 2009;40(3):321-8.

[31] Lovell TP. Single-incision direct anterior approach for total hip arthroplasty using a standard operating table. J Arthroplast. 2008;23(7 Suppl):64-8.

[32] Rachbauer F, Kain MS, Leunig M. The history of the anterior approach to the hip. Orthop Clin North Am. 2009;40(3):311-20.

[33] Seng BE, Berend KR, Ajluni AF, Lombardi AV. Anterior-supine minimally invasive total hip arthroplasty: defining the learning curve. Orthop Clin North Am. 2009;40(3):343-50.

第 37 章　复杂髋臼重建的直接前路手术 *

Complex Acetabular Reconstruction Using the Direct Anterior Approach

Jonathan Yerasimides　Daniel March　著

谢　雍　柴　伟　译

一、髋臼缺损（Paprosky & AAOS 分型）

复杂髋臼重建是关节置换术领域最大的技术挑战之一，因为骨量和柱支撑的损失会使稳定的假体固定变得困难。历史上，全髋关节置换术后聚乙烯磨损导致骨溶解并产生髋臼组件的无菌性松动，并伴有大的相关骨缺损。髋臼缺损也可由骨折引起（创伤性或功能不全）、感染、致癌过程，或因过度扩孔或既往癌源性切除而造成的医源性损伤。由于髋关节发育不良、缺血性坏死或炎症性关节炎，它们也可出现在原生髋关节。

与所有复杂的病例一样，彻底的术前规划对于指导外科医生选择技术和植入物至关重要。在髋臼缺损的情况下，提供详细缺损描述和帮助指导治疗的两个最广泛接受的分类系统是 Paprosky 和 AAOS 的分类系统 [1, 2]。较大的缺损，分类为 Paprosky3A 和 3B 或 AAOS Ⅲ 型和Ⅳ型，特别是那些涉及骨盆不连续的，往往会造成最大的重建挑战。骨盆不连续是一种比较罕见的缺损类型，包括上下半骨盆完全分离，仅占翻修全髋关节置换术病例的 0.9%～2.1% [3]。与髋臼缺损的特定模式相匹配的适当结构是成功的必要条件。

二、治疗方案

在过去的 15 年里，直接前路（direct anterior approach，DAA）的使用稳步增加，其理论优势是使用神经间和肌间平面，最大限度地减少肌肉损伤，从而改善患者的恢复和结果。在比较 DAA 与后路的研究中，发现 DAA 患者术后疼痛更少，住院期间需要的止痛药更少 [4]，能够行走更远 [4]，住院时间更短 [4, 5]，更有可能达到出院回家 [6] 的目标。研究发现，与前外侧入路相比，DAA 患者在术后 6～12 周表现出更好的下床活动和单腿支撑 [7]。与迷你后路相比，DAA 患者在没有辅助设备的情况下也能更早地行走 [8]。鉴于 DAA 在大多数情况下的优势，外科医生越来越适应这种方法并扩大了适应证，包括复杂的初次手术和翻修手术。外科医生的经验和越来越多的文献支持通过前路手术成功处理最复杂病例的能力。

文献中描述了骨缺损背景下髋臼重建的许多治疗方案。一个不完整的列表包括骨嵌塞移植；结构性同种异体；非骨水泥半球形杯，包括高度多孔的臼杯，如小梁金属（Zimmer Biomet，

---

*. 译者注：本章原著有部分内容与他章重复，略做删减。

Warsaw，IN）、特大杯、盆腔干扰、多孔金属增器、抗内突笼架、杯–笼结构、双叶和长圆形杯、定制的三翼缘髋臼组件（custom triflange acetabular component，CTAC）[9-15]。大多数描述这些技术的出版物都是提供低水平证据的小病例系列，即使是大型系统综述通常也只包括几百个病例[3, 15]。在过去的 30 年里，随着管理的发展，各种技术之间的结果进行了比较，一些选择，如双瓣杯和长方形杯，已经不再受欢迎，现在主要是传统上的兴趣。对所有这些技术和相关研究的完整描述超出了本章的范围。相反，我们将专注于少数具有良好临床记录的假体，强调如何通过前路手术成功安放假体。

三、增强体

考虑到一些与异体结构移植相关的问题，多孔金属增强体已成为髋臼翻修中填充骨缺损得越来越受欢迎的工具。多孔金属有几个优点：高摩擦系数，提供"划痕贴合"，以帮助初始稳定性；弹性模量：与骨相似的弹性模量；高度多孔的内部结构模仿松质骨，允许生物固定通过广泛的骨生长。

这种植入类型最初以小梁金属（Trabular，Metal™）的形式推广髋臼矫正系统（Zimmer Inc，Warsaw，IN），部件由钽制成。其他公司通过先进的制造工艺，如 3D 打印钛，创造了自己的高多孔金属结构。在美国公司中，这些材料包括 Gription®TF（DePuy Synthes，Warsaw，IN），Tritanium（Stryker，Mahwah，NJ），Coneloc（Smith&Nephew，Memphis，TN） 和 OsseoTi®（ZimmerBiomet，Warsaw，IN）。虽然这些高度多孔的材料现在用于较新的髋臼外壳设计，但许多由这些材料制成的髋臼增强物也可使用。

推荐的多孔金属假体的手术技术通常要求用螺钉将假体固定在坚固的贴附骨上，使假体与髋臼杯紧密相连。在等待骨生长的同时，增厚物和骨杯可以与骨水泥结合，提供额外的稳定性。已被探索应用于（Paprosky3A 和 3B，AAOS Ⅲ 型

和Ⅳ型）髋臼大缺损，短期至中期结果良好[16-19]。

在对 4 项研究的综述中，共包括 125 例翻修 THA 被分类为有较大缺损，由 1 个或多个钽增强体和半球形无骨水泥外壳组成的结构产生了 2.4% 的放射学松动率，只有 3 例需要进一步翻修。10 例髋部发生脱位，5 例感染，3 例神经麻痹，19 例（15.2%）因各种原因再次手术[15]。再次手术最常见的原因是不稳定而导致的衬垫翻修[15]，导致一些外科医生在大多数患者中选择抬高边缘或限制衬垫[18]。

另一组是38 例使用小梁金属(Trabular Metal™)壳治疗的 Paprosky3 型缺损伴 1 个或多个增强体的患者，终点为任何原因的翻修时，Kaplan-Meier 生存分析显示 3 年生存率为 92.1%，当终点为无菌性松动[20]时，生存率为 94.7%。这些无菌性松动的翻修率是比较大髋臼缺损或骨盆不连续情况下不同结构的最佳评价之一[3, 15]。

四、内表增强前柱重建术

本章的作者[21]描述了一种治疗前柱缺失的新技术，该技术通过扩大前路，使用放置在骨盆内的金属小梁增强物来解决前柱缺失。前柱缺乏并不常见，是具有挑战性的难题，多发生在严重髋关节发育不良、髋臼骨折、癌症术后、感染或继发于全髋关节置换术后髋臼部件移位的情况下。虽然使用巨型髋臼杯、杯–笼结构和定制的三翼缘髋臼组件进行复杂的髋臼重建可以获得良好的效果，但这些组件通常严重依赖后柱结构来保持稳定性，连接髂骨和坐骨以代偿前柱支撑的损失。如果主要的骨缺损位于前部，则臼杯的大部分没有支撑，使结构向内生长失败，增加松动的风险。前路提供了进入骨盆内表，以及髋臼前柱和髋臼壁的能力。进入这些结构对于重建 Paprosky3B "上和内"髋臼缺损是重要的。

该入路是通过 Smith-Peterson 描述的间隔，切口向近端延伸至髂前上棘（anterior superior iliac spine，ASIS），然后向外侧弯曲，沿髂嵴入路[22]。解剖的远端部分与初次全髋关节置换术相

同。然后打开阔筋膜，通过阔筋膜张肌（tensor fascia lata，TFL）和缝匠肌之间的间隙进行钝性剥离，在此间隙内向 ASIS 近端延伸至病灶。电灼术是应用于腹肌的起点位置，确保在髂嵴上留下一个袖口组织，以便修复和关闭。

Cobb 升降机用于将髂骨从骨盆内侧抬高。移位的臼杯将出现在内侧，限制髂骨抬高到骨盆边缘。重要的是不要试图解剖移位臼杯的顶部，因为髂外血管离臼杯很近，可能位于臼杯上方。一些外科医生选择在手术前放置髂外静脉支架，以便保护髂外静脉。在遇到臼杯后，可以将海绵塞进这个窗口止血，同时进行其余的解剖。

剥离围绕 ASIS 进行，显露缝匠肌和腹股沟韧带，将近端剥离连接到 TFL 和缝匠肌 / 股直肌之间的间隔。从骨盆前缘向髂前下棘（anterior inferior iliac spine，AIIS）方向剥离。为了显露病灶部位，股直肌直头在此时从 AIIS 中释放。在 Paprosky3B 缺损中，髋臼前壁与前柱和髋臼四边形面在 AIIS 内侧缺损。

此时需要处理股骨，以达到足够的活动度来移除股骨头和臼杯。由于该缺损通常包括严重的突出，因此必须将股骨周向释放，以提供足够的牵引力来移除臼杯和增加腿长。需要进行一个完整的前囊切除术，这使整个内侧的近端股骨直到小转子可以很容易地触诊。外侧囊需要切除，整个大转子内部的所有瘢痕和剩余囊应骨骼化。在这一点上，弯曲电灼器的尖端并从股骨释放尽可能多的后囊是有帮助的。

如果是长时间损伤，髂腰肌也可以松解，因为它会缩短紧张。一旦股骨有足够的活动能力，就可以进行牵引并切除股骨头。根据以往的经验，耳轴可能很难处理，如果可能，应首先切除股骨干。如果不能切除股骨干，耳轴应放置在髋臼的外侧和后方，股骨向外旋转 90°。如果手术是在手术床上进行，此阶段应该解除牵引。

一旦取出股骨假体或耳轴放置在髋臼后方，就可以从近端（内表）和远端（外表）进入臼杯。在耻骨上支小心放置一个尖锐的 Hohmann 牵开

器，另一个置于移动臼杯髂骨翼近端，这有助于显露。同样，由于靠近髂外血管，不可以在移位的臼杯顶部放置牵开器或试图剥离。如果髂腰肌尚未松解，此时屈髋可以帮助放松髂腰肌。现在可以在松动部件的上方和下方取下臼杯和螺钉。

移除所有植入物后，用锋利的 Hohmann 牵开器置于耻骨上支内侧，并在后壁周围放置钝器 Cobra 来评估剩余骨。在 Paprosky3B 缺损中，后壁和骨柱将保留，但通常不到 40% 的宿主骨可用，超过一半的髋臼边缘缺失。髋臼前半部分和四边形表面缺失。由于整个前髋臼的缺失，无法进行前后固定。在直视下进行扩孔，直到坐骨和髋臼上外侧之间得到 2 点固定。以往经验通常为 2mm 的压合。根据手术设置，透视也可以用来评估臼杯的位置和方向。初始划痕配合应足以可以在不移动臼杯的情况下拆卸插入手柄。

然后将螺钉放入后壁和柱内。应放置至少一个向坐骨脊柱方向的下螺钉。螺钉放置到坐骨通常是困难的，因为大多数现成的臼杯周围没有足够的螺钉孔。现在已经将固定物固定到后壁和柱中，应处理前缺损，如果不进行处理，臼杯将因前缺损失效。

可以在骨盆的内台放置一个试验柱扶壁，以评估植入物的理想位置。以往经验在此应用中首选的植入物是 Zimmer BioMet 小梁金属柱支撑增强器。左后 / 右前植入物用于右髋关节，右后 / 左前植入物用于左髋关节。高速毛刺是用来勾勒内表的轮廓，扩大空间，使它几乎与臼杯平齐。增强器最好与臼杯接触，但通常组件不会完全一致地安装在一起。用螺钉固定在骨盆内表上，在骨盆和臼杯之间放置水泥，使结构统一。

衬垫可以轻轻撞击，头部和柄根据需要进行修正。在闭合过程中，缝匠肌和腹股沟韧带通过钻孔用不可吸收缝线修复至 ASIS，腹肌修复至髂嵴。应该使用深排水管。患者足趾触地负重 8 周，不应用支架。图 37-1 描绘了一个例子。

Spanyer 等 [21] 描述了 5 例使用该技术进行 THA 翻修，并进行了前柱内表增强术。所有患者

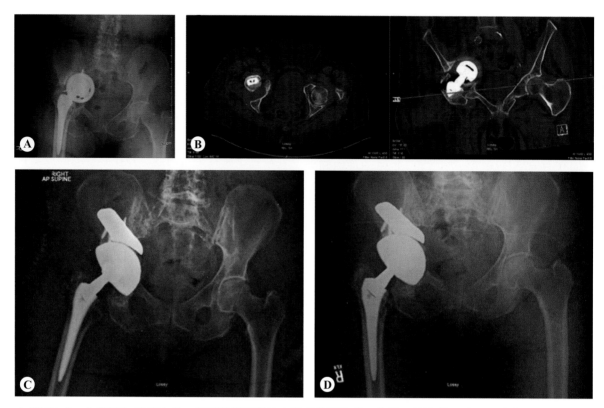

▲ 图 37-1　本病例为 82 岁女性，经后路行原发性右髋关节置换术，分别于就诊前 13 年及 7 年行髋臼翻修术。主诉是腹股沟疼痛加重 2 个月，右腿明显缩短。临床 X 线片见（A）同日 CT 评估髋臼缺损见（B），显示严重前柱缺损，后柱相对完整。该患者的缺损通过髋臼假体翻修术解决，该假体翻修术使用一个巨大的臼杯（74mm），并在骨盆内放置前柱增强器。股骨干不需要完全翻修显露，因为模块化的股骨颈和股骨头已被移除和修复。术后即刻 X 线片（C）和术后 6 周 X 线片（D）显示在限制负重期间，假体位置稳定，可以骨向内生长

的临床结果均为良至优，均对其最终结果感到满意。5 例患者中有 1 例出现复发性不稳定，需要在翻修后 4 个月翻修受限衬垫。

五、杯 - 笼结构和定制三翼缘髋臼组件

如果有严重的髋臼缺损，则不能用大型臼杯或扩大重建，前路应用杯 - 笼结构和定制的三翼缘髋臼部件，可以提供了良好的显露。进入坐骨和外侧髂骨可以通过最小的扩展入路。由于两者的显露情况相似，因此在这里将它们归为一类，尽管两种结构的适应证可能不同。

杯 - 笼是为髋臼缺损开发的，其中半球形外壳和螺钉不能提供足够的稳定。该结构包括最初放置半球形外壳，然后将髂坐骨反突笼放置在杯上并用螺钉固定。然后将聚乙烯衬垫黏合到杯 -

笼中。最初该技术是使用一个完整的骨笼，将坐骨缘插入坐骨体，与传统的重建笼子相比，这表明了良好的中期结果 [23, 24]。然而，对坐骨缘内固定技术的担忧，包括医源性骨折和坐骨夹层造成的坐骨神经损伤，导致了半杯 - 笼修复术的发展。这包括用金属切削毛刺横向将笼切成两半，去除坐骨缘，保留上部和髂骨缘。在一项回顾性研究中，57 例患者接受了 Paprosky2B 至 3B 严重程度缺损的全杯 - 笼和半杯 - 笼重建，在至少 2 年的随访中，两种结构都被证明非常成功，生存率相似 [25]。

定制三翼缘髋臼组件（CTAC）已成为一种越来越受欢迎的治疗方案，用于重建大型髋臼缺损。首先对骨盆薄层进行 CT 和 3D 重建，以评估髋臼缺损，并为定制种植体奠定基础。外科医

生能够指定髋臼杯的位置和方向、凸缘的位置，以及螺钉的位置、数量和方向。种植体背面典型的表面是羟基磷灰石或多孔涂层，以促进骨整合。对大型髋臼缺损的系统回顾和 Meta 分析发现，CTAC 具有低机械故障率和 90%～95% 的高生存率[3, 15, 26]。

对于任何一种结构，在 TFL 和缝匠肌之间的髋部进行标准的前路。标准 DAA 皮肤切口在大腿远端和近端沿髂嵴延伸，以充分显露。解剖应该一直进行到 ASIS 的近端。松开髂嵴处 TFL 的起始处 1～2cm，在髂嵴处留下一个袖口组织，以便在病例结束时修复。显露髋关节前囊，根据外科医生的选择进行囊膜切除术或切开术。接下来对厚的、有瘢痕的前囊进行广泛的清创和减薄；可保留浅层包膜，但必须切除深层包膜以露出和活动股骨。外侧囊应几乎完全切除，以保证股骨活动度和显露上外侧髋臼和髂骨。将股骨前和内侧囊完全释放也是非常重要的。如果髋臼前囊和内侧囊没有得到适当的释放，股骨就不能落在髋臼的后方和外侧。

脱位前，释放大转子内的所有组织，直至其骨骼化。不需要松解股骨后部，但不充分松解大转子内的瘢痕和包膜，就会导致股骨活动能力不足和髋臼显露困难。这时，髋关节脱臼并取出股骨头。向外旋转腿部 90°，将耳骨置于髋臼外侧和后方，"在手术床上"手术时释放牵引力。可在耳骨前和后壁后放置牵开器，进一步压低髋臼柄以增加显露。如果需要或方便进行股骨翻修，则在此阶段进行完全股骨松解和外植将提供更好的显露。髋臼杯可以使用标准的外植体髋臼杯移除系统（Zimmer Biomet，Warsaw，IN）或类似的弯曲骨刀来移除，以最大限度地减少骨丢失。改进的偏移处理系统的使用已被描述，但标准的直柄的外植体通过前路工作良好。

如果术前计划使用的是带小梁金属杯的杯－笼，先准备一个金属切削钻头，以便在杯内钻出螺钉。铰取 2mm 压入杯装进一个能最大限度接触宿主骨的位置。聚乙烯稍后会被胶合，所以在倾斜和前倾方面得到理想的杯子方向并不重要。放置好骨杯后，在与宿主骨良好固定的位置钻孔。放置在坐骨内的下位螺钉对固定起着关键作用，而小梁金属杯可以放置非常外围的螺钉。

无论选择全杯－笼还是半杯－笼，必须显露以放置髂缘。使用 Cobb 提升器，从髂骨外侧从前到后抬高臀小肌和臀中肌，直到清除足够的骨可以容纳髂缘。可以放置一个可延展的试验笼，以评估是否有足够的骨骼显露。该试验还有助于确定实际植入物上所需的轮廓，以适应剩余的宿主骨。如果进行半杯状笼型，坐骨缘现在应该使用金属切削毛刺去除。

在试验的基础上画出保持笼的轮廓，将其放入杯中，髂缘贴着髂骨外侧。螺钉通过椎笼和椎杯放置到髂骨外侧，使结构统一。然后可以将聚乙烯衬垫黏合到杯子的任何位置。

如果使用的是全杯－笼，则必须确定坐骨位置，用手指在髋臼下方和后方可以很容易地触诊到。Cobb 提升器可用于清除坐骨顶部 1～2cm 的定位，但应注意不要损伤附近的坐骨神经。因此，最好是将坐骨缘插入坐骨体，而不是横向放置用螺钉固定。将一根手指放在坐骨上定位，可以用钻头在坐骨缘插入的位置建立一个起始点。使用深度计作为触角，以确认坐骨解剖和方向。接下来，使用骨刀为坐骨缘创建一个槽。插入坐骨缘，然后将笼子撞击到杯内，直到髂缘紧贴外侧髂骨。在笼和罩杯的顶部安装螺丝也可以使笼完全固定。最后通过髂骨缘插入螺钉将其固定在骨头上。也可以使用劣质螺钉，但由于坐骨缘的原因，不是绝对必要的。在适当的位置将衬垫黏合到笼内。但必须注意尽量减少骨切除，因为植入物是专门适合剩余的骨存量的。

如果术前决定采用 CTAC，则需要确定坐骨和耻骨上支位置，并清除坐骨缘和耻骨螺钉。髂骨缘的初始显露与上面描述的全杯－笼相同，但坐骨必须充分地清除以腾出空间将缘横向放置在骨上。耻骨上支根部必须确定并显露，小心地在耻骨支前放置 Hohmann 牵开器。轻轻扩髋臼显露出血的松质骨。然后，必须小心，尽量减少骨切除，因为植入物是专门为剩余的骨头而设计的。

植入物必须正确定位，特别注意屈曲和伸展，使坐骨和髂缘与螺钉孔对准，固定于耻骨上支。所有的瘢痕组织都需要清除，以确保植入物与骨接触的一致性，高速毛刺可以帮助去除任何影响配合的骨性突起。植入物固定后，首先放置坐骨螺钉。建议先将所有螺钉固定在坐骨，因为坐骨骨质较差。然后将"全全打"螺钉穿过罩杯，固定髂缘。髂缘可容纳最多螺钉，这些螺钉通常很好购买。如果在所有螺钉就位后，耻骨螺钉孔仍与耻骨上支对齐，则可以放置该螺钉。由于三缘具有标准的杯状锁紧机构，因此打入内衬，并可对股骨柄和股骨头进行剩余翻修。

与原发性 DAA THA 相比，闭合的唯一区别是修复了 TFL 的起点。显露时在髂骨外侧留下一个袖口组织以供修复，并使用可吸收缝线。对于所有复杂的髋臼翻修术，建议采用深引流术。脚趾触地负重维持 8~12 周，不使用支架。

六、骨盆不连续和骨盆牵引

骨盆不连续仍然是髋关节置换术外科医生最难处理的疾病之一。这些病例总是具有挑战性，但幸运的是，髋臼翻修的比例并不高。每一例病例都是独特的，只能由经验丰富的髋关节翻修置换术手术专家治疗。解决骨盆不连续的两种最常见的技术是定制型髋臼重建假体和骨盆牵引技术。根据文献报道，这两种技术的失败率均低于 5%[3]。定制型髋臼重建假体在本章的上文进行了描述。

2012 年的文献首次对骨盆牵引术进行了描述，骨盆牵引术使用已有的组件，无须定制植入物，显示出了良好的效果[27]。只要后壁和后柱不需要加强，前路就能提供骨盆牵引术所需的显露。在许多情况下这些都是 Paprosky3B 型缺损，前路提供了增强前柱的额外能力。

一个标准的切口正好位于髂前上棘的侧面。如前一章所述，如果需要，可以使用可伸展的切口进行前柱重建。一旦移除髋臼杯，可通过对髋臼坐骨段施加压力来确认不连续性。软组织应该被清除以显露宿主骨，但是髋臼骨不连不应被取下。骨不连的纤维组织将为翻修髋臼假体提供所需的张力和稳定性。然后髋臼被铰回出血的骨头。

如果没有需要加强的缺损，并且尺寸合适的髋臼杯能够在充分的骨接触下跨过缺损，那么可以用 6~8mm 压配合插入髋臼杯。这可以通过先将髋臼杯接到髋臼骨的坐骨段，然后在髋臼杯插入同时，向下施加平移力，以分散髋臼骨不连来实现。另一种方法是使用 Jungbluth 钳，以及放在坐骨和髋臼上方的螺丝。当髋臼杯插入时，Jungbluth 钳将会允许牵引，一旦松开，牵引的张力会提供初始的稳定性。

如果存在更大的缺损，那么 1 个或 2 个增强体可能被使用。它们位于髋臼的后下部和（或）前上部区域。然后髋臼杯被放置在加强件之间，并用水泥将部件组装在一起。图 37-2 显示了这样一种骨盆不连续的情况，骨缺损太大，即使资深学者首选髋臼系统中最大的髋臼杯（80mm）也无法跨越缺损。

七、Harrington 手术

用于髋臼重建的 Harrington 手术是从肿瘤文献中提取的一个很少使用但是可能有用的结构。Kevin Harrington 博士于 1981 年首次描述了这一同名手术，该手术传统上被用于治疗严重骨破坏的髋臼转移性疾病[28]。最初的手术步骤，包括将螺纹销从髋臼圆顶逆行插入髂骨翼，然后将其与髋臼支撑环黏在一起，一个聚乙烯杯粘在髋臼支撑环中。多年以来，其他外科医生对这项技术进行了改进，后来，出版物描述了使用螺丝或斯坦曼钉顺行插入剩余髋臼柱中，有时将重建笼合并到具有水泥臼杯的结构中[29, 30]。无论选择什么硬件，金属都充当钢筋，加固水泥套，并将机械

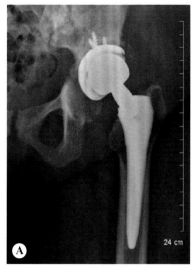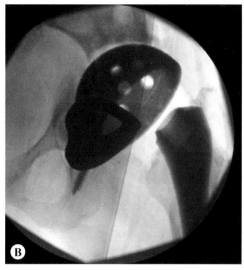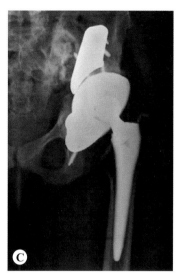

▲ 图 37-2 67 岁女性，既往有左侧 THA 髋臼翻修病史，伴有疼痛和复发性髋臼松动。A. 临床 X 线片显示带有 **Paprosky3A** 缺损的髋臼杯松动，髋臼横向骨折不愈合，表明骨盆不连续。首先用螺丝将钽加强体固定在坐骨段，然后在放置 76mm 髋臼杯时使用牵引技术。B. 术中荧光图像。伴随的前柱缺损用一个内板支撑垫块进行重建，两个支撑物用水泥固定在髋臼杯上。C. 显示了术后 X 线片。患者脚趾接触负重 8 周后恢复无痛行走

载荷传递给完整的骨头。这应该被认为是一种挽救性手术，供低需求患者使用，但仍然是髋关节翻修外科医生可能会保留在医疗选择中的一种技术，用于治疗预后不良患者的严重缺损。

当通过前路进行该手术时，解剖和显露与前面所述的利用内板支撑垫块进行前柱重建相同。延长 Smith-Peterson 入路的原因是接近进入骨盆和髂嵴的内板，以便放置 Steinmann 钉或螺丝。在移除髋臼杯之后，剩余的溶解性骨和软组织被清除回正常骨。然后钉或螺丝从髂嵴穿入并理想地穿过缺损。有经验的术者更喜欢空心的螺钉，因为它们相对容易使用（图 37-3）。规划假体的放置，为新杯留出空间。让髋臼杯开着并暂时放置在髋臼中，以确保假体良好的放置，不会产生干扰，是很有帮助的。在骨盆不连续的情况下，将螺钉从骨盆内表插入后柱可有效的稳定骨折。螺钉也可以直接放置在坐骨和耻骨上方，留下足

够的头部和近端与骨水泥交叉。

衬垫用骨水泥固定在适当的位置，确保水泥填补所有的缺损及所有钉子和螺丝周围。这使假体（如果使用了螺钉）组合在一起，具有功能性的固定角度，提供更大的稳定性。这个结构的目的不是生物愈合，而是在低需求患者中立即稳定，以促进早期移动能力。患者因此在术后可完全负重。

小结

即使是最复杂的髋臼病变，也可以通过适当的技术，经前路手术得到有效的治疗。成功的髋关节翻修手术需要医生对需要治疗的部位进行正确的诊断，采取完善的术前规划和结构选择，并充分理解重建所需的暴露及操作。作者希望本章节有助于髋关节外科医生不断探索，扩展前路手术在翻修手术中的应用。

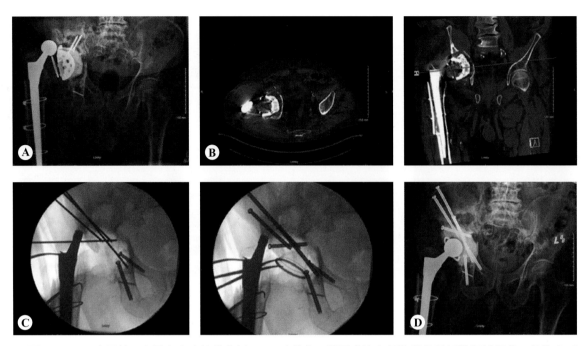

▲ 图 37-3　**87** 岁男性，有黑色素瘤转移右侧 **THA** 手术史，曾因感染和假体股骨骨折进行过翻修，最终在手术前 **4** 年因复发性不稳定而改为限制性衬垫。**A.** 在急诊室拍摄的 **X** 线片显示后外侧脱位，限制性衬垫失效，齿状骨水泥杯松动；先前螺钉作为钢筋被放置在髂骨中，以改善骨水泥鞘的固定。**B.** 轴面和冠状面的 **CT** 切面显示在松动的杯周围，骨储备量严重不足。**C.** 术中荧光图像显示使用导丝控制空心螺钉的放置的位置，并在水泥胶结之前临时检查所有聚乙烯限制杯的位置。**D.** 患者按耐受性负重，术后 **X** 线片

参考文献

[1] Paprosky WG, Perona PG, Lawrence JM. Acetabular defect classification and surgical reconstruction in revision arthroplasty. A 6-year follow-up evaluation. J Arthroplast. 1994;9:33-44.

[2] D'Antonio JA, Capello WN, Borden LS, Bargar WL, Bierbaum BF, Boettcher WG, Steinberg ME, Stulberg SD, Wedge JH. Classification and management of acetabular abnormalities in total hip arthroplasty. Clin Orthop Relat Res. 1989;243:126-37.

[3] Malahias M-A, Qian-Li M, Gu A, Ward SE, Alexiades MM, Sculco PK. Outcomes of acetabular reconstructions for the management of chronic pelvic discontinuity: a systematic review. J Arthroplast. 2020;35:1145-53.

[4] Barrett WP, Turner SE, Leopold JP. Prospective randomized study of direct anterior vs postero-lateral approach for total hip arthroplasty. J Arthroplast. 2013;28:1634.

[5] Martin CT, Pugely AJ, Gao Y, Clark CR. A comparison of hospital length of stay and short term morbidity between the anterior and posterior approaches to total hip arthroplasty. J Arthroplast. 2013;28(5):849.

[6] Connolly P, Kamath AF. Direct anterior total hip arthroplasty:

comparative outcomes and contemporary results. World J Orthop. 2016;7(2):94.

[7] Mayr E, Nogler M, Benedetti MG, et al. A prospective randomized assessment of earlier functional recovery in THA patients by minimally invasive direct anterior approach: a gait analysis study. Clin Biomech. 2009;24(10):812.

[8] Nakata K, Nishikawa M, Yamamoto K, Hiroto S, oshikawa H. A clinical comparative study of the direct anterior with mini-posterior approach: two consecutive series. J Arthroplast. 2009;24(5):698.

[9] Blumenfeld TJ. Implant choices, technique, and results in revision acetabular surgery: a review. Hip Int. 2012; 22(3):235-47.

[10] Chen AF, Hozack WJ. Component selection in revision total hip arthroplasty. Orthop Clin North Am. 2014;45(3):275-86.

[11] Issack PS, Nousiainen M, Beksac B, Helfet DL, Sculco TP, Buly RL. Acetabular component revision in total hip arthroplasty. Part II: management of major bone loss and pelvic discontinuity. Am J Orthop. 2009;38(11):550-6.

[12] Jain S, Grogan RJ, Giannoudis PV. Options for managing severe acetabular bone loss in revision hip arthroplasty. A

systematic review. Hip Int. 2014;24(2):109-22.

[13] Sheth NP, Nelson CL, Springer BD, Fehring TK, Paprosky WG. Acetabular bone loss in revision total hip arthroplasty: evaluation and management. J Am Acad Orthop Surg. 2013;21(3):128-39.

[14] Villanueva M, Rios-Luna A, Pereiro De Lamo J, Fahandez-Saddi H, Bostrom MP. A review of the treatment of pelvic discontinuity. HSS J. 2008;4(2):128-37.

[15] Baauw M, van Hooff ML, Spruit M. Current construct options for revision of large actebular defects. A systematic review. JBJS Reviews. 2016;4(11):e2.

[16] Del Gaizo DJ, Kancherla V, Sporer SM, Paprosky WG. Tantalum augments for Paprosky IIIA defects remain stable at midterm followup. Clin Orthop Relat Res. 2012; 470(2):395-401.

[17] Flecher X, Sporer S, Paprosky W. Management of severe bone loss in acetabular revision using a Trabecular Metal shell. J Arthroplast. 2008;23(7):949-55.

[18] Lingaraj K, Teo YH, Bergman N. The management of severe acetabular bone defects in revision hip arthroplasty using modular porous metal components. J Bone Joint Surg Br. 2009;91(12):1555-60.

[19] Weeden SH, Schmidt RH. The use of tantalum porous metal implants for Paprosky 3A and 3B defects. J Arthroplasty. 2007;22(6)(Suppl 2):151-5.

[20] O'Neill CJ, Creedon SB, Brennan SA, O'Mahony FJ, Lynham RS, Guerin S, Gul R, Harty JA. Acetabular revision using trabecular metal augments for Paprosky type 3 defects. J Arthroplast. 2018;33:823-8.

[21] Spanyer JM, Beaumont CM, Yerasimides JG. The extended direct anterior approach for column augmentation in the deficient pelvis: a novel surgical technique, and case series report. J Arthroplast. 2017;32:515-9.

[22] Smith-Peterson MN. Approach to an exposure of the hip joint for mold arthroplasty. J Bone Joint Surg Am. 1949;31A(1):40.

[23] Aboighasemian M, Tangsaraporn S, Drexler M, Barbuto R, Backstein D, Safir O, Kuzyk P, Gross A. The challenge of pelvic discontinuity: cup-cage reconstruction does better than conventional cages in mid-term. Bone Joint J. 2014;96-B(2):195-200.

[24] Amenabar T, Rahman WA, Hetaimish BM, Kuzyk PR, Safir OA, Gross AE. Promising mid-term results with a cup-cage construct for large acetabular defects and pelvic discontinuity. Clin Orthop Relat Res. 2016;474(2):408-14.

[25] Sculco PK, Ledford CK, Hanssen AD, Abdel MP, Lewallen DG. The evolution of the cup-cage technique for major acetabular defects. Full and half cup-cage reconstruction. J Bone Joint Surg Am. 2017;99:1104-10.

[26] Szczepanski JR, Perriman DM, Smith PN. Surgical treatment of pelvic discontinuity - a systematic review and meta-analysis. JBJS Rev. 2019;7(9):e4.

[27] Sporer SM, Bottros JJ, Hulst JB, Kancherla VK, Moric M, Paprosky WG. Acetabular distraction: an alternative for severe defects with chronic pelvic discontinuity? Clin Orthop Relat Res. 2012;470:3156-63.

[28] Harrington KD. The management of acetabular insufficiency secondary to metastatic malignant disease. J Bone Joint Surg Am. 1981;63-A:653-64.

[29] Tillman RM, Myers GJC, Abudu AT, Carter SR, Grimer RJ. The three-pin modified 'Harrington' procedure for advanced metastatic destruction of the acetabulum. J Bone Joint Surg Br. 2008;90-B:84-7.

[30] Faisham WI, Muslim DAJ, Bhavaraju VMK, Nawaz AH, Zulmi W. Modified Harrington procedure for acetabular insufficiency due to metastatic malignant disease. Malays Orthop J. 2009;3(1):36-41.

第 38 章　使用直接前路手术治疗急性和晚期感染

Treatment of Acute and Late Infections Using the Direct Anterior Approach

Martin Thaler　Michael Nogler　著

崔　翔　柴　伟　译

一、简介

假体周围关节感染（periprosthetic joint infection，PJI）是全髋关节置换术后罕见但严重的并发症。该并发症可对患者造成严重影响，甚至危害终身。在许多情况下，患者不得不花费大量时间治疗 PJI 及其引发的其他后遗症。研究表明，PJI 与住院总人数、住院时间、手术总次数、住院总费用、门诊就诊总人数的增加相关，且其对患者、社会都会带来重大的经济负担[1]。与无菌松动的翻修相比，感染翻修需要更多的医院及医生资源。全髋关节置换术（total hip arthroplasty，THA）后感染治疗是一项非常具有挑战性的医学难题。治疗患髋的目的包括保肢及保护关节功能。初次 THA 后感染的发生率为 1%～3%[2]。有研究表明，与非 DAA 方法相比，DAA 方法的感染率更高[3]。

此外有多项研究报告表明，与其他髋关节手术入路相比，DAA 的感染率相同或更低[4, 5]。在我们看来，DAA 的感染率与其他髋关节手术入路（如后路、直接外侧入路或前外侧入路）相比无显著差异。假体周围关节感染国际共识会议的论文集也指出，初次 THA 的手术方法不会影响后续 PJI 的发生率[6]。

许多作者会区分全髋关节置换术中的浅表感染和深部感染。浅表感染可以定义为任何伤口愈合不良，需要在标准伤口护理之外进行额外治疗，或者导致患者返回手术室进行伤口治疗。而深部感染则为发生在筋膜下或人工髋关节内的感染，需要进行关节置换术。

关于 PJI 的治疗，不应对既有的治疗策略进行调整。因此与其他术式相比，通过 DAA 方式进行 THA 的 PJI 治疗方案无显著区别。

二、DAA 后假体周围关节感染的治疗流程

1. 术语定义

在最初出现症状后，可以定义以下阶段（见表 38-1）

早期——感染发生在手术后 4 周或更短时间内，出现症状的原因是术中感染。

延迟期——感染发生在 THA 后 2 年以内，出现症状的原因可能是术中感染。

晚期——手术 2 年后发生感染，出现症状的

表 38-1	根据手术后的时间间隔对感染进行分类	
早期	<4 周	术中污染
延迟期	2 年以内	可能为术中污染
晚期	>2 年	血液传播

原因可能是血行传播。

症状可分为三类，见表 38-2。

表 38-2	根据症状对感染进行分类
急性期	突发急性全身炎症反应综合征（SSIRS）
慢性期	无 SSIRS 的感染迹象，如瘘管、红肿
亚临床期	无感染临床体征或感染证据的松动或关节积液

急性期——症状发作主要表现为突发性急性全身炎症综合征（sudden acute systemic inflammatory sydrome，SASIRS）。

慢性期——症状发作和感染体征均无 SASIRS，如瘘管或发红。

亚临床期——在没有临床症状或感染证据的情况下发生松动或关节积液。

考虑到以上分类标准，可以得出可能的组合，包括急性早期感染、急性延迟感染和急性晚期感染，以及慢性延迟感染、慢性晚期感染和亚临床晚期感染等。

2. 持续性伤口引流和浅表伤口裂开或愈合难题

伤口裂开或愈合问题可定义为手术伤口边缘的互相分离。该问题可能发生在表面层或整个伤口。持续性伤口引流（persistent wound drainage，PWD）可定义为术后 72h 内切口处持续引流面积大于 2cm×2cm[7]。引流可由血肿、血清肿、脂肪或坏死引起[8]。

3. 一般性原则

与其他患者队列相比，BMI>35kg/m² 的患者表面伤口裂开或愈合问题发生更频繁，且需要更多的二次手术处理[9]。一些研究发现，严重肥胖患者在 DAA 后感染风险更高。研究假设大腿上相对较薄的外侧前部皮肤、覆盖的血管翳和邻近的生殖器是潜在的致病因素，会增加感染的风险[10]。BMI 阈值超过 35kg/m² 患者的 PJI 风险更高。因此，手术前应针对血管翳和腹股沟皱襞进行仔细的术前皮肤准备。最新数据显示，针对肥胖患者的比基尼切口型 DAA 可能是减少皮肤愈合问题的有前景的替代方法。尽管已发表的研究尚无法完全定论，但选定患者在全髋关节置换术后采用闭合切口负压处理可能是一种有效的治疗方式。然而，需要进一步的研究来确定闭合切口负压处理是否对接受 THA 的高危患者更有效。此外，这些发现的关键是定义了一个患者群体，该群体可获益于闭合切口负压治疗，并对其进行了 THA 后经济负担的评价[11]。

众所周知，肥胖会增加所有类型全关节置换术的围术期风险[12]。无论采用何种手术方法，由于高 BMI 的肥胖患者往往伴有一定程度的免疫功能障碍，其感染率也会显著增加[13]。近年来，随着肥胖成为一种世界范围的流行病，与高 BMI 相关的并发症发生率也将继续增加。对于老年人而言，除了肥胖，还可能患有其他慢性疾病，例如糖尿病、心血管疾病或类风湿关节炎，这也会增加手术伤口并发症和感染的风险[14]。此外，髋关节或膝关节创伤后关节炎患者的全关节置换术（total joint arthroplasty，TJA）发生 PJI 的风险更高。既往接受过手术并保留种植体的患者的发病率也明显更高[6]。

4. DAA 技术及注意事项

培训、教育、专科器材的使用，以及植入物在 THA 中必不可少，在 DAA 中更为重要。皮肤切口的正确位置、充分的止血和较短的手术时间可以显著降低 PWD、伤口愈合问题和感染的风险。通过在手术过程中使用弯曲的器械和伤口保护器材，可以减少术后伤口愈合问题。这些措施可减少伤口皮肤边缘负荷，因此可有效防止伤口愈合问题。

以上这些保护措施和变量未被所有研究涉

及，这些研究报道应用 DAA 方法后伤口愈合问题，以及 PJI 的发生率显著升高[3]。此外还有多项研究报道发现，与其他髋关节手术入路相比，DAA 的感染率相同或更低[5]。对于采用 DAA 方法的初次 THA，皮肤切口长度为 6～10cm。我们建议对肥胖患者采用约 10cm 的皮肤切口，以避免皮肤切口边缘承受过多负荷。此外，我们还建议对这些患者进行仔细随访。假体周围关节感染国际共识会议的论文集也指出，初次 THA 的手术方法不会影响后续 PJI 的发生率[6]。

三、THA 后感染的诊断

根据费城共识[15]会议，我们使用以下诊断标准来定义 THA 后的 PJI。

1. 主要标准

患者符合以下 2 个标准即可诊断为 PJI：首先，如果患者对同一微生物进行两次检测结果都呈阳性，其次，如果有明显的窦道与髋关节相通。

2. 次要标准

次要标准可以分为两大类，并进一步按积分系统进行分类。第一类是血清学，其中红细胞沉降率（erythrocyte sedimentation rate，ESR）和 D- 二聚体仅在慢性病程中有效。C 反应蛋白（C-reactive protein，CRP）和 D- 二聚体的分值分别为 2 分和 1 分。

第二类是滑膜类，其中有五个子类。子类一中，如果白细胞计数在 3000 以上，白细胞酯酶试验 2 次呈阳性，或 α 防御素测试呈阳性，显示分值高于 1.0，则计 3 分。

第二子类是中性粒细胞比例，如果其计数达到 70% 或更高，则计 2 分。在子类别三中，如果检测到阳性培养物，则计 2 分。若组织学为阳性，即满足子类别四，则计 3 分。至于最后一个子类，如果存在术中化脓，则计 3 分。

根据上述积分，6 分以上为"感染"，3～5 分为"不明"，3 分以下为"未感染"。

3. 诊断

一般来说，临床尚无证明和排除 THA 中的 PJI 的金标准检查或检验。因此，需要综合临床评估、影像学检查、血清学检测，以及抽吸检测和活检来确诊 PJI。总之，应结合临床表现及费城共识会议分类来定义 PJI。

4. 临床症状

临床症状具有高度的变异性，目前尚无高敏感性和高特异性的症状。髋关节疼痛是最敏感的症状，但其特异性较低。这一症状可应用于进一步排除 PJI 的评估。在评价窦道、人工关节化脓或脓肿的存在时，更为有效。发热可能发生在急性感染中，但不是晚期或慢性感染的良好指标。关节周围炎症，例如，积液、肿胀、发热和红肿，有时很难在髋关节中检测到。目前，几乎没有证据表明髋关节的运动范围减少或任何类型的关节功能障碍是 PJI 的有效指标。以上提到的所有的临床症状均为主观评价，对于经验丰富的关节医生而言可能具有更大的意义。目前，尚无特异性症状可用于分辨采用 DAA 方法的 PJI 发生情况。

5. 实验室检查

目前，尚没有完美的诊断工具可以排除或证明感染。ESR 和 CRP 不能用于排除感染。对于生长缓慢的微生物，ESR 和 CRP 可能为阴性。然而，ESR 和 CRP 显著升高可能预示着 PJI 的发生。

6. 影像学检查

一般来说，X 线片检查结果对 PJI 的诊断价值有限。在培养结果为阴性的感染中可能发生无菌性松动，这也是 THA 翻修的最常见原因。

7. 髋关节抽吸

对于疑似髋关节感染的患者，髋关节抽吸是诊断 PJI 最重要的方法之一。在进行关节积液的抽吸和评估时，必须考虑干预前口服或静脉注射抗生素的情况。合并使用抗凝药物并不是紧急情况下抽吸的禁忌证。大量研究表明，在接受抗凝治疗的患者中，与髋关节穿刺抽吸相关的出血或感染等并发症并未显著增加[16]。我们不建议在髋关节干性抽吸时将生理盐水或其他无菌液体注入髋关节。抽吸出的液体应进行微生物学分析。如果关节穿刺需要在抗生素治疗前提下进行，则可考虑应用聚合酶链反应（polymerase chain reaction，PCR）进行检测。然而，PCR 的局限性在于细菌 DNA 的鉴定不一定能证实髋关节中存在活细菌[17]（图 38-1）。

研究显示，抽吸液培养结果为阴性的 PJI 发生率为 5%～42%[18]。因此，可以进行更加深入地检查。如果关节抽吸不能提供感染证据，则可以重复抽吸，包括使用 PCR 和其他下一代感染测试技术。如果关节的第 2 次抽吸检测结果也为阴性但仍有疑似感染，则可以进行关节镜或开放式样本采集。在这种情况下，至少应收集 5 个组织样本。除此之外，还应对假体周围组织进行组织学分析。

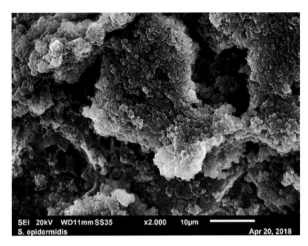

▲ 图 38-1　电子显微镜图片显示带有表皮葡萄球菌的生物膜

四、DAA THA 后 PJI 的治疗

对于初次和翻修 THA 的患者，我们的标准治疗方法是应用 DAA。DAA 也同时被推广用于其他机构的患者。

1. THA 后持续性伤口引流或伤口愈合问题

伤口开裂和 PWD 可以通过非手术和手术治疗。非手术治疗包括治疗静脉血栓栓塞症、补充营养和负压创面治疗等包扎措施。我们不建议限制患者肢体运动。

2. DAA 后 PWD 和伤口开裂的处理

如果非手术治疗不成功，可以考虑 PWD 或伤口愈合问题发生后应用手术治疗。PWS 手术干预的指征是在非手术治疗开始后伤口持续引流超过 7 天。

如果张肌筋膜完好无损且没有深部感染的证据，我们会进行浅表伤口冲洗。如果 PWD 在 THA 或实施非手术措施后持续超过 7 天，并且存在浅表伤口开裂和张肌筋膜穿孔，我们将进行手术干预。在这些情况下，我们会进行冲洗和清创、滑膜切除术、头部及衬垫更换。详细过程在后文中介绍。

3. DAA 专用器材

我们认为，DAA 必须使用专用器材。如果没有足够的培训和使用这些器材，则应避免使用

DAA 方法的 THA。大多数为 DAA 设计的专用仪器都具有偏移补偿设计，以避免对皮肤造成太大的负担，并使"在拐角处工作"成为可能。许多外科医生提在 DAA 中使用偏移铰刀、拉刀、杯形冲击器和杆插入器，在不影响植入物正确位置的情况下尽量减少皮肤切口，以降低伤口愈合问题的风险。

4. 闭合切口负压疗法

尽管已发表的研究尚无法完全定论，但选定患者在全髋关节置换术后采用闭合切口负压处理可能是一种有效的治疗方式。然而，需要进一步的研究来确定闭合切口负压处理是否对接受 THA 的高危患者更有效果。此外，这些发现的关键是定义了一个患者群体，该群体可获益于闭合切口负压治疗，并对其进行了 THA 后经济负担的评价[11]。

5. 敷料

大多数外科医生使用封闭敷料，必须保持清洁和干燥。如果没有引流，可以在 7 天后更换。允许患者在术后 72h 后淋浴。如果绷带变脏或变湿，建议更换干净的绷带。切口完全愈合前不能洗澡或游泳。

6. 确诊为 THA 急性感染患者的治疗

只要症状出现时间小于 4 周、植入物就固定良好且不存在关节痿，术后早期感染与急性血源性感染就应同等对待[6]。微生物的鉴定诊断是较

好的措施，但如果存在临床上明显的 THA 感染，则应尽快手术干预。

如果确诊为 THA 急性感染，则应在将患者转诊给骨科医生后 48h 内通过清创和肢体保留手术（debridement，antibiotics and implant retention，DAIR），更换植入物的所有模块化组件。在 DAIR 期间更换所有模块化组件可降低 PJI 复发的风险。与治疗急性 PJI 的两阶段翻修相比，更换所有模块化组件的 DAIR 手术具有相似的根除感染能力、相似的发病率和并发症发生率[19]。根据我们的指导方针，不建议更换所有模块组件的重复 DAIR。因此，重复 DAIR 后，有报告根除率下降到 70% 并有可能移除假体。然而，重复 DAIR 患者的假体存活率与初次 THA 相似。美国麻醉医生协会（American Association of Anesthesiologists，ASA）评分较高的患者治疗失败的风险较高。潜在的有机体可能影响结果和执行 DAIR 的决定。对于疑似假体周围关节感染的患者，遵循这些严格的诊断和治疗标准，DAIR 和更换所有模块化组件可导致根除感染的高成功率[20]。

7. 一般注意事项：更换模块化组件和 DAIR 手术

对于急性 PJI 患者的 DAIR 手术，我们建议使用 6～9L 冲洗液，包括盐水或消毒液。更换所有模块化部件的 DAIR 手术在早期 PJI（少于 4～6 周）中非常有效，在根除感染方面取得了更好的效果[19]。

8. 更换模块化组件

全髋关节置换：要更换的模块化部件是股骨头、关节窝内衬和锁定螺钉。

肿瘤假体或翻修假体：应更换所有模块化部件，包括股骨头、关节窝内衬、锁定螺钉和模块化颈。

9. 大型假体、肿瘤假体、模块化原件

由于缺乏可用治疗方案之间的比较数据，DAIR 手术的有效性尚无定论。由于证据有限，尚不确定当前治疗方案相互比较的优越性。治疗方案必须根据患者的基础医疗条件、感染史、体征和手术史进行具体分析[6]。

10. DAA 的技术注意事项

术后早期 PJI 和急性血源性 PJI 是症状存在时间不超过 4 周，且植入物稳定情况下发生的，DAIR 手术处理以上两种症状具有明显的优势。如果患者初次手术采用 DAA 方法，则可以使用相同的皮肤切口进行此手术。在大多数情况下，无需对标准种植体进行近端或远端延伸。当髋关节显露时，术者应评估软组织松弛，以及组件、骨骼和软组织相互撞击等带来的不稳定性。我们建议在股骨柄的锥形处使用骨钩，使髋关节向前脱位。使术侧腿外旋、内收和过度伸展，可为股骨头的移除提供了良好的显露视野。在此之后，过度伸展患者的腿部，可隐藏髋臼外侧和后部的股骨柄锥度，从而充分显露、更换内衬。在 PJI 的管理中，每一次关节置换翻修术都应仔细清创，去除所有感染或可疑感染的软组织。然后，我们尝试复位，使用各种偏移补偿和盂唇边无约束试样、聚乙烯衬里并试用模块化股骨头，以提高稳定性。每次试验复位时，都应评估肢体不脱位的运动范围。虽然 DAA 方法脱位的风险很低，但考虑到降低髋关节不稳定的目标，可使用更大的股骨头或使用受限或双活动衬垫来减轻髋关节的不稳定。

11. 确诊慢性 THA 感染患者的治疗

在 THA 慢性感染的情况下，应进行一期或二期翻修手术。两种手术都必须进行强力清创，使用 6～9L 冲洗液（包括生理盐水或消毒液）。在一期或二期手术中，应清除所有异物，包括水泥、电缆和螺钉等。异位骨化作为再感染的潜在来源也应该被移除。然而，移除所有硬件时可能会出现少量 PJI 的情况，可能进而导致明显的发病率，并影响未来重建的机会。因此，在这些极少数情况下，可能会保留一些硬件。

研究显示，比较这两种技术，功能结果、患者报告结局（Patient Reported Outcome Measures，PROMS）和根除感染的效果是相似的。一期关节置换术的主要优点是降低手术发病率、死亡率

和更早的功能恢复。在慢性感染的情况下，确定引起感染的微生物对于选择手术方法是十分必要的。在慢性感染中执行 DAIR 手术和更换所有模块化组件的唯一例外是在脓毒症的紧急情况下，患者必须在一期或二期置换术之前，进行医学优化。

12. 一般注意事项：一期与二期关节置换翻修术

在具有已知微生物及其抗药性的情况下，可以进行假体的一期置换。二期假体置换的时机是包括发生全身性败血症、广泛并发症、耐药菌感染、培养阴性感染、致病菌及其易感性未知、先前一期手术失败、软组织覆盖不良和瘘管，以及如果无法受感染的骨与软组织进行彻底清创（如穿孔的髋臼）时。对于患有活动性化脓性关节炎、髋关节或膝关节慢性骨髓炎的患者，最好采用二期关节置换术治疗。一期髋关节置换术的相对禁忌证包括：缺乏局部抗菌治疗、缺少适当的骨量、培养阴性的 PJI、无法闭合关节的软组织损伤、手术期间无法获得适当的抗生素及存在全身性败血症 [21-23]。但一期翻修手术的主要优点是手术过程简单、抗生素治疗时间更短及医疗花费更低。

在一期手术中取出植入物和清创术后，应闭合皮肤。然后，在重新植入前应更换所有手术区域和器械，以减少生物负荷并改善一期手术的效果。一般而言，并非所有患者都能耐受如此长时间的手术，因此在进行一期或二期翻修手术时应考虑到这一点。

在二期手术过程中，第一个手术过程包括移除受感染的植入物、进行手术清创、植入垫片。第二个手术过程包括手术清创和重新植入新的假体。二期翻修的优点是在持续感染的情况下可以更换垫片。

13. 垫片

我们已经描述了各种类型的垫片，包括静态的或铰接的、手工制作的、定制模制的或预成型的垫片。关于在二期翻修关节置换术中使用关节式与非关节式垫片的选择，一般而言应该首选关节式垫片，因为它们提供更好的运动范围并且功能限制更少。然而，在极少数严重骨质流失或髋外展肌功能缺陷的情况下，可以考虑使用非关节式垫片。即使是在大量骨质流失的情况下，我们也总是倾向于使用关节式垫片（图 38-2），因为关节式髋关节垫片可通过关节早期活动来帮助改善患者功能和临床效果。在关节翻修置换术中，可针对致病微生物及其耐药敏感性不同，调整添加到骨水泥垫片中的抗生素。广谱抗生素可用于大多数情况或细菌培养阴性的 PJI。垫片的功能是向髋关节持续释放高剂量的抗生素，恢复关节高度，减少因瘢痕组织和纤维化引起的缩短和挛缩。我们应用 DAA 手术时经常使用定制的关节垫片（图 38-3）[24]。

14. 二期翻修手术中重新植入的时机选择

二期髋关节翻修置换术中，再植入假体的最佳时机尚未明确。在重新植入假体之前，我们从不停用抗生素或对关节液进行重复抽吸。目前的证据不支持在重新植入前停用抗生素的策略。再植入前关节抽吸液的诊断准确性尚不清楚，且缺少明确的阈值。然而，鉴于关节液抽吸是一种可

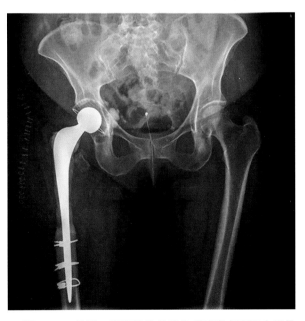

▲ 图 38-2　显示一期翻修关节置换术后患者出现大量骨质流失。X 线片显示该患者应用定制垫片

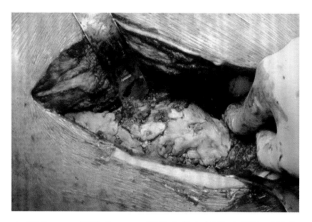

▲ 图 38-3 显示在 DAA 间隙中的包括骨水泥塑形结构的关节垫片

以在门诊开展的低成本且简单的方法，因此针对特定病例的重新植入之前可开展抽吸。

有研究表明，二期手术的最佳时机是 3～11 周，这段时间具有类似的感染根除率[25]。同时，还应尽可能考虑为患者缩短间隔时间，以降低死亡率、发病率、活动受限情况和与垫片带来的其他不便。如果早期进行二期翻修，可以实现更快的活动、更短的住院时间、更少的挛缩和更容易的手术剥离[26]。重新植入的确切时间点应通过多学科联合会诊的方法确定。当治疗团队认为感染得到控制时，可以进行再植入。当 CRP 和 ESR 指标出现下降趋势时，预示着感染得到控制；但在某些特定情况下，尽管 ESR 和 CRP 水平异常，仍可能会进行再植入。因此，应根据感染临床症状的缓解和血清学标志物的下降趋势确定重新植入的时间。

如果满足上述标准，我们会尝试尽快（最少 3 周的间隔）进行再植入。如果已知感染细菌、对抗生素敏感性，并且患者具有良好的软组织覆盖且具有免疫能力，则可以在解释后 2～3 周进行快速再植入。我们团队的大多数再植入手术是在间隔 6 周后进行的。持续感染的情况下，我们会进行过渡的骨水泥垫片更换、反复冲洗和清创，而不是重新植入。

15. 采用 DAA 的注意事项

目前，发表的有关于使用 DAA 方法进行一

期或二期关节翻修置换术的研究还比较少。我们最近发表了关于使用 DAA 二期关节翻修置换术治疗 49 名假体周围关节感染患者的效果。研究显示，DAA 方法的临床结果、PROMS、感染根除率和并发症发生率与其他方法相当。因此，我们相信 DAA 可以作为一期和二期翻修手术的安全、标准的手术方法[24]。对于从 DAA 中开始学习手术，并且最熟悉 DAA 技术的一代外科医生，可以通过，推荐他们通过相同手术入路进行关节翻修置换手术。在通过 DAA 方法进行的 THA 翻修手术中，培训、教育和专用器材的使用更为必要和重要。

16. DAA 的一般注意事项

本章的作者根据上述严格标准，在 90% 的病例中使用 DAA 方法进行了二期关节置换翻修术，在 10% 的病例中使用 DAA 方法进行了一期关节置换翻修术。在通过 DAA 方法进行的 THA 感染患者手术治疗中，培训、教育和专用器材的使用更为必要和重要。相比于采用 DAA 进行初次关节置换手术，皮肤切口位置的正确性在 DAA 翻修手术中更为重要。根据我们的方法，存在 3 个不使用 DAA 作为一期或二期关节翻修手术方法的例外情况。

• 存在其他手术方法的引流瘘管。

• 需要去除后方的髋臼钢板。

• 需要去除通过其他手术方法植入的定制植入物。

针对在其他机构接受初次 THA 或翻修 THA 后失败的患者，我们也会进行一期或二期关节翻修置换手术。所有患者均需要接受围术期静脉内抗生素治疗。需要切除所有的引流瘘管。我们建议对于感染翻修的病例进行积极的清创（使用 6～9L 的冲洗液）。应获取多个（5～6）组织和液体样本，并将其送检，进行需氧菌和厌氧菌培养。可以对所有植入物进行超声处理。

17. 手术入路

翻修手术的皮肤切口从 ASIS 外侧 2cm、远端 2cm 处开始，就像主要的 DAA 方法一样。切

口可以向远侧和近侧延伸。在较大的髋关节窝翻修手术中，DAA 切口可以延长到 ASIS 的水平，以减少切口张力。以上我们建议的原因是尽量避免外旋肌的松弛。如果需要，大约 1/3 的阔筋膜张肌（tensor fascia lata，TFL）肌肉可以在 ASIS 起点远侧 1～2cm 处松开。该 TFL 的松弛部位位于张肌的肌腱结构区域内，有助于重新固定。这种切口的松弛方法的扩展有利于后续对髂骨的处理，方便固定或移除钢板螺钉，以及进行其他手术操作。

对于简单的股骨翻修手术而言，无须进行切口扩展延伸。根据术中部位的标志物，可以进行入路切口的近端和远端延伸。如上所述，可以将皮肤切口的近端延伸至 ASIS 的水平。通过释放张力，可以显著改善股骨显露情况。因此，在 TFL 松解后可以直接显露股骨（图 38-4）。此外，如果必须额外治疗假体周围骨折，可以进行 DAA 入路切口的远端扩展[27]，如果需要开窗去除骨水泥，或者无法在股骨内取出假体，则需要应用 Wagner 截骨术或扩大转子截骨术[28]。当切口需要向远端延伸进入股骨骨干时，皮肤切口也需要相应扩大。出于对股外侧皮神经、股神经分支的保护及美观原因，我们倾向于将最远点的外侧切口弯曲至原始 DAA 切口，并形成"Lazy-S"形（图 38-5）。首先，需要确定 TFL 的前缘。在此水平上，髂胫束通常与股四头肌较薄的筋膜相连。我们将这个筋膜纵向分开到远端需要的程度。

然后，带有 TFL 的筋膜和完整的髂胫束可以直接从位于下方的股外侧肌松解。从直接外侧切口进入股骨骨干可知，此时可以显露股外侧肌的后缘。进一步的手术步骤与用于骨折治疗的股骨骨干的直接外侧入路没有区别。

18. 股骨

我们建议首先植入股骨部的配件。这样可以更好地接触和显露髋臼杯。术侧腿的外旋、内收和过度伸展为移除股骨头、植入假体提供了良好的显露视野（图 38-6）。为放松股直肌，我们也建议不要弯曲膝盖。通过调节手术床进一步松弛肌肉（图 38-7）。屈曲膝关节会导致股直肌收缩，进而导致股骨近端加深，从而无法很好地显露股骨的骨髓腔。

19. 臼杯

如果需要重新植入假体，我们建议先植入臼杯。术侧腿过伸、双腿内收 20°、使用专用牵开器，可以提供杯的良好显露视野。放置在臼杯下方的牵开器可以将股骨向下推，从而可以直接接触到臼杯。

20. 关节镜

关节镜手术对治疗膝关节或髋关节的急性或慢性 PJI 无效。在特定的病例中，关节镜手术可以作为诊断性治疗进行，以收集样本用于进一步的微生物学或病理学分析。

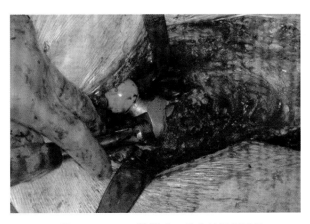

▲ 图 38-4　TFL 松解后可以直接显露股骨

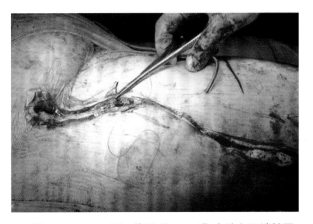

▲ 图 38-5　DAA 切口使用"Lazy-S"方法向远端扩展

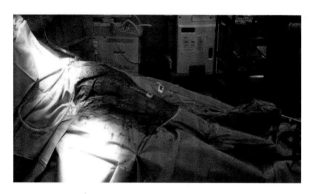

▲ 图 38-6　患者的腿处于过度伸展状态，以便为移除股骨头，以及股骨假体的取出 / 植入提供良好的显露视野

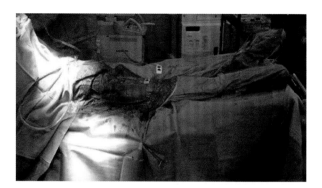

▲ 图 38-7　患者的腿屈曲以放松股直肌

参考文献

[1] Bozic KJ, Ries MD. The impact of infection after total hip arthroplasty on hospital and surgeon resource utilization. J Bone Jt Surg Ser A. 2005;87(8):1746-51. https://doi.org/10.2106/JBJS.D.02937.

[2] Hanssen AD, Osmon DR, Nelson CL. Prevention of deep periprosthetic joint infection. Instr Course Lect. 1997;46:555-67.

[3] Aggarwal VK, Weintraub S, Klock J, et al. 2019 Frank Stinchfield Award: a comparison of prosthetic joint infection rates between direct anterior and non-anterior approach total hip arthroplasty. Bone Joint J. 2019;101-B(6_Supple_B):2-8.

[4] Purcell RL, Parks NL, Cody JP, Hamilton WG. Comparison of wound complications and deep infections with direct anterior and posterior approaches in obese hip arthroplasty patients. J Arthroplast. 2018;33(1):220-3. https://doi.org/10.1016/j.arth.2017.07.047.

[5] Sutphen SA, Berend KR, Morris MJ, Lombardi AV. 2018Direct anterior approach has lower deep infection frequency than less invasive direct lateral approach in primary total hip arthroplasty21. J Surg Orthop Adv. 2018;27(1):21-4. https://doi.org/10.3113/jsoa.2018.0021.

[6] Schwarz EM, Parvizi J, Gehrke T, et al. 2018 international consensus meeting on musculoskeletal infection: research priorities from the general assembly questions. J Orthop Res. 2019;

[7] Parvizi J, Gehrke T, Chen AF. Proceedings of the international consensus on periprosthetic joint infection. Bone Joint J. 2013;2014:S2-3. https://doi.org/10.1302/0301-620X.95B11.33135.

[8] Jaberi FM, Parvizi J, Haytmanek CT, et al. Procrastination of wound drainage and malnutrition affect the outcome of joint arthroplasty. Clin Orthop Relat Res. 2008;466:1368-71.

[9] Purcell RL, Parks NL, Gargiulo JM, Hamilton WG. Severely obese patients have a higher risk of infection after direct anterior approach total hip arthroplasty. J Arthroplast. 2016;31(9 Suppl):162-5. https://doi.org/10.1016/j.arth.2016.03.037.

[10] Watts CD, Houdek MT, Wagner ER, et al. High risk of wound complications following direct anterior total hip arthroplasty in obese patients. J Arthroplast. 2015;30(12):2296. https://doi.org/10.1016/j.arth.2015.06.016.

[11] Redfern RE, Cameron-Ruetz C, O'Drobinak SK, et al. Closed incision negative pressure therapy effects on postoperative infection and surgical site complication after total hip and knee arthroplasty. J Arthroplast. 2017;32(11):3333-9. https://doi.org/10.1016/j.arth.2017.06.019.

[12] Murgatroyd SE, Frampton CMA, Wright MS. The effect of body mass index on outcome in total hip arthroplasty: early analysis from the New Zealand Joint Registry. J Arthroplast. 2014;29(10):1884. https://doi.org/10.1016/j.arth.2014.05.024.

[13] Belmont PJ, Goodman GP, Hamilton W, et al. Morbidity and mortality in the thirty-day period following total hip arthroplasty: risk factors and incidence. J Arthroplast. 2014;29(10):2025. https://doi.org/10.1016/j.arth.2014.05.015.

[14] Zmistowski B, Restrepo C, Kahl LK, et al. Incidence and reasons for nonrevision reoperation after total knee arthroplasty. Clin Orthop Relat Res. 2011;469:138-45.

[15] Amanatullah D, Dennis D, Oltra EG, et al. Hip and knee section, diagnosis, definitions: proceedings of international consensus on orthopedic infections. J Arthroplast. 2019;34:329.

[16] Foremny GB, Pretell-Mazzini J, Jose J, Subhawong TK. Risk of bleeding associated with interventional musculoskeletal radiology procedures. A comprehensive review of the literature. Skelet Radiol. 2015;44:619-27.

[17] Bereza P, et al. Comparison of cultures and 16S rRNA sequencing for identification of bacteria in two-stage revision arthroplasties: preliminary report. BMC Musculoskelet Disord. 2016;17:138.

[18] Ibrahim MS, Twaij H, Haddad FS. Two-stage revision for the culture-negative infected total hip arthroplasty: a comparative study. Bone Joint J. 2018;100-B:3-8. https://doi.org/10.1302/0301-620X. 100B1.BJJ-2017-0626.R1.

[19] Grammatopoulos G, Bolduc ME, Atkins BL, et al. Functional outcome of debridement, antibiotics and implant retention in periprosthetic joint infection involving the hip. Bone Joint J. 2017;99-B(5):614-22. https://doi.org/10.1302/0301-620X. 99B5.BJJ-2016-0562.R2.

[20] Sendi P, Lötscher PO, Kessler B, et al. Debridement and implant retention in the management of hip periprosthetic joint infection outcomes following guided and rapid treatment at a single centre. Bone Joint J. 2017;99-B(3):330-6. https://doi. org/10.1302/0301-620X. 99B3.

[21] Nagra NS, Hamilton TW, Ganatra S, et al. One-stage versus two-stage exchange arthroplasty for infected total knee arthroplasty: a systematic review. Knee Surg Sport Traumatol Arthrosc. 2016;24:3106-14.

[22] Leonard HAC, Liddle AD, Burke Ó, et al. Single- or two-stage revision for infected total hip arthroplasty? A systematic review of the literature. Clin Orthop Relat Res. 2014;472:1036-42.

[23] Gehrke T, Zahar A, Kendoff D. One-stage exchange: it all began here. Bone Joint J. 2013;95-B(11):77-83. https://doi. org/10.1302/0301-620X. 95B11.32646.

[24] Thaler M, Lechner R, Dammerer D, et al. The direct anterior approach: treating periprosthetic joint infection of the hip using two-stage revision arthroplasty. Arch Orthop Trauma Surg. 2020;140(2):255-62. https://doi.org/10.1007/s00402-019-03317-1.

[25] Vielgut I, Sadoghi P, Wolf M, et al. Two-stage revision of prosthetic hip joint infections using antibiotic-loaded cement spacers: when is the best time to perform the second stage? Int Orthop. 2015;39(9):1731-6. https://doi.org/10.1007/s00264-015-2751-5.

[26] Winkler T, Stuhlert MGW, Lieb E, et al. Outcome of short versus long interval in two-stage exchange for periprosthetic joint infection: a prospective cohort study. Arch Orthop Trauma Surg. 2019;139(3):295-303. https://doi.org/10.1007/s00402-018-3052-4.

[27] Thaler M, Dammerer D, Krismer M, et al. Extension of the direct anterior approach for the treatment of periprosthetic femoral fractures. J Arthroplast. 2019;34(10):2449-53. https://doi.org/10.1016/j.arth.2019.05.015.

[28] Nogler MM, Thaler MR. The direct anterior approach for hip revision: accessing the entire femoral diaphysis without endangering the nerve supply. J Arthroplast. 2017;32(2):510-4. https://doi.org/10.1016/j. arth.2016.07.044.

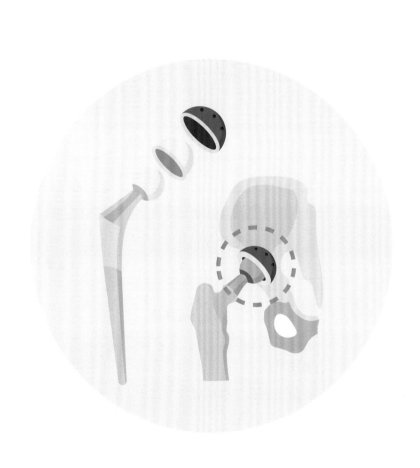

第七篇
技术及其未来发展方向

虽然预测未来是不可能的，但这并不能阻止我们去尝试和期待。我认为设备和技术将扮演越来越重要的角色。这样做的目的和潜在的好处是尽可能地消除外科医生可变的不良影响。此时，由于外科医生的不同，以及单个外科医生的手术结果不同，结果可能会有很大的差异。一个潜在的解决方案可以是更标准化的方法加上便利的设备和技术。

一方面，随着自动化飞机技术和标准化程序的发展，商用航空的安全记录得到了显著改善。另一方面，最近也发生了一些航空事故，因为自动驾驶系统出现故障或出现错误，飞行员无法通过"手动驾驶"飞机有效地接管控制权。假设对飞机自动化的依赖可能导致飞行员"操纵杆和方向舵"手飞行技能的退化。

AA 的未来将在设备和技术的推动下取得进步，带来更好的结果，但我们能做到这一点，而不会退化我们的"手飞"技能和由此产生的不幸后果吗？

第39章 前路导航技术的全髋关节置换术

Navigation Technologies for the Anterior Approach in Total Hip Arthroplasty

John Jay Perry　Andrew J. Cooper　著

杜银桥　柴　伟　译

正如大多数临床医生所知，全髋关节置换术（total hip arthroplasty，THA）是一个非常成功的手术，它可以改善髋关节疾病患者的功能和满意度。尽管外科医生的经验和技能可以最大限度地提高成功的结果，但在外科医生的敏锐度和方式方法还有偏差。可以通过标准化假体位置从而提高关节功能来改善偏差，其中包括臼杯的位置，下肢长短和偏心距的重建。在全髋关节置换术中，臼杯的安放位置对手术结果的重要性已得到充分的研究。众多研究描述了臼杯安放的安全区的概念。Lewinnek 等定义 30°～50° 的外展和5°～25° 的前倾为安全区，并指出在安全区之外可增加脱位风险[1]。Barrack 等认为 35°～50° 的外展和 10°～30° 的前倾的安全区可减少脱位[2]。尽管外科医生对安全区的理念很熟悉，但术中并不能可靠的把臼杯安放在安全区之内。

有趣的是，根据外科医生自身的经验发现，在标准和微创入路中，术中通过视觉来确定臼杯和柄的位置并不可靠[3, 4]。Callahan 等对经验丰富的外科医生术中仅通过视觉来植入的 1823 个臼杯研究发现，只有一半的臼杯位于 30°～45° 的外展和 5°～25° 的前倾的目标区内[4]。假体位置能够影响并发症的发生，如脱位[1, 2, 5-7]加速界面磨损和减少假体使用寿命[5, 8-12]，撞击导致活动范围受限[13]，甚至灾难性的失败[14-16]。

计算机辅助的骨科手术技术在全髋关节置换术中已经逐步成熟，它用于辅助关节外科医生获得更好的假体位置，以促进和改善患者满意度和临床结果。术中透视的引入是全髋关节置换术的一个重大进步，能够指导假体位置的安放。透视有利于术中决策，并提供假体位置的实时信息，包括预估腿长和偏心距。Beamer 等发现在初次和翻修的全髋关节置换术中，使用不同的入路，透视可提高臼杯植入到 30°～45° 外展和 5°～25° 前倾的安全区的概率[17]。

仰卧位的直接前路（direct anterior approach，DAA）允许将术中透视纳入工作流程之中。术中透视在 DAA 中是一种方便、经济、简便的技术，并早于现在的计算机辅助骨科手术系统。J. Martin 等对比了 100 例后路无透视患者和 100 例 DAA 联合透视患者的解剖组件定位[18]，与后路相比，DAA 联合透视图像更能精确地恢复下肢长短、股骨偏心距和联合偏心距。DAA 比后路获得了更理想的臼杯外展和前倾[18]。

Rathod 等比较了 DAA 联合透视和后路无透视的结果，其中包含 DAA 学习曲线中的病例[19]。DAA 组的臼杯的外展和前倾的差异显著降低，DAA 组可以更加可靠的达到理想的外展和前倾（分别为 98% 和 97%），与后路相比（分别为 86% 和 77%）。即使在 DAA 学习曲线的过程中，95% 达到了理想的外展，91% 达到了理想的前倾[19]。虽然透视作为 DAA 外科医生的工作流程中的一个定性工具很容易被接受，但它缺乏用于优化术中决策的细化和定量的数据。围绕在现有的透视的基础上，需要更多的定量数据传递系统，这也为全髋关节置换术的创新留下机会。

计算机辅助骨科手术在过去 30 年中迅速扩展，包含了四项基本技术（图 39-1）。

- 计算机辅助的术前规划。
- 计算机辅助的导航。
- 机器人。
- 患者个性化的手术模板。

许多现有的专利系统结合了 2 个或 2 个以上的这些技术，以尽量减少误差，同时尝试优化髋关节置换术的效率。术中导航平台通常将计算机辅助的术前规划导入其工作流程。而机器人需要计算机辅助的术前规划和导航来直接指导机器人的操作。

一、计算机辅助的术前规划

使用醋酸纤维胶片的术前规划早已被数字和计算机辅助的术前规划所替代。许多关节外科医生都精通多种计算机辅助的术前规划的平台。这些平台允许更有能力的计算机辅助指导技术的发展。计算机辅助指导旨在增强透视，为外科医生提供更加详细、更可靠的定性指导经验。一般来说，指导是提供旨在解决一个问题或疑问的信息，在本质上可能被认为是定性的。相反，导航需要详细地定量信息来呈现一个目标。术前规划可以提供指导，术中透视也是如此，但通常缺乏计算机辅助导航系统提供的准确数据。

二、计算机辅助导航

20 世纪 90 年代，随着三维传感器技术的进步，髋关节置换术的计算机辅助导航得到了发展。一般来说，导航被认为是一个精确确定位置并执行原计划路线的过程。在计算机辅助导航之前，缺乏以毫米和度为单位的定量数据，从而很难获得精确的髋臼和股骨位置而影响假体植入。计算机辅助导航技术在 21 世纪初迅速萌芽和快速发展，以帮助解决传统视觉、机械和透视技术在定量上的缺陷。计算机辅助导航系统努力使外科医生能够精确地规划和植入假体，使其达到了传统技术以前无法达到的毫米和度数的水平，并

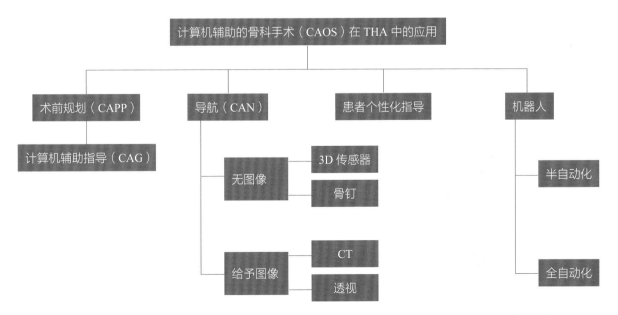

▲ 图 39-1　计算机辅助的骨科手术（CAOS）在全髋关节置换术（THA）的四项基本技术

减少了影像学异常的可能性。

计算机辅助导航和计算机辅助指导系统被认为是被动的技术，它提供信息来指导外科医生使用传统工具进行决策和行动。计算机辅助导航和计算机辅助指导并不像机器人系统那样对外科医生行为进行物理控制。计算机辅助导航系统通常是基于图像或无图像的方式，外科医生获取数据用于术中决策。基于图像的系统依赖于术前计算机断层扫描（CT）或术中透视图像。基于图像的系统可能被认为是无创的，对相关骨性解剖进行间接测量（图 39-2）。

基于图像的系统可能被认为对外科医生更为有利，因为可以采用间接的影像学测量，而不是在骨盆和股骨上的特定位置植入有创性的解剖参考针作为参考进行直接测量。使用无图像或基于图像的计算机辅助导航系统来注册骨性解剖标记所需的时间，在不同技术之间似乎有很大的差异，可能会给手术团队带来很长的学习曲线。

（一）无图像导航系统

市面上最早的无图像导航系统有 Zimmer 计算机辅助手术（computer-assisted surgery，CAS）（Zimmer Biomet，Warsaw，IN）、Stryker OrthoMap 导航（Stryker，Kalamazoo，MI，USA）和 BrainLab 导航（BrainLab，Munich，Germany），这些都需要在骨盆甚至股骨侧植入钻针，以放置无源光学追踪器，由手术区域附近的三维主动光学追踪器进行监控。用光学追踪器探针对髋臼和股骨标志进行精确注册。骨性标志的注册和解剖追踪器的稳定性对手术的精确性及成功至关重要。臼杯的位置特别是外展和前倾，以及腿长的变化和偏心距，都会通过无图像系统实时地展现给外科医生。

该技术的价值是基于数据的准确性和注册步骤的精准性和效率。通过认真注册，数据将是可靠的，为外科医生提供实时反馈，并根据假体植入的位置和功能指标做出由数据驱动的决定。计算机、光学和追踪器技术的不断进步希望能够提供比旧系统更高的精度和效率。有些无图像的计算机辅助导航系统对所有假体均适用，而有些则必须使用指定公司的假体才能获得最佳的数据捕获。当患者处于侧卧位时，术中成像很少用于后外侧、外侧和前外侧等入路，该数据的优点在于补充了严重依赖外科医生经验和技能的标准技术。外科医生和认为透视是累赘的方法是无图像导航

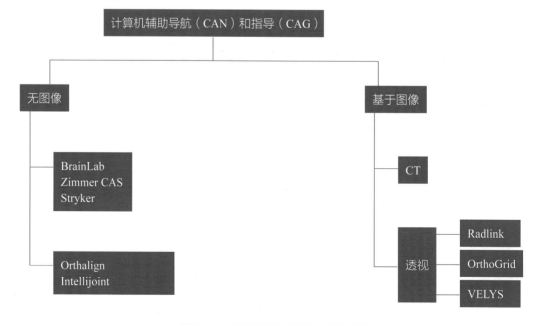

▲ 图 39-2　计算机辅助导航和指导系统

系统发展的受益者。这些系统也增强了人们对特定入路和外科医生尽量减少使用电离辐射的愿望。

据报道，与标准技术相比，无图像计算机导航系统的功效和精确性可以减少异常情况的出现和改善假体位置（包括臼杯位置和下肢长短差异）[20-22]。虽然在一般情况下，这些系统是有效的，精确的和可靠的，但是在注册过程中，却很难提高效率和减少手术时间[21]。相反，Kruezer等报道了使用无图像计算机辅助导航系统比传统的DAA相比，手术时间略缩短，理论上讲，仰卧位比侧卧位的注册过程更为简便[23]。尽管有影像学、安全性和潜在的效率方面的好处，但无图像计算机辅助导航系统在临床结果方面的改善还没有实现[20, 21]。

这些导航系统在某种程度上与入路无关，当这些产品推出时，便可用于前路和其他常见的入路。随着前路全髋关节置换术病例比例的增加，这些导航系统也更频繁地用于与最初发布时不同的场景。采用前路可以看到一些注册的优势，例如髂前上棘（anterior superior iliac spine，ASIS），更容易注册两侧骨性标记。

特定臼杯的分析，例如，在骨盆平片上定义臼杯的位置，在术中仰卧位的患者中更容易实现。一些注册点也可以在侧卧位完成，但往往需要在侧卧位前进行注册。这可能会造成流程的中断，因为在最终体位前需要在骨盆中植入定位针进行登记，而这需要一定程度的无菌操作。通常，外科医生在侧卧位使用这项技术时，会放弃上述骨盆注册和相应数据，而去注册骨盆的功能平面。

在仰卧位注册两侧ASIS的优势被股骨侧操作时髂骨上的骨盆追踪器所抵消。在前路中，股骨侧显露和扩髓往往会与同侧髂骨的追踪器竞争空间。在股骨操作过程中，骨盆上任何定位针的扭动都会导致数据的误差，最明显的就是腿长和偏心距。小的追踪器和新的导航系统联用可一定程度上帮助解决这个问题。甚至把追踪器置入对侧髂骨上。这可能会带来一些工作流程上的挑战，但导航系统已成功运用于前路的全髋关节置换术。

外科医生采用这项技术是基于导航系统的数据输出优势与手术时间的可能延长，医生工作流程的改变，以及医院系统需要额外的资金、软件和一次性耗材导致成本增加的劣势。其他的导航系统，如Intellijoint HIP®（Intellijoint Surgical，Inc，Kitchener，ON，Canada）（图39-3）和HipAlign®（OrthAlign，Inc，Aliso Viejo CA，USA）试图解决一些成本的问题、便携性和可能的易用性改进。尽管这些系统仍然需要注册步骤和植入定位针获取数据，但它们试图通过解决初代产品的一些问题来吸引更多的用户群。

（二）基于图像的导航系统

基于图像的导航系统与无图像导航系统是同时发展的。与无图像系统类似，基于图像的导航也有优缺点。基于图像的系统在骨科手术中是由维体成像包括核磁共振成像（MRI）、CT，甚至新的超声技术和非维体成像如二维和三维透视。基于CT和二维透视的系统一直是大多数全髋关节置换术成像导航系统的重点。CT和透视的平片使患者显露于电离辐射，而单独使用透视使外科医生、患者和手术团队显露。有关DAA术中外科医生和患者的显露问题最近正被研究[25-27]。

McNabb等报道在DDA全髋关节置换术中使用透视不会给患者或外科医生带来不必要的辐射显露风险[25]。Curtin等报道说，在使用透视的DAA中，总的辐射量与以前公布的乳房X线

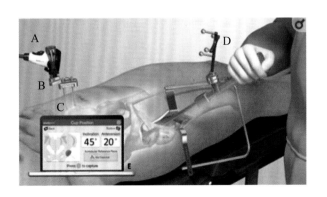

▲ 图 39-3　**Bradley 等所描述的 Intellijoint HIP 迷你导航系统** [24]

片检查值（3 m Gy）几乎相同，比标准胸部 CT（13 m Gy）少 4 倍[26]。他们的结论是，虽然很难确定患者吸收的确切辐射量，但他们的数据表明，DAA 术中的一次性显露量是可以忽略不计的。Pomeroy 等认为外科医生需要进行超过 300 000 次的 DAA 全髋关节置换术才能超过 800 m Gy 的白内障阈值剂量，但让外科医生自行决定是否使用防护眼镜[27]。

增加手术时间是患者和外科医生都关心的问题。许多需要获取数据的技术的应用都增加了手术时间，以获得更准确地手术操作和改善患者的效果。Hube 等的一项对比研究报告称，与手工技术相比，基于 CT 和透视的系统增加了手术时间，基于 CT 的系统需要大量的术前规划，但术中时间较少；基于透视的系统不需要术前规划，但术中需要更多的时间进行设置和分析[28]。两种技术在术后外展角的平均差异与术前规划的准确性相似。基于 CT 的系统具有基于骨性标志的三维反馈的优势，但术前规划需要时间。Hube 等总结说，基于透视的方法可用于解剖结构正常、畸形较小的常规病例，而对于复杂的畸形，利用基于 CT 的方法可能更有优势[28]。

1998 年，Digiola 等首次使用 CT 导航来提高全髋关节置换术中髋臼假体位置的准确性[29]。基于 CT 的导航比传统放置的髋臼假体具有更好的准确性，在前路和后路都同样有效[30, 31]。Sugano 等在一项长期随访研究中发现，脱位和撞击相关的机械并发症在减少，这些并发症导致生物型全髋关节置换术和陶瓷轴承表面的翻修[31]。基于 CT 导航的障碍包括耗时的 CT 术前规划，增加时间、费用和后勤规划及额外的辐射暴露[32]。

基于透视的导航是计算机辅助导航的一个最新发展。历史上，由于透视的普及，有创性导航系统很少用于前路手术。更常见的是，进行前路全髋关节置换术的外科医生会使用透视来提供定性的假体位置数据。一些作者[33]对 DAA 手术中透视的准确性和必要性提出了质疑，但也有一些作者[17]表示赞同。透视图像和图像的解读会受到患者尺寸、定位和 C 臂位置的影响。C 臂的初始设置和稳定的仰卧位有助于在整个病例的解读，因为骨盆的变化会影响决策。Shah 等报道说，86.4%（19/22）的 DAA THA 中会发生骨盆变化，与手术初始时位置相比，由于髋臼杯的压配有向外延伸（前倾增大）的趋势[34]。也有报道说骨盆的旋转。他们注意到，在 32%（7/22）的患者中出现了由于骨盆位置的变化，髋臼杯位置变化比计划大了 5°。Shah 总结说：“尽管很轻微，但在仰卧位全髋关节置换术中，骨盆位置的变化确实会影响髋臼杯的安放。”

对于使用透视辅助 DAA THA 的新手来说，学习曲线是典型的，因为随着经验的增加，并发症会减少[35]。X 线片和透视图像的解读困难甚至导致最有经验的骨盆外科医生，如 Jeff Mast，将其描述为“X 线片的苦难”。X 线成像是阴影，可能会失真，导致误解，因此对骨科医生来说是一种痛苦。

Jang 等报道了在 C 臂倾斜角度的微小变化中察觉臼杯前倾和倾斜的准确性[36]。他们注意到的 C 臂机仅仅 10° 头部或尾部倾斜导致髋臼杯前倾角和外展角各自 9° 和 10° 的误差。James 等发现全髋关节置换术依赖于常规的术中透视骨盆前后成像，利用公认的尾骨到耻骨的距离，导致 95%（39/41）的髋关节由于在伸直状态下成像而被置于未意识到过度的前倾和外展中[37]。他们建议将 C 臂定位到使闭孔的大小和形状与术前站立的骨盆 X 线片相匹配。James 继续解释说，“这种技术可以在术中考虑自然站立位骨盆倾斜，并使术中和术后的站立髋臼假体方向的变化最小”[37]。两种观点和关注点的对立，为改善透视的引导能力留下了机会，并促使人们需要更多的定量数据采集来增强和帮助全髋关节置换术的真实手术导航。

在撰写本章时，VELYSTM 髋关节导航系统（DePuy Synthes © West Chester，PA，USA）是唯一在前路髋关节置换手术中使用透视的导航系统。其他使用图像为外科医生提供假体的定位和下肢长短及偏心距的技术包括 OrthoGrid Hip

（OrthoGrid Systems，Inc，Salt Lake City，UT，USA）和 Radlink（Radlink，Inc，El Segundo，CA，USA）。外科医生还将使用其他方法，而不是技术，来帮助解读反馈的图像。这些技术已被描述为打印叠加，使用测量工具和导杆。这些技术的成功还没有得到广泛的说明，推测取决于用户对其局限性的理解和经验。更多的说明将伴随着这些技术与透视的相互吸收，使其更利于前路髋关节置换手术。

（三）OrthoGrid 系统

OrthoGrid Hip 是一种专门为直接入路全髋关节置换术设计的术中手术应用。该技术最著名的是其纠正透视失真的能力，这一点很容易被忽视。世界各地许多手术室常见的图像增强 C 臂，主要是由于电磁干扰导致透视失真。如果不加以考虑，失真可能会影响直接入路全髋关节置换术中对假体位置的解释，从而导致肢体长度的差异和不理想的患者效果[38]。图 39-4 展示了 OrthoGrid Hip 失真校正技术，在直接入路全髋关节置换术中实现了更精确的图像引导。

除了变形矫正，OrthoGrid Hip 还提供了关键的工具和模板，使外科医生能够客观地评估和准确地评价假体的位置和髋关节力学的恢复，如髋臼杯的外展、髋关节偏心距和肢体长短。在一项研究中，比较了使用和不使用 OrthoGrid 的直接入路全髋关节置换术联合透视 OrthoGrid 组，髋臼前倾、腿长恢复和髋关节偏心距恢复都有所改善[39]。一项比较模拟 OrthoGrid Drone 系统和数字系统的研究得出结论，OrthoGrid Hip 数字网格系统"展示了一种高效的方法，可以在直接入路全髋关节置换术中达到一致性和精确的髋臼杯位置和髋关节对称性恢复"，并且与模拟系统相比，显示出较低的整体手术和透视时间[40]。

（四）Radlink 系统

Radlink 是第一个为外科医生提供术中影像数据的图片存档和通信系统（picture archive and communication system，PACS）。该公司利用平片技术和透视 C 臂采集的影像，使该技术适用于仰卧位和侧卧位。这家软件 / 硬件公司为髋关节置换术提供了有意义的数据，包括对髋臼杯位置、下肢长短和偏心距的指导。该系统有一个支架和显示器，允许假体代理和外科医生进行术前规划和术中指导。Radlink 提供术中髋臼杯位置的椭圆投影，用于定性的外展和前倾的预估（图 39-5）。

Hamilton 等利用 Radlink 的臼杯定位椭圆，并报道了臼杯放置的准确性和精确性得到了提高[41]。该系统允许外科医生在髋臼杯植入过程中瞄准一个预选的外展角 40°，前倾角 20° 的椭圆，并通过术后 X 线片测量其准确性。计算机导航组的平均外展角为 40.4°（范围 32.7°～51.1°），透视组为 42.3°（范围 33.7°～51.1°）。计算机导航下的臼杯明显更接近预定的目标外展角 40°（P<0.001）。他们报道中说，与常规的单纯透视

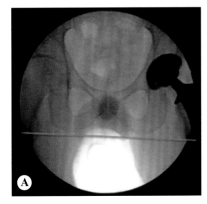
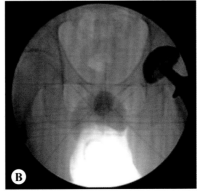
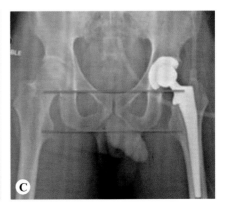

▲ 图 39-4　**A.** 失真使手术肢体显得短缩。**B.** 经过失真矫正后，肢体长度非常接近。**C.** 这在术后影像中得到证实

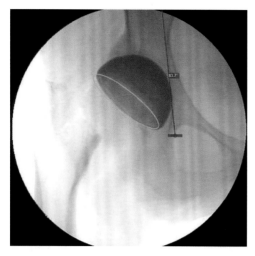

▲ 图 39-5　**Radlink** 前倾和外展的椭圆

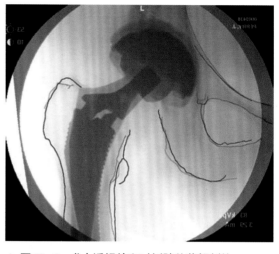

▲ 图 39-6　术中透视片和对侧髋关节解剖的 **Radlink** 数字叠加图

技术相比，手术和透视时间有略微的增加。植入髋臼的手术时间从单独透视的 4.58min 增加到计算机辅助引导组的 7.04min（*P* < 0.001）。使用导引系统，透视时间从 11.1s 略微增加到 12.9s（*P* < 0.001）。Hamilton 指出，"尽管两组都显示了准确和精确的位置，但屏幕上的引导系统协助定位可能对经验不足的外科医生帮助更大。"

该系统还提供叠加分析，这是一个彩色的盆腔解剖数字轮廓，类似于 DAA 外科医生历来熟悉的手动透视打印机醋酸纤维叠加技术（图 39-6）。Radlink 的数字叠加技术允许外科医生在整个手术过程中欣赏相对合成的盆腔解剖效果。该技术有助于指导外科医生在复位假体试模后选择假体的大小和形态，并可以与同侧和对侧髋关节进行比较。

在手术完成后和切口闭合前，外科医生可以在整个盆腔内拍摄 5 张不同透视点的重叠图像。然后软件将这些图像数字化交汇在一起，为外科医生提供整个盆腔解剖的全景，类似于术中下移前后位盆腔 X 线片（图 39-7）。该系统对假体供应商是不可知的。

（五）VELYS 髋关节导航系统

VELYS 髋关节导航系统，正式名称为 JointPoint，它被描述为第一个，也是目前唯一一

个利用透视引导导航的髋关节置换术技术，它结合了手术中获得的图像，并提供髋臼杯位置、下肢长短和偏心距的数据。与本章中提到的无图像导航系统有一些明显的区别。

VELYS 髋关节导航系统是无创的，因为不需要在骨盆和（或）股骨中放置定位针。此外，注册步骤通常由非外科领域的顾问进行。该技术主要是基于软件的，因为它在与透视 C 臂通信的计算机上运行。这使得手术区域内没有多余的工具和器械。定性和定量的数据都显示在一个触摸屏显示器上（图 39-8）。大多数计算机辅助引导、计算机辅助导航和机器人系统都有一个显示器，供外科医生进行术前规划和术中修正手术规划。导航和机器人技术允许使用毫米和度数进行定量评估。

显示器允许工程师和外科医生对术前骨盆 X 线片制作的模板进行操作和测量，然后获得术前、术中和术后的透视图像（图 39-9）。

VHN 中提供的下肢长短和偏心距数据显示在一个名为 OneTrialTM（DePuy Synthes Orthopaedics，Inc，Palm Beach Gardens，FL，USA）的图表中（图 39-10）。该图表的目的是让外科医生不仅可以看到当前的下肢长短和的偏心距情况，还可以看到与正在使用的不同类型的股

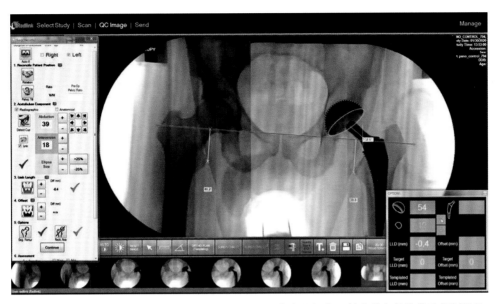

▲ 图 39-7 Radlink 全景数字交汇图像允许外科医生在关闭伤口前欣赏完整的盆腔解剖结构

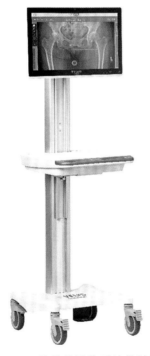

▲ 图 39-8 VELYS 髋关节导航系统带触摸屏显示器的塔台

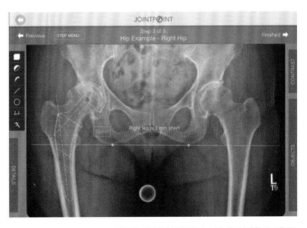

▲ 图 39-9 VELYS 髋关节导航系统与其他计算机辅助指导和机器人系统类似，提供计算机辅助的术前计划

骨柄的下肢长短和偏心距的变化。这需要软件了解所使用的股骨柄的具体参数，以及其几何形状和它将如何影响复位。对于前路，许多外科医生发现重复的尝试复位，尤其是在特殊手术床上，

是很费时和麻烦的。这项技术的设计是为了解决前路手术的一些具体问题，也是这种类型的手术大量增长的结果。

在前路手术中使用透视存在潜在的时间效率低下的问题，并给医护和患者带来辐射。准确解读术中图像往往需要大量的成像时间来解决一些影响数据结论的变量。VELYS 髋关节导航使用注册步骤来解决这些变量，可能会减少重复成像的需要[42]。

髋关节置换术中髋臼杯位置对成功结果的重

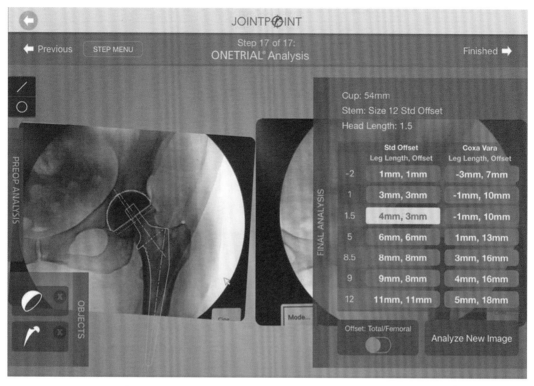

▲ 图 39-10　VELYS 髋关节导航系统通过计算下肢长短和外科医生可用的不同假体形态的偏移量来促进术中导航，以再现患者的个性化解剖结构，同时允许与对侧髋关节进行比较。利用 OneTrial™ 技术，外科医生可以从髓腔、颈部和头部结构的首次复位中选择最佳的假体大小和几何形状

要性此前已被充分研究。VELYS 髋关节导航使用透视形成一个基于数学的椭圆来解决髋臼杯的前倾角和外展角。准确的髋臼杯数据需要用户在骨盆水平的情况下分析髋臼假体。此外，目前的技术还没有考虑到坐着和站着时骨盆的功能变化。这些在功能上发生的尾部和头部方向的倾斜变化可以通过术中透视和术前图像来解决，以评估除了仰卧位以外的体位臼杯的位置。

VELYS 髋关节导航在用户友好的图表中关注腿长和偏心距数据，以帮助提高髋关节置换手术的成功率。许多外科医生认为前路可能限制了在特殊手术床上检查髋关节张力的便利性，DAA 手术床将手术肢体固定在牵引靴中，需要更加关注成像来获得这一信息。如果没有技术，现有的技术可能会很费时和（或）不准确。VELYS 髋关节导航的主要重点是不仅提供臼杯数据，而且通过比较两幅图像提供下肢长短和偏心距数据。

前面讨论的导航和引导技术有助于满足在全髋关节置换术中植入假体时提高准确性、精确性和可靠性的需要，以前依靠人类视觉和触觉是不可能的。常规使用解剖学标志和机械校准导向器在确保最佳臼杯定位方面具有不同的可靠性[43-45]。大多数计算机辅助系统已经成功地改善了臼杯的位置，超过了传统的外科医生的敏锐度，但报道了手术时间增加的不利因素。成本、便携性和工作流程效率的降低一直是许多这些技术的关注点，也为新的创新提供了机会。

像大多数不断发展的技术一样，随着技术的进步和外科团队获得使用这些系统的经验，成本会下降，便携性得到改善，工作流程效率得到提高。到目前为止，关于用这些系统确定腿长和偏心距的准确性和精确度的研究还很有限。同样，尽管计算机辅助系统在放射学、安全和潜在的效率方面有好处，但在临床结果方面的重大改进还没有实现。截至目前，任何患者的髋关节置换术的理想臼杯角度是未知的。已有的放射学安全区反映了静态的骨盆和统一的解剖结构，这与动态的现实相反。现在人们认识到骨盆和脊柱解剖学代表了一种动态关系，称为脊柱 – 骨盆活动度，可以从仰卧、站立和坐姿中改变[46-48]。脊柱骨盆的力线、平衡和活动性可能是导致脱位等并发症的一个未被充分认识和误解的原因[49-51]。因此，为了减少脱位、撞击、磨损和断裂等动态问题，

外科医生必须考虑到每个患者的固定解剖结构和脊柱 – 骨盆活动度的变化，以确定其最佳功能假体位置。

随着计算机辅助引导和导航技术的发展，它们无疑将成为阐明、记录和理解脊柱 – 骨盆解剖学的动态关系和患者的个性化差异的重要工具，并促进准确、可靠地瞄准每个患者的最佳、功能性假体位置，减轻全髋关节置换术后的潜在不良后果。

参考文献

[1] Lewinnek GE, Lewis JL, Tarr RI, Compere CL, Zimmerman JR. Dislocations after total hip-replacement arthroplasties. J Bone Joint Surg Am. 1978 Mar 1;60(2):217-20.

[2] Barrack RL. Dislocation after total hip arthroplasty: implant design and orientation. J Am Acad Orthop Surg. 2003;11(2):89-99.

[3] Woerner M, Sendtner E, Springorum R, Craiovan B, Worlicek M, Renkawitz T, Grifka J, Weber M. Visual intraoperative estimation of cup and stem position is not reliable in minimally invasive hip arthroplasty. Acta Orthop. 2016;87(3):225-30.

[4] Callanan MC, Jarrett B, Bragdon CR, Zurakowski D, Rubash HE, Freiberg AA, Malchau H. The John Charnley Award: risk factors for cup malpositioning: quality improvement through a joint registry at a tertiary hospital. Clin Orthop Relat Res. 2011;469(2):319-29.

[5] Kennedy JG, Rogers WB, Soffe KE, Sullivan RJ, Griffen DG, Sheehan LJ. Effect of acetabular component orientation on recurrent dislocation, pelvic osteolysis, polyethylene wear, and component migration. J Arthroplast. 1998;13(5):530-4.

[6] Pierchon F, Pasquier G, Cotten A, Fontaine C, ClarisseJ, Duquennoy A. Causes of dislocation of total hip arthroplasty. CT study of component alignment. J Bone Joint Surg. British volume. 1994;76(1):45-8.

[7] McCollum DE, Gray WJ. Dislocation after total hip arthroplasty. Causes and prevention. Clin Orthop Relat Res. 1990;1(261):159-70.

[8] Del Schutte JH, Lipman AJ, Bannar SM, Livermore JT, Ilstrup D, Morrey BF. Effects of acetabular abduction on cup wear rates in total hip arthroplasty. J Arthroplast. 1998;13(6):621-6.

[9] Collaborative AT. I, Bhandari M, Matta JM, Dodgin D, Clark C, Kregor P, Bradley G, Little L. Outcomes following the single-incision anterior approach to total hip arthroplasty: a multicenter observational study. Orthop Clin North Am. 40(3):329-42.

[10] Nick JL, Constant AB, John AG. Acetabular polyethylene wear and acetabular inclination and femoral offset. Clin Orthop Relat Res. 2009;467:2895-900.

[11] Hart AJ, Ilo K, Underwood R, Cann P, Henckel J, Lewis A, Cobb J, Skinner J. The relationship between the angle of version and rate of wear of retrieved metal-on-metal resurfacings: a prospective, CT-based study. J Bone Joint Surg. British volume. 2011;93(3):315-20.

[12] De Haan R, Pattyn C, Gill HS, Murray DW, Campbell PA, De Smet K. Correlation between inclination of the acetabular component and metal ion levels in metal-on-metal hip resurfacing replacement. J Bone Joint Surg. British volume. 2008;90(10):1291-7.

[13] D'Lima DD, Chen PC, Colwell CW Jr. Optimizing acetabular component position to minimize impingement and reduce contact stress. J Bone Joint Surg. 2001; 83(2): S87-91.

[14] Barrett MO, Van Citters DW, Hamilton WG. Mechanical failure of marathon cross-linked polyethylene acetabular liner after total hip arthroplasty. Am J Orthop. 2011; 40(10): 523.

[15] Tower SS, Currier JH, Currier BH, Lyford KA, Van Citters DW, Mayor MB. Rim cracking of the cross-linked longevity polyethylene acetabular liner after total hip arthroplasty. J Bone Joint Surg. 2007;89(10):2212-7.

[16] Waewsawangwong W, Goodman SB. Unexpected failure of highly cross-linked polyethylene acetabular liner. J Arthroplast. 2012;27(2):323-e1.

[17] Beamer BS, Morgan JH, Barr C, Weaver MJ, Vrahas MS. Does fluoroscopy improve acetabular component placement in total hip arthroplasty? Clin Orthop Relat Res. 2014;472(12):3953-62.

[18] Martin JR, Masonis JL, Mason JB. Anatomic total hip component position is more reproducible with the direct anterior approach using intraoperative fluoroscopy. Arthroplasty Today. 2020;6(4):777-83.

[19] Rathod PA, Bhalla S, Deshmukh AJ, Rodriguez JA. Does fluoroscopy with anterior hip arthroplasty decrease acetabular cup variability compared with a nonguided posterior approach? Clin Orthop Relat Res. 2014;472(6):1877-85.

[20] Confalonieri N, Manzotti A, Montironi F, Pullen C. Leg length discrepancy, dislocation rate, and offset in total hip replacement using a short modular stem: navigation vs

conventional free hand. Orthopedics. 2008;31(10):35.

[21] Renkawitz T, Weber M, Springorum HR, Sendtner E, Woerner M, Ulm K, Weber T, Grifka J. Impingement-free range of movement, acetabular component cover and early clinical results comparing 'femur-first' navigation and 'conventional' minimally invasive total hip arthroplasty: a randomized controlled trial. Bone Joint J. 2015;97(7):890-8.

[22] Liu Z, Gao Y, Cai L. Imageless navigation versus traditional method in total hip arthroplasty: a meta-analysis. Int J Surg. 2015;21:122-7.

[23] Kreuzer S, Leffers K. Direct anterior approach to total hip arthroplasty using computer navigation. Bull NYU Hosp Jt Dis. 2011;69(1):S52.

[24] Bradley MP, Benson JR, Muir JM. Accuracy of acetabular component positioning using computer-assisted navigation in direct anterior total hip arthroplasty. Cureus. 2019;11(4)

[25] McNabb DC, Jennings JM, Levy DL, Miner TM, Yang CC, Kim RH. Direct anterior hip replacement does not pose undue radiation exposure risk to the patient or surgeon. J Bone Joint Surg. 2017;99(23):2020-5.

[26] Curtin BM, Armstrong LC, Bucker BT, Odum SM, Jiranek WA. Patient radiation exposure during fluoro-assisted direct anterior approach total hip arthroplasty. J Arthroplast. 2016;31(6):1218-21.

[27] Pomeroy CL, Mason JB, Fehring TK, Masonis JL, Curtin BM. Radiation exposure during fluoro-assisted direct anterior total hip arthroplasty. J Arthroplast. 2016; 31(8): 1742-5.

[28] Hube R, Birke A, Hein W, Klima S. CT-based and fluoroscopy-based navigation for cup implantation in total hip arthroplasty. Surg Technol Int. 2003;11:275-80.

[29] Digioia AM 3rd, Jaramaz B, Plakseychuk AY, Moody JE Jr, Nikou C, Labarca RS, Levison TJ, Picard F. Comparison of a mechanical acetabular alignment guide with computer placement of the socket. J Arthroplast. 2002;17:359-64.

[30] Sugano N. Comparison of mini-incision total hip arthroplasty through an anterior approach and a posterior approach using navigation. Orthop Clin N Am. 2009;40:365-70.

[31] Sugano N, Takao M, Sakai T, Nishii T, Miki H. Does CT-based navigation improve the long-term survival in ceramic-on-ceramic total hip arthroplasty? Clin Orthop Relat Res. 2012;470(11):3054-9.

[32] Sugano N. Computer-assisted orthopaedic surgery and robotic surgery in total hip arthroplasty. Clin Orthop Surg. 2013;5(1):1-9.

[33] Bingham JS, Spangehl MJ, Hines JT, Taunton MJ, Schwartz AJ. Does intraoperative fluoroscopy improve limb-length discrepancy and acetabular component positioning during direct anterior total hip arthroplasty? J Arthroplast. 2018;33(9):2927-31.

[34] Shah SM, Walter WL, Ngo J. Is the pelvis stable during supine total hip arthroplasty? Acta Orthop Belg. 2017;83(1):81-6.

[35] Hartford JM, Bellino MJ. The learning curve for the direct anterior approach for total hip arthroplasty: a single surgeon's first 500 cases. Hip Int. 2017;27(5):483-8.

[36] Jang ES, Lin JD, Shah RP, Geller JA, Cooper HJ. The effect of c-arm tilt on accuracy of intraoperative fluoroscopy in assessing acetabular component position during direct anterior approach for hip arthroplasty. J Orthop. 2018;15(2):447-9.

[37] James CR, Peterson BE, Crim JR, Cook JL, Crist BD. The use of fluoroscopy during direct anterior hip arthroplasty: powerful or misleading? J Arthroplast. 2018;33(6):1775-9.

[38] Carlson VR, Elliott IS, DeKeyser GJ, Pelt CE, Anderson LA, Gililland JM. Are we being fooled by fluoroscopy? Distortion may affect limb-length measurements in direct anterior total hip arthroplasty. J Arthroplast. 2020.

[39] Gililland JM, Anderson LA, Boffeli SL, Pelt CE, Peters CL, Kubiak EN. A fluoroscopic grid in supine total hip arthroplasty: improving cup position, limb length, and hip offset. J Arthroplast. 2012;27(8):111-6.

[40] Thorne TJ, Nishioka ST, Andrews SN, Mathews KA, Nakasone CK. Comparison of component placement accuracy using two intraoperative fluoroscopic grid technologies during direct anterior total hip arthroplasty. J Arthroplast. 2020;35(12):3601-6.

[41] Hamilton WG, Parks NL, McDonald JF, Pfefferle KJ. A prospective, randomized study of surgical positioning software shows improved cup placement in total hip arthroplasty. Orthopedics. 2019;42(1):42-7.

[42] Goodell PB, Kokubun B, Kollmorgen R. Computer navigation vs. Conventional Overlay Methods in DA THA: A Single surgeon Experience. Poster presented at: Peer Reviewed. Peerless Insight. The 30th AAHKS Annual Meeting. 2020, Nov 5-8. Dallas, Texas, USA.

[43] Minoda Y, Ohzono K, Aihara M, Umeda N, Tomita M, Hayakawa K. Are acetabular component alignment guides for total hip arthroplasty accurate? J Arthroplast. 2010;25(6):986-9.

[44] Kanoh T, Hasegawa Y, Masui T, Yamaguchi J, Kawabe K, Ishiguro N. Accurate acetabular component orientation after total hip arthroplasty using an acetabular alignment guide. J Arthroplast. 2010;25(1):81-6.

[45] Maeda Y, Sugano N, Nakamura N, Hamawaki M. The accuracy of a mechanical cup alignment guide in total hip arthroplasty (THA) through direct anterior and posterior approaches measured with CT-based navigation. J Arthroplast. 2015;30(9):1561-4.

[46] Tiberi JV III, Antoci V, Malchau H, Rubash HE, Freiberg AA, Kwon YM. What is the fate of total hip arthroplasty (THA) acetabular component orientation when evaluated in the standing position? J Arthroplast. 2015;30(9):1555-60.

[47] Kanawade V, Dorr LD, Wan Z. Predictability of acetabular component angular change with postural shift from standing to sitting position. J Bone Joint Surg. 2014;96(12):978-86.

[48] Lum ZC, Coury JG, Cohen JL, Dorr LD. The current knowledge on spinopelvic mobility. J Arthroplast. 2018;33(1):291-6.

[49] DelSole EM, Vigdorchik JM, Schwarzkopf R, Errico TJ, Buckland AJ. Total hip arthroplasty in the spinal deformity population: does degree of sagittal deformity affect rates of safe zone placement, instability, or revision? J Arthroplast. 2017;32(6):1910-7.

[50] Esposito CI, Carroll KM, Sculco PK, Padgett DE, Jerabek SA, Mayman DJ. Total hip arthroplasty patients with fixed spinopelvic alignment are at higher risk of hip dislocation. J Arthroplast. 2018;33(5):1449-54.

[51] Sultan AA, Khlopas A, Piuzzi NS, Chughtai M, Sodhi N, Mont MA. The impact of spino-pelvic alignment on total hip arthroplasty outcomes: a critical analysis of current evidence. J Arthroplast. 2018;33(5):1606-16.

第 40 章 直接前路机器人全髋关节置换术

Robotic Total Hip Replacement with Direct Anterior Approach

Stefan W. Kreuzer　Amir Pourmoghaddam　**著**

崔　翔　柴　伟　**译**

对于关节炎，尤其是终末期髋骨关节炎（osteoarthritis，OA）患者，全髋关节置换术（total hip arthroplasty，THA）是最终的治疗方法。研究表明，THA 植入物术后存活率长，95% 患者超过 10 年，80% 患者超过 25 年。近年来，尽管 THA 取得了良好的临床效果，但随着采用 THA 治疗的病例数量不断增加，一些患者由于术后并发症（如早期翻修）而对手术效果不满意。因此，确定影响 THA 效果的风险因素是减少不满意患者数量的关键。早期研究表明，正确的股骨和髋臼假体定位是预防主要和常见 THA 术后并发症的关键因素。这些并发症可能包括髋关节脱位、生物力学性能差和腿不等长。此外，这些并发症还包括转子滑囊炎、髂腰肌腱炎和直肌腱炎等，需要进一步治疗或干预才能缓解。关节外科医生一直努力追求最佳的髋臼假体放置位置，并努力通过患者的脊柱、髋关节解剖结构，以及腰椎骨盆运动学在实现假体最佳放置位置。

自动化和计算机集成的 THA 是手术进步的必然过程。机器人技术在普外科手术中的应用十分普遍[1]。其目的是减少软组织损伤并改善术后临床结果[1]。1992 年 William Bargar 和 Howard Paul 引入了机器人髋关节置换术[2]。由于机器人 THA 手术可以减少手术过程中潜在的人为错误，从而与传统 THA 相比获得更高的植入位置精度，因此其应用越来越受欢迎[3, 4]。由于恢复髋关节生物力学可以改善术后功能结果和植入物存活率，因此机器人手术的应用比传统手术具有一定的优势[5-7]。在传统的 THA 病例中，由于难以实现髋臼假体目标定位，只有不到 47% 的患者能够实现假体的精确植入。此外，还有极少量外科医生可能将假体植入到错误或安全区以外的位置[7-10]。

一、计算机辅助设备 / 导航系统

导航系统是利用计算机辅助手术（computer assisted surgery，CAS）提高假体植入精度的革命性创新。尽管 CAS 和机器人手术意思相近，但 CAS/导航与机器人手术在 THA 病例中的应用存在显著差异。CAS 目前存在基于无图像和基于图像两种不同的技术。使用 CAS 的主要目的是获取可用于规划最佳植入物放置位置的患者个性化解剖信息。机器人技术使用 CAS 限制外科医生的术中操作和促进术前规划确执行来进一步控制手术实施[1, 2]。依据自动化水平可将手术机器人分为 3 类。

二、被动系统

在被动系统中，外科医生可以完全控制机器人的运动。在外科医生术中需要时，机器人发挥引导作用。

三、半主动系统

半主动系统手术机器人配备了可以为外科医生提供触觉、视觉或听觉反馈的仪器，同时为外科医生配备了可操纵的切割工具。机器人提供的反馈基于识别实际切割与预先计划的个性化约束的偏差。Mako 机器人系统（Stryker Corporation，Kalamazoo，MI，USA）是 FDA 批准的半主动机器人系统，可在手术期间向外科医生提供触觉反馈。

四、主动系统

主动系统的手术机器人的开发遵循更先进的算法，可以执行一些以前只能由外科医生执行的任务。例如，这些机器人可以在没有外科医生的任何干预或指导的情况下进行一些骨头切割，并且可以自主准备骨头[11]。TSolution One（ThinkSurgical，Inc，Fremont，CA）是基于 ROBODOC 技术构建的完全主动机器人的一个例子。

五、计算机 THA 手术流程

机器人 THA 手术可以分为四个阶段。

1. 术前规划：获得患者骨盆和股骨的影像学资料后，通过称为分割的半自动过程创建相应 3D 模型，并将用于识别患者髋关节解剖结构及其在矢状面、冠状面和水平面中的方向。此步骤对于实现患者个性化的生物力学非常重要[1]（图 40-1）。

2. 外科医生将使用虚拟植入物在 3D 重建和分割的髋关节模型中进行植入物的虚拟放置和定位，以获得理想的组件大小、外展度和髋关节生物力学；然后，软件将计算所需的髋臼骨切除深度、股骨截骨部位和角度（图 40-2）。

3. 术中，使用光学或机械跟踪系统将髋臼和股骨近端的骨解剖映射到计划的虚拟模型中进行配准（图 40-3）。

4. 外科医生使用手术机器人对患者的骨盆和

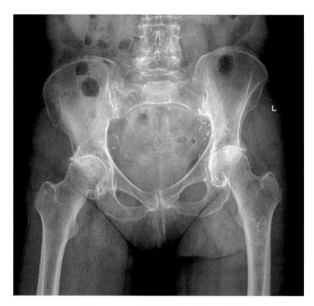

▲ 图 40-1　骨盆术前正位 X 线片

股骨执行规划的虚拟手术。在全主动模型中，外科医生将在机器人自主行动时监控骨切除情况（图 40-4）。

六、计算机手术的临床效果

由于机器人髋关节置换术的应用需要术前计划，前期关于机器人和传统髋关节置换术比较的研究受到队列规模的限制。Chen 等[12] 对 2005—2017 年进行的研究进行了一项 Meta 分析，比较了机器人与传统 THA 的术中和术后并发症。该研究纳入 1516 例患者（机器人手术患者 522 例，传统 THA 患者 994 例）。包括股骨骨折在内的术中并发症在传统手术中的发生率明显更高；然而，包括感染、神经麻痹、深静脉血栓形成和脱位在内的术后并发症在机器人和传统 THA 之间无显著差异[12]。此外，机器人手术可实现更好的臼杯和柄定位，患者出现更高的异位骨化率。通过日本骨科协会评分、Harris 髋关节评分、Merle d'Aubigne 髋关节评分、美国西安大略与麦克马斯特大学骨关节炎指数的术后临床结果表明，机器人和传统手术方法之间没有显著性差异。影像学数据分析显示腿长无显著差异；然而，通过应用机器人技术，髋臼杯的可以获得更精准的定

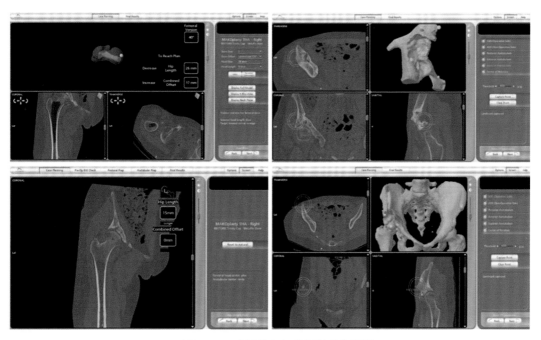

▲ 图 40-2 虚拟植入与分割髋关节模型

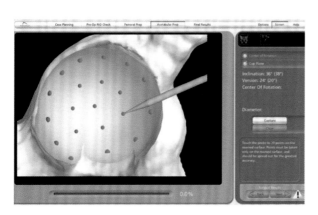

▲ 图 40-3 骨解剖与 3D 重建模型的配准

位。安全区（前倾角 5°～25°、外展角 30°～50°）内的臼杯定位和最佳植入物放置位置可降低脱位、不稳定和翻修的风险。使用传统 THA 的外科医生可在更短的时间内完成手术；然而，其在机器人组和传统手术组之间没有统计学差异。手术学习曲线（尤其是在机器人手术中）可能是减少手术时间的一个重要因素；然而，尚需要进一步的研究来阐明学习曲线在减少机器人手术时间方面的影响。Meta 分析中只有 2 项研究评估了失血量，只有 1 项研究表明机器人组失血量较低，而第 2 项研究发现 2 种手术方法之间无

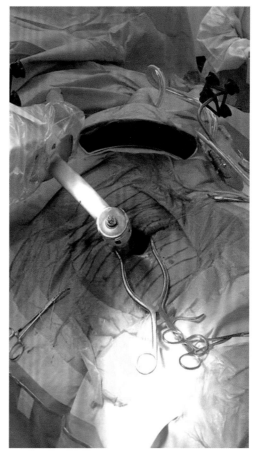

▲ 图 40-4 使用 MAKO 触觉技术在机械臂术中对髋臼进行扩孔

显著性差异。

七、机器人手术的风险和局限性

一些患者可能会将机器人在髋关节置换术中的使用解释为缺乏适当的人工监督，导致机器人手术后的诉讼增加，尤其是在早期病例中尤为明显[13]。此外，据报道，外展肌群等软组织意外损伤和股骨骨折已成为全主动机器人系统中的一大问题，并导致针对制造商的多起诉讼[14]。由于大的空心螺钉被放置在转子的尖端，MAKO病例中也出现了大转子骨折。这些诉讼导致关节外科医生和医疗机构对推广开展机器人THA犹豫不决[1]。

此外，机器人髋关节置换的另一个主要问题是最近关于腰-骨盆运动与Lewinneck"安全区"相关性的研究。实现40°外展角和20°前倾角的目标并未显著改善髋关节稳定性[15, 16]；因此，识别患者的个性化安全区对于在机器人髋关节置换术中取得理想效果非常重要。

此外，全主动机器人THA并不是为髋臼扩孔或髋臼杯放置而开发的。因此，机器人手术难以获得最佳组合版本。

主动机器人THA的另一个局限性是无法在术中调整手术规划；然而，这个问题在半主动机器人中并不那么重要。调整规划的能力在手术中至关重要，因为关节外科医生可能需要更改术前手术规划，以应对手术期间不可预见的变化，如不稳定、骨骼质量差和骨折等。在这些情况发生后，关节外科医生需要停止使用机器人系统，并且必须通过使用手动器械来完成骨切割。制造商正尝试利用人工智能来解决这个问题，未来主动机器人手术可能能够在术中改变治疗计划[2]。此外，操作过程中的机械故障是现阶段的一个重要问题。先前的研究表明，多达18%的机器人手术病例需要人工干预才能完成[17]。

1. 直接前路机器人髋关节置换术

虽然机器人手术有助于提高植入物放置的准确性，但前路手术过程中患者的仰卧位与改善的种植体植入精准性相关[2]。根据作者在MAKO FDA验证实验室期间的手术经验，机器人辅助手术与传统手术的效果没有显著性差异。然而，之前的研究表明，在后路髋关节置换术中，机器人手术与传统手术相比，其植入物的定位存在差异[3]。

2. 机器人髋关节置换术的学习曲线

外科医生的学习曲线差异很大，大多数外科医生对应用机器人系统进行其他部位手术（如部分或全膝关节置换）有一定的经验。在这种情况下，通常需要5～10例手术才能建立良好的流程。医生具有一般计算机导航的经验也可降低其学习曲线。

然而，对于新执业的外科医生应该注意"学习曲线的叠加"。特别是，经验不足的外科医生需要避免应用更新的技术（如前路、放置新植入物和利用机器人辅助）来避免叠加学习曲线。髋关节置换术是一项复杂的手术，因此外科医生应逐步采用新的手术技术或设备，在使用新方法或器械之前先掌握使用每种方法或器械的用法。

八、花费

机器人系统硬件的高成本是阻碍该技术在THA中使用的最主要因素。手术团队的培训、将系统更新到最新版本、购买专门用于这些手术的一次性设备，以及需要重新校准系统是增加操作机器人成本的一些因素。此外，与机器人THA相比，传统手术的成本要低得多，这肯定会提高此类手术的成本效益。一般而言，机器人手术会为每个患者增加600～1500美元的额外花费。此外，手术时间是另一个可能增加机器人THA使用成本的因素。在美国，18%的GDP用于医疗保健，因此任何新技术都必须保持成本中性。由于大多数机器人平台都是封闭平台（只能兼容某家公司的植入物），通过植入物价格谈判降低成本的作用有限。此外，Medicare已经授权在门诊手术中心进行全髋关节置换术，报销费用明显减少（在撰写本章时，金额为8800美元）。因此考虑到设备定价成本高，使用机器人辅助髋关节置换术可能在经济上不可行。尽管执行机器人 THA 的初始成本有所增加，但在 THA 中使用该技术具有显著优势。由于术中应用器材和所需植入物库存的显著减少，机器人手术的应用将节省成本。尽管接受该手术的患者有明显的生物力学效果改进，但最终使用该技术的成本可能是限制该技术在 THA 中应用的决定性因素。

参考文献

[1] Kayani B, Konan S, Ayuob A, Ayyad S, Haddad FS. The current role of robotics in total hip arthroplasty. EFORT Open Rev. 2019;4(11):618-25.

[2] Dettmer M, Kreuzer SW, Malanka S. In: Rivière C, Vendittoli P-A, editors. Reproducing the hip anatomy: intraoperative planning and assistive devices (CAS, robotics), Personalized hip and knee joint replacement. Cham; 2020. p. 99-109.

[3] Nodzo SR, Chang CC, Carroll KM, Barlow BT, Banks SA, Padgett DE, et al. Intraoperative placement of total hip arthroplasty components with robotic-arm assisted technology correlates with postoperative implant position: a CT-based study. Bone Joint J. 2018;100B(10):1303-9.

[4] Redmond JM, Gupta A, Hammarstedt JE, Petrakos A, Stake CE, Domb BG. Accuracy of component placement in robotic-assisted total hip arthroplasty. Orthopedics [Internet]. 2016;39(3):193-9. Available from: https://doi.org/10.3928/01477447-20160404-06.

[5] Mahmood SS, Mukka SS, Crnalic S, Wretenberg P, Sayed-Noor AS. Association between changes in global femoral offset after total hip arthroplasty and function, quality of life, and abductor muscle strength. Acta Orthop. 2016;87(1):36-41.

[6] Rosler J, Perka C. The effect of anatomical positional relationships on kinetic parameters after total hip replacement. Int Orthop. 2000;24(1):23-7.

[7] Meermans G, Van Doorn J, Kats JJ. Restoration of the centre of rotation in primary total hip arthroplasty the influence of acetabular floor depth and reaming technique. Bone Joint J. 2016;98-B(12):1597-603.

[8] Lewinnek GE, Lewis JL, Tarr R, Compere CL, Zimmerman JR. Dislocations after total hip-replacement arthroplasties. J Bone Joint Surg Am. 1978;60(2):217-20.

[9] Archbold HAP, Mockford B, Molloy D, McConway J, Ogonda L, Beverland D. The transverse acetabular ligament: an aid to orientation of the acetabular component during primary total hip replacement. A preliminary study of 1000 cases investigating post-operative stability. J Bone Joint Surg Ser B. 2006;88(7):883-6.

[10] Murray DW. The definition and measurement of acetabular orientation. J Bone Joint Surg Br [Internet]. 1993;75-B(2):228-32. Available from: https://doi.org/10.1302/0301-620X.75B2.8444942.

[11] Dungy DS, Netravali NA. Active robotics for total hip arthroplasty. Am J Orthop (Belle Mead NJ). 2016;45(4):256-9.

[12] Chen X, Xiong J, Wang P, Zhu S, Qi W, Peng H, et al. Robotic-assisted compared with conventional total hip arthroplasty: systematic review and meta-analysis. Postgrad Med J. 2018;2:335-41.

[13] Lang JE, Mannava S, Floyd AJ, Goddard MS, Smith BP, Mofidi A, et al. Robotic systems in orthopaedic surgery. J Bone Joint Surg Br [Internet]. 2011 [cited 2014 Jul 16];93(10):1296-9. Available from: http://www.ncbi.nlm.nih.gov/pubmed/21969424.

[14] Sugano N. Computer-assisted orthopaedic surgery and robotic surgery in total hip arthroplasty. Clin Orthop Surg. 2013;5(1):1-9.

[15] Tezuka T, Heckmann ND, Bodner RJ, Dorr LD. Functional safe zone is superior to the Lewinnek safe zone for total hip arthroplasty: why the Lewinnek safe zone is not always predictive of stability. J Arthroplasty [Internet]. 2019;34(1):3-8. Available from: https://doi.org/10.1016/j.arth.2018.10.034.

[16] Esposito CI, Ph D, Gladnick BP, Lee Y, Lyman S, Ph D, et al. Cup position alone does not predict risk of dislocation after hip arthroplasty. J Arthroplast. 2016;30(1):109-13.

[17] Siebel T, Käfer W. Clinical outcome following robotic assisted versus conventional total hip arthroplasty: a controlled and prospective study of seventy-one patients. Z Orthop Ihre Grenzgeb. 2005;143(4):391-8.

第41章　前路全髋关节置换术需要解决的问题和潜在的未来方向

Problems to Solve and Potential Future Directions for Anterior Approach Total Hip Arthroplasty

Joel M. Matta　著

杜银桥　柴　伟　译

　　越来越多令人信服的证据表明，从后侧、外侧和前外侧过渡到 AA 是髋关节手术一个重要变化的成功病倒。改用前路（anterior approach，AA）的外科医生见证了他们以前没有见过的患者满意度，疼痛更少，恢复更快，脱位的发生率极低，而且置换的髋关节感觉正常的概率更高。

　　我们能不能让 AA 变得更好？在创新之前，第一步是要对现有技术和工艺缺点的认识。这是一个比我们经常意识到的更困难的步骤。我相信，作为医生，我们几乎总是把我们目前的知识和能力看得很高，而那些在未来若干年后执业的人回过头来看我们，会想："哇，他们做到了？"

　　各种各样的外科医生用各种各样的技术进行 AA 髋关节手术的结果并不一致。批评和讨厌 AA 的人指出其效果不好，而我们这些倡导者则指出 AA 的效果更好。首先，哪些 AA 方法和技术能产生最佳效果？这些"最好的结果"是可以达到的最大值，还是我们可以做得更好？我们怎样才能使外科医生的变量最小化？具体而言，我们如何才能将高数量的"大师级外科医生"和低数量的"普通的外科医生"之间的结果差异降至最低？我们如何才能消除不同外科医生的临床结果差异？

　　我认为目前要解决的最重要的问题是解决 AA THA 术后效果的差异。我相信，与后路手术的髋关节相比，AA 手术的变异范围和问题的发生率已经减少，但结果的变异性仍然是一个问题。我们如何解决这个问题呢？在 Tania Ferguson 和我撰写的关于我们目前技术的文章中，我们描述了我们认为目前可以通过现有的教育途径和现有的技术实现一致性的途径。其他作者在其他章中描述了他们喜欢的方法及支持的理由。外科医生教育是解决方案的一个重要部分。我们能否看到明确的统计证据来指导我们采用现有的最佳技术？我怀疑这是否会发生，但市场可能是我们最好的真相来源。个别外科医生和患者将推动市场的发展。外科医生将采用被证明是最有效的技术和工艺，患者将研究和选择。然而，我想重申，不要试图像你做后路（posterior approach，PA）那样做 AA，我们多年来用于臼杯位置、腿长和偏心距，以及稳定性的直观方法缺乏准确性和一致性。我们需要继续前进，并向上爬。技术是我们的朋友。

　　即使在我们向现有的最佳 AA 方法迈进时，

我们也会问，目前的最佳结果是否就是可以达到的最好的？

在 AA 的范围内保持我们的视野，但是我们可以看到哪里需要改进。我们需要继续批判性地看待手术显露、骨科器械、设置和实现精确度目标及假体的效果。手术室的效率是另一个正在实现的目标，虽然手术效率和安全的目标是首要的，但可以进一步提高。

如果我们对前路手术采取实事求是的态度，我们可以说所有的病例在显露和触及骨头方面都不容易。我们已经达到了可以从前路进行所有原发性髋关节手术的程度，但仍有一些困难的病例。机器人骨科手术已经涉及机器人使用的骨科工具。在这种情况下，机器人可以在术前影像得出的计算机规划指导下准备髋臼或股骨。我认为，机器人提供帮助的另一个可能更重要的机会是，机器人定位并使骨保持在最理想的位置，以便外科医生操作它。骨科手术床或手术床附件是目前对这一理念的调整。然而，机器人 / 机械控制骨骼的未来发展将加强显露和操作。特别是对于像脊柱和下肢这样的大的身体部位，我认为助手强行操纵和把持大的身体部分是一种过时的操作方式。支持考虑使用固定和定位骨头的机械装置的关键问题是：加强显露，将骨头保持在一个稳定的位置，以及节省支付助手的费用来做一个装置独立可以完成的事情。机器人可以从身体表面操作骨头，也可以通过直接接触骨头进行最有效地操作。一个相关的问题是手术过程中手术床对身体的支撑区域。如果手术床能提供尽可能少地与皮肤接触的区域，那是最理想的。当皮肤和手术床之间的接触面积最小化时，无菌性就会增强，切口皮肤的选择也会增加。当我听到在标准手术床上进行人体四肢手术的 AA 是可能的，我同意，但我们需要继续改进。

骨的准备 / 器械有几个步骤。股骨颈切除、髋臼准备和股骨准备。我不知道我们是否有一个准确的、被广泛接受的方法来指导颈部的切除。在某种程度上，这是可以的，因为颈部切口可以

是一个近似的。股骨颈的切除是可以通过后期调整的，在这种情况下，最初把股骨颈留得太长是可以的，但太短会导致问题。我已经用一些模型股骨颈切除做了实验，但没有达到我的满意。我又回过头只看术前 X 线片和模板，然后再看颈部并进行直观的切割，但一定有更好的方法。特别是为了实现最大限度地减少外科医生之间的差异，以及最大限度地减少单个外科医生所做病例之间的差异的方法。

髋臼的正确适当磨锉是一个容易被低估的问题。找到理想的旋转中心和臼杯大小，以及获得能够强大的髋臼杯抓持力，这些问题都没有得到解决，以至于无法取得一致的结果。我对使用机器人进行髋臼磨锉后的术后 X 线片的观察表明，目前的机器人并不能持续产出理想的结果。

有趣的是，在传统的手工骨器械，即髋臼磨锉和股骨扩髓中，骨是引导工具的。磨锉以髋臼的形状为中心，扩髓则以股骨内部轮廓为导向。另外，机器人的理念是，机器人以预先编程好的模式对骨进行加工和器械操作，而不是来自骨的引导。哪个概念是正确的？是由骨来引导器械，还是由器械按照程序化的模式来操作？两者可能都有用武之地，如果机器人要想真正有用，我们可能需要重新思考它的工作模式。我认为目前机器人的另一个问题是，它认为机器人可以准确地在没有固定好的骨上进行操作。我不认为在目前的情况下，机器人还可以达到最好的精确度，因为它所工作的骨是一个没有固定好的移动目标。

AA 术后脱位的发生率大幅降低，不仅减少了再次入院和再次手术的发生率，还为新思维打开了大门。后路的做法，如软组织紧张度、增加偏心距和加大髋臼以容纳更大的球头，已经没有必要。在 AA 的推动下，新的重点是准确地恢复正常的髋关节生物力学和更加符合解剖大小的髋臼杯尺寸。为了实现准确的髋关节生物力学，一些 AA 外科医生仍然完全依靠传统的方法来确定髋臼杯的位置、下肢长短和偏心距，包括骨性标志、牵开（Shuck）试验、运动范围试验、机械

导板、踝关节感觉等。然而，我相信这些凭直觉的技术所固有的变异性和异常值终将导致其消亡。如果没有可靠的量化措施，任何过程都不可能一致而准确地进行。X 线片是重建髋臼位置、下肢长短和偏心距的最终判断。计算机指导利用 X 线片数据，通过计算机生成的虚拟现实来指导准确性，然后再对术后 X 线片再次确认。另一种形式的计算机指导是利用软件对手术中实时拍摄的影像图像进行量化评估。然而，底线是提高准确性将为患者带来好处，通过创新技术进行量化评估是至关重要的。

其他问题仍然存在，本文没有详细讨论。这些问题包括感染、深静脉血栓（deep venous thrombosis，DVT）和术后疼痛。我想说的是，AA 在解决这些问题方面起到了积极的作用，但仍需加以改进。

髋关节手术的积极变化和创新是我们当前令人兴奋和积极的环境的一部分。然而，我们不能假设我们目前的医疗环境会继续促进这种情况。事实上，即使我们目前的监管和法律环境也对创新提出了越来越多的挑战。资本和市场驱动着积极的变化和创新。AA 的 THA 积极变化是由市场驱动的：患者想要什么，外科医生发现什么能给他们带来最好的临床效果并吸引患者。尽管有"髋关节专家"和编辑部的反对，但这种变化还是发生了。对于创新技术的创造和采用也是如此。市场力量和市场激励是必要的。在我的印象中，社会化医疗的主导地位已经扼杀了受影响国家的创新。没有利润，没有动力，就没有创新。当没有吸引患者的经济动机时（有利可图的收费服务），改善医疗服务的动机就会减少。当价格固定时，就失去了产品创新的动力。经济进化论胜过经济创造论。美国的医疗经济本身一定比大多数国家的 GDP 还要大。依靠监管者和规划者不能带来医疗市场经济的好处。思考——进化论与创造论。一个市场，不管是医疗还是其他，所产生的不可阻挡的积极进化和创新，不可能是创造和设计的结果。一个有利可图的医疗市场经济是通往创新、改善效果和节约成本的道路。为了使髋关节手术继续积极发展，适当的环境是必不可少的。我们的使命是为我们的患者提供顶级的护理，并继续创新改进。不管你喜不喜欢，我相信为了完成我们的主要使命，即通过创新为患者提供卓越的服务，我们也必须加入反对目前所谓的全知全能的政府监管者和规划者的错误努力。